（第2版）

Do-Watch-Listen-Say:
Social and Communication Intervention for
Autism Spectrum Disorder(Second Edition)

做・看・听・说（第2版）

孤独症谱系障碍人士社交和沟通能力干预指南

[美] 凯思琳・安・奎尔 /著
（Kathleen Ann Quill, Ed.D.,BCBA-D）

[美] 林恩・斯坦斯伯里・布鲁斯纳安 /著
（L. Lynn Stansberry Brusnahan, Ph.D.）

陈烽 /译

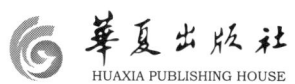

谨以此书献给走进我们生活多年的所有朋友，谢谢你们！

目 录

利用"做·看·听·说"能力框架进行评估和干预 ··· 1

儿童的情感需求 ··· 5

第一章 孤独症谱系障碍的复杂性 ··· 1

    孤独症谱系障碍的发展历史和研究动态 ··· 1

    孤独症谱系障碍的发现和诊断 ··· 4

    孤独症谱系障碍人士的认知能力 ·· 7

    小结 ··· 17

第二章 社交和沟通能力的发展及挑战 ··· 19

    社交和沟通能力发展所需的核心技能 ··· 19

    社交技能的发展 ··· 27

    沟通技能的发展 ··· 37

    孤独症谱系障碍人士的重复刻板行为 ··· 47

    小结 ··· 50

第三章 社交和沟通能力的评估 ·· 53

    教育评估 ··· 53

    孤独症谱系障碍人士社交和沟通能力的评估 ··· 54

    孤独症谱系障碍人士社交和沟通能力评估量表（修订版） ······················ 58

    小结 ··· 83

    附录 孤独症谱系障碍人士社交和沟通能力评估量表（修订版） ············ 84

第四章 干预方案的设计 ·· 121

    制订干预计划：概述 ·· 122

    确定需要干预的技能项目 ··· 127

    核心技能干预框架 ··· 130

    社交技能干预框架 ··· 133

    沟通技能干预框架 ··· 149

    社区活动技能干预框架 ·· 157

    重复刻板行为干预框架 ·· 159

    小结 ··· 161

第五章	提升社交和沟通能力的循证实践	163
	循证实践	164
	干预策略	166
	小结	174

第六章	提升社交和沟通能力的教学策略	177
	教学时机	177
	指导和互动	185
	小结	199

第七章	提升社交和沟通能力的支持手段	201
	组织化支持	202
	社会性支持	211
	沟通支持	218
	行为支持	223
	小结	229

第八章	促进能力发展的活动	231
	活动设计策略	231
	活动手册使用方法	233
	活动手册内容	234
	核心技能活动手册内容	235
	社交技能活动手册内容	244
	沟通技能活动手册内容	257

第九章	数据收集与效果评估	271
	发展监测概述	271
	监测某项技能的掌握和使用情况	275
	数据收集表	275
	根据数据进行干预决策	282
	小结	283
	附录　发展监测表	311

译后记		335
作者简介		337
译者简介		337

利用"做·看·听·说"能力框架进行评估和干预

孤独症谱系障碍是一种发展障碍,主要体现在社交、沟通和重复刻板行为这三个方面。孤独症的典型特征就是沟通和社交发展方面的障碍,因此,对于孤独症谱系障碍儿童来说,社交和沟通能力的评估及发展都是极为重要的。但是,发展这些方面的能力是一项艰巨的任务,因为谱系儿童的表现常常令人困惑,不符合其年龄发展阶段。一般认为,儿童的发育发展都遵循着大体相似的轨迹,尤其在教育领域,这种看法更为普遍。然而,孤独症谱系障碍儿童所表现出来的社交和沟通能力发展模式,其发展轨迹与普通儿童迥乎不同,本书作为《做·看·听·说》的第二版就讨论了这些差异。

社交活动是一个复杂的动态过程,因此,针对社交和沟通能力进行干预的教学手段也应该是动态的。本书的核心指导思想,在于通过针对社交和沟通能力的评估和干预,帮助孤独症谱系障碍儿童学习并掌握在复杂的社交场合中应该怎么做、怎么看、怎么听和怎么说。《做·看·听·说》再版的目的,就是为如何提升这些关键技能以及其他技能提供评估和干预指南,同时,也为那些正在想方设法帮助谱系人士提升能力的特殊教育从业者、临床医生和父母出谋划策、提供参考。

第二版更新的内容

《做·看·听·说》第一版出版于2000年,在当年填补了此类书籍的空白,为专业人员和家长提供了参考及指导,帮助他们更充分地理解孤独症谱系障碍儿童,更科学地开展社交和沟通能力的评估与教学。该书出版以来一直畅销全球,已被翻译成九种语言,现应多方请求,出版该书第二版。

虽然我们对孤独症谱系障碍的了解在不断更新发展,但第一版中提到的指导干预的基本原则和实践方法到今天依然适用。目前,在干预领域,主要变化体现在两个方面:第一,更加重视基于数据的评估手段和发展监测;第二,更加明确哪些循证实践对于社交和沟通能力发展的特定领域会有帮助。

上述变化在本书中都有所反映:第一,本书对2000年第一版中的"孤独症谱系障碍儿童社交和沟通能力评估量表"进行了修订,在此基础上,形成了更为全面的评估工具"孤独症谱系障碍人士社交和沟通能力评估量表修订版"(以下简称"新量表")。新量表的设计,可以用来追踪个案在一段时间内的技能发展状况,并给出量化数据。另外,本书还将掌握某项技能与能够在不同的社交情境、面向不同的社交对象真正运用这些技能严格区分开来。两年内,还将实现新量表的标准化。本书还新增两章,专门讨论评估方法和发展监测,配有数据收集表格,可供读者打印复制。第二,本书对目前促进社交和沟通能力发展的相关循证实践研究进行了概括总结,还有章节专门介绍已经证实有效的干预策略和支持手段。

内容简介

本书一共分为九章：

第一章：孤独症谱系障碍的复杂性。
本章介绍孤独症谱系障碍的复杂性、该病症的发展历史和研究动态，介绍人们对孤独症谱系障碍的认识经历了哪些变化以及与孤独症谱系障碍有关的社交、沟通及行为特征。

第二章：社交和沟通能力的发展及挑战。
本章介绍非语言社交沟通技能、社交技能以及沟通技能的正常发展轨迹，孤独症谱系障碍人士在这些领域存在的困难以及与孤独症谱系障碍有关的重复刻板行为。

第三章：社交和沟通能力的评估。
本章介绍综合评估过程，如何发现孤独症谱系障碍儿童和青少年在社交与沟通方面存在的问题。除此之外，还会介绍一款评估工具（新量表），旨在评估谱系人士的核心基础技能、社交技能和沟通技能的发展状况，以及是否存在妨碍其学习和发展的问题行为，新量表的设计将对技能学习情况和技能运用情况分别进行跟踪评估。

第四章：干预方案的设计。
本章介绍如何使用系统框架设计干预方案、评估社交和沟通能力，并进行有针对性的干预教学，以及如何应对处理妨碍学习和发展的重复刻板行为。书中的"做看听说"能力框架，为孤独症谱系障碍儿童的干预教学提供了指导原则，帮助他们掌握在复杂的社交情境下应该怎么做、怎么看、怎么听和怎么说。

第五章：提升社交和沟通能力的循证实践。
本章介绍如何选择循证实践方法以便帮助孤独症谱系障碍人士提升社交和沟通能力。

第六章：提升社交和沟通能力的教学策略。
本章介绍如何使用教学策略以便帮助孤独症谱系障碍儿童提升社交和沟通能力，满足他们的需求。

第七章：提升社交和沟通能力的支持手段。
本章介绍如何使用教学支持手段和行为支持手段以便帮助孤独症谱系障碍儿童提升社交和沟通能力，满足他们的需求。

第八章：促进能力发展的活动。
本章介绍如何根据个体差异设计和实施有创意、有意义并能激发学生学习兴趣的教学活动，实现教学目标。

第九章：数据收集与效果评估。
本章介绍如何收集动态数据，以便评估社交与沟通技能的学习情况和在实际生活中的泛化使用情况。

本书前两章主要讨论孤独症谱系障碍的发展特征，对相关文献进行回顾综述，呈现相关研究成果，帮助读者了解孤独症谱系障碍儿童与普通儿童之间在认知、社交和沟通方面的差异以及这些差异与重复刻板行为之间的关系。上述章节将有助于读者了解孤独症谱系障碍儿童发育发展状况的复杂性，理解他们在社交和沟通方面所面临的困难和挑战。通过案例片段，描述孤独症谱系障碍儿童的经历、感受和视角，再现谱系人士特有的行为与特征。只有理解了谱系障碍的复杂性，同时尊重每个孩子的独特性，才能更好地使用本书中提供的评估和干预指南，达到良好的干预效果。

第三章主要介绍如何评估孤独症谱系障碍儿童的社交和沟通能力，同时介绍如何使用一款新的评估工具，即新量表。新量表使用的是标准参照评价体系，既适用于有口语能力的被测对象，也适用于依靠辅助沟通系统进行沟通的无口语能力的被测对象，能够反映被测对象的社交和沟通能力的整体状况。新量表设计采用等级分制，包含勾选问卷，使用者可以根据访谈、观察或者直接抽样情况完成问卷，得出评分，测评结果可以在制定教学目标时提供参考。除了详细介绍新量表的使用方法之外，附录中还提供新量表完整版，可关注"华夏特教"微信公众号获取下载资源。

第四章和第五章主要回顾目前有关孤独症谱系障碍的循证实践研究，同时提供多种针对不同程度障碍的社交和沟通能力干预方法。读者可以根据本书提供的框架，系统地制订干预计划，适用于不同的社交情境。本书列举的方法，并不拘泥于行为干预或者发展干预的框架，而是融合两种理念的最佳实证方法，在强调系统地应用行为分析原理的同时，还强调基于自然社交体验以及符合个案年龄发展阶段的社交情境来培养社交和沟通能力。

第六章和第七章主要阐释如何使用各种基于循证实践的教学策略和支持手段来帮助谱系人士学习社交和沟通技能，并且泛化使用这些技能实现社会性功能。循证实践的教学策略分为传统的行为主义心理学、发展心理学和现代自然主义心理学，支持手段分为组织化支持、社会性支持、沟通支持和行为支持。

第八章主要列举一些有助于提升技能水平的活动样例，这些技能项目都是新量表中的评估项目。本章附有活动手册，每项活动都有远期干预目标、具体的行为干预目标以及使用技能实现功能的详细活动内容，之后还提供有助于泛化使用这些技能的活动建议等。这些活动手册虽然是针对孤独症谱系障碍儿童和青少年设计的，但其原则和操作也适用于所有谱系人士。

第九章主要介绍如何进行发展监测和数据收集。通过一系列案例研究，说明如何跟踪评估谱系人士社交和沟通技能的掌握情况以及在家庭、学校和公共场合等不同社交情境中泛化使用所学技能的情况。本章提供了许多数据收集表格，可用于过程评估和总结评估，其重点在于评估谱系人士在使用所学技能实现社会性功能方面的进步程度。

本书使用指南

本书全面介绍针对3～18岁孤独症谱系障碍儿童和青少年的干预策略，重点在于能力评估和发展监测。但是，必须承认，任何一本有关社交和沟通能力方面的书籍或者指导手册都没有办法完全再现实际情况的复杂程度和丰富程度，因为在现实生活中，所有的社交互动都需要随机应变、灵活处理，都需要同时理解怎么做、怎么看、怎么听、怎么说。新量表中的评估工具、干预方案的设计指南以及基于循证实践的教学活动，都要求具备一定的能力基础，而谱系儿童需要克服种种困难才能整合社交互动中"做看听说"这四个方面的动态信息、达到这个基础要求。希望读者在使用本书中提到的评估方法和干预策略时不要太过教条，要考虑谱系人士的实际情况，尊重他们的实际需要。

写作这本书的过程相当艰难，因为仅靠文字实在无法真实而全面地反映实际生活中的情感关系及其复杂程度，而情感连接对于促进孤独症谱系障碍人士的社交和沟通能力发展又是如此重要，因此，我们不得不在书中坚持不懈地向读者渗透这一理念，希望我们的读者在实施干预的时候牢记在心、贯穿始终。本书第一版曾经提到，讨论问题行为的时候，要始终关注：在问题行为的背后，孩子有着怎样的情感需求。在本书开头，也对上述内容进行了简要的总结。

我们希望本书能够对现有的干预策略加以丰富和完善，书中提到的干预理念能够与其他疗育方案相辅相成。需要强调的是，本书是一本指南，而不是"圣经"。读者应该对本书内容灵活运用，不要强自己所难。如果您能为谱系儿童做到这些，我们将会感到无比欣慰。

儿童的情感需求

设计一门课程，提供一系列的教学策略，就能教会孤独症谱系障碍儿童使用社交和沟通技能，这个设想听起来十分诱人，但是，如果认为这样就能使干预之路一帆风顺，那未免太不切实际。必须满足儿童的情感需求，才能最终促进其社会性和沟通能力的发展。也就是说，与儿童建立了关系，才能有助于其发展社会性和沟通能力，关系是社会性和沟通能力的基础，社会性和沟通能力是关系的产物。

人类个体的基本情感需求，包括建立情感连接以及体验感受到喜爱、尊重、共情、舒适、宽容、安全、成功和快乐等。对个案情绪状态的关注，应该贯穿整个干预过程。想要满足孤独症谱系障碍儿童和青少年的情感需求，就必须了解他们的沟通以及建立关系的方式，尽管这些方式有时候看起来有点特别。满足他们的情感需求，这是一项相当艰巨的任务，因为普通人通常很难解读他们的情绪信号。与普通儿童不同，孤独症谱系障碍儿童的行为和情绪有时会出现错位。例如，有的谱系人士可能会就同一个问题反复发问、没完没了，表面上看，好像只不过是坚持不懈想要得到答案，但实际上，这种行为表现可能表明他感到非常焦虑，但无法以其他方式表达自己的感受。只有仔细观察、认真倾听，才能够真正理解每个孩子的情感需求。与孤独症谱系障碍儿童和青少年在一起打交道的时候，为了帮助他们保持良好的情绪状态，需要考虑下列九个重要方面的因素：

1. 情感连接：因为需要干预，谱系儿童往往不得不在各种各样的社交情境中与各种各样的成人一起互动，这种体验，对很多普通儿童来说都是超负荷的，更何况谱系儿童。因此，在谱系儿童的生活中，出现人物的多少、社交情境的多少以及这些变化对他们的生活舒适程度的影响，都需要仔细研究。毕竟，建立关系需要时间。

2. 喜爱：人类表达喜爱的方式有很多，可以是抚摸，也可以是一首歌或者一个微笑。谱系人士回应情感的方式有时候会比较特别，一位谱系儿童可能上一分钟想要抱抱，下一分钟马上就要挣脱。因此，在干预过程中，应该注意观察个案比较喜欢哪一种方式的社交反馈，这是非常重要的，如果情感的表达方式符合他的个人偏好，那么就会促进他的社交关系发展。

3. 尊重：在干预过程中，应该对个案仔细观察、用心倾听、灵活应变，这是一种尊重。要认可他们所做的努力，即使这些努力的结果可能并不那么尽如人意。尊重谱系儿童，意味着应该尽最大可能为他们提供选择。尊重谱系儿童，意味着需要理解有些社交情境对他们来说确实非常困难，需要为他们提供教学支持。应该科学地安排每一天的活动，保证容易完成的和较有挑战的任务穿插进行，如果全天都是比较困难的活动，就不利于他们建立自尊、自信。应该认识到，有些时候，干预并不是越多越好。

4. 共情：又称同理心，就是关注到个案的长处，建立合理的期望值，同时理解他们困惑和不安的根源所在。共情，就是在对他们的行为进行功能分析的时候，考虑他们的情感需求，教会他们的同伴如何体察这些需求。共情，就是接受个案当下的状况，相信他们已经努力做到最好。

5. 舒适：只有处在感到舒适的环境中，儿童才能有效学习，如果能够使用干预手段降低环境嘈杂带来的影响，将会有助于缓解谱系儿童的焦虑。如果能够帮助他们识别这些感受，并且理解和认同这些感受，他们会觉得放松很多。如果能提供一个私密空间，允许他们在那里放松一下，他们会感到更加安心。

6. 宽容：想象一下，就一分钟也好，想象自己是个有孤独症的孩子。想象一下，你每天生活在一片混沌中，被恐惧包围的感觉。想象一下，你总是弄不明白周围那些大人的想法，而正是这些人，在安排你每天的生活，可是，你却不知道怎么才能告诉他们"不要这样"。我们需要了解他们的极限在哪里，不能逼得太紧；我们需要知道如何在谱系儿童的需求和外界对他们的要求之间达成平衡；我们需要知道什么情况下应该适当做出点让步、降低期望值。适当宽容一些是可以的，因为在干预过程中，我们需要对这些孩子心怀悲悯与同情。

7. 安全：这对个案来说，意味着一个承诺，就是让他放心："我不会让你伤害自己或者他人""我只在必要时才会使用肢体提示作为辅助"。这个承诺，也意味着合理的规则和界限。

8. 成功：对周遭事物有掌控感，这有助于保持良好的情绪状态。因此，每一天的活动都应该科学合理地穿插安排，既有令人愉快的、有成就感的活动，又有稍微有点挑战的活动。只要个案获得成功或是付出努力了，不管多么微不足道，都要及时给予认可和鼓励。鼓励可以有很多种形式，要注意避免空洞的赞美，真正的鼓励应该真诚而自然。被人认可或者接纳是社交意义上的成功，教会谱系儿童的同伴友善待他、乐于助他，同时创造机会让谱系儿童帮助别人并且得到感谢。鼓励他们发展与同伴的关系，让双方都感到愉悦，创造双赢的局面。

9. 快乐：要了解最让个案感到快乐的事情是什么？允许他们每天都有一个特殊时段，可以不用在意自己的行为是否合适、是否符合社会规则，这样才能确保他们在沟通、社交和情感方面得以持续发展。

第一章　孤独症谱系障碍的复杂性

本章主要内容

1. 介绍孤独症谱系障碍的发展历史和研究动态，人们对孤独症谱系障碍的认识经历了哪些变化。
- 孤独症谱系障碍大事记时间表，卓有成就的研究人员及其贡献。
- 理论视角对干预实践的指导作用（例如，"冰箱妈妈"假说曾经导致强制谱系人士进入精神病院接受隔离治疗）。
- 社会观念的理性转变，从传统的隔离干预模式到现代的融合教育模式。
- 孤独症谱系障碍的可能成因。
- 孤独症谱系障碍的发病率。

2. 介绍孤独症谱系障碍的发现和诊断过程。
- 孤独症谱系障碍的定义。
- 孤独症谱系障碍医学诊断标准中的关键特征。
- 如何评估孤独症谱系障碍儿童的教育需求，以便获得特殊教育服务资源。
- 医学诊断与特殊教育服务标准中对于孤独症谱系障碍的定义有何异同。
- 孤独症谱系障碍的常见共病类型。

3. 介绍与孤独症谱系障碍有关的社交、沟通和行为特征。
- 与孤独症谱系障碍有关的认知特征，如注意力表现、信息处理方式和社会认知困难。
- 目前为止，能够解释孤独症谱系障碍核心特征的、比较有说服力的理论，重点介绍执行功能障碍理论、弱中央统合理论和心智解读能力缺失理论。

4. 阐释孤独症谱系障碍的复杂性。

孤独症是一种终身障碍，其特点是社交互动和沟通障碍，伴随兴趣狭窄以及刻板、重复的行为或者动作（APA, 2013）。本书将介绍社交和沟通能力发展的复杂性，并揭示孤独症谱系障碍人士在这些领域所面临的困难与挑战。书中提到孤独症谱系障碍人士的时候，使用了不同的措辞（例如儿童、青少年、学生、个案），因为本书所强调的谱系障碍的特征和干预策略适用于所有年龄阶段的孤独症谱系障碍人士。第一章是基础部分，帮助读者理解什么是孤独症谱系障碍，介绍该病的发展历史和研究动态、发现和诊断标准以及主流的相关理论及认知解释。

孤独症谱系障碍的发展历史和研究动态

本节简要介绍孤独症谱系障碍的发病原因、预后情况和患病比率。社会对于"障碍"的认识和观念对于干预实践有着很大影响，所以我们需要了解人们对孤独症谱系障碍的看法、认识，需要了解相关理论如何随着时间的推移而发展变化，这一点至关重要。这些年来，社会观念对于孤独症谱系障碍的干预理念已经从传统的隔离干预发展为现代的融合教育。

孤独症的发展历史

孤独症源自希腊语 autos，意思是自我。直到 20 世纪中期，孤独症才被认定是一种特殊的残疾。1943 年，约翰·霍普金斯大学精神病学家利奥·凯纳（Leo Kanner）博士描述了他的 11 位病人的状况，这是与孤独症有关的最早研究。凯纳博士注意到他的这些病人有着相似的症状，而且这些症状无法归类到临床上可以确诊的任何一种疾病类型。他认为社交退缩是这种疾病的主要特征之一，并将其命名为早期婴儿孤独症。他将这些患者身上所表现出来的"孤独特征"形容成为"无法与周围的人和环境产生连接"。他还注意到，这些患者对于"一成不变"有着异乎寻常的执着，并在描述孤独症症状的时候提到了这一特质。凯纳博士描述的许多特征都符合目前孤独症的定义和诊断标准。

大约同一时期（1944年），维也纳大学医院的儿科医生汉斯·阿斯伯格（Hans Asperger）发现，他的一些患者具有某些共同特征，比如对他人缺乏同理心、单向交流以及对某种事物有着极其强烈的兴趣。另外，他们还表现出明显的社交困难。这些患者的智力（认知）水平与常人无异，甚至高于平均水平，在语言发展方面也没有明显迟缓。阿斯伯格医生当时用了"孤独症样精神病质"（autistic psychopathy）一词形容他们。整个20世纪60年代，医学界都认为孤独症是一种精神病，与"儿童精神分裂症"有关，并将患者强制送入精神病院，与社会隔离开来。

病因学和诊疗史

从人类首次发现孤独症到现在，我们对这种疾病的认识在不断提高，医学界也一直在研究该病的发病原因。历史上，关于孤独症的病因曾有过很多种说法。

在20世纪50年代和60年代，人们普遍认为孤独症是由于缺乏足够的环境支持所导致的。心理学家布鲁诺·贝特尔海姆（Bruno Bettelheim）在1967年出版的《空洞的城堡》一书中提出了"情感剥夺"这一观点，认为那些冷漠而疏离的中上阶层父母未能与他们的孩子在心理上建立连接，这一心因性理论将孤独症归咎于孩子的母亲，甚至将这些母亲称为"冰箱妈妈"（Pollak, 1997）。该理论认为，父母对孩子的情感冷漠或者负面情绪导致孩子产生退缩，陷入自我封闭状态。在那个年代，医学专业人士都建议将孩子从家里集中到精神病院进行隔离治疗，同时让其父母接受精神分析。

1964年，谱系人士家长、心理学家伯纳德·瑞慕兰（Bernard Rimland）博士第一次对这种观点进行了坚定的驳斥，并出版了《婴儿孤独症：其症状和对行为神经理论的影响》一书，强调该病存在生物学基础。为了倡导教育干预、制止隔离治疗，瑞慕兰博士与来自全国的孤独症儿童的父母一起成立了美国孤独症协会（前身是全美孤独症儿童协会）。自1965年开始，这个草根组织不断壮大，现在已经成为中坚力量，为全国孤独症谱系障碍人士提供信息和支持。

1980年，美国精神病学学会（APA）将婴儿孤独症定义为广泛性发育障碍（PDDs），并在《精神障碍诊断与统计手册》第三版（以下简称 *DSM-III*）中将它与儿童精神分裂症分离开来，单独分类。在1987年的修订版中，婴儿孤独症更名为孤独症障碍。1994年，《精神障碍诊断与统计手册》第四版（以下简称 *DSM-IV*）在广泛性发育障碍类别下增加了5个亚型，其中包括孤独症障碍、阿斯伯格综合征、非典型孤独症、妥瑞氏综合征和儿童瓦解症。2013年，《精神障碍诊断与统计手册》第五版（以下简称 *DSM-5*）将以前的亚型合并，统称为"孤独症谱系障碍"（Autism Spectrum Disorders, ASD），取代了广泛性发育障碍。在本书中，孤独症谱系障碍、ASD和孤独症意思相同，可以互换。

目前普遍认为，孤独症是一种神经性发展障碍。使用"神经性"一词，是因为研究表明，孤独症谱系障碍人士脑部的某些结构和区域无法正常工作；使用"发展"一词，是因为孤独症谱系障碍儿童在某些技能发展方面出现了问题，没有出现正常发展阶段的重要标志行为。有些专业人士认为，要治疗孤独症，需要全方位进行干预，而不仅仅是集中在大脑训练（Herbert, 2012）。

研究人员一直试图揭开孤独症的病因，但是目前为止这依然是个谜。考虑到孤独症的复杂性以及该病特征和严重程度的多样性，孤独症可能不是由单一原因引起的（Happé, Ronal & Plomin, 2006）。相反，可能还有许多因素牵涉其中。目前，相关研究还在继续，试图发现那些潜在因素（例如基因、环境、神经因素）。

有研究发现，类似脆性X染色体综合征这样的疾病可能会导致一小部分患者表现出孤独症症状（Hagerman, Rivera & Agerman, 2008）。针对谱系人士的兄弟姐妹和双胞胎的研究已经证实，如果家中有一位孤独症谱系障碍人士，那么其他家庭成员也存在罹患孤独症的风险。这个发现使得研究人员开始把目光转向基因，这可能是导致孤独症发病的原因（Tick, Bolton, Happé, Rutter & Rijsdijk, 2016）。不过，单是基因本身可能无法解释孤独症的复杂病因，也不太可能存在某种导致孤独症的单一基因。更有可能的是，将来会发现导致孤独症特征的多种脆弱基因（易感基因）（Rapin, 2008）。

孤独症谱系障碍人士罹患癫痫的比率很高（Boutros,

Lajiness-O'Neill, Zillgitt, Richard & Bowyer, 2015），这种情况已经引起研究人员的注意，并开始研究孤独症的机体原因。还有推测认为环境因素也是发病原因之一，已经有研究开始关注孤独症与产前因素（如孕期母体感染）、出生并发症（如缺氧）和有毒化学物质（如铅）之间的关系（Landrigan, Lambertini & Birnbaum, 2012）。另外，关于孤独症和疫苗之间的关系也有很多争论，但迄今为止，没有研究证明两者之间有因果关系（Institute of Medicine, 2011; Taylor, Swerdfeger & Eslick, 2014）。

不管病因是什么，科学家们现在已经发现，孤独症谱系障碍人士的大脑结构、功能和发育与普通人有很多不同（Stoner et al., 2014）。在产前阶段，他们就在大脑发育方面出现了早期差异，有一些患有孤独症的儿童，其头围也偏大。他们大脑的某些特定部分（如大脑皮层、基底神经节、杏仁体、海马体、胼胝体、小脑、脑干）也与普通人不同，可能影响多个功能区域（Minshew, Scherf, Behrmann & Humpreys, 2011）。科学家们一直没有停止相关研究，有些组织比如"孤独症之声"（Autism Speaks）也一直在筹集资金，资助对孤独症病因的研究。

谱系障碍人士接受教育的发展状况

1990年颁布的《残疾人教育法》（简称IDEA）修订案规定，孤独症作为一种独立的残疾类别，有资格获得特殊教育服务。根据美国联邦政府关于"免费及适当的公共教育"（简称FAPE）的规定，孤独症学生必须在"最少受限制的环境"（简称LRE）中接受教育，即必须最大限度地排除各种环境的限制，使身心障碍者能够享有各种教育资源，享有包括通识教育在内的一系列针对不同程度学生的教育安置形式。在针对孤独症谱系障碍人士的教育实践中，由于指导理论不同、社会观念不同，在教育方法和手段方面一直存在很多争议。

例如，以应用行为分析（Applied Behavior Analysis, 简称ABA）为指导思想的行为干预和以发展心理学为指导思想的基于关系的发展干预，有关这两种干预策略一直存在很多争论。在孤独症干预领域中，行为主义的先驱是心理学教授洛瓦斯（Ole Ivar Lovaas）先生，最初，他按照心理学家斯金纳的实验性行为分析方法研究那些有过自残行为的残障人士（Lovaas, Freitag, Gold & Kassorla, 1965）。后来，他开始转向行为矫正工作（1987），为孤独症儿童提供家庭干预服务，主要是高强度密集型的回合式教学法[①]（Discrete Trial Training, 简称DTT）。另一种干预策略，如心理学家斯坦利·格林斯潘（Stanley Greenspan）开创的基于关系的发展干预模式（如地板时光），旨在建立情感连接，帮助包括孤独症儿童在内的各种发育迟缓儿童（Greenspan & Wieder, 2006）。与强调努力去塑造或者矫正儿童的行为不同，"地板时光"更倾向于以儿童为中心，强调让他在自己的世界里自然地进行活动。有关上述两种干预策略一直存在很多争论，一方认为，"支持地板时光的人一直在妖魔化ABA，形容ABA是死记硬背、千篇一律，认为ABA会扼杀孩子的精神"。另一方则认为，"地板时光"是过时的精神分析学派的残渣余孽，在科学上缺乏可信度，研究方法逻辑不清、没有可复制性（Maurice & O'Hanlon, 2010, p1）。尽管争论不断，上述两种策略，还有其他基于不同理念的或者单一或者复合的策略，在实践中都有广泛应用，相关干预方法将在第四章进行详细讨论。

孤独症的研究动态

随着民权运动的发展和家长的积极倡导，大众已经慢慢达成这样的共识：孤独症谱系障碍人士不应该被隔离治疗，他们需要参与社会生活，家庭、学校和社区支持对于他们来说至关重要。社会观念和指导思想的转变，也带来了干预方式的转变。不放弃对他们的期望，对他们的能力有信心，这有助于他们获得所需要的支持、提高生活质量。有些高功能孤独症谱系障碍人士（如天宝·格兰丁）就展示了谱系人士的潜能，同时也证实了早期干预和教育的重要性（Temple, 2011）。融合教育对孤独症学生是非常有益的，尤其在社会性发展方面非常明显（Sansosti & Sansosti, 2012）。随着孤独症谱系障碍确诊人数不断增加，教育模式也经历了重大变革，从隔离教育发展为更具包容性的融合教育，同时受到越来越多的关注和重视（Ferraioli & Harris, 2011）。

[①] 译注：回合式教学法也译为"回合实验教学""单一尝试教学法""分解式操作教学法""离散单元教学法"。

患病率

患病率，指的是在某一特定时间点、某一特定人口群体中某病病例所占比例。是否罹患孤独症谱系障碍与种族、民族、社会经济阶层无关，但男性患病较女性更为多见。根据美国疾病控制与预防中心（CDC, 2014）2000年至2010年这10年间的调查报告，孤独症谱系障碍患病率从1:150上升至1:68。基于1991—1992年至2011—2012学年的教育数据，美国教育部（U. S. Department of Education）发布报告称，接受特殊教育服务的孤独症学生数量从5000人增至45.5万人（Snyder & Dillow, 2012）。造成这种增长的原因较为复杂，尚不明确（Hyman & Levy, 2013）。可能的原因有：孤独症谱系障碍的定义更加广泛、诊断程序更加科学，社会意识不断提高，人们越来越认识到孤独症可能伴随其他残疾。不管原因是什么，可以确定的是，孤独症谱系障碍人士的数量确实在不断增加。患病率的激增，促使专业人士更加专注于研究孤独症的发病病因，同时找到更多循证实践的干预方法（简称EBPs）来满足这一独特的多样化人群的需求（Chakrabarti & Fombonne, 2005）。

预后发展

到目前为止，大多数研究表明，在适应性行为方面，无论什么程度的孤独症谱系障碍，预后都不太理想（Howlin, Savage, Moss, Tempie & Rutter, 2014; Magiati, Tay & Howlin, 2014; Tsatanis, 2003; Van Heijst & Geurts, 2014）。适应性行为包括：（1）日常生活和自理能力；（2）社会交往和人际交往能力；（3）沟通能力；（4）学习能力；（5）娱乐游戏和休闲能力；（6）参与社会生活的能力；（7）工作及其相关能力。长期随访研究表明，大多数成年孤独症谱系障碍人士无法独立生活，没有全职工作，也不能发展社会关系（Howlin & Moss, 2012）。尽管目前的研究显示孤独症谱系障碍人士的未来不甚乐观，但也有证据表明，他们可以学会如何生活、工作，并为社会做出贡献（Schall, Wehman & Carr, 2014）。为了改善预后，并保证谱系人士未来的生活质量，现在越来越强调早期密集型的个性化干预，以期帮助他们在社交沟通这一核心问题方面有所提升。

孤独症谱系障碍的发现和诊断

在不同的领域、项目和服务中，对于孤独症谱系障碍的定义和标准可能会有不同，本书介绍的是医学诊断、早期发现、共病症状和特殊教育资格申请信息。

医学诊断

孤独症的医学诊断应由医疗专业人员做出，诊断依据为美国精神病学学会发布的《精神障碍诊断与统计手册》或者世界卫生组织（简称WHO）发布的《疾病和有关健康问题的国际统计分类（第十次修订本）》中（ICD-10, 2016）的分类范畴和诊断标准。本书主要讨论的是《精神障碍诊断与统计手册》第五版中的诊断标准，即在以下两个方面存在持续性缺陷，包括社交沟通与社交互动方面的缺陷，以及刻板的、重复的行为模式、兴趣或者活动模式（详见图1.1）。

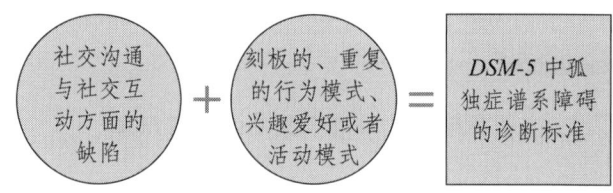

图1.1 孤独症谱系障碍的主要诊断标准（APA, 2013）

即便都是确诊孤独症，但因个体智力水平差异很大，社交、沟通和行为问题的严重程度也有很大的不同，因此，没有哪一种干预策略会对所有谱系人士产生同样的效果。要制订有效的干预方案，就要了解这种发展障碍的复杂性。下列案例说明了谱系的多样性以及谱系人士在社交、沟通和行为方面的差异。

艾哈迈德的语言发展比较正常，在词汇和句子复杂性方面都与普通儿童没有太大区别。他喜欢讨论数字和电视广告方面的话题，喜欢收集一切蓝色的东西，走到哪儿带到哪儿。他喜欢一个人玩，非常擅长搭建东西和拼图游戏。他会把一个极其复杂的拼图拼好，然后收起来，而不是展示给别人看。尽管他也说他希望有朋友，但是，小伙伴们在一起玩的时候，他只会在旁边看，从不主动参与进去，也不会回应别人的社交互动。据他父母说，除了他感兴趣的话题，跟他聊其他话题根本聊不起来，也很难和他进行双向交流。看起来好像是因为他对数字或者广告这种话题太感兴趣了，总是没完没了地说，所以就妨碍到了他与别人的沟通，才导致他难以交到朋友。

布鲁诺的语言发育迟缓，他现在还只能说一两个词的短语，或者重复他听到的话（仿说），但他能背诵自己最喜欢的电影片段。虽然他有一定的语言能力，但他不会用手势打招呼或者说再见，也不会用食指指东西。他喜欢排列物品，比如玩具和麦片盒。如果有人打断他正在做的事情，或者他每天的生活规律出现一点变化，他就会大喊大叫。他现在对同龄人完全不感兴趣，也不和他们互动。

陈不会说话，只有在哭闹的时候才会发声。别人喊他的名字或者和他说话，他也不会看人。他不会用手势表达意思，如果他想要什么东西，要么干脆自己去拿，要么就拉着大人过去。他一天到晚玩丝带、绳子和所有能转的东西。如果有人想跟他交流，他就会推开人家。如果有人要把他正在玩的东西拿开，或者试图转移他的注意力，他就会一下子趴在地上。他有睡眠障碍，总是整晚不睡。据他父母说，他吃东西也很挑别，选择非常有限，每天都吃同样的食物。如果有同龄人在他旁边，他就会跑开，周围比较吵闹的时候，他就会拍巴掌。他的父母说，他没办法理解别人的意思，无论是语言表达和非语言信息。例如，他的父母曾经试过，当他干了什么事，父母表示制止的时候，会在说"不行"的同时严肃地看着他，但他似乎既不理解他们的话，也不理解他们的眼神。

从上述案例可以看出，每位谱系儿童的社交和沟通问题都各不相同，虽然都有重复刻板行为，但表现形式也各不相同。*DSM-5* 标准要求，专业人员报告障碍人士的严重程度，应根据他们所需的支持分为三个级别，所需支持级别越高，障碍程度就越严重（APA, 2013）：

- 1级：需要支持。
- 2级：需要大量的支持。
- 3级：需要极大量的支持。

在上述案例中，艾哈迈德在社交和沟通方面需要支持，属于1级残障，而他的重复刻板行为表现更为严重，需要大量的支持，属于2级残障。布鲁诺在社交和沟通方面需要大量的支持，属于2级残障，在重复刻板行为方面则需要支持，属于1级残障。陈在各个方面都需要极其大量的支持，属于3级残障。这三个案例，反映了孤独症谱系障碍人士所面临的困难和所需要的支持都是非常复杂和多样的。

早期发现

目前针对孤独症谱系障碍还没有专门的医学检测手段，只能通过专业人员的观察，确定是否存在符合孤独症诊断的一系列的行为特征。孤独症谱系障碍在发育早期（大约2岁左右）就可以发现（Chawarska, Klin, Paul & Volkmar, 2007; Klin et al., 2004; Osterling, Dawson & Munson, 2002）。通常都是患儿父母发现异常之后，再进一步确诊的（Beauchesne & Kelley, 2004）。孤独症确诊分为两个阶段：一是发育筛查和跟踪监测，二是全面的诊断评估。

筛查由医学专业人员负责，主要检查儿童是否存在发育障碍（Johnson & Myers, 2007），包括发育问题、特殊问题和残疾问题。筛查主要使用一套标准化工具，用来评估儿童是否存在发育障碍的风险。一般来说，所有儿童进行发育检查时，都要首先使用通用筛查工具检查全面发育、发展情况，专业人员会根据检查结果，判断是否有必要进行下一步的评估。如果检查结果提示异常，就要进行下一阶段的筛查，看有无某些特定方面，比如沟通方面的问题，或者是残障问题，比如孤独症。

如果儿童在筛查过程中被认定为"有风险"，专业人员应该建议家属咨询该领域医学专家，以便进行更全面的诊断评估（例如，发现语言障碍，应转介至语言病理学家；发现疑似孤独症，应咨询心理学家）。最终目的是要确定影响儿童发展的障碍类型到底是什么，以便儿童和家庭能够得到有针对性的干预训练。研究显示，早期干预训练很有益处，能够提高患儿的社交和沟通能力（如语言能力）、智力和适应能力，同时能够降低孤独症的严重程度（Hayward, Eikeseth, Gale & Morgan, 2009; Howard, Sparkman, Cohen, Green & Stainslaw, 2005; Itzchak & Zachor, 2011; Vernon, Koegel, Dauterman & Stolen, 2012）。

共病情况

孤独症谱系障碍人士可能共患其他发育障碍、精神障碍和生理疾病，以及各种各样的运动、语言和认知障碍（Filipek et al., 2000）。如果一个人确诊患有两种或者多种疾病，这种情况就称为共病、合病或者同病。

已有调查表明，有些孤独症谱系障碍人士会伴发精神障碍，如情绪障碍和行为障碍（Gadow, DeVincent, Pomeroy & Azizian, 2004）。还有一些会表现出注意力缺陷障碍的迹象（Leyfer et al., 2006）。某些生理疾病，比如癫痫，在孤独症谱系障碍人士中也时有发生（Tuchman, Hirtz & Mamounas, 2013）。还有一些障碍人士在运动方面会有不同程度的困难，轻的如动作计划障碍，重的如运用障碍，也称动作协调能力丧失症（Fournier, Hass, Naik, Lodha & Cauraugh, 2010；Gidley Larson & Mostofsky, 2006）。动作协调能力丧失症是一种发育协调障碍，或者影响精细动作，或者影响大动作协调，或者两者都有影响，从而影响语言能力的发展。孤独症谱系障碍人士的语言发育程度差异很大，有的是语言发育迟缓或者没有口语能力，有的仅表现为语言习得过程有些不太符合规律（Lord, Risi & Pickles, 2004），有些孤独症谱系障碍人士甚至终生都没有口语能力。还有些人可能在蹒跚学步时就开始说话，但后来发生倒退或者失语（Werner & Dawson, 2005）。据报道，孤独症谱系障碍人士有的在对话能力和讲述能力方面有缺陷，有的则是在使用语义和语用方面有困难，或者兼而有之（Tager-Flusberg, Paul & Lord, 2005）。有的谱系人士可能有认知缺陷或者智力残疾（Dykens & Lense, 2011）。

DSM-5 要求医学专业人员在做出孤独症谱系障碍诊断时，必须明确是否与下列疾病有关：

- 智力障碍
- 语言障碍
- 已知的生理问题、遗传问题或者环境因素导致的疾病
- 某种神经发育障碍、心理或者行为障碍
- 紧张症

紧张症包括一系列行为特征，表现为运动、发声和情感方面的异常症状（Ghaziuddin, Dhossche & Marcotte, 2012）。常见的症状包括失语、动作迟缓、患者难以发起和完成动作、丧失主动性，日常生活需要依赖他人的提示辅助。上述共存症状和发育异常都不同程度地影响到孤独症谱系障碍的诊断，表现出来的严重程度也各不相同。

特殊教育服务申请条件

教育工作者有责任筛查和发现疑似有残障的儿童。1975年，美国颁布了《所有残疾儿童教育法》，1990年修改为《残疾人教育法》，该法案为特殊教育提供了法律依据和参考标准：

- 小于36个月的孩子，其特殊教育纳入0～3岁社区服务体系。
- 36个月以上的孩子，一般转至当地学区进行特殊教育评估。

教育专业人员负责确定患者是否符合孤独症特殊教育和相关服务的标准。特殊教育服务的标准与医学诊断的标准有所不同，学生持有孤独症谱系障碍的医学诊断，并不意味着他们就能自动获得特殊教育服务。每个州都在《残疾人教育法》的框架下制定了自己的申请资格标准，学生必须符合该标准，并有教育需求，才能获得特殊教育服务。《残疾人教育法》分为A、B、C和D四个部分，各州和公共服务机构根据各部分规定为符合申请资格的婴儿、幼儿、儿童和残疾人提供早期干预、特殊教育和相关服务（美国教育部，2010）：

- 《残疾人教育法》B部分规定，3～21岁的残疾儿童或青年有权获得特殊教育和相关服务。
- 《残疾人教育法》C部分规定，0～2岁的残疾婴幼儿及其家庭有权获得干预服务。

许多谱系儿童最初接受干预服务都是划归在发育迟缓这个类别，这一类别的设定有利于"高风险"婴幼儿接受早期干预服务，如果没有干预，他们将面临严重发育迟缓的风险（IDEA, 2004）。各州可以自主决定如何划分残疾类别，但这些分类必须包括联邦法律中涵盖的所有残疾类别。幼儿年满3岁，需要从早期干预服务转向学前服务，但是申请早期干预服务的标准与获得公立学校特殊教育服务资格的标准可能有所不同。

根据联邦法律，孤独症谱系障碍在教育领域的定义是：一种通常在幼儿时期（如3岁之前）就表现出来的、对其教育发展产生不利影响的、严重妨碍其语言及非语言沟通和社交互动的发育障碍（IDEA,

2004）。根据这一定义，患儿必须在儿童时期就表现出明显的孤独症症状才有资格申请特殊教育服务，所以在申请时，必须要求提供患儿的发育档案，其中包括患儿的诊疗经历及诊断记录、与其父母的访谈记录，除此之外，还需要了解就患儿在早期发展里程碑方面存在的问题为其父母提供了哪些帮助手段。联邦法律关于孤独症的定义还包括其他与孤独症相关的特征，比如经常表现出重复行为和刻板动作、难以接受环境发生改变或者日常生活规律发生变化、对感官刺激行为反应过度等。

孤独症谱系障碍人士的认知能力

研究表明，有些孤独症谱系障碍人士的认知能力发展极不平衡，在认知能力评估中，与同龄人相比，他们的语言智力和非语言智力的评分差异较大（Coolican, Bryson & Zwaigenbaum, 2008; Joseph, Tager-Flusberg & Lord, 2002; Kuschner, Bennetto & Yost, 2007）。孤独症谱系障碍人士常见的认知模式有：以碎片化的方式获取信息和理解信息，难以了解事物全貌，常常误解他人的意思，过度在意细节，常常固执于某种思维和行为模式。这些认知模式使他们无法正确解读所经历的事情，从而导致他们不能正确理解社交逻辑，在社交中缺乏灵活性（例如，不能根据不同的社交情境和任务需要去改变思路或者调整行为；Geurts, Corbett & Solomon, 2009）。此外，他们在学习、社交和沟通方面都会比较自我，而且比较刻板，固执于一些仪式化的程序（Bodfish, 2011）。谱系人士在认知方面所面临的困难程度各不相同，其严重程度取决于这些认知过程对其思维和行为的影响程度（Brunsdon & Happé, 2013）。表1.1描述了谱系人士的认知能力状况，主要困难在于三个方面：注意力、信息处理和社会认知。他们的认知特征与现行理论相互印证，这些理论解释了谱系人士的共同特征。

最初发现孤独症谱系障碍这一病症的时候，就有过一系列的假说，这些假说都基于于认知、心理和行为理论。但是，没有任何一种假说能够解释孤独症的所有核心特征，而且其中有些说法已经证实不可信，比如"冰箱妈妈"理论。目前的各种理论，都是针对孤独症的不同方面进行解释，这些理论被认为是"令人满意的指导理论"（Happé & Ronald, 2008）。除了从注意力、信息处理和社会认知的角度解释与孤独症有关的各种行为表现外，本节还将介绍其他比较有说服力的相关理论，如执行功能障碍理论、弱中央统合理论和心智解读能力缺失理论。虽然每一种理论都有助于我们理解孤独症谱系障碍，但目前还没有任何一种理论能够解释孤独症谱系障碍的所有问题。

表 1.1 孤独症谱系障碍人士的认知能力状况

认知特点	相关理论	谱系人士认知特征	面临困难
注意力	执行功能障碍理论	注意力的过度集中 注意力的过度选择	社会性关注 共同注意 注意转移
信息处理	弱中央统合理论	重复模式 图像思维 注意细节 具象思维 完形式信息加工 机械式学习模式	认知灵活性 听觉信息处理 信息整合 抽象思维 分析思维 回忆
社会认知	心智解读能力缺失理论	只理解字面意思 高度系统化	心智解读 共情

注意力

人们只有在感觉舒适、不受打扰并且觉得与自己有关的时候才会注意到周围的人或者事，而要保持这种注意，这个人或者事要么有意思，要么有意义。对新事物保持注意，或者在复杂情境中集中注意力，都需要一定程度的内在动机或者外部强化，或者两者兼而有之。如果一个人注意不到社交信号，那就意味着，或者他觉得没意思（没有内在动机或者外部强化），或者他理解不了这个信号跟他有什么关系、对他有什么意义，或者两种因素都有，在这种情况下，他就不会对这个信号产生兴趣，更不用说持续注意了。这种注意力的认知特点属于执行功能的涵盖范畴，执行功能障碍理论可以解释孤独症谱系障碍人士在注意力方面出现的问题。

执行功能障碍理论

执行功能是一个术语，用来描述人类的复杂认知过程，在我们有目的地计划和开展某种行为或者排除干扰解决困难的时候，这个过程起着至关重要的作用（Fisher & Happé, 2005）。执行功能就像是大脑的首席执行官，负责组织、控制和指导所有的思维活动和身体行动。执行功能使我们在各种各样的情境中调节和分配我们的注意力、操控和调整我们的思想以及行为（Carlson, 2009; Kenworthy, Yerys, Anthony & Wallace, 2008）。执行功能使我们在做事的时候能够掌控如何开始（计划、启动和排序）、如何停止（抑制控制和降低注意）以及如何变化（灵活思考和注意转移）（Robinson, Goddard, Dritschel, Wisley & Howlin, 2009）。

孤独症谱系障碍人士所表现出来的很多问题都可以从执行功能障碍理论中找到答案，他们在执行功能的各个方面都有困难，包括如何开始某个行为、如何调节和分配注意力、如何同时关注多个信息以及如何转移注意力（Corbett, Constantine, Hendren, Rocke & Ozonoff, 2009; Geurts, Verté, Oosterlaan, Roeyers & Sergeant, 2004; Liss et al., 2001; Rosenthal et al., 2013）。执行功能障碍的具体表现有：重复行为、社交障碍，以及在认知方面缺乏灵活性。这些困难影响到学习和行为的方方面面，在社交方面尤其严重。执行功能障碍导致的注意力问题包括社会性关注缺陷、注意力的过度选择和注意转移困难等问题。

社会性关注

发展心理学理论认为孤独症谱系障碍人士在婴儿时期就存在注意力问题，这个问题使他们无法获得基本的社交信息，从而妨碍了他们的社会和认知发展（Mundy & Newell, 2007）。研究表明，谱系人士在社交互动中关注别人及其面孔的方式与普通人不同（Hanley et al., 2014; Riby, Doherty-Sneddon & Whittle, 2012）。而孤独症的一些早期症状，就包括没有社会性趋向或者社会性趋向受损、缺乏共同注意以及对他人情绪的关注（Dawson et al., 2004）。

社会性趋向，意思就是当所处环境中出现某种社交信号的时候，人们会自然而然地看向这个社交信号。例如，有人叫了你的名字，你就会看向他。共同注意，指的是个体在社交伙伴和某件东西或者事件之间协调自己的注意力，以便能够就此分享想法和经验的过程。一个人看向另一个人指向的地方，然后再看回这个人，之后就这个共同体验分享与其相关的情绪感受，这就是共同注意的过程。一个人情绪发生显著变化，另一个人能够马上感受得到，并且能将这种情绪变化所表达的意义与当时的社交情境联系起来，就说明他关注到了他人的情绪感受。

有研究者观察和分析了很多孤独症谱系障碍人士在一周岁时的生日家庭录像，发现这些人在当时其实是表现出了一些谱系障碍特征的，比如听到别人叫自己的名字却没有回应、缺乏共同注意、对他人的社交和情感信息缺乏关注等（Osterling et al., 2002）。情绪表达具有沟通功能，能够传达特定的信息（Blair, 2003）。关注他人情绪的相关研究，大都集中在面部表情和快乐、悲伤、愤怒、惊讶、恐惧及厌恶等简单情绪方面（Castelli, 2005; Tracy, Robins, Schriber & Solomon, 2011）。研究表明，关注和识别情绪对谱系人士来说是非常困难的，在识别复杂情绪方面，困难尤为明显（Golan, Baron Cohen & Golan, 2008; Nuske, Vivanti & Dissanayake, 2013）。一般来说，复杂情绪这个概念，比如尴尬、不适、震惊、担忧、诱惑、解脱、内疚、兴奋和孤独等，都是一种认知心理状态，而且受环境和文化因素影响更多。下面通过几个案例来说明谱系人士在社会性关注方面的困难。

吉莉安经常拿一些喜欢的东西，自己一个人玩。玩的时候，她对周围的人一般没有反应。她的妈妈试着先不叫她的名字，而是打断她的活动或者把手放在那些东西上引起她的注意。每当这个时候，她就会变得焦躁不安，拼尽全力想要盖上妈妈没拿到的那些东西，而且更加抗拒和妈妈互动。妈妈轻轻拍着她的手，然后拿着她的手指向自己的脸，想要通过这种方式吸引她的注意力。如果这个时候她正坐在桌旁，这个办法可以奏效，但在其他非结构化场景中就不行。于是，吉莉安的老师建议妈妈以后叫她的名字时边叫边打响指。她对听觉信息非常敏感，很喜欢一些滑稽的声音。妈妈试了试这个办法，发现她真的被吸引过来了。这之后，妈妈在她看过来的时候就及时强化，然后慢慢地撤出响指这个刺激。

泰勒在游戏和休闲活动中，会专注于地毯上的纤维而不是玩具。他的老师一边告诉他"看这里"，一边用手指玩具，想要提示他注意玩具，但他不是每次都会有所反应，于是老师开始自己玩玩具，把车在他前面滚来滚去，同时发出引擎的声音。他注意到这个声音，就转过来了。这个时候，老师轻轻地把车滚过自己的脚面，停在他面前。他看了看汽车，又看了看老师。老师摸着自己的脚，嘬起嘴，看起来好像要哭，可是泰勒却没有什么反应，他注意不到这些能够帮助他识别他人情绪的信息。给他看人脸照片时，他可以识别出来这些情绪，甚至自己对着镜子也能做出一些表情，也会表达快乐和悲伤这些基本情绪。但是，要识别更复杂的情绪，比如沮丧、骄傲或者尴尬，他就一筹莫展了。

注意力的过度选择

研究表明，谱系人士在注意力方面的能力与普通人存在差异，其中之一称为"过度选择"。普通人身处复杂的社交情境中，同时接收到多个社交信息的时候，可以综合处理、区分主次，但谱系障碍人士在这方面的能力有限（Broomfield, McHugh & Reed, 2008; Leader, Loughnane, McMoreland & Reed, 2009; Ploog, 2010）。注意力的过度选择会导致一些谱系人士一次只能处理一个信息，所以，他们接收和存储的信息只是一个完形整体，而不是经过灵活加工的重组和整合信息。因此，他们关注到的社交信号非常有限，而且也无法判断一个社交信号中哪些线索是重要的、值得注意的，这就使得他们无法处理社交情境中出现的各种各样的复杂信息（Reed, Altweck, Broomfield, Simpson & McHugh, 2012）。很多时候，他们或者因为过度关注某些不相关的细节而错过了关键的社交信息，或者只能在字面上理解这些信息，而无法明白背后的深意。正是因为这些困难，谱系人士对周遭信息的理解就会越发狭窄、有限。

这种注意力的过度选择还会使他们过分注意某个细节，或者总是注意相同的、重复的东西。因此，我们会观察到他们表现出很多重复行为，在某种程度上，这是他们在一片混沌中获得秩序感的一种手段。有些谱系人士自述，他们经常遭到外界感官刺激的轮番轰炸，这让他们觉得应接不暇、无法招架。还有些谱系人士说，有时候为了自我保护，他们会暂时"关机"，这种时候他们只能接收到有限的外界信息（Birch, 2003; Grandin, 2011; Miller, 2003; Sainsbury, 2000）。研究表明，这种对感官刺激的过度敏感或者非正常反应都会对个体产生影响，比如注意力方面的影响（Baranek et al., 2013; Brock et al., 2012; Donkers et al., 2015）。感觉过敏会导致注意力分散、思维混乱和身体不适。因此，很多谱系人士都喜欢重复的感官刺激行为，因为这些感官体验能令他们感到愉悦，而如果需要同时调动多个感觉器官，会让他们觉得混乱或者不适，所以他们会选择忽略或者干脆逃避。以下案例说明了谱系人士在感知觉信息处理方面存在困难，这些困难都与注意力的过度选择有关。

德文喜欢坐在沙滩上玩上几个小时，一边笑着一边看着沙子从指缝流过。他喜欢这种触觉游戏，但他的听觉过度敏感。他喜欢寻求触觉刺激，但受不了听觉刺激。他看视频的时候必须关掉声音，否则就会捂住耳朵大哭。

埃多德在家里可以参与很多不同的活动，而且状态很好，保持专注的时间也很长。但是，在课堂上，因为需要处理的感知觉信息太多，他就会重复自我刺激行为，比如不停地拍手。在家里和在学校表现如此不同，原因就是环境中需要处理的信息量不同。在信息超载的情况下，即使是他熟悉的活动，他也无法控制自己。

在学习的时候，需要调动多种感官，注意各种各样的环境信息，因此，注意力问题严重影响了谱系人士的学习，特别是在社交领域的学习。举例来说，要理解他人说的话，需要同时关注说话人的语言、表情、语气、动作、手势，还有社交情境，但是，谱系人士可能很难分辨这些信息中哪些是最重要的、值得关注的,相反,他们常常会纠结于一些细枝末节(Berger, Aert, van Spaendonck, Cools & Teunisse, 2003)。如果只能关注到一个信息,比如手势,他就不太可能理解这个社交信息的全部含义,所以,对某些细节的过度关注,常常会导致对整个信息的误解,下列几个案例就说明了这个问题。

费迪南德在学习数字方面有困难,指数字的时候他只能指对一半。经过仔细观察,发现他选答案是按照位置来选的,也就是说,做上一道题的时候,正确答案的卡片放在哪里,做下一道题的时候,他就选放在哪里的卡片。他努力理解这些题目的时候,关注的信息是位置,而不是意思。

乔治在学认钱,老师让他告诉全班同学五分钱可以干什么,他却说:"五分硬币是灰色或者银色的,圆圆的,上面有一个人,穿着一件夹克,二十五分硬币上也有人,但是没穿夹克。"他能注意到硬币上总统的打扮有什么不同,但他关注的这些细节没有任何社会意义,他也不理解钱的功能。

注意转移

与他人共享注意,需要个体能够在不同的关注目标之间迅速转移注意力。研究表明,谱系人士一旦在某个目标上集中注意力就很难转移,也很难随机应变(Geurts et al., 2009; Gioia, Isquith, Kenworthy & Barton, 2002; Hill, 2004; Reed et al., 2012)。

谱系人士的注意转移能力受损,与执行功能障碍有关,也导致了兴趣狭窄(South, Ozonoff & McMahon, 2007; Yerys et al., 2009)。另外,他们在理解语义和社交互动方面的困难也与此有关(Dawson et al., 2004; Landa & Goldberg, 2005)。注意转移需要认知灵活性,而认知灵活性又需要具备在各种各样的注意过程之间自由转换的能力,所有这些,对于谱系人士来说都是极其困难的(Corbett et al., 2009; Solomon, Ozonoff, Cummings & Carter, 2008)。

有关注意力的研究表明,谱系人士在不同的感知觉信息处理模式之间进行注意转移的速度可能很慢,与人有关的注意转移比较少,如果感知觉信息、语言信息和社交信息过多、过快,他们就会觉得应接不暇、无法招架(Hutman, Chela, Gillespie-Lynch & Sigman, 2012; Ibañez; Messinger, Newell, Lambert & Sheskin, 2008; Nadig et al., 2007)。例如,日常生活中的社交互动节奏快、信息杂,谱系人士应对起来就会非常吃力(Mostert-Kerckhoffs, Staal, Houben & de Jonge, 2015)。有些谱系人士容易出现重复行为,喜欢的活动也非常有限,活动内容或者模式一成不变,在进行这些行为或者活动的时候表现得异常执着或者专注(Boyd, Conroy, Mancil, Nakao & Alter, 2007)。所有这些表现,其实都是出于他们对重复性或者程式化的需要,他们需要通过这些行为缓解面对复杂社交信息的压力,试图从一片混乱中理出一些头绪。下面举例说明与注意转移困难有关的特征和行为。

依玛德常常根据形状分类把拼图的碎片按顺序排队,他还根据颜色分类把教室里的东西按顺序排队。在家里,妈妈的鞋子和哥哥的棒球卡也要按顺序排队。他一个人做事情的时候,可以集中精力,但在社交互动或者是课堂活动中就做不到,因为这些活动需要他在自己的活动和别人的活动之间来来回回地进行注意转移。

在小组活动中,雅各布的状态极不稳定。如果老师一直讲课,从头到尾没有中断,或者课程内容是他特别感兴趣的,他就能保持精神集中,但是,如果老师时不时地停下来提问,他就没办法集中精力,会试图离开教室。分组讨论问题对他来说也是个麻烦,因为有不同的人发言,这需要他不断地转移注意。如果老师让他把注意力从他特别感兴趣的事情上移开,那更是难上加难。

信息加工

认知信息加工过程是一个多层次体系,在这个体系中,我们以复杂的形式对信息进行分析、组织、存储和记忆。我们碰到事情的时候,会将这件事和过往的一系列类似体验联系起来,下述案例可以说明正常发展的普通儿童对新信息进行加工并将其与之前积累的相关知识进行整合的认知过程。

正常发展的普通儿童看到一种从没见过的动物的时候,会通过不同的感官渠道注意到这种动物各个方面的特征,会注意到与这种动物相关的词汇和语言,同时将某些情感与这种动物联系起来,会把上述所有特征和其他动物的相似特征(真实的和想象的)联系起来,会定义自己的感官体验,再把所有这些语言信息整合到已有的与动物有关的知识体系中，最终对"动物"这一概念重新定义。就这么短短几分钟内，"动物"这个词对这名儿童来说有了新的意义，这个信息在不同层次以不同方式储存下来。这个信息加工过程是自动完成的，毫不费力。最重要的是，因为"动物"这个概念是多层次存储的，而且与相关体验互相关联，将来需要时，大脑就可以通过无数种方式调取这个记忆。

普通儿童处理信息的方式是如此复杂而又流畅，相比之下，谱系儿童处理信息的方式截然不同。研究发现，谱系人士处理信息的能力会降低或者受限（Williams, Goldstein & Minshow, 2006, 2013）。他们的信息加工方式，其特征就是无法以灵活而有意义的方式整合信息，这个现象被称为"弱中央统合能力"。

弱中央统合能力

中央统合能力是一个术语，指的是人们在不同情境中处理和解读信息，从而确定其意义的一系列技能。人们利用中央统合能力加工外来信息，把握事件全貌，不过，也常常因此而忽略对细节的关注和记忆。例如，复述一件事时，许多人会发现自己能记起事情的梗概，但对具体细节的描述就不那么准确了。

广义上来说，中央统合能力属于信息加工的理论范畴，弱中央统合能力能够解释谱系障碍人士面临的许多困难。弱中央统合能力（简称WCC）可以形象地比喻成"只见树木不见森林"。也就是说，他们处理信息的方式是零碎且孤立的，不知道联系上下文语境或者社交情境。谱系人士在观察细节方面的能力可能更强——处理零星信息，而不是整体信息（Happé & Frith, 2006）。过度关注细节，导致他们难以吸收信息、发现意义、理解信息（Constable, Grossi, Moniz & Ryan, 2013）。因此，他们能够理解一些经历的片段，却无法以有意义的方式将这些片段整合起来。他们一次只能处理一个特定的信息，而且还不能确定哪些信息是与当时情境最相关的，因此，他们对事物的理解通常是支离破碎、不成体系的（White, O'Reilly & Frith, 2009）。他们分不清哪些细节是重要的、哪些是不重要的，这一特点在社交情境中尤为明显。

社交互动需要灵活的注意力，需要明白哪些是相关信息，应该重点注意，哪些是无关信息，可以忽略不计，需要流畅地处理各种各样的情境、语言、社交和情感信息。然而，谱系人士很难同时关注到互动对象的语言、情感、语气、手势、动作等各个方面的信息，也很难将所有这些信息整合起来，并且无法将这些信息与之前经历的类似的社交情境联系起来，所以就无法理解这个社交情境的全部意义。因此，他们只能理解字面意思或反应失当（Klin & Jones, 2006）。谱系人士常见的信息加工模式包括情境盲、完形式学习、过度关注细节、具象思维、图像思维、记忆回忆。

情境盲

还有一个术语，也经常用来描述谱系人士的认知信息加工过程，那就是情境盲，指的是个体不能自然而然地借助情境理解周遭事物。情境盲理论认为，谱系人士可以敏锐地注意到很多细节，却注意不到整个情境并据此做出理解，这种状况就好像是"不知道借助整个森林去认识了解一棵树"（Vermeulen, 2015）。

情境，指的是我们观察到或者意识到的所有因素的总和，这些因素对我们的认知和理解影响很大。要理解情境，我们需要发现相关信息，同时忽略无关细节。而根据情境盲理论，谱系人士大多只注意一对一关系，注意不到情境的多变，也很难流畅地获得情境中的信息（Vermeulen, 2012）。只注意一对一关系，就意味着他们所学到的东西，仅限于初次学到时所处情境中的意义，再换一种情境，他们就无法联系起来。对于他们来说，这个意义，就变成了这个信息的唯一意义。以下案例说明了孤独症谱系障碍人士的情境盲现象。

凯蒂在咖啡店遇到了之前在教堂认识的一个人，但是，她一开始根本没认出来这个人，因为他换了副新眼镜。她注意不到这个人的整体，因为她是分开看的：眼镜、衣服等。然后，她需要有意识地努力，才能把这些细节组合起来，识别出她遇到的人是谁，因为她专注的是细节（比如一副眼镜），所以哪怕是她熟悉的人，只要和第一次见面时的样子变了，她也很难马上认出来。

莱奥纳德在春假期间访问了华盛顿特区，开学返校时，老师请他画一幅关于旅行的画。他画了一幅白宫的画，画中的白宫有好多好多窗户。老师找到一张白宫的照片，数了数里面的窗户，发现莱奥纳德画了正面能看到的所有窗户，甚至每扇窗户上的窗玻璃都画得清清楚楚。因为情境盲现象，这次旅行对于莱奥纳德来说，只有白宫的窗户，其他什么都没有。

完形式学习

学习是一个主动的认知过程，在这个过程中，人们汲取经验，丰富知识体系。如果不理解某个事物或者概念的综合意义，那么这个信息就只能作为一个完形的整体进行储存，是孤立的、与其他信息毫无关联的。这是谱系人士学习模式的一个基本特征，他们倾向于把信息作为一个整体组织和记忆，而不是分析这个信息的各个部分的内容及其相互关联的意义（Bolte, Holtmann, Poustka, Scheurich & Schimdt, 2007）。普通人也有完形学习的模式，背诵宣誓词就是一个典型例子，大多数人通常就是把宣誓词作为一个整体背下来，而很少有人花时间去考虑某个单词的意思。

完形式信息加工，即把信息作为一个整体加以记忆，反映了个体对该信息的内容意义不够理解。谱系人士无法灵活整合信息，所以就不能真正理解该信息的意义，他们的理解只是一堆信息碎片（Brosnan, Scott, Fox & Pye, 2004）。这种信息加工形式，在具体的学习活动和行为模式中也有体现，重复的模式，如仿说和刻板的交谈方式都是完形式信息加工的典型表现（Stiegler, 2015）。下列案例说明了完形式学习的特点。

史蒂文明白对话是两个人之间的交流，但是，他还是不太明白这些话的真正含义。例如，当他妈妈问："你今天在学校想我了吗？"他会回答说："今天在学校想我了。"妈妈说："不，说'我想你'。"他会说："说我想你。"史蒂文不理解在对话中应该如何回应，也不明白对话中的这些词是什么意思，所以，他的对话方式就是逐字逐句地仿说。

奈拿特别喜欢地图。每次他见到别人，都会问："你叫什么名字？""你住在哪里？"然后就查看地图，说出这个人从家到学校怎么走。下次再见到这个人，不管是一小时还是一天、一个月或者一年后，他还是问这两个问题，然后开心地告诉人家从家到学校怎么走。如果这个人碰巧搬家了，他就会非常焦虑，他会要求人家报出原来的地址，这样他就可以重复之前的对话。对于他来说，这种一成不变的对话使他感到安心和快乐。

过度关注细节

几十年来，人们描述孤独症谱系障碍的时候，都会说他们很难准确理解他们所经历的事情有什么意义。谱系人士的信息加工模式，一个典型特征就是过度关注细节，或者倾向于狭隘地理解事物（Frith, 2012; Le Sourn-Bissaoui, Callies, Gierski & Mote, 2011）。谱系人士可能会注意到一些特定的表面信息，但是不能超越纯粹的感知层面去理解自己或者他人的经历体验（Frith & Frith, 2012）。下列案例说明了为什么过度关注细节常常导致他们不合常理地把事物具体联系起来，尤其是在社交和情感体验方面。

布莱斯患有孤独症。有一次，他的一个小伙伴告诉他，自己的表妹被车撞死了，他却笑了起来，因为他想的是，真庆幸这个死去的人不是他的朋友或者亲人，然后他由"车"又想到自己有一次坐车旅行玩得很开心，完全没有意识到他所表达的情绪在这个互动氛围中是不合适的。

想要明白某个信息的含义，尤其是在社交情境中的含义，必须具备以下几种能力：
- 从各种各样的情境因素中提取含义
- 从他人给出的社交线索中推测含义
- 从他人给出的情感线索中推测含义
- 基于已有知识，积累经验

而谱系人士在上述四个认知过程中都有困难。

具象思维

个体能够以各种各样的方式分析、组织、存储和记忆信息，这就是经验类化。在某一时刻，个体关注到一个新体验的各方面信息，并且把这个体验与以往的所有相关体验联系起来。这些新信息的加入，更新了原有的知识体系。但是，谱系人士的信息加工方式有很大不同，其中一大特征就是具象思维，也就是说，他们习惯于仅仅关注某一场景中的某一特定信息，因此，信息的加工方式更加有限，通常没有什么实际意义。这种具象思维方式，使他们很难流畅地分析和整合信息（比如分类、参与、调整等），因而影响了他们在社交、沟通和认知方面的灵活性（Hobson, 2012）。

如果学习方式主要都是基于实际体验，那么我们就只能认识一个实物世界，而无法理解抽象概念，特别是社会性意义。因此，我们常常发现，有些谱系人士只能理解社交信息中的字面意思，因为在他们的学习过程中，所有的事件都是孤立的、彼此毫无关联的，没有一个概念化、抽象化的过程，其结果就是死记硬背。此外，具象思维还可能会导致社交、沟通和认知方面的教条刻板，表现为要求凡事都有可预测性、坚持一成不变的互动模式。下列几个案例说明了与具象思维相关的行为及其特点。

在学校里，奥特瓦学会了要饮料，他想要饮料的时候，就给老师看一张画有黄色杯子的照片。虽然他在学校掌握了这项技能，但他在家里从未使用过这种沟通方式。他的妈妈后来明白了，他在学校有一个喝饮料用的黄色杯子，但家里没有。对他来说，黄色杯子的照片就只代表了"黄色的杯子"，而不是"喝"。

彼得的妈妈理解孩子的这种具象思维模式，所以需要外出时就给他出示某个特定的东西，去不同的地方有不同的指示物，这样彼得就能知道他要去哪里。例如，拿出草编的包，意思是去市场；拿出一串珠子，意思是去奶奶家。一天，他妈妈把珠子戴在他身上，就一起坐车去奶奶家了。可是，当他们左转去奶奶家而不是右转去购物时，他开始尖叫起来。妈妈被他突如其来的暴怒弄糊涂了，立即把车停了下来。在后座，她发现孩子手里拿着草编的包，这个包对他来说就意味着去市场。

奎因和家人去山里度寒假，妈妈为这次旅行特地给他买了一件红色毛衣。他每天都穿着这件毛衣，在雪地里开心地玩着。回到家，三个星期后，妈妈给他穿了这件毛衣去上学，在学校他几乎一整天都在焦急地望着窗外。到了晚上，当妈妈帮他脱下毛衣要洗澡时，他大发脾气。看起来他是把红毛衣和在雪地里玩儿联系在一起了，现在，"毛衣日"到了，却没有下雪，他就变得心烦意乱。

瑞兹姆最喜欢的电影镜头，是一个小孩在睡觉前喝一杯热牛奶。他会一遍又一遍地看这部电影，尤其喜欢电影中妈妈对喝牛奶的孩子说："哎，哎，别喝那么快。"每天晚上，当他准备上床睡觉时，他都要说："哎，哎，别喝那么快。"对他来说，这句话的意思就是睡前喝点牛奶。

史蒂文的词汇量很大，他能说出芝麻街里的所有角色，能说出所有几何形状的名称、所有汽车品牌型号。尽管如此，他却说不出这些东西的属性或者可以用来做什么事情。生病时，他不知道如何寻求帮助或者告诉别人。这说明，他的词汇仅限于具体的物品名称。

泰和同学们按要求把手放在"感觉包"里，然后描述一下包里的东西摸起来是什么感觉。轮到她的时候，老师问："什么感觉？"泰回答说："高兴？疯狂？平静？沮丧？"尽管她一直努力去识别自己和他人的各种情绪，可是她不明白这些表示情绪的词并不适用于没有生命的物体，所以并不适合用在当时的语境。

乌戈学会了很多安全规则，其中之一就是在紧急情况下拨打911。他有一个"紧急情况"清单，上面就包括"父母不在家时，家里有陌生人"这种情况。一天晚上，他和保姆在家，保姆的朋友路过他家，进来待了一小会儿。看到"父母不在家时，家里有陌生人"这种情况，乌戈连忙跑去拨打了911，喊道："救命啊！我家有个陌生人，爸爸妈妈不在家。"令保姆尴尬的是，警察很快赶到了。

图像思维

社交互动需要一个人能够迅速捕捉到转瞬即逝的视觉和听觉信息，并且能够理解这些信息的意义。但是，语言和非语言社交信息的瞬时性，使得谱系障碍人士很难抓住这些信息，因此，也造成了他们在社交方面的困难。谱系人士可能很难处理各种变化和状况，而变化在社交互动中是司空见惯的。专注于不会发生变化的事件，处理不会迅速变化的视觉信息，这对他们来说还能容易一些（Grandin, 2009）。

研究发现，比起听觉信息和瞬态信息，谱系人士在处理视觉空间信息的时候要轻松得多。处理听觉信息的时候，他们需要更多的时间进行任务转换（Mostert-Kerckhoffs et al., 2015）。而与转瞬即逝的听觉信息相比，视觉空间信息（如物体、图片、图形、书面语言）在空间和时间上都比较稳定，因此就更容易处理。人们对信息的处理能力与该信息的留存时间长短有关，视觉空间信息留存时间较长，足够人们弄清楚意义，而其他信息，尤其是听觉信息，必须立即"解码"。早期研究表明，谱系人士在智力评估中表现最好的项目有匹配、积木、组装和图形分析（DeMyer, 1975; Harris, Handleman & Burton, 1990; Lincoln, Courchesne, Kilman, Elmasian & Allen, 1988; Siegel, Minshew & Goldstein, 1996），因为所有这些项目中包含的都是始终可见的视觉信息。最近有关脑成像的研究，也表明了谱系人士在处理视觉空间信息方面的优势（Jarrold, Gilchrist & Bender, 2005; Mitchell & Ropar, 2004; Pellicano, Maybery, Durkin & Maley, 2006）。

动物科学教授天宝·格兰丁博士患有孤独症（Grandin, 2009），她在讲述自己的谱系人生时，将谱系人士的视觉优势称为图像思维，她说她需要借助视觉图像理解世界，用图像思考。对格兰丁来说，视觉思维就像是在她的脑海里播放视频。下面举例说明什么是视觉思维。

薇琳会用许多电脑软件，因为电脑屏幕每次只显示一小段视觉信息，她可以控制这些信息的顺序和速度。但是，她却很难跟从老师或者妈妈的简单指令，因为这种互动需要她快速处理各种各样的视觉和听觉信息。

威利很少跟从指令。他的老师做了一个测试，看他不听指令是因为语言理解能力差还是因为不听话。结果发现，如果给威利单独的口头指令或者辅以手势的口头指令，他不会做出回应。然而，如果给他口头指令并配以图片提示，他就会跟从。这说明，手势动作对于他来说也是转瞬即逝、难以捕捉的，他需要看几秒钟图片提示才能理解指令。

记忆困难

记忆，指的是我们对信息进行组织、储存以供使用的复杂过程。记忆分为短期记忆（如即时重复）和长期记忆（如提取以前存储的信息），需要辨别能力（如多项选择）或者回忆能力（如在没有明确提示的情况下提取所需信息）。如果信息的整合方式是灵活的、有意义的，那么对信息的提取和使用也会是灵活而有意义的。

谱系障碍人士的机械记忆和辨别能力似乎没有受到影响。机械记忆不需要灵活地整合信息，类似多项选择这种辨别任务大多会提供明确的检索信息，所以对他们来说并不困难。然而，随着信息越来越复杂，他们的学习能力和记忆能力越来越弱（Minshow & Goldstein, 2001）。如果信息量非常大或者比较复杂，需要灵活思维，对他们来说就很困难了。

对于有些谱系人士来说，所有经历都是孤立的事件，彼此之间毫无关联，和以往的经历或者想法也没有任何关系，这种学习的结果只能是死记硬背、机械回应。谱系人士存储信息的方式可能比较单一，所以他们的行为模式经常是固定不变、互不关联的（例如，在情形A中，我要这样做；在情形B中，我要这么说），这就毫不奇怪了。例如，一位成年谱系人士每周都在同一个报摊买报纸。如果某一天报纸卖完了，他就会不知所措。谱系人士总是以这种死记硬背的方式学习和处理事情，需要某种特定的情境或者是一系列的提示，而不会自己总结经验。如果没有明确的提示或者线索，他们就很难提取记忆中的信息。另外，回忆受损也是造成社交困难的原因之一。在变化多端的社交情境之中，谱系人士难以读取相关信息，因而更需要借助于具体的提示线索，才能从记忆中提取语言信息（Tager-Flusberg & Joseph, 2005b），以便发起沟通行为。多年来，天宝·格兰丁博士一直都在描述她的完形式视觉记忆模式。

1995年，她曾说：要从记忆中提取到以前听过的语音信息，我必须要在脑子里重播这个人说话的视频。要回忆起过去的事情，我必须在脑子里把它们过一遍，就好像翻开一本书，一页页读过去，或者回放视频。这种思维模式让我看起来比较缓慢迟钝，因为在脑子里回放录像需要时间。（p.35）

2009年，她曾说：我的大脑的工作原理类似于用互联网搜索引擎搜索照片。我所有的想法就像是纪实照片一样，一张张地闪现在想象中的"显示

器"上。而语言的意义，只是为了描述这些画面。（p.1437）

下列几个案例可以说明谱系儿童与普通人在记忆方面的差别。

泽维尔的记忆力很好，地理课上，他能记住地球上所有的山峰名称及其海拔，还有所有的水域名称及其深度。他还能记住字典中许多单词的定义，但是却不能用这些词造句子，也不明白它们的意思。

南希能够完成任课老师布置的很多任务，但是，如果学校里的其他治疗师给她布置类似的任务，她就无法完成。在家里，她的父母也觉得她没有掌握完成这些任务所需的技能。经过仔细观察后发现，她对这些技能的"掌握"仅限于特定的情境、特定的材料和老师的某些提示，并没有达到泛化使用的程度，这也反映了她没有真正理解事物的意义。

社会认知

社会认知指的是对他人传递的社交和情感信息的加工、解读和理解（Frith & Frith, 2012）。一般来说，人类能够体察他人的感受，这是天然的本能，这是因为我们能够将情绪与行为联系起来。这种能力在婴儿期就开始发展，正常发展的婴儿会观察他人对于身体或者社交行为的反应，这就是社会参照。通过社会参照，我们逐渐体会到自身种种经历中蕴含的社会情感意义。心智理论①这一概念属于社会认知范畴，心智解读能力缺失理论可以解释谱系障碍人士在这方面的某些困难（Baron-Cohen, Tager-Flusberg & Cohen, 2000; Tager-Flusberg & Joseph, 2005b）。另外一种理论"共情系统化"，也可以解释他们在社会认知方面的弱势（Baron-Cohen, 2009）。上述两种理论都探讨了社交理解方面的困难，而这些困难是谱系人士的典型特征。

心智解读能力缺失理论

心智解读（ToM），指的是能够解读他人的思想和感受，并且能够明白他人的意图、想法、愿望、感受与自己的可能会有不同（Baron-Cohen, Leslie & Frith, 1985; Tager-Flusberg, 1996）。想要理解别人的

---
① 译注：心智理论（Theory of Mind），也译为"心理理论""心灵论"等。

想法，必须具备以下两种能力：（1）理解自己和他人的内在心理状态，明白他人与自己可能有不同观点；（2）通过他人表达的想法、愿望和意图，推测他们想要做什么。所有这些，其实就是识别、理解和揣测他人心理状态的能力。

幼儿在成长的过程中，心智也得以发展。这种推测他人心理活动的能力，能够使人预估、理解和推测他人的社交行为（即"我了解你都知道些什么"）。换句话说，个体必须能够明白他人的行为（例如，她正在抬头看东西），想象他人的心理状态（例如，她看到感兴趣的东西了），并能够预测他人接下来可能会做什么（例如，她会和我分享个好玩的事）。心智解读能力，可以比喻成"设身处地的能力"（即体察他人的想法和感受的能力）。

心智解读能力在社交互动中起着重要作用（Frith, 2001; Happé, 2003）。例如，在谈话中，我们需要注意到对方已经知道哪些东西，希望知道哪些东西，这样才能不跑题。同样，我们也需要从对方的语言和非语言行为中了解他的意思和意图。只有具备这样的社会认知，才能在社交互动中不断规范和调整自己的语言和社交行为。心智解读能力缺失理论可以用来解释谱系障碍人士的社交和沟通困难，包括语用障碍（Tager-Flusberg, 2007）。语用障碍指的是在社交情境中无法有效地使用语言和非语言信息以达到各种各样的社交目的、适应各种各样的社交对象（Jarrold, Butler, Cottington & Jimenez, 2000）。

为了理解社交行为，需要能够想象自己和他人处于某种心理状态（比如意愿、想法和感情），而谱系人士在这方面的能力有限，很多研究人员（Simon Baron-Cohen & Uta Frith, etc.）对谱系人士在这方面的能力受限程度进行了大量研究。研究发现，谱系人士在心智解读能力方面存在某些缺陷或者发展迟缓，因此，他们在社交环境中无法描述、解释或者推测他人的心理状态，也很难理解除了字面意思之外的其他意思，比如修辞含义。

还有一项开创性的研究，通过图像排序任务测试谱系儿童理解不同类型社交事件的能力，分析他们在心智解读方面的困难（Baron-Cohen et al., 1985）。研究人员给儿童出示了三种类型的社交故事：关于肢体动作因果关系的（例如，一个孩子在笑着荡秋千）、关于社交行为的（例如，一个孩子手里的冰淇

淋被拿走了，哭了），关于心理状态的（例如，趁孩子不注意的时候，拿走他的玩具，孩子看起来有点发蒙）。研究人员将智障儿童和普通儿童的表现与心智发展较好的谱系儿童的表现进行比较后发现：作为对照组的智障儿童和普通儿童，他们在理解这些故事的前因后果方面没有困难，能够给所有的社交故事进行图片排序；而谱系儿童在理解前两种类型的故事（肢体动作因果关系和社交行为）时没有困难，但在理解第三类故事的时候就非常吃力。尽管所有的故事都包含了相似的社交和情感内容，但对于谱系儿童来说，一旦这个社交故事需要考虑别人知道什么或者期待什么，并且据此推测别人接下来会做什么，那就非常难以理解了。即使谱系人士通过学习掌握了一些心智解读的技巧，能够完成一些任务，但是，如果把这些任务变换一种形式呈现出来，他们就无法把学过的技巧泛化使用在新任务中了（Baron-Cohen et al., 2000）。研究表明，谱系人士的语言能力与心智解读能力有关——语言能力越好，在社会认知、语言认知和对话灵活度方面的表现就越好（Tager-Flusberg & Joseph, 2005a, 2005b）。

研究还发现，如果对某项测试任务进行简化，降低信息加工要求的难度之后，谱系人士还是能够回答有关心理状态的问题的。这说明，社交线索的多少，会影响个体对社交情境的解读能力。在早期的一项研究中，研究人员给孩子们播放一些社交场景视频，视频中会给出一些社交线索，有助于他们正确理解这个故事，但有些视频中给出的线索多，有些给出的线索少（Pierce, Glad & Schreibman, 1997）。每个视频中都是两个孩子的社交互动场景，能观察到一个社交行为，比如送对方礼物。场景中呈现四种社交线索，分别是口头提示（例如，"我喜欢你的玩具"）、语气提示（例如，用活泼愉快的语调说话）、非语言提示（例如，对人微笑）、非语言实物提示（例如，给某人一件礼物）。观看视频后，要求孩子们回答一系列问题，以评估他们对该社交情境的理解。结果显示，如果视频任务中只有一个提示，那么在回答相关问题的时候，谱系儿童的表现与对照组相比并无不同。然而，如果视频任务中包含了多种社交线索以帮助他们正确理解社交情境的时候，谱系儿童的表现与对照组相比就差远了。研究人员认为，社交情境非常复杂、千变万化，个体必须同时关注到很多不同的社交线索，社交情境的复杂程度和社交线索的数量多少，会影响个体对社交情境的解读能力，谱系人士很难在快速变化的情境中同时处理多个社交线索，这对他们的注意力和信息加工能力来说，是一大挑战。

共情 - 系统化理论

和心智理论一样，共情 - 系统化理论（Empathizing and Systemizing）也是心理学理论的一个术语，这一理论可以解释谱系障碍人士的社交困难以及其他非社交方面的特征，如兴趣狭隘、刻板教条、关注细节等。根据这一理论，谱系人士在共情方面发展迟缓或者存在缺陷，但在系统化方面却表现突出（Baron-Cohen, 2009）。

共情，指的是能够识别出他人由于某种心理状态而表现出来的情绪，并对这些想法和感受做出适当的情绪反应。系统化，指的是一种内在动力，总是试图去分析或者构建一个遵循规则的系统。人们进行系统化，是为了找出控制系统运作的规则，以便预测这个系统将如何运行。谱系人士可能在"静态"事件方面比较擅长，比如理解规则和体系（系统化），但在理解"动态"事件（共情）方面就有困难（Baron-Cohen, 2009）。可能是出于对系统化的执着，他们才会有重复刻板行为，以此表达自己的需求，他们需要这个世界保持一致，需要抵制变化。

对社交信息的误解

社交理解能力源于社交兴趣、分享式注意以及社交情感的双向交流，这些技能是所有社交学习能力的基础。除此之外，社交理解能力的发展还需要灵活的认知能力。在共同的社交活动经历中，个体将自己的观点、经验、想法和感受与他人进行比较，在这个过程中，就形成了社会概念。谱系障碍人士的社会概念是建立在具体的感知信息基础上的，这就限制了他们推理能力的发展，而推理能力是理解抽象的社会概念和学会换位思考所必需的。因此，他们的社交理解能力是有限的，这就导致了他们的社交行为常常表现为以自我为中心、不能考虑他人的角度。

图1.2中显示了四个社交信息，左边的两条信息是肢体动作信息，可以通过观察社交行为推断其含

义。右边的两条信息，虽然本质上也是肢体动作信息，但是需要理解他人的心理活动才能推断其含义。谱系人士更容易理解左边的信息，因为它们和观察到的行为可以联系起来，而对右边的信息，他们很难理解，因为这需要心智解读能力。

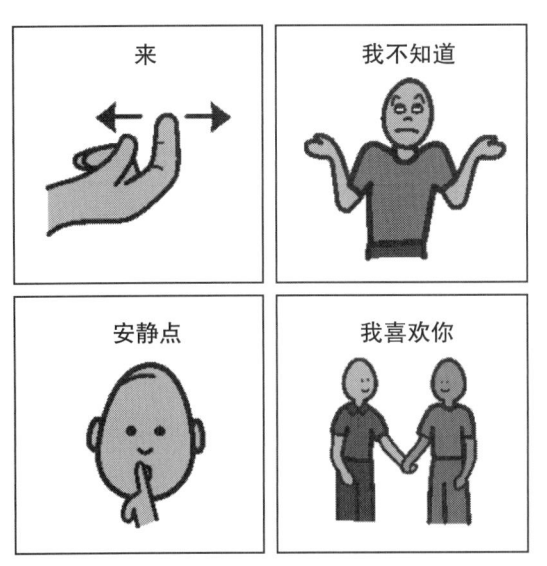

图1.2　心智解读能力图示

（The Picture Communication Symbols ©1981–2015 Mayer-Johnson LLC a Tobii Dynavox 公司授权使用）

下列案例说明了谱系儿童在社会认知方面的困难。

阿卜杜尔一直不太明白有关心理活动的词，比如"想"或者"知道"。有一次，他和老师一起练习看图说话、图片排序。他们正在看一幅画，画中一个女孩手拿铅笔，托着腮，正准备画画。老师问："小女孩在做什么？"他回答："她在想。"老师："她在想什么？"他说："她在桌前想。"老师又问了一遍，这次强调了"想什么"。他回答说："她头上顶着铅笔，桌上放着纸，在桌前想。"他不知道别人有"思想"，这个"思想"会影响他们的外在行为及表现，他也不明白"想什么"这句话的意思，所以他理解不了老师的问题。

布兰登在班上参加小组活动，突然，老师不小心被积木绊了一跤，跪倒在地。其他孩子纷纷表示关心，只有他却哈哈大笑。课后，很多孩子都把上课材料整理收好，他却把积木摆成老师摔倒时的样子，然后，模仿老师摔倒的情形，模仿了三遍。第一遍、第二遍他还是哈哈大笑，第三遍，因为摔疼了，他摸了摸自己的膝盖，然后走到老师面前，摸着她的膝盖，问："疼吗？"只有他自己亲身经历过这种疼痛，他才能理解当时的情境并表示共情。

柯林一直在学习如何了解自己和他人的感受，他的老师帮助他"看到"人们有某种感受时会做什么，他们有这种感受时会有什么表现、会说什么话。他在这方面的能力有所提高，能够观察到家人和朋友表现出来的情绪，并进行评论。所有人都非常高兴，觉得这说明他的社交意识在进步。但是有一天，他问老师："我能照照镜子，看看我是什么感受吗？"这说明，他其实还是没有真正明白情感表达背后的真正含义。

谱系人士缺乏换位思考的能力，所以很难预测他人的行为。因此，他们倾向于寻求进行可以预测的社交互动。他们不太理解他人的心理状态之类的社交概念，所以很难在动态的社交和沟通互动中随时跟进、预测并调整自己的言行。

小结

虽然人们在理解孤独症谱系障碍的本质方面已经取得了显著的进展，但目前还没有哪一种理论能够解释孤独症的所有症状，有关病因和干预的理论还在不断地更新和发展。在分享式注意、心智理论、社会情感双向交流等方面进行的研究，增进了人们对孤独症的了解。但是谱系人士在这些方面所表现出来的困难和其他谱系特征（比如刻板行为、感觉敏感和焦虑）之间存在着什么关系，这些问题还没有得到解答。目前的种种理论还只是对某项技能缺陷进行独立分析，对它们之间的相互作用却没有明确的了解。关于孤独症的"单一理论解释"的想法——即用某一理论解释所有与孤独症谱系障碍有关的学习困难和行为问题，是不大可能的。相反，每一种理论都是孤独症之谜的重要组成部分，提醒我们要认识孤独症的复杂性和谱系的多样性。

研究表明，与正常发展的个体相比，谱系障碍人士感知世界的方式不同，发育发展的轨迹也不同，特别是在沟通交流、社交互动和社会情感发展这几个方面，他们无法综合各方面因素处理和理解社交和情感信息，这可能是孤独症的核心问题。谱系人士看待社交世界的角度是如此特别，所以他们很难理解外界讯息、懂得换位思考、解读他人情感，也很难做到以有意义的方式整合信息。他们很难厘清复杂的社交关系，所以在双向社交和沟通互动方面有很多困难。他们很难解读社交行为和他人情感，因此很容易导致社交孤立和沮丧情绪。为了应对这种"社交混沌"，他们可能会过分关注细节，在实际生活中要求凡事都可预测，这种应对机制可以外化为仪式化的、重复的行为，这种行为有时会让他们获得安全感，有时是为了表达他们的不安和焦虑。

专业人员和家长需要了解谱系人士的沟通方式、社交视角、情感特质和思维模式，需要了解他们的独特优势和特殊需要，只有这样，才能选择有效的干预策略，最大限度地帮助他们成长。在制订干预计划的时候，应该意识到他们的不同、理解他们的困难、同情他们的处境，重视孤独症谱系障碍核心问题所带来的复杂挑战。

第二章　社交和沟通能力的发展及挑战

本章主要内容

1. 介绍非语言社交沟通核心技能的正常发展轨迹，以及孤独症谱系障碍人士在非语言社交沟通核心技能发展方面的困难。
2. 介绍社交技能的正常发展轨迹，以及孤独症谱系障碍人士在社交技能发展方面的困难。
3. 介绍沟通技能的正常发展轨迹，以及孤独症谱系障碍人士在沟通技能发展方面的困难。
4. 介绍与孤独症谱系障碍有关的重复、刻板行为。

孤独症的核心问题就是社交互动与社交沟通方面的困难，因此，了解社交和沟通能力发展过程中的关键阶段，对于理解和发现孤独症谱系障碍（简称 ASD）的特点、指导评估工作、确立干预目标、制订干预计划、选择干预策略、开展干预实践以及监测实时进展是至关重要的。本章主要介绍儿童在以下几个方面的正常发展轨迹和异常情况：

- 社交和沟通能力发展所需的核心技能
- 社交技能发展
- 沟通技能发展

本章还将简要介绍孤独症谱系障碍的其他主要特征以及重复、刻板行为。

社交和沟通能力发展所需的核心技能

在大部分儿童的发展过程中，到了一定阶段，就会在某些方面出现一些重要进步。例如，我们可以观察到孩子会在某个阶段学会某些技能、出现某些行为、获得某些能力，这些技能、行为、能力是发展过程中的重要标志行为，也被称为发展里程碑。普通儿童在发展过程中，在学习（认知）、互动（社交和情感）和说话（语言和交流）这些方面都会出现重要标志行为，核心技能发展里程碑的出现，为之后的社会性发展和沟通能力发展奠定了基础（Kover, Edmunds & Weismer, 2016）。例如，必须能够与他人分享注意，才能进行互动，必须能够模仿他人的言行，才能发展社交和沟通能力（即传递或者交换信息的能力），图 2.1 列举了社交和沟通能力发展所需的核心技能。

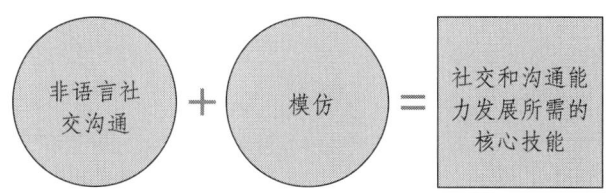

图 2.1　社交和沟通能力发展所需的核心技能

普通儿童在出生后的头几年会自然而迅速地发展出非语言社交沟通与模仿技能，表 2.1 显示了儿童早期社交和沟通能力发展的重要里程碑（3～24 个月）。如需全面了解儿童正常发展各阶段及其重要标志行为，请参阅美国儿科学会（AAP）、美国语言听力协会（ASHA）和美国疾病控制与预防中心（CDC）等机构发布的儿童发展时间表。

儿童的发展过程是从学会利用非语言手段与他人互动（例如手势、双向互动）和模仿（例如动作、语言）开始的。儿童发展早期阶段，即从出生到开始能够使用文字或者符号表达意义的这个阶段，被称为前语言阶段（Crais & Ogletree, 2016），在这个阶段，儿童学会了非语言符号（例如手势、面部表情、音调、音量）和语言符号（例如单词）的常见通用含义。这一阶段的明显标志，是学会使用手势表达意思（即通过身体某一部位的动作表达想法或者意义，例如摆手和用手指东西）及模仿（即观察和模仿他人行为），学会了这些，就能很快地学会使用语言与他人进行互动（例如语言模仿、组合使用手势和语言、双向语言交流）。在这个阶段，儿童也开始越来越多地模仿连贯行为（例如模仿一系列相关动作或者话语、完成一整套动作或者重复一整句话）。[有关社交和沟通能力发展的基础信息，请参阅 Bates（1976）、Bloom（1993）、Brazelton（1994）、Eimas（1996）、Garvey（1977）、Kagan（1994）、Rubin（1980）和 Wells（1981）发表的文献。]

表 2.1　早期发展里程碑（3～24 个月）

年龄（月龄）	核心技能
3～6 个月	有意识地对着人笑 出现分享式注意 模仿一些动作和面部表情（例如微笑、皱眉） 模仿声音
6～12 个月	建立共同注意 听到别人呼唤自己的名字会做出回应 与他人进行简单游戏（比如捂脸躲猫猫） 组合使用不同手势 用手指向自己感兴趣的东西 拉别人以获取关注 使用简单手势（比如给、摇头、伸手、抬胳膊、给别人看东西、挥手、张开手、拍手等） 对他人面部表情做出回应，模仿他人面部表情以表达情绪 模仿新动作 模仿单音节词（比如"妈""爸"） 对因果关系的玩具表现出兴趣
12～18 个月	对同龄伙伴产生兴趣 对成人的情感做出回应 能够组合使用手势、眼神和语言（比如拍手、飞吻、点头、给赞、加油等象征性手势） 用食指去指自己感兴趣的东西给别人看 模仿双音节词（比如"妈妈""喔噢"） 模仿成人动作解决问题 将不同的玩具放在一起玩，探索新玩法 玩玩具有固定套路（比如喂娃娃吃饭）
18～24 个月	对成功表现出喜悦 安慰他人 和成人进行互动游戏 表达需求、兴趣和感受 和同龄伙伴共处游戏（同在一处，各玩各的） 开始模仿同龄伙伴 开始用玩具玩假扮游戏

资料来源：美国疾病控制和预防中心（未注明发布日期）。

学会社交和沟通核心技能的早晚，与个体本身的特质（即影响情绪表达、运动、注意和自我调控的先天气质）、内在的社交动机以及对社交环境的探索欲望有关（Adamek et al., 2011; Conture, Kelly & Walden, 2013; Smith et al., 2010）。个体的舒适度、活跃度以及对身体刺激和社交刺激的反应，都会影响其社交动机水平和社交探索精神。儿童在积极地探索物理环境和社交环境的过程中，就会越来越了解如何与他人进行社交和沟通。

要了解这个发展过程，就必须在社交互动中观察他们。早期发展阶段的社交互动，主要是成人与儿童之间的互动。在这个阶段，成人不断进行自我调整以适应儿童的行为方式，而儿童也在逐渐适应养育者的互动方式（Yoder & Warren, 2001）。社交和沟通核心技能的发展，取决于儿童理解周边环境中的情境与人的能力。

值得注意的是，无论背景文化如何，成人和儿童共同构建的互动方式都会反映其所处的社会文化特征、性别特征以及价值观。文化背景不同，儿童在非语言（比如保持目光对视、吸引注意、使用非语言暗示和手势、分享情感）、沟通和社交技能（比如游戏）等方面的表现与发展也有所不同（Douglas & Stirling, 2016; Dyches, Wilder, Sudweeks, Obiakor & Algozzine, 2004; Trembath, Balandin & Rossi, 2005）。例如，在某些文化中，孩子直视长辈的眼睛是不礼貌、不尊重的，那么，在进行评估的时候，在这种文化背景下长大的儿童，可能会因为缺乏目光接触而被视为存在发育缺陷。为了帮助读者更加全面细致地了解孤独症谱系障碍，以下几小节将介绍普通儿童的发展轨迹以及孤独症谱系障碍人士在非语言社交沟通核心技能与模仿方面的困难。

非语言社交沟通能力的正常发展轨迹

非语言社交沟通互动对于认知、社交和沟通技能的发展有着非常重要的意义。1 岁以内的孩子，尽管还不会说话，但已经能够在社交互动中使用非语言信号，并对他人发出的非语言信号做出回应，比如眼神、手势和面部表情（Tager-Flusberg et al., 2009b）。在还没有学会使用语言进行沟通的这个阶段，婴儿就已经发展出非语言社交沟通技能，用来表达基本需求、发起社交互动、进行双向轮流、与他人分享兴趣，也会对他人发起的社交行为、请求以及他人对自己的评价做出非语言回应。这些技能发展的标志，就是越来越懂得在社交互动中需要轮流，并且能够配合使用眼神和手势。为了积极参与社交互动，并且学会使用语言进行沟通，婴儿在最初的几年就逐渐掌握了与他人分享意图、情感和注意的能力。这些早期的非语言社交沟通互动可以分为行为调控技能、双向社交互动技能和协调共同注意技能（Quill, 2000; Shumway & Wetherby, 2009）。

行为调控

行为调控技能，指的是用来操控或者影响他人以实现自己意图的非语言社交沟通互动行为（Tomasello, Carpenter, Call, Behne & Moll, 2005）。非语言互动的一个重要方面就是表达个体意图（Franco, Davis & Davis, 2013）。"意图"，指的是个体能够意识到某种沟通行为会对他人产生影响，能够持续这种行为直至达到预期效果的能力（Tomasello & Carpenter, 2007）。儿童在学会使用语言之前，就已经能够掌握一系列常见的通用手势和声音表达意图。当成人能够从儿童的非语言行为中推断出其意图时，儿童的社交互动能力就开始得以发展。人在婴儿时期，就开始"操控"他人、表达需求并使自己的需求得到满足（McClelland et al., 2007）。例如，孩子可能会把大人拉到某个东西旁边、发出某种声音、伸手去够或者指自己想要的东西，这些都是表达需求的方式。

当儿童向他人发出非语言行为的时候，就能看出他的意图。例如，孩子伸手去抓大人的手给自己挠痒痒，或者孩子通过推开什么东西或者什么人表示拒绝或者抗议。12 个月大的幼儿一般能够使用简单的手势，比如用摇头表示"不"或者用挥手表示"再见"。当儿童通过手势、声音或者其他行为有意识地实现一个目标时，他就是在表达沟通意图。

这些早期的用来表达意图的手势和声音意义非凡，因为这表明个体逐渐意识到共同意义，这是沟通能力发展的基础。这些有意识的行为的目的，就是使他人做出某种反应以满足自己的需要（即之前所说的"调控"），有助于自己与他人持续互动（双向互动），分享感兴趣的东西（分享式注意）。

双向互动

双向互动，指的是运用非语言社交沟通技能，发起、维持与他人的轮流互动。儿童注意到他人的情感信号，解读这些信号，根据自己的理解对这些信号做出回应，与他人进行社交互动，这就是双向社交互动（Constantino et al., 2003; Leach & LaRocque, 2011）。双向社交互动技能包括眼神、手势、面部表情、简单动作或者发声等行为。早期的双向互动包括微笑、挥手表示"再见"和伸手求抱抱等。这些非语言双向互动技能——交换眼神、使用手势和面部表情——在婴儿时期就开始发展，并为社交和沟通发展奠定了基础。

在双向互动中，儿童能够和社交伙伴进行你来我往的对话，能够就双方共同注意的对象轮流发出或者回应非语言沟通信息。眼神在社交互动中扮演着重要的角色，因为它代表着对他人的关注和社交兴趣。一般来说，普通儿童在 9～12 个月大的时候就可以玩捂脸躲猫猫这种轮流玩的游戏了，在这种轮流互动中，他们学会了分享情感和情绪。

注意

共同注意技能，指的是协调非语言社交沟通互动行为，以便与他人分享注意（Bruinsma, Koegel & Koegel, 2004）。共同注意包括一系列技能，两个个体运用这些技能，共同关注第三个实体（如物品或者事件）并就其展开沟通交流。这些技能包括：（1）通过跟随他人的视线（注意）、手势指引等，对他人发出的社交信号做出回应；（2）与对方共同协调运用眼神、手势;(3)通过眼神、手势引导对方注意到某个事件或者物品(Meindl & Cannella-Malone, 2011)。简单地说,共同注意涉及三方交流,需要在自己、他人、某事或者某物之间协调注意力。

共同注意的基本含义,包括视线转移(即在人、物或者事之间转移视线)以及手势(比如指向某物或者某事)。一般来说,9个月大的婴儿就可以用手指东西了。到了18个月大的时候,就可以用手指东西给别人看,表示这个东西很有趣。在正常的发展过程中,8~15个月的幼儿就能够发起或者回应共同注意,这对语言能力和社交技能的发展是至关重要的。

虽然共同注意与行为调控有相似之处,但是两者功能不同。在共同注意互动过程中,两个人基于共同关注的某事或者某物,就其带来的社交体验分享注意和情感。个体参与到共同注意中时,就表明他想要参与社交沟通行为。在共同注意中,能够跟随或者回应眼神和手势,这是理解他人意图的能力基础。因此,协调的共同注意是一种社交学习体验。通过参与共同注意的活动,个体慢慢理解不同的人有不同的想法,可以通过沟通分享这些想法。这种理解的基础,就是能够使用手势、面部表情,以及将来使用语言,并将它们用作符号表达或者共享信息的能力(Watt, Wetherby & Shumway, 2006)。使用符号,就要明白这些手势、表情和语言都是代表或者暗示着某种信息,我们通过与他人的社交互动学习这些符号与这些信息之间的关联关系(Goodwyn, Acredolo & Brown, 2000)。

共同注意将语言与共同体验联系起来(Murray et al., 2008)。个体参与到共同注意中时,可以从参与共同注意的对方那里提取语言信息,因此,共同注意有助于发展语言理解能力和表达能力(Yoder, 2008)。在需要运用共同注意技能的活动中,人们分享情感、表达情绪(比如快乐或者难过),一方将目光投向参与共同注意的另一方,分享自己的体验,并对对方的分享和面部表情做出回应。个体就是通过这种方式逐渐学会解读他人的情绪状态,通过参与需要共同注意的活动,并在其中不断做出调整,逐渐懂得各种情绪的意义。行为调控、双向互动和共同注意,都有利于非语言社交沟通互动的有效发展。下面举例说明普通儿童的核心技能发展状况。

这是德文的1岁生日聚会,小家伙坐在高脚椅上,家里人都围着他,生日蛋糕来了,他看着大家,观察他们的反应。他先看爸爸,咿咿呀呀地引起爸爸的注意,然后指着蛋糕。他一会儿看看蛋糕,一会儿又看看围在他身旁唱着"生日快乐"的亲朋好友。他微笑着,随着歌声前后摇晃着小脑袋。大家唱完歌的时候,他会拍拍手鼓掌。看到妈妈假装吹蜡烛,他也学着样子去吹,最后,他和妈妈一起吹灭了蜡烛。他又拍拍手,举起胳膊,望着大家,想要引起大家的注意。大家一起欢呼的时候,他也开心地笑了。

上述场景中,短短的几分钟内,德文就展示了所有的核心技能,这些技能就是社交和沟通能力发展的基础,而孤独症谱系障碍人士在所有这些核心技能方面都存在困难。

孤独症谱系障碍人士的非语言社交沟通能力发展状况

社交沟通互动是不可预测的、动态的(即不断发展和变化的)活动,需要整合情境、社交和沟通信息。有关发育障碍根本原因的研究表明,与普通人相比,谱系人士在认知、社交和沟通方面都存在差异,这些差异相互作用、错综复杂。[关于谱系儿童在社交和沟通方面差异的基本信息,请参阅 Charman(1997)、Lord & Paul(1997)、Prizant(1996)、Tager-Flusberg(1996)、Quill(1995)、Wetherby(1986)和Wolfberg(1999)发表的文献。]谱系障碍人士的学习模式不符合社交沟通互动的要求,如表2.2所示,他们的基本学习模式与社交沟通所需要的能力之间形成了鲜明对比。

表2.2 孤独症谱系障碍人士的学习模式与社交沟通的要求之间的矛盾

孤独症谱系障碍人士的学习模式	社交沟通的要求
重复	灵活
有序、静态	动态
可预测	随机
视觉	多感官
具体化	社会性

下述案例说明了谱系人士的学习模式和社交沟通互动的要求之间的矛盾。

埃德加喜欢数字，如果可以的话，他会整天写数字或者背数字。他的教学团队第一次开会时，老师带来了一份他手写的数字图表（从1写到500，一行行一列列，整整齐齐）。他说，埃德加的学业非常棒，但却参加不了小组讨论。老师还注意到，他总是一个人玩，没有伙伴。团队成员讨论了他喜欢的活动，明白了为什么他在学业方面很有优势，而在社交方面又有那么多障碍，也理解了为什么对他来说与同龄人互动那么困难，基于这种理解，教学团队可以更好地为他提供他所需要的支持。

在上述案例中，谱系儿童埃德加只关注对他来说有意义的信息，而屏蔽对他来说没有意义的社交活动。他所喜欢的数字、图表是静态的（即不变的）、重复的、具体的、可预测的、视觉化的，这有助于他保持注意力集中。对特定活动表现出特别的兴趣，这种现象，在很多谱系儿童的学习模式中非常具有代表性。数字，就其本质而言，是有规律的、连续的、无限的、有序的。对数字、字母、书籍、电脑、火车、视频、历任总统这类信息有着特殊的兴趣，这种现象在谱系人士中非常普遍。相比之下，一般的社交和沟通互动都是不可预测的、动态的、随机的，需要多感官体验，需要灵活性和社交理解能力。了解这种对比，有助于理解谱系人士在社交方面的困难，有助于设计结构化环境，帮助他们提高适应能力，这是促进社会性发展所必需的。

与普通的个体相比，谱系人士在非语言社交沟通互动的很多领域都存在差异（Chiang, Soong, Lin & Rogers, 2008）。DSM-5（APA, 2013）提供了一些案例，描述谱系人士在非语言社交沟通互动方面所遭遇的困难，但比起他们在实际生活中面对的所有挑战来说，这些案例还远远不够，这些困难包括：

- 难以进行社会情感双向交流，包括无法发起或者回应社交互动，或者以怪异的方式与他人接触和互动。谱系人士很难维持正常的一来一回的对话，在兴趣、感受和情感方面的交流可能也很少。
- 难以使用非语言沟通行为进行社交互动，包括难以将语言和非语言沟通手段结合、整合，身体语言、目光接触都很少，即便有也很不自然，不会使用也不理解手势，完全没有非语言沟通行为或者面部表情。
- 难以发展人际关系，谱系儿童可能难以理解、发展和维持与他人的关系，并且对同龄人缺乏兴趣。他们可能很难交到朋友，也很难和其他儿童一起游戏，特别是需要想象力的游戏。他们也可能很难根据社交情境适当地调整自己的行为。

谱系人士的非语言社交沟通技能，其特点就是在行为调控技能、双向互动技能和共同注意技能方面存在不同程度的困难，而这些困难影响了他们的双向社交互动（Quill, 2000；Wetherby, 2006）。在谱系障碍人士群体中，程度不同，能力水平可能存在很大差异，但不论程度如何，都普遍存在在双向社交互动方面的困难。

行为调控

谱系人士在行为调控技能方面存在困难。他们表达意图的方式可能会让人觉得出乎意料，因为他们的互动方式和普通人不太一样（Maljaars, Noens, Jansen, Scholte & van Berckelaer-Onnnes, 2011）。例如，谱系儿童可能会使用各种手势提出要求，也能学会对他人做出回应，但还是很难主动评述和协调共同注意（Travis & Sigman, 2001）。

但是，这并不代表谱系儿童完全没有沟通的意图，而是他们可能不会使用沟通达到社交的目的。谱系障碍儿童与他人交流的目的，可能主要或者完全是为了操控或者影响他人的行为（比如想要什么东西、对什么事情表示不满、希望别人满足他们的需求），而不是为了分享社交体验（Wetherby, Prizant & Schuler, 2000）。例如，可以观察到，挠孩子痒痒的时候，他会有眼神交流，也会有手势，但是如果反过来要他挠别人痒痒的时候，他就不一定会有眼神交流和手势了，这种沟通模式在语言迟缓或者一般发育迟缓的儿童身上并不常见。下面的案例就说明了谱系儿童是通过特别的方式表达自己的意图。

弗兰基已经学会了以一种适合的方式引起别人注意，那就是轻拍那个人的手腕。一天夜里，他发高烧了。凌晨3点的时候，他想把妈妈叫醒，于是就掀开床单，到处找她的手腕，找到以后，马上轻轻地拍了一下。即使在生病时，他用来表达意图或者发起社交互动的手段也是一成不变的。他与别人沟通的方式缺乏变通，在新的情境或者情况下也不会改变自己的互动方式。

双向互动

谱系障碍人士在双向社交互动技能方面也是有困难的（van Ommeren, Begeer, Scheren & Koot, 2012）。例如，在社交互动中，他们来回轮流的次数要少得多，也很少回应他人发起的社交互动。

谱系儿童也会想要某些东西，想做某些动作，或者想要进行某些社交行为，但他们很难主动与他人分享对某件东西或者某件事情的想法。对于谱系儿童来说，互动可能是一个难点，因为他们的学习模式很有限，也很难跟得上社交互动的自然节奏。他们常常无法理解双向互动的过程，所以他们与别人的互动方式可能就显得不合时宜，或者他们只有在某些特定的情境中才会表现出分享式注意。谱系儿童只有学到了与他人互动的有效手段之后，才会显示出更多的社交动机，在社交方面取得越来越多的进步。下面举例说明谱系儿童在双向社交互动方面存在局限性。

爸爸妈妈挠吉诺痒痒或者抱着他举高高时，他会放声大笑。跟他玩这类社交游戏的时候，他都是从头到尾看着爸爸妈妈，这说明他想继续玩下去，他是在用眼神表示希望继续这些愉快而有意义的活动。然而，他不明白，他还可以用眼神与他的父母分享兴趣。

注意

谱系人士在共同注意方面也有困难（Bono, Daley & Sigman, 2004; Mundy & Newell, 2007; Yoder & McDuffie, 2006）。个体对于来自外界的感官刺激是否感到舒适，会影响其注意力集中和协调的过程（Donkers et al., 2015）。例如，谱系儿童的注意力水平各不相同，这与他们在听觉过滤方面的困难有关（Sanz-Cervera, Pastor-Ceezuela, Fernández-Andrés & Tarraga-Minguez, 2015）。根据一些成年谱系人士（比如天宝·格兰丁）的自述，他们对于环境和社交刺激的反应与普通人是不一样的，他们在视觉、听觉、嗅觉、味觉、触觉和运动方面异常敏感，这会影响他们对社交互动的反应能力和适应能力。

缺乏共同注意可以视作一个早期预警信号，这也是区别诊断孤独症与其他发育障碍的一个有力而独特的指标（Adamson, Bakeman, Deckner & Romski, 2009）。在谱系障碍人士中，无论年龄多大、发展程度或者智力水平如何，都存在缺乏共同注意的问题。

谱系人士可能在视线转换方面存在困难，也难以理解表示共同注意的手势，所以很少回应别人对他们发出的共同注意的邀请（Mundy & Thorp, 2006）。他们可能很少会切换视线，比如看看感兴趣的东西、再看看旁边的人，这样来回切换以示发起共同注意，也很少拿东西或者指东西给别人看以示分享兴趣（Whalen, Schreibman & Ingersoll, 2006）。有些谱系人士即便能够协调眼神、手势，懂得轮流，仍然很难做到随时关注并与人分享对同一事物的共同兴趣。谱系人士在回应他人方面也有困难（比如朝别人指着的方向看去），也很难发起共同注意（比如给别人看某件东西或者用手指向某件东西给别人看）。通过共同注意表示意图或者进行评论，对他们来说更是难上加难（Jones, Carr & Feeley, 2006）。

虽然在发起共同注意方面谱系人士的困难尤为严重，但是在回应共同注意方面，他们的困难其实也是不容忽视的（Clifford & Dissayanake, 2008）。如果儿童不会回应他人发起的共同注意，实际上他就错过了在自然情境中发展技能的机会（Schietecatte, Roevers & Warreyn, 2012）。如果个体在共同注意方面出现了问题，他可能无从知道别人对他的所思所想感兴趣。

谱系人士缺乏共同注意技能，这可能与难以调控、理解和感知他人的情绪线索有关（Krstovska-Guerrero & Jones, 2016）。无法感知和理解情绪表达，就会影响与他人分享注意和情感的能力。谱系人士缺乏对社交线索的关注、缺乏社交互动、无法解读他人的心理状态（比如感情、思想、意图）、难以进行双向社交互动，所有这些可能都是因为他们无法感知和理解情绪表达。共同注意受损，导致谱系人士在双向沟通和假扮游戏方面发展异常（Rutherford, Young, Hepburn & Rogers, 2007）。

前文提到一个普通孩子德文，读者可以回忆一下他在生日那天所表现出来的社交行为。接下来的案例是一名谱系儿童亨利克，也是1岁生日派对。

亨利克坐在高高的椅子上，家人都围在他的身边，可他却一直把手拿到眼前晃来晃去。妈妈把他的手放了下来，这样就可以把生日蛋糕拿给他。爸爸叫着他的名字，试图引起他的注意好给他拍照，可他连头都不抬，爸爸只好又指指蛋糕，想引起他的注意。大家唱"生日快乐"的时候，亨利克还照旧在那里晃手。大家欢呼的时候，他抬起了头，但是跟谁都没有目光接触。唱完歌以后大家鼓掌，妈妈给他示范吹蜡烛，让他模仿，但他没有，最后还是亨利克的哥哥吹灭蜡烛。亨利克在自己的生日派对上没有表现出任何情绪，也没有兴奋，他在共同注意方面表现出了严重问题。

即使谱系儿童能够表现出非语言社交沟通行为，比如眼神和手势，他们也并不能够完全理解这些行为所具有的各种各样的社交功能。对谱系障碍人士的眼神、手势和其他非语言社交行为进行的定性（而不是定量）评估，揭示了这种缺陷的本质。这里需要注意的一点是，如果评估人员所使用的评估工具中，问题的设计旨在询问被测对象是否具备某项特定技能，那么如果被测对象表现出了该项技能，这个问题的评估结果可能就会是"被测对象已经具备该项技能"。然而，这种评估工具的设计可能忽略了被测对象在使用该项技能方面存在局限或者差异，这样的评估可能无法暴露被测对象的问题。例如，他可能无法使用非语言社交行为实现很多的社会性功能。被测对象可能能够指着某件东西表示想要那件东西，但却不会指着某件东西给别人看或者表示分享，而这两者是有区别的，前者的目的是满足自身需求，而后者的目的是分享体验，其本质是与人互动。

模仿能力的正常发展轨迹

模仿就是以某人为模板，复制他的行为。模仿是一种社交行为，其功能多种多样，社交情境和/或社交对象不同，模仿的功能也有不同（Anderson et al., 2009）。模仿是认知、社交和沟通技能发展的一个重要里程碑，能够增进儿童对这个世界的理解。模仿大运动（大肌肉群）、精细运动（小肌肉群）、口腔运动（面部和口腔肌肉）的能力以及模仿他人使用某种东西做某种动作的能力，是学习社交和沟通技能所必需的前备技能。模仿对于获得象征性游戏能力和发展象征性思维，起着至关重要的作用（Piaget, 1962）。

模仿可以帮助儿童理解自己与他人之间的关系，比如发现自己和他人有相似的生理感觉、社交体验和情绪感受。模仿可以提升儿童的自我意识，让他们感觉到自己与他人有着共同的经历体验（Vygotsky, 1964），这有助于社交关系的发展。模仿能力是维持社交互动的必要条件（Rogers & Williams, 2006）。早在学会说话之前，幼儿就已经通过模仿他人行为学会了很多发声和手势，这些发声和手势有着约定俗成的含义，可以用来表达意图。

根据发展理论，在模仿的早期阶段，当婴儿发现成人模仿自己的行为时，会表现出兴趣，并做出一些动作以示回应，这种想要继续互动的积极动机，使得模仿交流得以维系。通常，到4个月大的时候，婴儿就可以模仿一些动作和面部表情，比如微笑或者皱眉。6~9个月大的婴儿可以立即做出模仿动作。到了6个月，婴儿在听到声音的时候，通常也会发出声音以示回应。到9个月大的时候，一般可以模仿他人的声音和手势。

最开始的时候，婴儿会反复使用他们已经掌握的肢体动作和发声行为，1岁以内，就能发展到模仿新的动作。到了1岁，就会模仿一些社交动作，比如挥手告别，还会模仿如何使用物品，比如用空杯子模仿喝水动作。在1岁到2岁之间，能够学会象征性动作，或者可以把一件东西假想成另一件东西（比如把棍子当成一把剑）。到了2岁，可以模仿连贯性的新动作，模仿看不见的动作（即他们自己看不到自己所做的动作），还可以进行延迟模仿（即模仿他们观察到的别人在一段时间以前做过的动作）。

孤独症谱系障碍人士的模仿能力发展状况

有假说认为，孤独症谱系障碍人士在模仿方面的困难与早期发展异常有关。儿童阶段在模仿方面的早期障碍，影响了他们在认知和学习方面的发展（Ingersoll & Lalonde, 2010）。模仿能力发展迟缓，会影响生活质量，社交关系、双向互动、游戏能力和语言能力的发展障碍也与此有关（Hepburn & Stone, 2006）。模仿能力出现问题，在谱系儿童身上会导致连锁效应（Poon, Watson, Baranek & Poe, 2012）。例如，模仿能力不足，会影响游戏技能和亲社会互动技能的发展，而游戏技能和亲社会互动技能不足，又会影响语言能力的发展（Toth, Munson, Meltzoff & Dawson, 2006）。同是谱系人士，模仿他人行为的能力也有很大差异，但是，研究发现，整体来说，与其他人群相比，他们的模仿行为要少得多（Rogers, Young, Cook, Giolzetti & Ozonoff, 2010）。

关于谱系人士在模仿方面出现的问题，有过很多研究，也提供了一些思考，还有很多理论假说解释这些问题的根源（Williams, Whiten & Singh, 2004）。其中之一认为，模仿困难本质上还是社会性方面出了问题（Cook & Bird, 2012）。根据这一解释，模仿困难与共同注意方面的困难有关，与谱系人士不会解读和处理社会情感也有关系（Ingersoll, 2012）。有研究发现，谱系人士模仿别人的动作时，不太关注面部表情，因此可能无法关注到所有的社会性信息，而正是这些社会性信息，给该动作赋予了意义（Vivanti, Trembath & Dissanayake, 2014）。与其他发展水平相当的人群相比，谱系障碍人士能够模仿他人的动作，但却不理解这些动作的意义，这是最明显的区别。

如果要模仿的动作对他们来说是有意义的，会容易一些，如果这些动作对他们来说没有意义，那就更难模仿了（Vanvuchelen, Roeyers & De Weerdt, 2007）。眼动跟踪研究发现，谱系人士看到对他们来说有意义的动作时，眼睛会向下看，而看到对他们来说没有意义的手势时，眼睛会向上看（Vivanti, Nadig, Ozonoff & Rogers, 2008）。他们还分不清镜像关系，这也说明他们可能没办法把自己换到他人的角度去观察事物（Shield & Meier, 2012）。举例来说，他们模仿举起手来、掌心朝外的动作时，可能会把掌心朝向自己，因为这就是他们站在自己的角度所看到的动作。

还有一种解释，认为模仿困难的原因是注意力方面的问题。根据这种解释，谱系人士不会模仿，是因为他们注意不到那些动作。模仿困难可能是由于他们很少关注到周边的人和动作，或者是因为他们关注的点比较特别，导致他们难以从环境中收集到相关信息（Garfinkle & Schwartz, 2002）。

研究表明，谱系人士很难跟随配合他人动作，尤其是当这些动作比较复杂或者不太常见时就更难了（Smith & Bryson, 2007）。与普通的同龄人和其他残障群体相比，谱系人士在模仿跟物品和身体部位（如手势）有关的动作时，困难更加明显（Dewey, Cantell & Crawford, 2007; Jansiewicz et al., 2006）。他们可能能够模仿单个动作（即一步动作），但不太可能模仿多个动作（即多步动作）（Gonsiorowski, Williamson & Robins, 2016; Young et al., 2011）。

有研究发现，如果要求谱系人士用一件常见的物品去模仿一个不太常见的动作（比如用茶壶直接喝水），他们就会比较容易出错（Smith & Bryson, 2007）。还有研究发现，谱系人士比较愿意做自己已经熟悉的动作。在自然情境中，谱系人士的主动模仿行为表现不一；在不熟悉的情境中，他们泛化使用已经学到的模仿技能的能力也有很大差别（Ingersoll, 2008）。

还有的理论认为，模仿动作困难的原因可能是由于大动作或者感觉运动（涉及感官和运动）方面存在困难。谱系人士在大动作、精细动作和口腔动作的动作计划方面可能存在障碍（Bhat, Galloway & Landa, 2012; Dziuk et al., 2007; Green et al., 2002; Mari, Castiello, Marks, Marraffa & Prior, 2003; Ming, Brimacombe & Wagner, 2007）。而模仿和执行大动作、精细动作以及使用玩具、物品完成动作的能力有助于社会性学习（Lee, Lambert, Wittich, Kehavia & Park, 2016）。有关谱系幼儿模仿能力的研究一致表明，他们难以进行与认知任务有关的语言和肢体动作模仿（Vanvuchelen et al., 2007; Williams et al., 2004）。

鉴于模仿能力在后续发展中的重要作用，目前的干预策略中应该重点强调模仿能力的提高。提高模仿能力，教学策略之一是基于行为分析原理，将想要教授的技能一步步分解，让谱系儿童跟随成人的示范进行学习（McBride & Schwartz, 2003; Smith, 2001）。另一种策略是以发展心理学为理论基础，让成人与儿童在自然情境中共享主导权（Ingersoll & Schreibman, 2006年）。当成人以儿童为主导并模仿他的动作时，儿童对社交沟通的关注程度和反应能力就会提高。对儿童来说，成人在活动中模仿儿童的动作是一个明确、清晰而且可以预料得到的回应，能够促使他主动发起互动。对于谱系人士来说，这种需要共同模仿的活动，会让他对与人进行非语言沟通留下积极的体验感受。同伴模仿，将模仿技能应用于自然情境，对有些谱系儿童也有好处（Wolfberg & Schuler, 2006）。

下面举例说明谱系儿童在模仿方面的困难，另一方面也说明了自然情境和学习模仿他人的动机也是非常重要的。

伊莎贝尔在人为设计的结构化活动情境中，一直都没能学会模仿成人。经过和老师几个月的面对面接触以及多种精细动作练习之后，她也只是做到了被动地配合。但是，换了另外一个场景，在操场的运动设施上，她就能够跟着同伴做动作，也能模仿其他孩子随着音乐起舞。也许是因为有了模仿动机，而且发现这个模仿行为具备了某种含义，她在这个场景中发展出了模仿能力。

杰波在结构化的活动中，无法完成精细动作的模仿。然而，有了玩具和其他物品，他就很快学会了模仿成人的简单游戏动作，跟其他普通孩子没什么两样。

社交技能的发展

社会性发展包括参与游戏和休闲活动，与成人和同龄人进行社交互动以及学会亲社会行为。日常生活的各个方面都需要社交技能，儿童在家庭、学校和公共场合等所有社会环境中都需要社交能力（Cacioppo, 2002）。社交技能和社交理解能力有助于社交能力的发展（详见图 2.2）。社交能力或者功能性社交，指的是能够实时关注到正在发生的社交互动并且能够灵活调整以适应这些社交互动的能力。认知和语言能力的发展是基于规则的，相比之下，社交能力的发展是动态的、不断变化的。在社交互动中，需要实时解读和快速整合多种因素，比如社会情感理解能力、语言和过往经验。以下各节将对正常的社交技能发展轨迹与孤独症谱系障碍儿童的社交技能发展轨迹两者进行对比，重点对比游戏休闲活动能力、集体活动能力以及社会情感关系方面的差异。

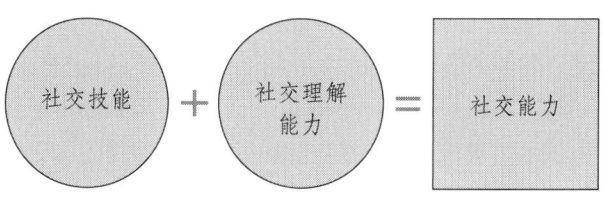

图 2.2　社交能力

游戏休闲活动

社交技能自个体出生时就开始得以发展，婴儿早期就会和自己玩、用东西玩、和别人玩，这些游戏休闲体验有助于个体从社会性角度理解这个世界（Beauchamp & Anderson, 2010）。游戏是一种自愿的休闲活动，其主要目的是获得愉悦的感受，这恰恰是儿童文化的基本组成部分（Quill, 1995）。正是因为游戏对儿童的健康发展非常重要，联合国人权事务高级专员办事处（1990）曾经宣布，游戏是每个儿童的权利，游戏已经成为幼儿教育的一个组成部分（National Association for the Education of Young Children, 2012）。在接下来的讨论中，用到游戏活动和休闲活动这两个术语的时候，指的是同样的意思，可以互换使用。

参与游戏活动，是学习的过程、社交的过程，也是情感发展的过程（Piaget, 1962; Vygotsky, 1964）。游戏不仅使儿童有机会对游戏物品进行探索学习，还可以提供社交体验和自我发现的途径。通过游戏，儿童探索他们自己的身体，探索使用各种玩具和物品，同时从成人和同伴身上进行社会性学习。随着儿童逐渐长大，与同伴间的互动成为他们发展社交技能越来越重要的途径，他们在社交和情感支持方面对成人的依赖也在逐步减少。

研究表明，游戏能力和语言发展、社会性、感知觉的发展都有关系（Lifter, Ellis, Cannon & Anderson, 2005）。通过参与游戏活动，儿童学习分享、合作、轮流等社交技能。在与同龄人一起参与娱乐活动的时候，儿童学习社交语言，发展社会关系。游戏休闲活动丰富了儿童认知，促进了情感发展，并为儿童提供了一种途径去探索和实践社会角色、社交规则，去学习如何解决问题。参加愉快而富有创造性的社交互动，可以培养儿童的想象力（Lantz, 2001; Tsao, 2002）。游戏是有创造性的，儿童可以通过游戏再现之前的经历和体验、实践新近学到的技能，或者以一种新的方法既再现过往经历又实践新增技能。游戏能够充分体现所有的学习过程、关系和情感（Ginsburg, 2007; Hurwitz, 2002）。

本书对早期游戏休闲活动的讨论，仅限于游戏活动的两个方面，即象征性（探索性、功能性和想象性）和社会性（独自游戏和社交游戏）。不同的孤独症谱系儿童在上述这两个方面的能力表现差异虽然较大,但相同的是,他们在所有这些技能领域都面临挑战和困难。

象征性游戏休闲活动能力的正常发展轨迹

象征性游戏休闲活动,主要特点是儿童通过自己、他人和游戏所用物品探索世界。象征性游戏活动是儿童社会性发展中的一个重要里程碑。随着年龄增长,游戏休闲技能也得到系统化的发展,从不会游戏或者简单游戏到复杂游戏活动,越来越复杂化、多样化、具体化。在本书中,游戏的象征性作为一个概括性的术语,包括三个层面的含义:探索性游戏、功能性游戏和想象性游戏(Stanley & Konstantareas, 2006),以下将分别介绍这三个层面的含义(详见图2.3)。

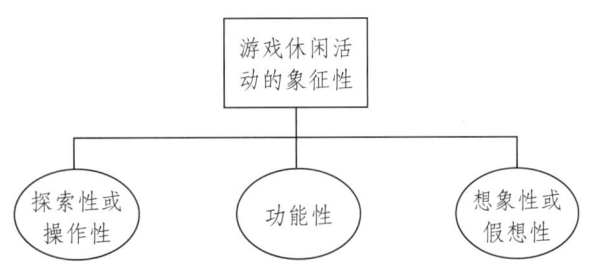

图2.3 游戏休闲活动的象征性

探索性或者操作性

儿童通过积极探索新事物构建知识体系、了解大千世界(Schulz & Bonawitz, 2007)。探索性或者感官运动游戏的特点,是操纵游戏物品以获得感官刺激输入(Piaget, 1962)。这种类型的游戏活动在婴儿身上表现非常明显,他们通过身体运动和感官运动的体验探索世界。利用玩具、游戏物品和自己的身体所进行的感官运动,有助于个体学习和探索世间万物之间的关系。

这种使用游戏物品的早期游戏活动,最开始是单一的、无差别的重复动作,慢慢发展成一系列结构化的、可以预料得到的动作,之后再进一步发展成探究因果关系的各种动作或者动作组合(Wolfberg, 2015)。探索性游戏活动的例子包括简单的动作,比如用嘴咬东西,用手抓握、晃动、拍打、翻转和抛扔东西。简单的动作逐渐发展成一系列动作,比如排列物品、归类,或者把物品从什么东西里倒出来。然后,这种游戏活动进一步发展成用物品做动作,比如转玩具玩。这种早期的以物品为中心的游戏活动非常重要,可以帮助个体形成有意义的知觉表征,也为之后的功能性和象征性游戏活动打下基础(Mastrangelo, 2009; van Berckelaer-Onnes, 2003)。

功能性

功能性游戏活动,指的是能够以常规的方式使用自己所熟悉的物品,或者能够按照该物品的设计功能去进行使用(比如用小汽车玩推车游戏、用梳子梳头)(Orr & Geva, 2015)。一般来说,8~11个月的幼儿就能够开始进行功能性游戏活动。通过这种活动,儿童能够进行简单的假扮游戏和延迟模仿,以物品、自己、娃娃或者他人为游戏对象,模仿自己熟悉的动作,逐渐就在头脑中形成了印象:某件物品有某种功能,该物品和某个特定的身体动作有关。

这种类型的游戏活动范围很广、形式多样,有简单的,也有复杂的,其中还包括根据属性方面的逻辑关联把两种或者多种物品以常见的方式放在一起进行游戏(Williams, Reddy & Costall, 2001)。简单的功能性游戏活动的例子,包括建设性的游戏活动,比如搭积木或者把玩具茶杯放在茶托上。个体最终学会如何使用物品,不是单单通过观察,而是在不断试验、不断犯错中学习(Rogers, Cook & Meryl, 2005)。复杂的功能性游戏活动的例子,包括给娃娃梳头、给娃娃裹毯子等。之后,儿童从具体的功能性游戏活动转向通过假想使用玩具进行象征性游戏活动。

想象性或者假想性

儿童可能会利用假想扮演角色,创造想象中的场景(Walker, 2014)。通过假想性游戏活动,他们有机会实践和了解社交环境(Rogers et al., 2005)。想象性或者假扮游戏活动形式多样,在这种游戏活动中,儿童能够把某一物品假想成别的物品,也能够把某一场景假想成别的场景,这种能力就反映了象征性。不同类型的假扮游戏活动包括:(1)假装性质的功能性游戏活动(比如用空杯子喝茶);(2)物品替换(比如把积木当成汽车);(3)想象不在眼前的物品(比如假装拿着手机贴近耳朵打电话);(4)给物品赋予其本身并不具备的特征(比如提到毛绒玩具,说"狗狗饿了"）（Barton & Pavilanis, 2012）。

18～24个月的幼儿会开始进行这种象征性游戏活动。最初的象征性游戏活动是自己跟自己玩（比如用玩具餐具喂自己吃饭），接下来会转向和别人玩（比如假装给别人一杯咖啡），最后才是用玩具或者其他物品玩（比如给洋娃娃喂饭）。当幼儿开始发出声音或者使用手势表示某种行为（比如用空杯子喝水时，会仰起头来），就意味着已经过渡到假扮游戏活动了（Orr & Geva, 2015）。

在想象性游戏活动中，儿童从使用现实生活中的玩具做道具发展为利用其他的假装方式，比如物品替换。例如，他们可能用一件东西代表另一件东西（比如假装香蕉是电话、假装积木是火车），或者给某件东西赋予它本身所不具备的想象出来的特性（比如假装玩具炉子很热）。在想象性游戏活动中，儿童可能会扮演角色（比如扮毛绒熊说话），或者通过语言和手势假想出人物或者物品（比如向看不见的朋友挥手致意）。

随着象征能力的提高，儿童的能力越来越强，能够将不同的心理表征按顺序组合起来（Orr & Geva, 2015）。例如，儿童可以根据个人经历（比如到点吃饭）想出游戏活动脚本。最开始的时候，假扮游戏活动的脚本一般都是真实生活经历，游戏道具都是真实玩具（比如哄小娃娃上床睡觉），慢慢地发展到可以超越真实生活经历去扮演角色（比如演出书上或者电影里的情节）。到了三四岁，使用道具的时候越来越少，使用语言讲述游戏脚本的时候越来越多，在这一阶段，社会戏剧性游戏活动越来越常见（比如假扮新娘和新郎结婚）。

孤独症谱系障碍人士的象征性游戏休闲活动能力发展状况

与普通儿童相比，谱系障碍人士在象征性游戏休闲活动方面存在本质性的差异（Kasari, Freeman & Paparella, 2006）。尽管谱系儿童在游戏休闲活动方面的表现各不相同，但整体来讲，与正常发展轨迹相比，还是存在某些差异（Hobson, Hobson, Cheung & Calo, 2015）。谱系人士经常表现出来的一个核心症状，就是想象性游戏能力的发展异常（Hobson, Lee & Hobson, 2009）。旧版孤独症诊谱系障碍诊断标准，其中之一就是患儿没有自发的、多样的、与发展阶段相匹配的想象性游戏能力（APA, 1994）。

一般来说，谱系儿童的游戏休闲活动能力没有表现出自然灵活性和创造力（Thiermann-Bourque, Brady & Fleming, 2012），相反，他们常常坚持一成不变的游戏休闲活动，不管是形式还是内容，都有些教条和刻板，像是履行某种仪式一样（Koegel, Koegel, Frea & Fredeen, 2001; Tanner, Hand, O'Toole & Lane, 2015）。除此之外，他们还会有一些刻板行为，比如自我刺激的肢体动作，或者以某种固定模式操控一件或者多件物品（比如按形状或者颜色给玩具排队、对某些特定物品表现出过度依恋）。其他比较常见的表现还有很多，从简单重复的游戏顺序到相对复杂但依然比较刻板的游戏套路，比如反复再现书、电视剧、电影中的某个片段等，虽然这些行为表面上看起来和普通儿童的假扮游戏类似，但是却没有假扮游戏的灵活性和想象力。

在游戏场景下，谱系儿童也可以探索新事物，也可以通过动作行为实现某种功能，但很少或者根本没有自发的想象性或者象征性游戏（Loveland & Tunali-Kotoski, 2005）。与正常发展的同龄人相比，谱系儿童也很少有旨在与他人互动的功能性和象征性游戏（Wetherby, Watt, Morgan & Scumway, 2007）。谱系儿童不太会进行适合其年龄阶段的游戏（NRC, 2001）。例如，他们可能极其沉迷地盯着某件物品或者是其中一个组成部分看上很久很久。谱系儿童确实也能进行想象性游戏，但是他们很少有新颖的游戏动作，他们的假扮游戏也都比较简单（Desha, Ziviani & Rodgers, 2003）。与正常发展的同龄人和其他类别的残疾儿童相比，谱系儿童进行假扮游戏的次数频率、复杂程度、新颖程度和主动自发性都比较低（Rutherford et al., 2007）。

利用某件物品在知觉方面的特征，结合其他情境线索提示的情况下，有些谱系儿童也能够进行假扮游戏中的物品替换，把该物品想象成其他物品。但是，谱系儿童很少表现出想象性游戏或者象征性的形式，即便有，要么形式比较单一、缺乏灵活性，要么五花八门、天马行空、漫无目的，因为想象性游戏或者象征性的形式需要他们在没有外部辅助的情况下产生假想的想法（Wolfberg, McCracken & Tuchel, 2008）。有些证据表明，在有提示辅助和情境支持的情况下，谱系儿童也能理解假扮游戏动作，并且进行想象性或者象征性游戏（Jarrold，2003）。然而，他们可能无法将这个技能泛化使用到新的游戏情境中去。

谱系儿童的游戏休闲活动技能像是一扇窗，窗口呈现的内容，就是他们所理解的东西。他们反反复复地进行同一个游戏活动，以自己独特的方式使用游戏活动物品，这些都反映了他们在理解方面的局限性，不知道如何以创造性的方式使用材料和物品。曾经有一项针对100名孤独症谱系青年的非正式调查，了解他们都有哪些喜欢的活动，有关活动偏好的调查结果也证实了上述观点。调查结果显示，他们喜欢的活动包括：摆弄自己的身体、用电脑、看视频、看书、玩拼图、打游戏（Quill，1997）。从本质上来说，这些游戏有一个共同点，就是都可以用同样的方式一遍遍地反复玩。以看视频为例，某些信息总是以同样的方式反复重播。下面举例说明谱系儿童在象征性游戏休闲活动中的表现。

约翰自己一个人玩玩具能玩上几个小时。他每次玩沙子，都会让沙子从指缝漏下来；每次玩积木，都会排成整整齐齐的一排；每次看书，都会一页页地数页码。不管是在什么游戏场景，他永远都是这么一种玩法，没有变化、没有创新。

艾瑞克喜欢玩小汽车，但是玩法和同龄的其他小朋友都不一样。他的游戏方式可以称作"同一个玩具，同一个动作"。他只专注于小汽车的某一个特征，玩的时候只重复同一个动作。普通孩子通常会对小汽车能干些什么很感兴趣（比如开汽车，快快开或者慢慢开），而且还能和其他玩具联系起来（比如用来载人或者运货），但他就只会没完没了地转汽车轮子。

波利自己玩的时候，总是精准地再现书本或者视频里面的情节内容。她用游戏物品当道具，演出里面的故事，一字不差，每次演出都是一模一样。如果有人想要加入进来，或者加进一个新道具，她就会离开。

贾斯汀正在学习用不同的方法玩橡皮泥。一开始，他喜欢把橡皮泥分成小球，然后排成一排。他的老师和小伙伴们给他示范，可以用动物和字母形状的模具做出各种各样的东西。第一天，老师没有直接介入活动中，她只是在一边观察贾斯汀用字母模具玩。短短几分钟，贾斯汀就用橡皮泥拼出了"巨猩乔扬"这几个字，这是他最喜欢的一部电影的名字。

社会性游戏休闲活动能力的正常发展轨迹

社会性游戏休闲活动，主要特点是儿童在与自己的独自游戏、与同伴的社交活动和社会情感关系中探索世界。在进行社交游戏活动之前，儿童通常都是空闲状态，或者是在一旁观察他人，但不会加入活动（Fox，2007）。在象征性游戏活动的各个阶段（探索性、功能性和想象性），儿童都是先从独自游戏活动开始，然后发展到社交游戏活动。例如，在社交游戏活动发展过程中，儿童可能会首先熟悉环境、观察他人，然后再进一步开始与同伴交流与合作。

通过社交游戏休闲活动，儿童分享有意义的体验，学习至关重要的社交知识和技能。尽管游戏活动本身也是令人愉快的，但游戏活动还有一个更重要的功能，那就是个体通过游戏活动这种方式把自身与他人的情感和各种各样的社交角色与体验联系在一起。游戏活动反映了个体对社交体验的理解。下面将介绍游戏活动社会性的两个方面，独自游戏和社交游戏（详见图2.4）。

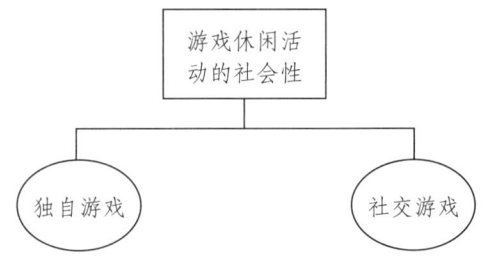

图2.4　游戏休闲活动的社会性

独自游戏休闲活动

独自游戏的特点就是自己一个人进行休闲活动（Nelson，Hart & Evans，2008）。这种类型的游戏活动，其主要特征就是没有明确的规则。独自游戏休闲活动从本质上讲是自发性的，并且非常个性化，个体年龄不同，游戏方式也有不同。婴儿研究自己的身体部位，学步儿童跑跑跳跳，学龄前儿童跳舞、翻跟斗，再大一点的孩子喜欢讲自己做过的梦、沉迷于各种幻想，成人单独进行各种自己感兴趣的活动，这些都属于独自游戏休闲活动。个体在独自游戏的过程中探索和研究如何使用玩具或者材料。

功能性游戏活动中的玩法（比如用玩具吸尘器

清洁地毯）先是在独自游戏活动中得以发展，随后泛化到社交游戏活动中。想象性或者假扮游戏也是先在独自游戏的时候出现的，然后才出现在与他人一起游戏的时候。想象也是在独自游戏休闲活动中得以发展的。假扮游戏源于儿童具备了赋予玩具新的意义和动作的能力。儿童会用创造性的方式使用玩具和物品，在游戏活动中加入想象出来的人或者物。幼儿可能会扮演和再现自己亲身经历中的社交角色，也可能会在独自玩耍的时候，在自己虚构的世界中扮演角色。他们会扮演各类角色，这些角色或者来源于个人经历，或者来源于自己钟爱的书、电视、电影。他们还会给无生命的物品，比如洋娃娃或者动物玩偶分配角色。他们的戏剧性游戏主题会变得越来越有序，越来越复杂。儿童最开始是和同龄人在一起共处，但是各玩各的游戏，之后慢慢观察其他儿童，最后表现出对同龄人的兴趣。

社交游戏休闲活动

社交游戏休闲活动是非常复杂的，需要自我调控，需要与他人进行社交接触。和同伴之间的互动能力，通常被看作衡量社交能力的主要标准（Lee, Odom & Loftin, 2007）。在社交游戏过程中，儿童需要先探索活动材料（如玩具）的用法，再观察和模仿他人，最后发展到和同伴进行语言及非语言互动。在正常发展的儿童中间，所有这些活动环节（比如做、看、听、说）都是同时发生的，并且非常灵活。

随着儿童的成长和发展，他们在不同类型的社交游戏活动中收放自如。一些研究人员将这些类型的社交游戏分为以下几种：（1）共处模式；（2）联合模式；（3）合作模式（Papacek, Chai & Green, 2016; Parten, 1932）。婴儿时不时地观察别人，并开始模仿别人的游戏，这就是社交游戏活动的最初阶段。学步儿童开始和同伴在一处玩耍，但是各玩各的游戏，这就是共处模式，之后进行简单的模仿游戏，发展出分享式注意，并且可以交流正面或者负面情绪。然后，他们开始与同伴互动，进一步发展成为复杂一点的联合模式（有共同的关注兴趣点）和合作模式（有共同的目标）的互动游戏活动，并且在这些社交游戏活动中使用更复杂的语言（详见图2.5）。

同龄人之间的这些双向互动慢慢发展，时间越来越长，频率越来越高，方式越来越多样，逐渐演变成更为复杂的互动，需要更多的共同兴趣、社交行为、沟通技能以及假扮游戏技能。社交游戏活动需要参与者具有自我调控能力、换位思考能力，需要懂得双向交流，还需要创造性。与同龄人一起进行社交游戏活动，涉及几个重要方面，包括社交互动、双向沟通和亲社会行为（为满足他人需要而使用语言或者做出行为）。

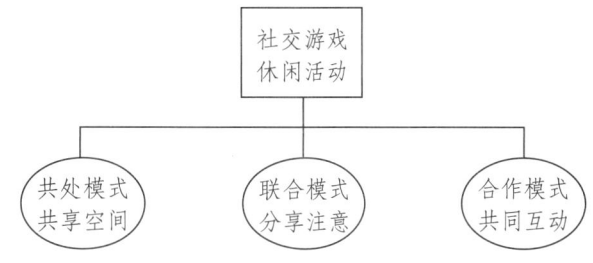

图2.5 社交游戏活动的类型

社交互动：社交假扮游戏休闲活动，是由共处模式的活动发展而来的（例如，两个孩子都在假装开自己学校的校车；两个孩子各自拿着小桶和铲子在同一张沙桌上玩），之后演变为联合模式（例如，孩子们在沙桌旁一起玩，各搭各的沙堡，但共用沙铲和小桶），然后变成合作模式（例如，一个孩子扮司机，而其他孩子当乘客；孩子们一起合作造一个沙堡）。儿童最初与同龄人直接互动时，他们的协作或者联合是建立在共用游戏道具的基础上的，彼此之间的社交互动还比较有限。之后，随着合作模式的游戏活动的发展，儿童开始能够与他人互动，并能够协调自身行为和社交行为（Van Der Aalsvoort & Van Der Leeden, 2009）。综合运用社交模仿能力和想象性游戏能力，对于这一阶段的同伴互动非常重要。

双向沟通：与同龄人的沟通是社交互动中不可或缺的重要部分。儿童通过非语言行为和语言发起并维持与他人的互动，同时对他人做出回应。如何获得同伴的关注、如何加入同伴行列，这是最基本的社交技能，也是成功进行社交融合的关键（Laugeson, Ellingsen, Sanderson, Tucci & Bates, 2014）。幼儿通过眼神、手势和肢体亲近来发起与他人的社交接触（Warren et al., 2006）。物品和玩具就是分享式注意的焦点。学龄前儿童通过注视同伴、指向物品和展示物品吸引同伴的注意力。虽然他们在和成人互动的时候已经能够使用语言，但是在同伴之间发起互动的时候，较少采用呼唤名字和使用其他语言信息的方式。因此，在幼儿当中，非语言沟通对于发起和维持同伴互动非常重要（Franco et al., 2003）。

亲社会行为：亲社会行为是同伴互动的另一个重要因素。亲社会行为，指的是"各种表示友善的行为"，是社会情感发展的特征。亲社会行为的例子有：表达积极的关注、给予和分享某种东西、提供帮助、付出感情、通过语言或者情绪表示认可或者喜爱以及做出妥协等（Svetlova, Nichols & Brownell, 2010）。另外，微笑或者大笑反映出来的情绪、目光的接触、身体的亲近等，都是促成同伴互动成功的关键性合作行为。需要注意的是，交谈能力并不是得到积极回应的首要条件，也不是社交互动成功所必需的。表2.3总结了与游戏和亲社会行为有关的幼儿社会性发展的重要里程碑。

下面举例说明普通儿童进行社交游戏休闲活动的类型。

表2.3 社会性发展的重要里程碑（12～60个月）

年龄（月龄）	社交技能
12个月+	模仿成人的简单动作 对同龄人活动表现出兴趣 进行简单的互动游戏 喜欢听简单的故事 喜欢打打闹闹的游戏 进行共处模式游戏
24个月+	试图安慰情绪低落的人 开始用玩具玩象征性游戏 开始和他人分享玩具 在游戏中扮演成人角色 模仿先前观察到的行为 参加有成人指导的小规模小组游戏
36个月+	表现出对某些同伴的偏爱 表达自己的感受 在游戏中假想各种角色 开始在游戏中懂得轮流 在成人指导下进行小组游戏
48个月+	有一个最要好的小伙伴 与他人合作游戏 在游戏中进行一连串具有逻辑关联的活动 在简单游戏中遵守规则 看出他人需要帮助并提供帮助 不需要提醒就能够分享和轮流
60个月+	为别人加油叫好 有一群同龄朋友 遵守集体规则 扮演复杂的成人角色 进行需要技巧和决策的游戏 进行合作性的小组游戏

资料来源：美国疾病控制与预防中心（未注明发布日期）。

共处模式：杰克和比利在玩积木。如果杰克想要一块积木，而比利正在用着，杰克就会去拿来。如果比利想要回来，他也会去拿来。两个孩子都会偶尔停下来看看对方在干什么，他们的互动仅限于时不时的相互观察和简单的非语言沟通，他们是在各玩各的游戏。

联合模式：格雷格、道格和乔伊在玩积木，他们彼此之间基本不交流，都在忙着搭自己的东西。如果有人想要别人的积木，就用胳膊肘捅捅对方示意一下，或者是用非语言的手段来一场"谈判"。格雷格嘴里发着声，表示他搭的是一个房子，而且着了火，他是消防队员，假装拿着水管。道格说着自己干的活儿，不过他也没指望从他的朋友那里得到什么认同。乔伊一声不吭地搭着自己的东西，后来也跟着格雷格一样扮起消防队员来了。在10分钟的活动时间里，孩子们彼此之间对话很少。道格问："嗨，格雷格，你看这个怎么样？"格雷格说了好几次"哇！"乔伊叫了几次同伴的名字，表明他很喜欢参加这个活动。在这个游戏活动片段中，他们表现出了想象力、共同注意同一件事情的能力以及非语言互动能力。

合作模式：阿尔伯特、巴里和秦在玩积木。孩子们一边搭东西一边聊天。阿尔伯特向他的朋友要一块积木，秦递给了他。巴里发出声音，表示他搭的房子着火了。阿尔伯特说自己是一名消防队员，他拿着一块积木假装是消防水管，说他需要帮助才能灭火。秦加入进来，也假装是一名消防队员。在10分钟的游戏活动中，孩子们有动作、有交流。阿尔伯特问："嘿，巴里，怎么样了？"巴里笑着说了好几遍"火快灭了"。在这个游戏活动片段中，他们表现出了想象力、共同注意同一件事情的能力、语言和非语言互动能力。

孤独症谱系障碍人士的社会性游戏休闲活动能力发展状况

与同龄人一起参与游戏活动在儿童发展过程中发挥着重要的作用，并且影响社交技能的发展（Carter, Sisco, Chung & Stanton-Chapman, 2010; Gifford-Smith & Brownell, 2003; Rubin, Bukowski, & Laursen, 2009; Watkins et al., 2015）。就社会性游戏休闲活动而言，参与游戏活动需要社交技能和亲社会

行为，而与普通孩子相比，谱系儿童在这两方面的发展表现异常。他们可能缺乏非语言互动能力和沟通技能，多数时候只与成人互动或者是独自进行游戏活动，他们获得的技能水平不够均衡，喜欢重复和刻板的仪式，缺乏认知灵活性，所有这些都会影响他们与同龄人的社交互动。

早期的社交行为，如共同注意、一起操控物品以及模仿，为游戏活动、同伴互动和社交技能发展奠定了基础（Adams, 2002; Clark, 2008）。眼神涣散、转移注意力困难、模仿能力差，这些都是孤独症谱系障碍在社会性方面的特征（APA, 2013）。孤独症谱系障碍人士如果未经干预，不管年龄多大，可能都不会出现某些社交行为，比如在社交沟通情境中正确使用眼神（Kasari et al., 2006; Whalen et al., 2006）。如果不掌握这些技能，谱系儿童就会错过许多互动机会，连最基本的同伴社交互动都可能会出现问题（Krstovska-Guerrero & Jones, 2016）。

谱系儿童的沟通方式、语言能力以及他们理解情绪线索的能力，会影响他们与同伴进行社交互动的质与量。例如，一些孤独症谱系儿童在接触同龄人或者收到同伴的社交回应时不会首选语言沟通技能作为主要手段，因此错过了主要的互动渠道。而同伴对话为个体互相学习社交互动技能和语言技能提供了各种各样的机会（Blum-Kulka & Snow, 2004）。

孤独症谱系儿童与成人互动和与同龄人互动的时候在质和量方面可能存在明显差异。谱系儿童和青少年可能更经常与成人（如父母）进行社交互动，因为与他们的同龄人相比，成人的行为更容易预测（Orsmond & Kuo, 2011; Solish, Perry & Minnes, 2010）。对于谱系儿童来说，与成人互动的这种可预测性，会使沟通更加顺利，而他们的同龄人，一般不太可能调整自己的沟通方式以便适应他们的需要。谱系儿童也会很努力地想与人进行社交沟通，但是这种努力往往会遭到同龄人的误解，总是没人理解他们的意图，久而久之，他们的回应就会越来越少（Wolfberg, 2015）。社交和沟通理解方面的困难，可能会让谱系儿童丧失信心，不再尝试与同龄人一起活动。由于谱系儿童的有些行为很特别，社交表现与他人格格不入，这让他们很容易被孤立，从而失去了学习社交的机会，自然也就没法学到如何以大众认可、社会接受的方式进行社交和游戏了（Wolfberg et al., 2008）。

与普通儿童相比，孤独症谱系儿童与同龄人的互动在量和质方面存在显著差异（Bauminger et al., 2008）。谱系儿童参与社交互动的时间较少（McConnell, 2002），向同龄人发起的社交接触也少（Bauminger, Shulman & Agam, 2003）。有些谱系儿童大多数时候都是独自进行游戏活动（Anderson, Moore, Godfrey & FletcherFlinn, 2004; Kamps et al., 2002）。当他们与同龄人接触时，互动似乎不是出于社交目的（Bauminger-Zviely & Agam-Ben-Artzi, 2014）。除此之外，还有其他一些比较显著的区别，包括不知道该怎么和身边的同龄人一起游戏、对他人发起的社交行为和回应浑然不觉、不知道如何进行双向合作、无法在非结构化的自然情境中维系社交关系（Bauminger et al., 2008; Koegel, Koegel, Fredeen & Gengoux, 2008; White, Keonig & Scahill, 2007）。

孤独症谱系障碍儿童似乎更喜欢单独进行游戏活动，但是，他们表现出来的疏离实际上可能是能力不足的结果。有证据表明，与同龄人一样，谱系儿童也想与同伴一起玩耍（Bauminger & Kasari, 2000; Chamberlain, Kasari & Rotheram-Fuller, 2007）。可是他们面临的一大困难，就是不会发起社交互动，谱系儿童在很多功能领域都有这样的困难，在与同龄人一起游戏方面也不例外（Jahr, Eldevik & Eikeseth, 2000）。有些谱系儿童可能会被动地参与到同伴游戏活动中，却不会发起与同伴的互动。还有一些谱系儿童虽然能够发起与同伴的互动，但他们的方式显得有些奇怪和笨拙。

在孤独症谱系障碍人士身上，社会性发展可能很不平衡，这会影响游戏能力和同伴互动。某些社交技能在他们身上没有发展出来，还有一些技能他们虽然学会了，但是偏离了正常发展顺序。例如，进行简单的互动游戏是一种早期发展技能，对于孤独症谱系儿童来说却很困难，然而比较高级的游戏形式，比如有规则的游戏，对于有些孤独症障碍人士来说却是很容易学会的。这种现象，称作拥有"碎片技能"（或者称为"孤岛技能"），也就是说，儿童虽然拥有某种高级的技能，但是却不具备该技能领域的前备技能和背景知识。

谱系儿童有自己独特的游戏模式，而且高度仪式化、很难改变，这实际上属于刻板的和重复的行为、兴趣或者活动模式（APA, 2013）。谱系儿童在进行他们习惯的游戏活动时，可能会表现出重复行为，如果有人试图加入或者改变玩法，他们会表现得非常抗拒（Leon, Lazarchick, Rooker & DeLeon, 2013; Rodriguez, Thompson, Schlichenmeyer & Stocco, 2012）。他们参与游戏休闲活动的方式一成不变、非常特别（即独特或者个性化）。他们很难改变已有的兴趣去发现新的关注点，总是专注某几样重复的游戏活动，这些游戏活动他们一个人也能玩上好长时间（Frith, 2008）。

谱系儿童的游戏休闲行为缺乏灵活性和创新性，基本上是当时当地有什么，他们就只能玩什么。有些谱系儿童会沉迷于某些东西，或者是有一些不同寻常的狭窄兴趣，对适合他们年龄和发展阶段的游戏休闲活动反倒不感兴趣（Wolfberg et al., 2008）。他们的游戏休闲活动，可能仅仅是某种单一物品的刻板动作，比如一直转一件东西；还有一些刻板行为，包括把玩具排成一排，强迫性地非要没完没了地反复看某段视频录像等。有些谱系儿童能够进行复杂一些的游戏活动，但本质还是刻板的仪式化行为，比如逐字背诵书里的段落或者是视频里的片段。有些谱系儿童总想赢得游戏，是因为他们希望这个游戏总是以同样的方式结束。还有些谱系儿童会对某个成人或者同龄人特别感兴趣，在和这个人互动的时候反应就非常快。

这种同伴互动中的发展模式，可能与谱系人士特有的认知障碍有关，无论认知能力如何，他们都很难与同龄人互动，这是他们的典型特征（Hughes et al., 2013; White, Keonig & Scahill, 2007）。社交活动情境最需要灵活地整合和生成信息。社交互动在本质上就是转瞬即逝的，需要很强的信息加工能力，这就给孤独症谱系人士造成了巨大的困难。研究表明，如果能将孤独症谱系人士的日程安排、活动内容和环境场景进行结构化，加上视觉化支持体系，就会方便他们预先了解自己需要做到什么，并且可以最大限度地减少外界干扰，再通过自然后果进行坚持不懈的强化，就可以提高他们参与活动的积极性（Heflin & Alberto, 2001; McCormick, Loeb & Schiefelbusch, 2003）。例如，在同伴游戏中，如果谱系儿童预先对活动环节顺序有所了解，他们就会表现出更为积极的社交回应，如果预先不了解游戏活动内容安排，他们的社交行为就会变得混乱无序。他们的认知是否具有灵活性、是否具备社交沟通的核心技能，决定了他们在社交方面表现出来的灵活程度。表2.4对谱系儿童在社交游戏方面的这些特点进行了总结。

表2.4 孤独症谱系障碍儿童的社会性游戏休闲活动能力状况

社会性游戏类型	孤独症谱系障碍儿童状态	难点
独自游戏休闲活动	功能性 持续性 环境局限性	想象性 灵活度 自发性
社交游戏休闲活动	被动、笨拙 共处游戏活动	双向沟通 合作游戏

下面举例说明孤独症谱系儿童在社交游戏和社交互动中的状态。

在结构化的游戏活动中，弗兰克会观察其他同伴怎么玩，但在非结构化的游戏活动中，他就自己一个人玩了。只有其他孩子在同一时间都做同一件事情的时候，他才能明白他们在干什么。如果其他孩子做的都是不同的事情，他就会选择自己一个人玩。

托尼总是搞不明白到底怎样和小伙伴一起互动。他很想和他们一起玩，可是他一起玩的方式就是讲自己最喜欢的电影《音乐之声》。他每天都反复地问小伙伴有关这部电影的问题，如果他们答不上来或者不搭理他，他就会非常生气。他很难理解为什么他感兴趣的东西，其他小伙伴却不喜欢。他曾说过，社交互动中的规则要求，对他来说简直是生命不可承受之重。

肯尼能和同伴一起参加许多活动。他们一起去游泳、溜冰、骑自行车、玩滑板，还一起去图书馆、博物馆，一起去打保龄球、看电影。他妈妈发现，这些活动可以让肯尼和伙伴们共同体验一些事情，而不需要进行合作和交谈。任何需要合作和交谈的活动，都会让肯尼觉得有挫败感。

集体活动

研究表明，与普通的同龄人相比，孤独症谱系障碍儿童参加集体活动的次数要少得多，他们所参加的集体活动的内容和场景也比较单一（Hilton, Crouch & Israel, 2008; LeVesser & Berg, 2011; Little,

Sideris, Ausderau & Baranek, 2014），尤其是非结构化的社交活动，他们参与的就更少了（Hochhauser & Engel-Yeger, 2010; Reynolds, Bendixen, Lawrence & Lane, 2011）。孤独症谱系儿童在集体活动中遇到的困难和在游戏活动中遇到的是一样的，不管这些集体活动是发生在家里，还是在学校或者公共场合。

和游戏活动类似，集体活动也是人数规模各不相同，会发生什么事也不可预知。参与集体活动需要一些基本技能，比如需要和大家待在一起、需要规范自身行为、需要解读社交场景、围绕同一个话题交流并根据不同情况进行调整等。如果谱系儿童事先了解这项集体活动中会发生什么事情，那么他们就比较容易参与进去，例如，在某些集体活动中，所有孩子都同时做同样的事情。在这种整齐划一的集体活动中，共处即可，无需太多互动，即便需要社交互动，也基本是可以事先预知的，需要孤独症儿童做社交决策的时候相对较少。

在有些集体场合中，交谈不是必须的，这会使他们更有可能充分参与活动。此外，有些集体活动是封闭式结尾的，活动环节顺序也是可以事先了解的（比如活动有固定规则、活动的开始和结束都有明确标志），在这类活动中，谱系人士往往会有更好的表现。相反，如果活动中有很多随机对话，或者活动结尾是开放式的，对他们来说就非常困难了。下面举例说明孤独症谱系儿童在集体活动中是如何表现和回应他人的。

德瑞克和班上的同学在为学校庆典排练节目。老师在舞台的地板上放了一条蓝色的带子，用来提醒他该站的位置。老师蹲在他面前，摸着他的鞋子说："脚指头就踩在这条带子上哈。"随后老师离开舞台，孩子们开始唱歌，德瑞克也确实很听话，就站在蓝色的带子上，只不过他一边弯腰摸着鞋，一边快乐地唱着歌。他的确照着老师的话做了，但他没有注意到他和集体中其他小朋友做的不一样。

莎莉在课堂活动中的专注程度，取决于课堂活动内容。在阅读课的时候，她能够静静地专注于书本，因为这种集体活动是组织化的、可预测的、按一定顺序进行的。可是，开始讨论的时候，她就变得心不在焉、无所适从，开始自言自语，因为她跟不上这种复杂的、随机的集体讨论。

艾比和妈妈列出了班上所有同学的名字，每天都选定一个同学当她的"特别好友"，这个"特别好友"在当天会戴上一个红丝带。当艾比在集体活动中感到无所适从的时候，她就可以去求助于这个戴红丝带的"特别好友"，这能帮助她更加自如地参加集体活动。

社区活动可能尤为复杂，对孤独症谱系障碍人士来说是最难的。据调查，学龄前和学龄孤独症儿童较少参加特别活动，比如家庭度假和生日聚会等（Rodger & Umaibalan, 2011）。同样，与同龄人相比——无论是有无残疾情况的同龄人，孤独症青少年参加娱乐活动和社区活动（如童子军）都比较少（Lee, Harrington, Louie & Newschaffer, 2008; Orsmond, Krauss & Seltzer, 2004; Solish et al., 2010）。如果能够想办法事先向孤独症儿童说明这些活动中将要发生什么事情，他们的表现会更好一些。这种"预习"会让他们感到安心，在接下来的活动场景中不会表现得混乱无序，有利于提升能力（Genqoux, 2015）。下面举例说明帮助孤独症谱系儿童参与社区活动的方法。

如果皮特参与的活动是有节奏感的，他会表现得很放松，比如听有声书或者背字母表。他很害怕理发，所以他的老师为他理发准备了一本特别的故事书，并且录了一首伴奏歌曲。这样一来，他就可以一边听着故事和歌曲，一边在学校和理发店里接受理发"演习"，为真正的理发实战做准备。除了把头发真的剪断之外，所有的步骤他都已经熟悉了。有了这些帮助和实践之后，皮特第一次让理发师理了头发，而且表现得很棒。

凯瑟琳和家人去教堂。放音乐的时候，她总是安静地坐着，但当牧师开始讲话的时候，她就东张西望找东西玩了。她特别喜欢跑到穿着带帽兜衣服的人那里，抓住帽兜上的带子捻着玩。有一次活动中，教堂给大家发了一个特别的礼包，里面有一本她喜欢的书，还有一串珠子（可以让她捻来捻去），她那天的表现简直就是个"小天使"。

社会情感关系

人与人之间的关系建立在互动的基础上，而且是令双方都感到愉快的、有意义的互动。要体验友好关系和社交关系，个体必须具备某些能力，比如：能发现别人跟自己有相同兴趣；能接纳别人与自己的不同；能找到维系关系的途径和方法；能努力让这种关系经受住时间、距离的考验，不管境遇如何、无论远近亲疏，都能保持不变（Frith, 2008）。孤独症谱系障碍人士特有的认知和学习模式，极大地影响了他们对社交互动的体验和理解，也影响了友谊等社交关系的建立和维护。随着年龄的增长，他们的社交关系会越来越少，谱系成人的朋友比谱系青少年少（Orsmond et al., 2004），谱系青少年的朋友比小学年龄段的谱系儿童少（Locke, Ishijima, Kasari & London, 2010; Rotheram-Fuller, Kasari, Chamberlain & Locke, 2010）。

孤独症谱系障碍人士只能注意到非常强烈的情绪表达，因而会错过微妙的社会情感信息，特别是那些与复杂情绪有关的信息，所以，他们可能会误读他人的信息所要传达的含义（Montgomery et al., 2016; Williams & Happé, 2010）。比起情感共情（即对他人的情绪状态表现出适当的情绪反应），他们在认知共情（即正确识别他人的感受或者想法并理解其背后的原因）方面的困难更大（Mazza et al., 2014; Montgomery et al., 2016）。他们会把自己的认知理解和社会情感信息的意义非常具体地联系在一起，但这种联系通常是不正确的。这种情况可能发生在他们与别人直接互动的时候，或者在他们解读电影情节的时候，也会发生这种情况。这些对社会情感信息的错误解读，导致孤独症谱系儿童经常出现一些异常的、看起来有点莫名其妙的情绪反应。

谱系儿童常见的感觉过敏、焦虑、强迫性的刻板行为，使他们的人际关系发展过程更加复杂。敏感、多动、容易分心走神，可能会使他们难以关注到社交线索，因此意识不到什么时候是合适的社交时机，也就无从衡量自己的社交互动是否是合时宜的了。或者，谱系儿童可能会选择自己一个人进行游戏活动，因为与他人相处带来的感觉压力让他觉得难以招架（Hilton, Graver & LaVesser, 2007）。例如，如果一个人对声音或者触觉敏感，那么有人靠近他的时候，可能会让他感觉不舒服。因为感觉敏感，他们向他人寻求安慰的方式可能看起来也会有点奇怪，对自己生命中比较重要的人表达情感的方式也会有点不同寻常。焦虑也会影响双向互动的

质量，研究表明，孤独症特质比较明显、社交焦虑比较严重的人比没有这类问题的人感觉更加孤独（Freeth, Bullock & Milne, 2013; Reed, Giles, Gavin, Carter & Osborne, 2016）。强迫性的仪式化行为也会妨碍他们建立社交关系，因为这类行为有时候显得太突兀，与周围环境格格不入，会妨碍谱系儿童学习技能、进行社交互动，最终使他们被孤立于同龄人群体之外（Matson & Dempsey, 2008）。

所有这些因素，都会阻碍他们发展有意义的、愉快的社交关系，这对谱系儿童及其家庭、教师和朋友来说都是非常困难的挑战。下面举例说明孤独症的某些特质在社交关系情境中是如何表现的，另外还有一些案例，介绍养育者应该如何缓解孤独症孩子的分离焦虑。

贾斯汀非常依恋妈妈。他的妈妈留棕色短发、戴眼镜，所以，在学校里，有一位留着棕色短发、戴眼镜的老师抱着贾斯汀的时候，他会感到很舒服，换成别人抱他，他就会哭。

乔舒亚非常依恋家人，家里任何一个人离开的时候，他都要哭闹一下，表现出分离焦虑，以至于只要车库的门有点动静，他都会爆发情绪。他的老师在学校里做了一张叫作"谁在上学；谁回家了"的表。孩子们上学来的时候，就把自己的照片放在"谁在上学"那栏；放学走的时候，就把照片放在"谁回家了"那栏。这个办法很好用，他在学校里表现得很平静，所以老师就想到做一个"谁在家里；谁出去了"的表放在他家里用。第二天，当家人去上班时，他开始尖叫。他的妈妈把他抱到表跟前，把爸爸的照片移到"谁出去了"那一栏，他立刻冷静了下来。他指着"谁在家里"那栏的"妈妈"，确认她还是在家里，就平静了下来。以后，家里人就用这个办法让乔舒亚明白，任何人离开家，都是会回来的。

莱斯利喜欢看视频，和家人一起看迪斯尼动画片的时候，妈妈给她讲故事情节和情绪感受。看了《小鹿斑比》电影之后，她很难过，后来，她很快把"斑比"这个名字和"难过"这个词画了等号。因此，每当她难过的时候，她都会说"斑比"。

汤姆的妈妈去世了。他没有口语能力，对语言的理解能力也有限，但是他的教学团队还是觉得有

必要向他解释清楚"妈妈不在了"这个事实。他们整理了一本家庭成员的相册，在妈妈的照片旁边，画了一个表示"悲伤"的符号；在其他在世的家人照片旁边，画了一个表示"快乐"的符号。汤姆每天都带着这本相册，无论是上学还是在家。几个星期之后，爸爸说，现在每天晚上汤姆上床睡觉的时候，都要拿着相册，并且翻到有妈妈照片的那一页，打开放着。这个仪式化行为，帮助汤姆体验到悲伤这种情绪感受。

瑞奇喜欢和班里的一个女孩一起玩拼图，他最喜欢的拼图是一只鸡。他跟这个女孩一起玩的时候就特别开心，所以他每天都要和她一起玩这个小鸡拼图。后来，他开始每天几十次地接近她，说"鸡"，然后就笑。再后来，每当他看到或者听到任何与鸡有关的东西时，他都无法控制地兴奋起来。这就是他表达享受友谊之情的方式。

沟通技能的发展

大多数孩子都能轻松地学会和使用语言，这让我们很难意识到学会语言和沟通其实是一件很复杂的事情。沟通是一个双向的、动态的社交过程，是学习社会知识、促进社交关系、提升自我意识的重要工具。沟通涉及信息的传输和接收，要进行高效的沟通，需要具备内在的互动需求（动机）、具备需要沟通的原因（目的或者意图）、想要表达的内容（信息）、适当的沟通方式（系统或者媒介），还要有沟通对象（接收信息的人）。

学会使用语言之后，儿童开始能够将语言和非语言手段相结合，用来实现一系列的沟通功能，发起、维持和中止社交互动行为。沟通功能（如沟通的理由）包括满足基本需求、对环境施加影响、建立对话交流、获取信息、分享体验、表达情感，以及讨论过去和将来发生的事情。人类终其一生都在不断地学习和提高对话技能，这种技能非常复杂，包括持续讨论合适的话题、考虑对方的想法、解读他人的非语言行为。随着时间的推移，儿童逐渐具备了灵活使用非语言对话技能的能力，这些技能包括恰当的身体距离、声音语调和目光接触。ASHA网站上提供了一些数据，有助于我们了解大多数儿童在什么时候会达到言语和语言能力发展的重要里程碑。表 2.5 总结了沟通能力发展的重要里程碑。

表 2.5　沟通能力发展的重要里程碑（12～60 个月）

年龄（月龄）	沟通技巧
12 个月 +	偶尔有口语模仿 将不同的手势组合使用，表达基本功能 进行简单的互动游戏 将手势与单词组合使用，表达基本功能 面临选择的时候能够表达自己的偏好
24 个月 +	使用非语言手段发起同伴互动 评论和描述正在发生的事件 回答简单的问题 问简单的问题 使用非语言方式安慰别人 与成人持续进行简单的对话交流
36 个月 +	根据图片复述一个熟悉的故事 经提示可以联想起过去的经历 表达自己的感受 和同伴进行断断续续的对话 进行简单的电话交流 使用语言发起同伴互动 使用肢体语言和面部表情传达信息
48 个月 +	同伴对话技能得以拓展 复述喜欢的故事、电视片段或电影情节 使用社交短语（例如"对不起"） 根据一定的逻辑，将不同的事件有序地联系在一起 懂得如何对他人的情感做出回应 开始解读谈话对象的肢体语言
60 个月 +	就各种各样的话题进行交流 开始考虑谈话对象的角度和想法 在对话中根据谈话对象的需要做出调整 使用语言进行协商和谈判

资料来源：美国疾病控制和预防中心（未注明发布日期）。

了解言语、语言和沟通

区分言语、语言和沟通之间的差异是非常重要的，这有助于我们了解沟通能力的正常发展轨迹和孤独症谱系障碍人士在这方面所面临的困难。下面将对言语、语言、沟通的定义进行简单介绍。

言语

言语，指的是说话的技巧。外部言语分为口头言语和书面言语。口头言语是一种语言沟通手段或者使用声音的能力，是一种根据特定动作顺序进行口腔运动的技能（ASHA，未注明发表日期）。语音就是这一系列相关过程的产物，这些过程包括呼吸（使用气吸）、发声（肌肉收缩以发出声音）、共振（通过喉咙发声）和发音（口腔和唇部运动发出不同的声音）。大多数儿童在5岁之前就能学会使用其母语所需的所有语音。

语言

语言，指的是人们在使用一套通用的或者结构化的符号时所普遍认可并且共用的一系列正式规则（ASHA，未注明发表日期）。语言的形式有：（1）口语（比如通过讲话或者使用语音输出沟通工具）；（2）手语；（3）书面语言。

语言涉及许多规则，这些规则包括音系学、词态学、句法学、语义学和语用学方面的规则（详见表2.6）。音系学、词态学和句法学主要涉及语言结构的规则，语义学和语用学主要涉及语言在语境中的意义和用途。

表2.6　语言规则

术语	规则
音系学	音素是语言（声音）的最小单位以特定顺序发出声音。
词态学	语素是语言结构的最小单位。由音素排序构成。句子中的单词结构（比如表示复数"娃娃"的结尾）。
句法	语法和句子中单词的排序。
语义学	语境中的单词和单词组合所创造的含义。
语用学	社会情境中的语言和非语言符号的使用。

词语，是用来代表概念和反映文化的符号。语意（语义学），是使用语言的核心。学会词语和使用语言达到沟通目的（语用学），两者之间还是有很大的区别。同样，能够读出单词（音系学）或者句子（句法学），并不意味着就一定能够使用语言进行社交沟通（语用学）。在各种各样的语境中、面对形形色色的谈话对象，想要有效地使用语言和非语言沟通信息，并且及时做出调整，最终达到不同的沟通目的，就必须理解和运用语用规则。

语言规则，既适用于理解（接受性语言），也适用于使用（表达式语言）。接受性语言，指的是理解语言的语音、词法、句法、语义和语用规则的能力，它包括将单词意义与沟通线索和社交内容联系起来的能力。为了理解语言的含义，听者需要结合社交情境考虑说话人与他所说的话之间的联系。在这个过程中，需要考虑的因素包括：（1）说话者，即语言信息发送者；（2）说话者所说的话；（3）说话者传达信息的方式；（4）所说的话与正在发生的事情之间的关系；（5）语言信息接收者即听者对该话题的了解程度，所说的话与听者对该话题的了解程度有何关系。例如，如果说话者以垂头丧气的语调说了一句话，那么这句话的意思和平时相比可能就有所变化。

表达式语言，指的是使用语言的语音、词法、句法、语义和语用规则的能力。人们使用口头和书面语言的时候，不管是约定俗成还是实现功能，这些规则都是适用的。表达式语言，包括将语言意义与社交内容联系起来的能力，以及使用语言和非语言信息进行沟通的能力。这种能力发展的前提，是能够理解和使用：（1）词汇（语义）；（2）句子语法（句法）；（3）与语境和正在发生的事情有关的单词、句子（语用）；（4）接收者即听者能够理解的单词和句子。说话，就是以复杂的方式将上述所有这些语言元素整合在一起，表达自己的欲望、需求、感受和想法。个体在认知、社交和情感方面的知识与其语言习得状况以及使用语言表达意义的能力有着千丝万缕的联系。

沟通

沟通和语言不能等同，语言使用符号、注重规则，而沟通具有社会性且变化多端。个体要进行成功的沟通，必须能够迅速地捕捉和理解快速变化的多重感知觉信息以及语言、社交和情感信息。沟通互动，需要实时整合各种各样的情境、语言、社交和情感元素，并且能够不断做出调整以便回应他人的行为。认知能力、社会情感理解能力、语言能力以及过往积累的经验都会影响沟通能力。

沟通不仅仅是能够说话，也不仅仅是能够把单词按适当的顺序组合起来。沟通需要了解如何使用语言将自己想要表达的意思传递给对方。沟通过程，是以连贯的方式使用一系列句子操控对话的过程。不是所有的单词串都能构成一个有意义的句子，同样，对于某个语境或者某个说话对象来说，不是每一串信息都有意义。

沟通需要考虑语篇因素，无论是书面沟通还是口头沟通。沟通的目的是为了让他人知道自己想要什么、告诉他人某件事情、描述某个行为、认同他人的存在。沟通能力是两个或者两个以上的个体之间表达需求、感受和想法的语言及非语言互动交流，是一种基本的社交技能。

语言前沟通能力的正常发展轨迹

沟通能力从婴儿期就开始发展，婴儿的微笑就是一种沟通。普通儿童在学会开口说话之前就已经能够沟通了，他们会使用各种各样的非语言手段表达欲望、需求、感受和兴趣（Bates, 1976）。婴儿能够组合使用眼神、手势、面部表情（比如微笑），能够通过接近他人、发出声音与他人进行有目的的互动，并且能够通过这些途径向他人明确表示他们想要什么、不想要什么。在成长过程中，他们逐渐掌握了有关沟通的社会通用准则。本部分描述了语言习得早期阶段的发展框架，但是这里列出的各个阶段都是大致的年龄范围，有些还有重叠。

一般来说，在6至12个月之间，普通儿童已经可以通过语言前手段进行有目的的双向沟通了。在语言出现之前，普通儿童就能够主动接触他人、观察他人，并能通过发出咿咿呀呀的声音、做出简单手势（比如用手指东西、给别人东西、把东西给别人看）以及客体游戏的方式保持双向互动。他们用这种语言前沟通方式吸引他人关注，让人关注到别人或者对他人发出行为指令。这个年龄段的孩子能够学会如何发起互动、如何对他人的友好行为做出回应。在和沟通对象互动的时候，他们具备共同注意的能力，能够模仿简单的动作或者发声，能够掌握轮流、有来有往的沟通模式。从婴儿时期开始，普通儿童就会使用眼神交流，能够进行轮流发声。类似挠痒痒、捂脸躲猫猫（把脸对着儿童一会儿遮起来一会儿露出来）和玩玩具这样的社会性游戏，能够帮助儿童提升共同注意能力，强化双向互动。

成人建立的互动模式，对于儿童来说是可预测的、有规律可循的常规，所以他们在帮助儿童奠定早期沟通互动能力基础起着重要的作用。例如，研究表明，如果孤独症谱系障碍儿童的父母能够接受一些培训，学习如何与谱系儿童互动，那么谱系儿童在沟通和语言方面都会取得进步（Aldred, Green & Adams, 2004; Drew et al., 2002; Kashinath, Woods & Goldstein, 2006; Ruble, McDuffie, King & Lorenz, 2008; Siller & Sigman, 2002）。如果成人在沟通中能够注意事先预告，方式简单一点、信息充分一点、表达情感的时候夸张一点，并且能够随时随地联系儿童所处环境中的物品和事件，那就能够使沟通互动更为顺利。成人的这种努力可以促进双向交流。例如，成人可以根据儿童的行为表现调整自己的回应模式，以适合儿童的需要。成人与儿童沟通时，停顿时间比较长，非语言互动方式比较多，这些都为儿童提供了更多的沟通机会（Potter & Whittaker, 2001）。儿童发出声音的时候，如果成人做出回应，他就会发出更多的声音。成人想要使互动继续下去，可以根据实际情况，对自己在其中给予的支持做出调整，以便使儿童更加积极地期待成人的回应，如此一来，有来有往的社交互动就产生了。儿童很快就能主动发起类似的轮流互动，并学会如何根据成人发出的信号做出回应，这种双向社交互动为沟通能力的发展奠定了基础。

孤独症谱系障碍人士的语言前沟通能力发展状况

与普通儿童相比，孤独症谱系障碍儿童的社交沟通互动质量明显不同，他们的沟通技能发展轨迹与普通儿童也完全不同。在语言前阶段（出现语言之前），孤独症谱系儿童和普通儿童在使用语言实现功能方面就出现了很多差异。在这个阶段，谱系儿童的非语言沟通行为只局限在某些特定的情境中，他们使用眼神和其他肢体语言，通常只是为了提出要求，而不是为了分享。他们或许能够用手指向自己想要但够不着的东西，却不会使用这个手势将他人的注意力指引到他感兴趣的物品上。同样，他们可能会用眼神提出要求，却不会通过眼神在他们自己、他人和某件物品三者之间建立共同注意。比起回应沟通对象的能力，孤独症谱系儿童在主动发起社会交动方面的能力明显弱一些。

谱系儿童这种语言前沟通的局限性，可能是由于缺乏共同关注的能力（Adamson et al., 2009）。只有对他人发出的共同注意提示做出回应，并与互动对象一起看向共同注意的物品，谱系儿童才有机会进行有意义的沟通。然而，如果在共同注意方面存在缺陷，他们可能就不会回应他人发出的共同注意的邀请，也不会在他人和物品之间协调分配自己的注意力，如此一来，就错失了沟通机会。研究表明，如果能够提升共同注意的能力，就可以增加社交互动的频率，主动性语言和表达式语言也会大大增加（Whalen et al., 2006）。研究人员发现，儿童是在共同注意的互动过程中学习物品分类概念的（Jones & Carr, 2004）。随着儿童对共同注意的回应和发起能力逐渐提高，他们发声越来越多，花样也越来越多（Jones et al., 2006）。

而在孤独症谱系儿童中，虽然也可能存在这种双向沟通，但是主动性和灵活性都不足，而且难以持续。为了尽量减少沟通过程中的不可控因素、保持互动模式的稳定（尽管在某种程度上这种稳定也算是成功的互动），他们会坚持使用某种特定的、固定的沟通模式。这些沟通模式的出现，是因为谱系儿童能力有限，不能综合各方面因素流畅地分析和整合社交信息。因此，孤独症谱系儿童能够学习到的，都是一系列碎片化的体验，这就导致他们出现一成不变的仪式化行为，导致他们的沟通行为只能局限于某种具体的社交情境（也就是说，他们常常将某种特定的社交情境与某个特定的沟通行为一对一地联系起来，无法识别这个社交情境和其他相关社交场合的相似之处，无法灵活应对、触类旁通）。因此，他们很难在相关社交情境中泛化使用已经学到的沟通技能，也很难应对日常生活中的社交沟通互动，因为在这些互动中，信息是动态的，充满不确定因素。

孤独症谱系障碍人士在社交互动中能否取得成功，在一定程度上取决于他的沟通伙伴在互动过程中所采取的沟通方式和承担的角色，如果社交情境和沟通对象无法与谱系人士特殊的沟通方式相匹配，他们的处境就更难了。在沟通交流中，人们必须知道并理解自己承担着两个角色：发起沟通和回应他人发出的信息。然而，对于孤独症谱系儿童的需求，成人往往能够有所预判，而且回应太快，没有等待他们主动发起互动行为。因此，很多谱系儿童也就习惯了自己的这个角色，只是被动回应要求和命令了。例如，孩子还没来得及提出要求，大人就已问出了"你想要什么？"这样的提问经常会影响一来一往的互动过程。如何提升孤独症谱系儿童的沟通动机、提高他们的双向互动质量，这是成功进行干预的关键所在。

语言沟通能力的正常发展轨迹

绝大多数时候，语言沟通都具有互动性（即用于表达某种社交意图），但也可以没有互动性（即作为自我调控的手段）。沟通的社交功能包括对他人做出回应、提出各种要求、表达想法和感受。非互动性语言（即自言自语）是个体调控自身行为或者思维的一种方式。儿童发展出语言之后，就会将各种各样的语言和非言语手段结合使用，以实现各种各样的社交沟通功能。他们通过语言满足基本需求、对环境施加控制、建立社交关系、获取信息、分享体验、表达想法和感受。研究表明，早在语言发展的语言前阶段到多语句阶段，普通儿童就已经能够在结构化和非结构化的情境中实现所有的沟通功能了。正常发展的儿童，其语言发展是从单字到单词组合，再到句子，最终发展为复杂的语言。

学会说话

一般来说，普通儿童在 12 至 18 个月之间就会自发地（不是模仿）使用单个词汇的指称意义和象征意义，并就物品和事件进行有意义的沟通交流，不论这些物品或者事件在不在当时当地出现（Luyster, Lopez & Lord, 2007）。随着年龄的增长，他们逐渐学会在不同的环境中对不同的人使用越来越多的词汇，实现大多数社交功能，比如给物品分类命名、提出要求和做出评述。到了 2 岁，就可以凭借语境提示弄清单词的含义，理解别人所说的话。在 21 到 24 个月大的时候，就会用自己的名字指称自己，并开始使用代词（比如"我""我的""我的东西"）。他们普遍会用"我的"这句话表示自己拥有某件东西的物权，还能认出在镜子里的形象是"我"。

使用单词组合

一般来说，普通儿童在 18 至 30 个月之间词汇量会大幅地增长，掌握的词性也丰富起来（比如名词、动词、形容词）（Oller, Oller & Badon, 2012）。学会使用单词组合之后，他们的沟通技能变得更加丰富。他们能够创造性地组合使用单词用来表示物品和事件，并且能够使用两个和三个单词的组合，实现各种各样的沟通功能。通过语言，他们越来越擅长将非语言和语言沟通手段结合起来，发起、维持和补救双向社交互动。处于这个阶段的儿童可以通过口语、目光接触和非语言沟通手段维持互动，碰到不明白的事情，他们可以使用语言和面部表情要求互动对象进行解释。通过语言，他们可以说出自己的需求、表达自己的想法、搜寻自己需要的信息、分享体验、表达感情。

连词成句

一般来说，普通儿童在 24 到 48 个月之间就可以把单词组合成短语或者句子，并开始使用复数、介词和动词后缀结尾（词法）。他们可以很快学会理解词汇（语义）和语法结构（句法），到学龄前阶段就已经可以达到熟练使用的程度了。不论什么样的场景，不论面对的人是熟悉的还是不熟悉的，他们都能通过沟通实现各种各样的功能。有了更多的语言，他们可以在社交中进行更丰富的一来一回的对话。

语言是一个正式的符号体系，具有结构性（如语义、句法），包括口语、手语、书面语言和其他图形符号，了解这一点是非常重要的。如果要针对语言进行干预，其主要目的应该是扩大词汇量、学会复杂语法。语言是用来进行沟通的一种工具，而沟通与此不同，沟通是一种社会性交流。作为沟通工具，非语言信息如眼神、手势、面部表情和其他情感表达方式同样重要。在没有语言的情况下，也能进行有效的沟通，婴儿的沟通过程就充分证明了这一点。另外，在没有沟通目的的情况下也可能会出现语言，这种情况在孤独症谱系儿童身上比较常见。沟通能力的组成部分如图 2.6 所示。

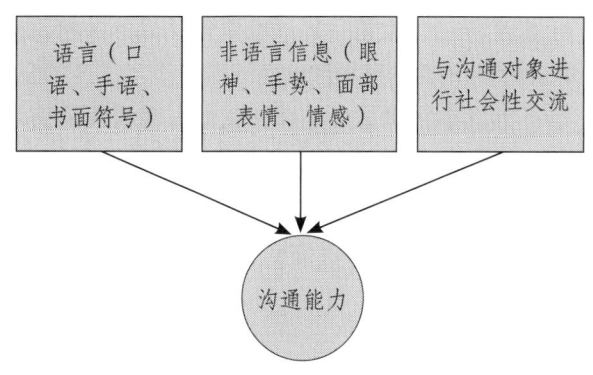

图 2.6 沟通能力的组成部分

孤独症谱系障碍人士的语言沟通能力发展状况

除了核心社交沟通能力的缺陷（即缺乏共同注意、没有模仿能力、不会使用多种非语言行为）之外，研究人员还观察到谱系儿童和普通儿童在发声方面存在差异（Sheinkopf, Muncy, Oller & Steffens, 2000；Werner & Dawson, 2005）。越来越多的研究证实了表达式语言水平与早期发声状况有关（Watt et al., 2006）。孤独症谱系障碍儿童中最常见的早期症状就包括语言发育迟缓、没有语言或者失语（Johnson & Myers, 2007）。然而，应该注意的是，孤独症谱系障碍人士中既有完全没有口语能力的或者口语表达很少、几乎没有的人，也有语言能力很强的人（Boucher, 2012; Weismer & Kover, 2015）。尽管作为孤独症谱系障碍常见的共病，语言障碍仍然值得重视（Tager-Flusberg, 2016），但 DSM-5（APA, 2013）中已经不再将语言发育迟缓或者受损列为孤独症诊断的核心症状。

不论是处在语言前阶段还是已经具备语言能力，孤独症谱系障碍人士的沟通，大部分都是为了提出要求或者表示拒绝，而不是为了分享信息和情感。孤独症儿童可能会表达想要某些物品、食物，或者请求他人帮助，但是他们很少主动谈论自己感兴趣的事情或者表达感情，也很少做出亲社会的表达（比如表示"谢谢""再见"）。如果某种沟通方式在所处情境中能够产生明确而直接的效果，那么他们就能够理解和运用，但使用社交手段吸引他人的注意力、融入他人活动，对他们来说就很难了。提出要求（比如表示"我要果汁"）和表示拒绝（比如表示"我不要这个"）是和具体的情境线索（他想要或者不想要的东西）以及行为后果（比如成人的回应，给予或者拿走）直接相关的。下面举例说明孤独症谱系儿童的语言沟通特点。

兰斯每天都笑眯眯地来上学，他会在门口停下来，老师说："早上好，兰斯。"他回答说："早上好，安妮老师。"然后，老师让他把东西放起来。这个对话每天都要进行。一天早晨，兰斯来到教室的时候，安妮老师没在。他就站在门口等着，越来越不耐烦，一遍一遍地说着："早上好，兰斯；早上好，兰斯。说'早上好'，安妮小姐。早上好，兰斯。"他站在门口，摇晃着身体，反复重复着这些话。在他看来，这是早上到学校报到这个日常行为的启动仪式。

布鲁斯能够使用语言表达想要某种食物和某些物品，但是从来不讨论自己所做的事。但是，他对一个小伙伴的辅助沟通系统（扩大及替代沟通系统①）非常感兴趣。有一天，在间餐时间，他坐在那个小伙伴旁边，试用了语音输出系统，谈起了他的零食，他说："好吃。"他还用这个系统评论了另一个孩子的行为，说："疯了吧，那么大声。"扩大及替代沟通系统设备上的符号起到了提示作用，布鲁斯可以看到他想说的话。

有人靠得太近的时候，妮娜总是会尖叫起来。她的教育团队施行了许多干预计划，让她练习用"请走开"代替尖叫。可是，一旦处在那种情形之下，她就会变得非常焦虑，无法冷静下来用上这些话。因为妮娜很喜欢视频，所以她的老师决定拍摄一些视频，在视频里，妮娜的家人和在学校的朋友都来示范在别人靠得太近的时候说"请走开"。视频总共录了十集，相似的情节，不同的场景。妮娜对这段视频很感兴趣，看完后不久，就可以在提示下说出"请走开"了。

对于孤独症谱系障碍人士来说，他们特有的沟通方式似乎不是因为没有自发分享信息的意愿，而是因为在没有情境线索的提示下，他们难以自己创造出新信息来。对于孤独症谱系障碍儿童来说，无论是语言沟通还是非语言沟通方式，都要靠情境线索给予提示，所以，正如上述案例所示，如果能有清晰的情境线索，就能够为他们的沟通行为提供指导。

在 *DSM-IV*（APA, 1994）中，孤独症诊断标准包括语言刻板、重复、特异。仿说，指的是重复他人的话，无论是立即重复还是过后重复，都是一种刻板的语言形式，很多有口语能力的孤独症谱系障碍儿童都有这种情况，他们用仿说实现各种各样的

---

① 译注：扩大及替代沟通（Augmentative and Alternative Communication, AAC）是一个涉及研究、临床和实践的领域。AAC 尝试研究在言语语言表达和/或理解（包括沟通的口头和书面模式）上有重度障碍的个体的暂时或永久的缺陷、活动受限，以及参与社会活动时所受到的限制，并在必要的时候进行补偿（引自《扩大和替代沟通（第4版）》，[美] 大卫·R. 比克尔曼，[美] 帕特·米伦达著，陈墨、彭燕译，华夏出版社，2020年8月出版）。又译为"辅助和替代沟通"。

互动和非互动功能。普通儿童在学习语言的过程中，尤其是幼儿时期，常常也会模仿和重复他人的口语，实现沟通功能。在语言习得的早期阶段，很难辨别幼儿的口语重复是否正常，因此，仿说和模仿性语言并不能作为孤独症的诊断标准（Tager-Flusberg et al., 2009b）。

刻板语言，例如仿说，指的是以非沟通方式重复在经历过的情境中所听到的语言脚本，这是一种不正常的模仿行为（Volkmar, Paul, Klin & Cohen, 2005）。仿说是孤独症谱系障碍儿童学习方式的典型表现：基于情境、限于情境、完形加工、不够灵活。对于谱系儿童来说，更难的是创造出新想法和新语言，因为这个过程需要分析能力，需要具备思维和规划的灵活性。谱系儿童使用仿说有各种各样的原因，可能是对社交伙伴发出的、表示提出要求或者做出反馈，也可能是用来发起沟通行为（比如要求、呼唤、抗议），或者维持某些沟通交流（比如轮流、提供信息）。有一些形式的仿说是非互动性的，个体通过这种形式的仿说进行自我调控；还有一些仿说可能表现得非常机械，完全不具备实际功能，与所处情境中的人和物没有任何关联。仿说分为以下几种表现形式：

- 即时仿说　这是一种很常见的仿说形式，就是在听到信息之后马上进行部分重复或者全部重复，是对所听到言语的即时模仿。不幸的是，许多孤独症谱系障碍儿童往往是机械地重复别人所说的话，而不理解这些信息的含义。
- 延时仿说　也是谱系人士中很常见的一种仿说形式，就是在听到信息之后过一段时间，进行部分重复或者全部重复。这种仿说常常与特定的人物或者场景有关，这反映了谱系儿童不太能够把语言含义和具体事件联系起来。
- 轻度仿说　也是一种语言重复，只不过把原来听到的语言信息稍作改变。

下列几个案例展示了孤独症谱系障碍儿童仿说的不同表现形式。

丹尼喜欢听有声书，他能很快记住一整本书，并丝毫不差地重复出来，连其中提示翻页的特殊音效也要模仿出来。

老师在教鲍比进行情景对话，下面是师生之间非常典型的对话：

老师：鲍比，这是什么颜色？
鲍比：这是什么颜色？
老师：说"是蓝色的"。
鲍比：是蓝色的。
老师：好极了。
鲍比：好极了。
老师（拿出下一个教具）。
鲍比：这是什么颜色？
老师：对，这是什么颜色？
鲍比：这是什么颜色？
老师：鲍比，你看，说"绿色"。
鲍比：说绿色。

鲍比显然明白沟通是一个交流的过程，但是他不明白相互分享的这些信息是什么意思。

金能说完整句子，但从她的话里很难听懂她的沟通意图。她最喜欢的活动就是看视频，所以她根据一些具体的相似之处，把生活中遇到的人和视频中的人物联系了起来。她第一次看到老师的时候，就说："哪儿都比不上家好，哪儿都比不上家好。"因为她的老师穿着一双红鞋子，所以金就想起了《绿野仙踪》中多萝西的红宝石拖鞋，还有这句经典台词。在学校的一年时间里，每当这位老师穿上红鞋子的时候，金都会说："早上好，桑迪老师，哪儿都比不上家好。"

与仿说有关的另一个特点是不会使用代词。使用代词有一定的规则，所以即使是正常发展的幼儿，在语言习得期间也会感到困惑、弄不清规则。不过，暴露在语言环境中一段时间之后，大多数儿童都会慢慢掌握代词的用法。代词错用与仿说有关，在孤独症障碍人士中很常见，指的是用他、她或者你来指代自己，或者提到自己的时候用自己的名字代替（Volkmar et al., 2005）。谱系儿童提到自己，用的是听到别人提起他们时用到的词，这样就会出现代词错用，下述案例证明了这一点。

贾里德的父亲经常出差，当他回到家时，他会问贾里德："你想我吗？"（问题）。贾里德的回答是"我想我"（回应）。

复杂语言和语篇对话能力的正常发展轨迹

对于普通儿童来说，语言能力的发展似乎毫不费力，因为他们天生就具备神经基础，可以轻松地掌握自己的母语。在学龄前阶段，他们会迅速掌握词汇，走完学习使用语言结构所需要经历的所有过程（比如英语、西班牙语）。儿童在使用语言的时候会犯错，比如把动词时态用错或者单复数搞错等[①]，这也反映了他们学习使用语言的过程。到上学时，正常发展的儿童已经掌握了很大的词汇量，足够他们用来沟通，并在各种语篇环境中（比如对话、叙述）使用复杂的语法结构（比如回指）。他们跟不同的沟通对象交谈时，语言表达也会有所不同。例如，他们对同龄人和成人、对朋友和陌生人说话时，会有不同的表现。

成人和儿童之间的对话与儿童相互之间的对话也有很大的不同。以幼儿为例，他们在与同龄人互动和与成人互动的时候，在语言互动的数量和质量方面都存在显著差异。如果把2岁、4岁和6岁儿童的游戏过程进行录像分析，就会发现同伴间的互动主要以非语言社交行为和情绪表达为主（Quill & Bracken, 1998）。在4岁组和6岁组中，儿童之间的沟通会多一些，但主要还是一个回合的交流（比如一问一答、做出评述，或者是口头应答），或者是平行交谈（比如通过非语言应答方式讨论某人的想法和感受）。总体而言，同伴之间的对话少得出奇。但是，同样的游戏活动内容，如果发生在儿童和成人之间时，就会出现更加复杂的对话交流，下述案例就证明了这一点。

克里斯托弗和妈妈在一起玩，他说："看这个翻斗车。""不，我不想让他搭车。""我要点儿土。"但是当他和同伴一起玩这个游戏时，他所说的话主要就是单个的词，比如"不"和"我的"。

普通儿童能够很快掌握和同伴对话的技能。例如，幼儿能够与同龄人进行断断续续的社会性交流，学龄前儿童可以根据同伴的反馈调整他们的语言和非语言行为。他们会根据听者的年龄、语言能力和社交水平，调整自己措辞的复杂程度和非语言对话方式。他们一直努力坚持进行沟通实践，设法让他人理解自己，并且学会解释澄清的技能。到了上小学的时候，对话已经成为同伴之间社交行为的重点，他们得以继续提高语言和非语言沟

[①] 译注：类似说汉语的幼儿在学说话时把词性用错，说颠倒话等。

通能力。他们能够熟练地解读他人的面部表情、语调语气和肢体语言的含义，能够根据沟通对象的需要对自己的语言信息做出调整。良好的社交对话能力已经变得举足轻重，和双向、轮流以及对他人做出回应一样，都是社交活动中的重要因素，不可或缺。

上学以后，他们的词汇量不断增加，还学会了使用更复杂的句子类型，语言能力也继续提高。个体能否以灵活的方式将个人体验、社交经历和所掌握的知识整合在一起，这个能力关系着他的语言能力。在接受教育的过程中，普通儿童逐渐掌握识字技能（阅读和写作能力），以及学业和社交成功所必需的口头和书面语言知识。

社交场合和沟通对象不同，需要的对话技能也不同，这些技能在成长过程中不断得以完善，一直持续到青年阶段，并且贯穿一生。在整个童年阶段，儿童一直都在学习更为复杂的对话技能，例如保持话题合适、考虑他人的角度以及解读他人的非语言沟通行为。儿童还会意识到，社交角色各有不同，例如，他们会逐渐明白对朋友的说话方式与对长辈的说话方式应该有所区别。在谈话中，个人应该表现出符合自己所处的文化价值观的社交行为，比如帮助需要帮助的人、在游戏中耐心地等待轮到自己，或者可以直言不讳但不能尖酸刻薄。

社会还要求个体知道如何使用礼貌的对话方式。在选择合适的单词和句子的同时，他们还必须选择适合当时情境的非语言行为（比如声音的高低大小、眼神、身体距离等）。在不同的社交情境下，面对不同的沟通对象，他们学会灵活地使用非语言对话技能，比如声音的高低大小和目光接触（Vicker, 2009）。信息量在对话中也很重要，说话者需要提供足够多的信息以便沟通对象理解，但又不能太多，就好像觉得对方什么都不知道或者必须知道这个话题的前世今生一样。儿童还将学到补救对话的技巧，这需要他们能够意识到沟通中断了，因而需要重复信息、重新措辞或者添加信息以帮助对方理解。资料箱2.1名为"成功对话的基本要求"，包含了对话所需的所有复杂要求。

资料箱 2.1：成功对话的基本要求

- 能够关注到说话人的话语中所包含的多方面信息
- 能够处理说话人的话语中所包含的多方面信息
- 能够解读说话人的语言、非语言和情感行为中所包含的意图和含义
- 能够结合社交情境理解说话人的话语
- 能够理解对方的心理状态，即对方知道什么、理解什么、感受到了什么，以便实时判断当前对话内容是否和对方相关
- 能够结合对话主题和对方需要组织自己的想法
- 能够结合对话主题、交谈对象和所处情境调取记忆中的信息
- 能够用语言、非语言和情感行为传达意图和信息
- 能够结合对话主题、交谈对象以及所处情境传达信息
- 能够轮流
- 能够适应正在进行的、不断变化的社交动态情境

上述所有要求，都需同时进行！

对话技能综合了目前为止本书讨论过的所有核心能力、社交游戏休闲活动能力和沟通能力，除此之外，还包括三个特别重要的因素：轮流、话题维护和换位思考。对话语篇中的非语言沟通也有多种特征，这些特征包括身体距离、肢体语言和情感因素，它们是使对话言之有物、顺利进行的关键所在。决定对话效果的关键性语言和非语言因素将在后面进行讨论。

轮流

对话的第一个要素就是轮流，需要个体不断

做出调整以适应所处情境、谈话对象和对话主题（Vicker, 2009）。这需要个体能够判断并把握时机，知道何时应该发起对话、何时应该中断对话以及如何保持对话状态。对话的任何一方都可能承担发起者的角色（发起对话邀请或者维持对话），也可能承担回应者的角色（回应发起对话的邀请或者维持对话）。轮流，需要能够在适当的时候切入对话，能够注意到一轮对话结束的信号，能够等到轮到自己再说话。

话题维护

话题维护，要求个体能够确定什么样的对话主题才适合所处情境，并能够在对话中使用各种各样的主题，还需要能够持续谈论同一主题，除非沟通对象发出信号，提示主题将要发生变化。除此之外，还需要知道如何自然地引入其他主题（Vicker, 2009）。在对话中如果需要加入信息，应该与当前主题相关。

换位思考

第三个，也是最重要的保证对话顺利进行的因素，就是能够站在沟通对象的角度考虑问题。换位思考的能力，指的是能够持续关注并调整对话内容和沟通方式以适应对方的需要。这需要个体能够及时厘清并照顾对方的需要。随着时间的推移，儿童渐渐能够明白，他人的想法、观点、经历和感受可能与自己不同（即心智解读，详见第一章）。理解他人角度的能力，在沟通互动中发挥着重要作用。例如，在对话中，我们需要注意观察对方了解了哪些东西、希望知道哪些东西，这样才能不跑题。有了这种换位思考，我们才能解读他人所说的话中的含义和意图。换位思考还可以让我们不断调整自己的语言和与他人的沟通方式。有了这些基本技能，我们才可以就现在、过去和未来的事件与他人进行对话。

身体距离

身体距离，在这里指的是和沟通对象保持合适的距离，并始终朝向对方的能力。它是个体在社交空间中的身体语言，除了本身蕴藏的含义之外，还可以与其他副语言（即语言的社会性意义，而不是基于语言本身的意义）特征结合起来。站得离沟通对象太远，对方可能会认为你不感兴趣；而离得太近，又可能会让人感到不舒服（Gessaroli, Santelli, di Pellegrino & Frassinetti, 2013; Kennedy & Adolphs, 2014）。

肢体语言

肢体语言，是对话能力的一个组成部分，对于沟通信息的传递，有时候有帮助，但有时候也会产生干扰。肢体语言和手势，可以对口语信息的含义产生极大的影响。有些手势是约定俗成的，在某种特定文化中具有特定含义，比如竖起大拇指、击掌、握手、拍拍背和礼节性接吻。

情感

情感线索，也是对话能力的一个组成部分，也会影响沟通信息。眼神、面部表情和手势是表达情感的重要手段。在对话中，盯着对方的眼睛看，可以蕴含某种暗示，比如对互动的兴趣、分享式注意、真诚的态度等。眼神也可以用来实时关注对方的非语言沟通行为。说话的时候，如果加上面部表情，可能会给口语信息赋予更多含义。例如，面部表情可能会跟口语信息的意思正好相反，或者可能增强口语信息的表达效果（Vicker, 2009）。如果除了面部表情外，再加上语音语调的变化，那么这里传达的情感信息就更为明显、强烈。语音语调的变化，可以突出情绪状态、表达信息，语调对口语信息的含义会有极大的影响。

孤独症谱系障碍人士的复杂语言和语篇对话能力发展状况

对话是一个复杂的过程，需要参与者不断做出调整和修正，因此，对话对于孤独症谱系障碍人士来说是非常困难的，即便是对高功能的谱系人士来说也不例外。谱系人士的语篇对话技能（即用词汇交流思想和想法），其主要特征就是刻板、重复、缺乏变化的互动方式。他们在对话中的一大特点，就是常常讲与特定场景有关的话，翻来覆去地问同一个问题，话题总是那么几个，反反复复地讲同样的内容（de Villiers, Fine, Ginsberg, Vaccarella & Szatmari, 2007; Paul, Orlovski, Marcinko & Volkmar, 2009）。在对话中，个体需要在众多的社交和语言因素之间快速切换注意力,需要在思考自己想法的同时处理沟通对象所表达的信息,并且联想起与该话题相关的其他信息。

孤独症谱系障碍人士在注意力、信息加工能力和社会认知等方面都存在缺陷,所以他们在语篇对话过程中会面临很多困难(Beauchamp & Anderson, 2010)。此外,他们难以主动发出新信息,这也导致他们的语篇对话显得僵化重复。他们很难理解他人在对话中的角度(Baron-Cohen et al., 2000),所以就很难意识到谁是说者、谁是听者,很难就同一个话题进行持续对话,也无法在对话出现中断的时候进行修复和补救。除此之外,他们还难以理解面部表情、肢体语言和副语言(比如声调、音高、讲话速度和流利程度)等非语言线索提示的含义。

在对话能力的发展方面,孤独症谱系障碍儿童与普通的同龄人有很大不同。在普通儿童发展过程中,随着语言能力的提高,对话能力也会相应提高,所以他们能够在对话中增加新的内容,引进相关的新话题,并且使用有效的非语言策略。相比之下,孤独症谱系障碍儿童的语言能力虽然也会发展,但对话能力却没有相应提高(Tager-Flusberg et al., 2009a)。研究人员发现,能够正确完成心智解读任务的谱系人士在对话技能和社交意识方面比无法完成任务的谱系人士表现要好(Frith, 2001; Tager-Flusberg & Joseph, 2005b)。

有口语能力的谱系人士,其表现各不相同,这也是意料之中的事情。有的人似乎只是把对话看作一种轮流活动,反复地提问、说同样的话,如此一来,他就有把握预测对方的互动和回应方式。而有的人则喜欢纠结于细节,在对话中只会依照字面意思进行解读和回应。很多孤独症谱系障碍人士说话都文绉绉的,经常使用正式的书面语,而且只说他们自己感兴趣的话题,注意不到对方给出的线索提示。还有一些谱系人士会使用暗喻性的语言(也就是说,将一件事情与另一件事情进行比较,但不使用比喻词),让对方搞不懂对话信息的意图和含义。孤独症谱系障碍人士还会把不相干的事情怪异地联系起来,这种联系非常特别、非常个性化,所以,他们有时说的话听上去和对话情境毫无关联。例如,一个谱系孩子,隔了几个月又见到朋友的时候,开口第一句话就是:"你的头发以前是长的还是短的?"只有了解孩子的意图才能明白,这个问题的意思是"我最后一次和你见面是什么时候?"

此外,研究表明,孤独症谱系障碍人士很难识别和解读自然社交情境中的情感信息和面部表情(Eack, Mazefsky & Minshew, 2015; Harms, Martin & Wallace, 2010)。如果某种情感(如情绪表现、面部表情、手势含义、声音语调)是单独出现的话,谱系儿童有时还是能够识别并且理解的,但是,在自然情境中,对话中会同时出现各种各样的非语言信息,这种情况下,他们就无法整合处理、恰当应对了。谱系儿童其实也是结合自己对社交情境的理解,竭尽全力地在与他人互动的,这一点从下列两个案例中也可以看出,两名孤独症谱系障碍儿童都很努力地在与他人进行对话。

教詹姆斯进行对话交流,对于他的老师来说也是一种教育。每当她觉得自己已经教会了他如何把某个信息进行泛化的时候,詹姆斯总是重新开始那刻板重复的互动方式,给她当头一棒。例如,詹姆斯已经在很多游戏和活动中练习了怎么问"某某东西在哪里?"这样的问题。在游戏中,他要提出问题:"某某东西在哪里?"然后,他们会去寻宝,找到这个东西的时候,詹姆斯会说:"找到了。"有一天,他在电脑上找一个程序。他的老师问:"你想找计算机程序吗?它在哪里?"在电脑上找了几分钟后,詹姆斯宣布:"我找到了!"他的老师说:"在哪里?找到了?"詹姆斯回答说:"在哪里?"接着,这个对话就这样循环下去了。这个案例说明,詹姆斯确实是理解了这个"寻宝游戏"活动的很多内容,但却没有真正理解这些对话的含义,特别是这些对话内容用在新的对话情境中时,因为与之前老师教他时的情境不一样,所以他就不明白了。

莎娜也是很努力地想要搞清楚别人的想法,下面是一段她和一位访客在教室中的对话,从中可以看出她在努力理解他人的心思:

莎娜:你之前来过这里吗?

访客:是的,我10月份来过你们学校。

莎娜:你那会儿头发是长的还是短的?

访客:我的头发总是差不多长。

莎娜:我记得那会儿好像比现在长点儿。现在这个长度,我不喜欢。

访客：噢，我倒挺喜欢。

莎娜：我这么说，你感觉怎么样？

访客：有一点点不舒服。

莎娜：我这么说，你不高兴吗？

访客：是的，我有点伤心，我喜欢别人夸我。你学过怎么夸别人吗？

莎娜：是的，我学过，下次我会说"我喜欢你的头发"，这样你就会高兴了。

沟通需要灵活性，这对孤独症谱系障碍人士是一大挑战。可能对他们来说，感知到的社交信息太多太乱了，他们需要坚持一种刻板的沟通模式，才能在这个混乱的世界中体会到互动的意义。虽然谱系人士在沟通方面的困难程度有轻有重，但是，不论轻重，想要教会他们适应社交互动各个层面的要求，都是一项艰巨的任务。

孤独症谱系障碍人士的重复刻板行为

除了社交和沟通能力方面的困难，孤独症谱系障碍人士的另一个主要特征，就是局限的、重复的行为、兴趣或者活动模式。孤独症谱系障碍与其他社交和沟通障碍的区别就是重复刻板行为，这种仪式化的行为模式很特别，是孤独症谱系障碍的典型特征，但是，目前研究者对此还知之甚少。想要了解谱系人士重复刻板行为的根源，以及这种仪式化行为与焦虑症、强迫症和其他神经障碍之间的关系，还需要进行更多的研究（Gabriels, Cuccaro, Hill, Ivers & Goldson, 2005）。

如果发现以下行为特征：固定而重复的手势或者动作、狭窄而强烈的兴趣，非常抗拒变化，坚持某些活动惯例和仪式化程序，固执地执行某些特定的和非功能性的仪式、对外界感知觉信息的反应异常，那就基本可以确定是孤独症的刻板行为模式了（APA, 2013）。重复刻板行为会让孤独症谱系障碍儿童无法关注到周遭环境，自然也就接收不到那些能够促进社交和沟通能力发展的有意义的信息（Bishop, Richler & Lord, 2006; Bodfish, Symons, Parker & Lewis, 2000）。而对环境缺乏关注，可能导致各方面能力都发展迟缓（Lewis, 2004; Richler, Heurta, Bishop & Lord, 2010）。

刻板行为还会影响孤独症的严重程度，这种行为越是影响谱系人士在不同情境中的生活，越是困扰谱系人士，其障碍程度就越严重。研究表明，谱系障碍人士对于仪式化行为越沉迷、兴趣爱好越局限、感觉敏感越突出、刻板动作越频繁，将来在认知和适应性能力方面的发展就越落后，障碍症状就越严重（Troyb et al., 2016）。有关 *DSM-5* 中提到的重复刻板行为的概述，以及这些行为模式在社交和沟通行为中如何表现，请参见表 2.7。

表 2.7　社交和沟通方面的仪式化行为实例

类别	社交仪式化实例	沟通仪式化实例
动作重复、讲话方式重复、使用物品方式重复	拍胳膊、晃身体或其他刻板动作。反复旋转、翻转玩具，喜欢把玩具排成一排。	仿说。发出怪异的声音、说些莫名其妙的话。
坚持一成不变、恪守常规、缺乏灵活性、拒绝变化、仪式化行为	每天必须吃同样的食物、穿同样的衣服，或者看同样的节目。无法容忍生活常规发生任何变化。不同活动之间转换有困难。	与人对话时总是坚持固定模式（例如，表达问候或者说再见的时候，措辞和方式永远一模一样，总是问同样的问题，每次都希望得到相同的答案）。
兴趣狭窄、强烈	沉迷于收集某种特定的玩具或者某种类型的物品。再现或者背诵电影或者书里的情节。	与人对话时总是重复同一个话题。
感觉反应异常（超敏感或者高敏感）和感觉兴趣异常	受不了某种声音、气味或者某些衣服的面料质地。沉迷于某种感官刺激（例如，被某种光线、物体运动和其他视觉效果吸引、看起来没完；不停地闻或摸某种东西）。对感官刺激不敏感（如疼痛、温度）。沉迷于视觉刺激（如光线、动作）。	不适用。

资料来源：美国心理学协会（2013）。

行为刻板

如表 2.7 所示，所有谱系人士在社交和沟通行为方面都呈现出刻板的特点，但是具体表现各有不同。肢体动作、发声和语言，都可能是自我刺激的刻板行为，这可能是他们用来应对大千世界的一种方式（Baker, Lane, Angley & Young, 2008）。肢体动作方面的刻板行为多种多样，包括摇晃身体、跳来跳去、不停地拍胳膊、以某种姿势一直盯着手看等。发声方面的刻板行为，包括发出奇怪的声音、说莫名其妙的话。

兴趣狭窄

孤独症谱系障碍人士的沟通模式，其主要特点就是兴趣单调（即局限或者受环境所限）、模式重复（Lam, Bodfish & Piven, 2008）。例如，有些谱系人士平时习惯听到某个提示才能做出回应，那么，他们就只有在听到和这个提示一模一样的社交线索的时候才会做出回应。有些谱系人士喜欢反复地说同样的话，用相同的单词或者短语，反复地问相同的问题，而且希望得到相同的回答，还有一些人可能会反复谈论某个熟悉的话题或者重复对话内容。有些谱系人士还可能会不停地讨论他感兴趣的东西或者活动，或者说或者写，或者可能会对某个特定的人产生浓厚的兴趣，因此，他们绝大部分的互动都会围绕那个人展开。

拒绝变化

谱系人士极度恪守常规（Szatmari et al., 2006）。常规，指的是可观察到的、重复的行为，这些行为具有互动性质，有规律、可预测（比如每日、每周）（Sytsma, Kelley & Wymer, 2001）。生活常规有秩序、有结构、可预测，有助于在混乱中理出头绪，缓解焦虑。生活中出现变化，常规模式被打破，会让孤独症谱系障碍人士感到非常痛苦。有些谱系人士严格执行每天的日程安排，只吃某几样食物，只穿某几件衣服，摆放个人物品井井有条、严谨有序。对有些谱系人士来说，哪怕是微小的变化，比如两个活动之间的衔接变化，都可能引发重复刻板行为。还有一些谱系人士可能会不适应重大事件带来的意外变化，比如假期安排改变了生活规律，也有可能造成刻板行为频发。在面对变化、压力或者生病的时候，他们会更加坚持原有的生活常规，刻板行为也会更加严重或者复杂（Stoppelbein, Biasini, Pennick & Greening, 2016）。

仪式化行为

仪式化行为，有可能是因为他们能力有限，也有可能是他们用来应对世界的一种办法，有助于他们在令人混乱而困惑的社交环境中建立秩序感。研究表明，谱系人士的仪式化行为跟焦虑有关。例如，对于有些谱系人士来说，焦虑程度和这种行为之间可能会发展出一种负强化关系，也就是说，仪式化行为会起到分散注意力的作用，能够降低焦虑程度，那么，时间长了，这种行为就会越来越久、越来越多（Spiker, Lin, Van Dyke & Wood, 2012）。换句话说，仪式化行为有助于缓解焦虑或者分散对焦虑的注意，因此就会得以持续或者强化。谱系人士的仪式化行为有多种表现形式。正如本章前文所述，他们的游戏模式可能是高度仪式化的，玩具不能变、物品不能变、重复的电影内容也总是那些情节（Yanerys, Lazarchick, Rooker & DeLeon, 2013）。还有的谱系人士对于公共汽车或者火车时刻表、某些历史事件等有着异常强烈的兴趣，因此也会表现出很特别的仪式化行为（Baker, 2000）。他们可能会不停地收藏东西，例如，他们会有数不清的来自同一家餐厅的菜单，或者是一大堆电影放映时间表，这些收藏都不让别人碰。这些特别的、异常强烈的兴趣会对大多数社交互动产生影响。

对外界感知觉信息的反应

有些谱系人士对来自外部环境的感知觉信息表现出异常反应。而针对刻板行为，有一种解释就是：有些刻板行为是谱系人士用来调节感官刺激的一种手段（Boyd, McBee, Holtzclaw, Baranek & Bodfish, 2009; Chen, Rodgers & McConachie, 2009; Leekam, Prior & Uljarevic, 2011）。重复的运动模式，其目的可能是在寻求感官刺激（比如摇晃身体可能是一种刺激前庭系统的方式，给物品排队可以提供某种视觉刺激）。他们通过重复刻板行为，获得视觉、听觉、触觉和前庭刺激，这样会使他们感到愉快、放松。同样，他们也可能通过重复刻板行为试图缓解某些感官刺激，这些刺激可能让他们感到非常不舒服甚至难以忍受（比如排除让他们感觉不舒服的其他声音干扰、专注于某个想听的声音）。刻板行为能够让他们在视觉、听觉、味觉、嗅觉、触觉或者动觉等方面感到舒服些，所以，随着时间的推移，这种行为就会得以强化，不断重复。

重复刻板行为的原因

来自孤独症谱系障碍人士的第一手资料，为我们了解重复刻板行为模式提供了一些独特视角（Grandin, 2009）。根据他们的描述，刻板行为是一种来自内心深处的强烈冲动、一种让人感到愉悦的感受体验，或者是一种补偿方式，让他们在感觉超负荷的世界中稍感安慰。孤独症谱系人士巴伦曾这样描述他童年时期的刻板行为："我喜欢重复的事情，每次我去开灯的时候，我就知道要发生什么事情，当我按下开关的时候，灯亮了，这太美好了，让我有一种安全感，因为每次都会发生，一模一样。"（Barron & Barron, 1992, p.143）

重复刻板的行为模式可能反映了个体的情绪状态或者他们对事物的理解情况。对有些人来说，这些行为可能是表达愉悦；而对有些人来说，可能是恐惧或者焦虑的体现。实际上，恐惧本身就可能发展成为一种刻板行为。人们可能会把一个令人害怕的事情与一个无关的人或者物关联起来，一看到这个人或者物，就会想起令人害怕的事情、感到恐慌，这就是一种刻板反应，甚至自伤行为可能也是源于某种恐惧反应，并逐渐发展成为一种刻板行为。本质上讲，在学习、社交、沟通和行为的所有领域，都会存在引起刻板行为的因素。虽然重复刻板行为因人而异，但有关这些行为的根源，有一些理论或者学派已经做了一些解释（Troyb et al., 2016）：

- 刻板行为是调节感官刺激的方式。
- 刻板行为是表达情感尤其是焦虑的方式。
- 刻板行为是认知功能受损的体现。
- 刻板行为是神经抑制能力较弱和神经系统受损的表现。

如上一节所述，刻板行为可能是个体用来寻求感官刺激或者缓解感官刺激的一种手段，在非结构化环境中，当他们感到刺激过多或者过少的时候，就会通过这种方式缓解刺激或者寻求刺激（Ray-Subramanian & Weismer, 2012）。另一种学派认为，刻板行为是焦虑的一种表现，对于孤独症谱系障碍人士来说，社交情境一片混沌、毫无头绪，而刻板行为是他们应对压力的一种手段。他们难以理解社交信息，因此，他们感受到的世界是混乱嘈杂、令人恐惧的，这是焦虑情绪的根源。而重复模式显得整齐、有序，方便他们预测下一步将要发生的事情，这会帮助他们应对日常生活中的不确定因素。

还有一种理论，认为刻板行为与认知功能有关（Bishop et al., 2006; Kim & Lord, 2010; Militerni, Bravaccio, Falco, Fico & Palermo, 2002）。刻板行为源于个体在注意力、信息加工、中央统合功能、社交理解能力和执行功能方面的困难。谱系人士的认知能力有限，在转换注意力和创造新行为模式方面都有困难，所以他们就卡在了刻板行为模式当中。这种认知能力不足，也导致他们无法适应日常安排的转换和变化。因为心智解读能力缺失的原因，孤独症谱系障碍人士无法理解不同的人有不同的想法观点、生活规律或者兴趣爱好，这就导致他们在社交互动中，常常自己滔滔不绝地说个不停，不管对方在不在听。

还有一种说法认为，刻板行为源于神经抑制能力较弱，这是有神经基础的。有研究发现，孤独症谱系障碍人士的刻板行为和强迫症的表现有相似之处（Ruzzano, Borsboom & Geurts, 2015; Zandt, Prior & Kyrios, 2007）。还有研究发现，刻板行为可能在应对焦虑、防止变化、维持互动或者表达兴奋等方面起到了一定的作用，但这些情况在不同的谱系人士之间也有非常明显的差异（Spiker et al., 2012）。如果有人打断他们的刻板行为，有的谱系人士不会表现出什么困难，但有的谱系人士则会变得冲动烦躁。谱系人士的刻板行为实在是不计其数、不胜枚举。

其实，我们每个人都有自己的兴趣，大多数人在生活中都有自己的舒适区，如身体方面的、社交方面的，我们也有自己习惯的话题。然而，谱系人士的特别之处就在于，狭窄兴趣或者重复模式的表现特别明显，持续时间很长，一旦终止这种刻板行为，他们会有非常强烈的情绪反应。在对重复刻板行为的影响进行评估时，需要仔细考虑下列重要问题：

- 这些行为是否对学习有负面影响？

- 这些行为是否影响了被测对象在日常社交活动中的独立程度？
- 这些行为是否对其他人（如家庭成员）造成了极大的困扰？
- 被测对象出现这些行为时，是否表现得非常痛苦？
- 要求被测对象停止这些行为时，他是否表现得更加痛苦？
- 被测对象是否能够自己停止这些行为？

（Clements & Zarkowska, 2000）

下面举例说明孤独症谱系障碍儿童的刻板行为。

盖瑞从一本有声书的歌里面学会了身体各个部位的名称。他喜欢一边看书、一边听歌，然后用手指认身体各个部位。他还喜欢一边听歌、一边根据妈妈用娃娃发出的指令来做动作。每次妈妈用娃娃让他指认书里没有提到的身体部位时，他都要尖叫。他已经可以把这个活动泛化使用到其他活动道具，但是，对他来说，这首歌和特定身体部位之间的关联，还得保持固定不变。

马特要求房间里的东西必须放在固定的位置上。有一天，姑姑来家里和他妈妈一起喝茶。妈妈的茶要掺着牛奶喝，而姑姑只喝茶。于是马特向妈妈要了牛奶。妈妈给他倒了一杯，他把牛奶倒在了姑姑的杯子里。妈妈说："不要。"马特开始尖叫，指着茶杯，喊着"牛奶"，并且哭起来。当姑姑把茶杯递给他之后，他马上平静下来，给姑姑的杯子里倒上了牛奶，直到姑姑杯子里的茶看起来和妈妈的茶一样了，他才高兴地走开了。

卡罗琳的刻板行为就是要求每天的日程安排都是可以预测的。如果有什么事情打乱了这种常规——例如，某一天老师没来，或者周五的时候学校没有像往常一样提供常规午餐（比如比萨），或者妈妈把她从学校接回家里的路上没有直接回家而是停下来干了点别的事情——她就会变得非常不安。

米歇尔从学步的时候就开始收集红色的东西，走到哪儿都带着。她第一天上幼儿园的时候，带了一个红色的大袋子，里面全是红色的东西。而且，她的注意力总是集中在教室里红色的东西上面，她总是想去拿那些红色的东西，无论这个东西在哪里、是谁的，如果不让她这样，她就会尖叫。她用了一年的时间，才学会接受学校的规则，就是只能拿一样红色的东西。

琳达总是用左手拿着一个蓝色的小玩具，除了这个，其他任何东西都不拿。最初的时候，如果有人试图拿走这个玩具，她就会显得非常恐慌，不吃不睡。只有在她跟前放一个可爱的蓝色盒子，里面播放轻柔音乐的时候，她才能够把手上的玩具放开一会儿，慢慢地，放开的时间不断加长。只要她能看见这个蓝色的玩具，她就能比较安静。琳达对蓝色小玩具的喜爱，逐渐演变成收集可爱的蓝盒子，里面装上很多漂亮的、特别的、蓝色的东西。

米娅的老师在教室里挂了十五张彩色的卡片，用具体的方式解释一些社交词语。例如："应对"的意思是"要努力试三遍以上，然后才求助"；"变化"的意思是"我不知道接下来要发生什么"；"耐心"的意思是"等待的时候，练练放松活动"。问到米娅哪个卡片上的社交规则最容易做到的时候，米娅看了好久，回答说："应对最容易做到。"问到哪一个最难做到时，米娅马上就说："变化，我不喜欢变化。"

小结

普通儿童在各方面的发展状况彼此交织、相互影响、错综复杂，而孤独症谱系障碍的表现千姿百态，相关研究应结合发育发展状况进行考虑。本章阐述了普通儿童在非语言、模仿、社交和沟通技能方面的发展轨迹，他们在认知、语言、社交、沟通和情感方面的发展，都是彼此影响、相辅相成的。

非语言核心技能的发展是所有社交和沟通技能的根本。如果没有非语言互动、模仿和协调的能力，个体就不能观察、理解和有效地利用社交信息。儿童首先习得非语言互动手段，如手势和眼神。学会了非语言沟通手段，才能最终将语言作为社交互动工具理解和使用。不管是通过语言还是用非语言沟通，都需要在核心技能领域打下坚实的基础。核心技能能够强化个体的社交意识，这是培养对话技能以及社区活动技能等高级互动技能的关键。

社交活动非常复杂，而且随时都在变化。要进行社交互动，个体需要对自己的行为有所掌控，有组织、有条理，还要有社交动机。从本质上讲，无论处于什么样的社交情境，个体都要知道怎么做、怎么看、怎么听，都要知道如何与他人沟通，才能参与这些活动。针对社交能力进行干预，就是要帮助孤独症谱系障碍儿童和青少年学会在各种各样的社交情境中如何协调怎么做、怎么看、怎么听和怎么说。

与社交活动一样，沟通过程同样也是复杂的、动态的，需要积极的双向互动。想要有效地进行沟通，个体必须具备社交动机、掌握沟通方法、具备沟通理由。个体要知道在互动中该做什么、该看谁、该怎么听，在这样的社交情境中，沟通行为（即该说什么）才更有可能出现。现在有很多干预资源，都是旨在帮助谱系儿童掌握语言，这些方法的前提都是认为功能性沟通的发展是自然而然的。但是，考虑到孤独症谱系障碍的本质特点，我们认为沟通能力的干预还是需要一个系统化的解决方案。

近十年来，很多科学文献都论及了孤独症谱系障碍的复杂性。然而，基于曾经与谱系青年一起生活或者打过交道的经验，我们认为，这些研究并没有完全把握、充分解释或者正确处理谱系的多样性。孤独症谱系障碍涵盖范围很广，还存在很多未解之谜。谱系人士各种各样的行为表现，对于很多专业人士所了解的知识来说，也都是一种挑战。在对谱系儿童进行评估和干预的时候（本书后续章节的主要内容），应该考虑到每位个案都有自己独特的学习方式和社交视角，只有这样，才能制订有针对性的干预方案，帮助他们发展必要的技能，建立有意义的人际关系。障碍情况越复杂，干预方案就越复杂。对于教育人士和家庭成员来说，最大的挑战是理解谱系儿童在社交和沟通方面遇到的困难、经历的挣扎以及付出的努力，同时帮助他们在这些方面取得进步。这项挑战，对于继续探究孤独症谱系障碍之谜有着重要的意义。同时，也让我们这些毕生致力于帮助谱系人士的人们心怀谦卑、脚踏实地。

第三章 社交和沟通能力的评估

本章主要内容

详细介绍整个评估过程，如何发现孤独症谱系障碍人士在社交和沟通能力方面的困难。
- 介绍教育评估的目的。
- 介绍评估中用到的术语：正式与非正式、标准化与非标准化、常模参照与标准参照、定量与定性。
- 介绍目前常见的评估社交和/或沟通能力的筛查工具与评估方法。
- 介绍如何使用孤独症谱系障碍人士社交和沟通能力评估量表修订版（ASCS-2，简称新量表）制订干预计划、监测进展情况。
- 介绍如何使用新量表对谱系障碍人士的社交和沟通能力进行评估、计分。

本章有两个方面的目的：（1）概括介绍目前用于评估社交和/或沟通能力的所有正式与非正式的筛查工具与评估方法；（2）详细介绍一种最新的专为孤独症谱系障碍人士设计的社交和沟通能力评估工具。在对孤独症谱系障碍人士的社交和沟通能力进行评估的时候，专业人员需要面对很多特殊的困难。例如，如何确定使用哪一种评估方式才能保证评估结果最为可靠、有效，如何在评估过程中做出调整以便适应儿童异常发展模式所带来的干扰和影响。本章首先概括介绍用于评估社交和沟通能力的诊断工具以及课程本位的发展评估，之后介绍"孤独症谱系障碍人士社交和沟通能力评估量表修订版"（以下简称新量表）的设计理念和使用方法。新量表填补了该领域目前存在的空白，并就孤独症谱系障碍人士社交和沟通能力评估过程中存在的主要困难提供了一些解决办法。想要了解新量表完整版，请参阅第三章附录或者关注"华夏特教"微信公众号，获取下载资源。

教育评估

教育评估具有三个基本目的：（1）对被测对象的能力发展状况进行评估；（2）对被测对象所具备的各种能力进行准确而详细的描述，以便制订有针对性的干预计划；（3）对被测对象的能力发展状况进行记录存档，以备查看一段时间内有何进步。评估方式有两种基本类型：一是正式评估；二是非正式评估。用于表示正式和非正式评估工具的术语有：标准化的或者非标准化的、常模参考的或者标准参照的、定量的或者定性的。不管是正式的还是非正式的评估工具，都可以用来评估孤独症谱系障碍儿童。可供干预专业人员选择的评估工具也有很多，每种工具都有其优势和局限性。正式的、标准化的评估工具，其优势是效度和信度较高，但评估结果往往不太方便直接用于课程和教学计划。而非正式的、标准参照的评估工具，在制订干预计划和监测能力发展方面可以起到很大的作用。

正式的评估是标准化的、常模参照的，需要按照规定的方式进行，可以提供定量结果（数据可测、结果量化）。这种类型的评估通常是以普通儿童的能力发展状况作为参照标准（常模），描述被测对象与标准样本的比较结果。例如，使用标准化评估工具进行评估，可以报告标准分数、百分位数、标准差或者包括划界分数的排序算法，还能将被测对象当时的状况水平与同龄人进行比较。智商测试、学业测试和发展状况（如语言、大动作等）标准化测试等都属于常模参照评估。尽管正式的评估能够提供有关能力发展状况方面的量化数据，还能将干预进展情况记录存档，但是这些工具并不能够明确指出哪一项技能是需要重点干预的目标。

相比之下，非正式评估是基于标准参照的评估方式，不是标准化测试。这种评估方式不会将被测对象的表现与其他人做横向比较，其主要目的是用于制订干预计划。例如，标准参照评估旨在根据一套预先设立的固定标准或者学习标准评估个体表现。通过这种非正式的评估，可以了解被测对象已经掌握了哪些技能、在干预中应该重点提升哪些技能。使用技能量表，可以确立教学目标，并记录进展情况。有些非正式的评估工具通过在自然情境中观察被测对象或者对某项技能进行直接抽样评估被测对象的能力水平。还有一些非正式的评估工具（比如综合调查表、问卷、评估量表、检核表等）则通过对熟悉被测对象的人进行访谈，间接评估被测对象的能力水平。这种评估形式能够提供定性结果，可以直接用于干预计划。

尽管非正式评估无法提供有关被测对象发展状况的标准化信息，但是，这些评估工具能够对被测对象的能力发展状况进行评估，并为制订个别化教育计划（简称IEP）提供参考。非正式工具有助于我们确定需要重点干预哪些技能，可以用来系统化地记录被测对象在一段时间内的发展和进步。

孤独症谱系障碍人士社交和沟通能力的评估

目前常用的正式与非正式评估工具有很多，一般都是用来进行孤独症谱系障碍诊断、评估谱系儿童的社交和沟通能力、了解干预需求等。虽然通过正式评估可以全面了解被测对象的社交和沟通能力状况，但是在使用这些方法评估谱系儿童时，也发现了很多局限：

1. 标准化的评估方式很难充分反映谱系儿童社交和沟通行为的特性，因为他们在这方面的发展轨迹偏离了普通儿童的一般发展规律，他们掌握这些能力的顺序可能有别于普通儿童，使用这些技能的方式也可能存在异常，或者出现了一些非同寻常的代偿性技能。这些异常的发展模式，导致标准化评估的结果难以转化成有意义的干预措施。

2. 谱系儿童在自然情境下也许能够使用某项技能，但是在受控的测试情境下未必能够表现出来，因此，如果评估是为了给制订干预计划提供参考，那么，常模参照的评估结果能够提供的信息就非常有限了。

3. 鉴于社交和沟通障碍是孤独症谱系障碍的核心症状，评估和干预首先应该考虑对这些方面的技能进行评估。

因此，目前对于孤独症谱系障碍人士的社交和沟通能力的评估工具大部分是非正式评估工具，旨在发现被测对象在发展各方面的强项和不足，并为制订干预计划提供参考。

有很多评估工具都可以用来进行孤独症诊断和／或社交和沟通能力评估：

- 筛查和诊断工具
- 适应性行为评估量表
- 社会性评估量表
- 沟通和语用能力评估量表
- 课程本位评估

筛查和诊断工具

是否诊断为孤独症谱系障碍，很大程度上取决于儿童发展过程中是否出现社交和沟通发展里程碑。因此，很多针对社交和沟通能力进行评估的工具，其设计目的主要是筛查与诊断。很多孤独症诊断量表主要用于评估孤独症儿童在社交、沟通能力和行为问题等三个方面的表现。表3.1总结了最常见的诊断和筛查工具。实践证明，这些工具在孤独症谱系障碍诊断方面信度较高，能够提供一种全面记录诊断信息的结构化方法，在临床研究中使用较多。

适应性行为量表

适应性行为量表是一套正式的标准化评估工具，它给出了能力发展的普遍标准，包括但不限于社会性和语言方面的发展。这些评估工具多用来评估有不同类型发展障碍的儿童。表3.2总结了三种标准化的适应性行为评定量表，这些量表常用于评估孤独症儿童的适应性行为。

社会性评估量表

大部分社会性评估量表都不是标准化的评估工具，这些评估工具主要是为了观察被测对象在某一发展领域的表现，如游戏能力或者换位思考能力。有些评估工具旨在衡量社交能力发展的整体水平，还有一些评估工具是为了确定应该把哪些社交技能作为教学干预目标。表3.3总结了目前常用的社会性评估量表，这些量表均可用来评估社会性功能的各方面情况。

沟通能力评估量表

沟通能力评估量表用来评估不同的技能组合能力：语言前沟通技能、沟通的社会性功能和社交语用技能。由于语言前社交和沟通能力发展状况是孤独症早期识别的关键，所以这方面的评估工具开发也引起了广泛关注。

针对沟通的社会性功能进行评估，有助于我们理解孤独症谱系障碍人士特殊的语言和沟通模式，因为干预中最为重要的一点就是提高他们的功能性沟通能力。表3.4列出了一些常用的非正式评估工具，主要用于评估语言前沟通技能和沟通的社会性功能。

除了非正式的沟通评估工具外，有些正式的语言评估工具也可以对更高级的语用技能进行评估，不过大多数语言评估工具没有这个作用。大部分标准化语言评估工具都注重语言建构能力的评估，而无法详细评估被测对象的语用能力。表3.5重点介绍了一些评估工具，其中确实包括能够针对一些语用能力要素进行评估的评估工具。所有这些评估工具都是标准化的，能够提供有关被测对象的语用能力的数据，以便与同龄人比较。

课程本位评估

课程本位评估是非正式的、标准参照评估工具，有助于为各种特殊需要儿童和青少年制订干预计划并实时掌握计划实施情况。目前最常用的课程本位评估工具都是由行为分析师设计的，主要针对孤独症谱系障碍儿童开发使用。这些评估工具用于监测分项技能的学习情况，但是对于被测对象在自然情境下如何使用这些技能实现功能，不是特别重视。相比之下，其他为制订干预计划而设计的评估工具都不是为孤独症谱系障碍儿童量身定做的，对很多特定的社交和沟通技能都没有针对性的评估，而这些社交和沟通技能，却是保证有效计划、有效监测所必需的。表3.6就几种主要的课程本位评估工具进行了总结。

表 3.1　筛查和诊断工具

评估工具名称	评估工具说明	评估针对领域
孤独症诊断观察表（第二版）（ADOS-2; Lord, Rutter, DiLavore, Risi Gotham & Bishop, 2012）	一种半结构化的标准化测评工具，旨在评估12个月及以上的儿童是否患有孤独症谱系障碍。针对孤独症诊断，该评估工具设计了五个包含划界分数的适用模块： 幼儿模块：适用于无法连贯使用短语的12～30个月的儿童。 模块1：适用于无法连贯使用短语的31个月及以上的儿童。 模块2：适用于能够使用短语但没有流利口语的各年龄段儿童。 模块3：适用于能够使用流利口语的儿童。 模块4：适用于能够使用流利口语的青少年和成人。	沟通能力 社交互动 游戏能力 重复刻板行为
孤独症临床诊断量表（修订版）（ADI-R; Rutter, LeCourteur & Lord, 2008）	一种半结构化的标准化评估工具，旨在通过养育者了解孤独症儿童的有关信息，要求被测对象心理发育水平需在18个月以上。评估工具包括93个是非题，主要涉及三个方面，每个方面都有一个最低分数，低于这个最低分数，就可以做出孤独症诊断。	双向社交互动 沟通和语言 刻板行为和狭窄兴趣
学步期儿童孤独症量表（修订版）（M-CHAT-R/F; Robins, Fein & Barton, 2009）	针对16～30个月儿童设计的孤独症筛查工具，量表共包括20个问题，家长需要根据实际情况回答"是否达标"。如果儿童在发展过程中没有出现重要里程碑，尤其是如果不会用手指着东西表示自己感兴趣、没有共同注意、不会假扮游戏，那么患孤独症的可能性就比较高了。	社交兴趣 共同注意 手势沟通 游戏能力
儿童孤独症量表（第二版）（CARS-2; Schopler, Van Bourgondien, Wellman & Love, 2010）	用来诊断孤独症和评估其严重程度的工具，共有两个版本： 标准版版本（ST）：适用于6岁以下儿童或语言发育迟缓儿童。 高功能版本（HF）：适用于6岁以上、有口语、智商正常儿童。 使用该量表进行评估，可以给出总分，用来评定被测对象是否患有孤独症，严重程度如何。	早期发展里程碑 社交、情感、沟通技能 刻板行为或狭窄兴趣 游戏技能和生活常规 感觉反应异常
社会性反应量表（第二版）（SRS-2; Constantino & Gruber, 2012）	孤独症筛查和诊断的辅助工具，该量表共包括65个问题，用来评估社会性缺陷的严重程度，程度从轻微到严重。	社会性意识 社会认知 社交沟通 社交动机水平 狭窄兴趣和刻板行为
孤独症谱系障碍检核表（CASD; Mayes, 2012）	孤独症筛查和诊断的工具，适用年龄为1～17岁。该量表主要基于与家长的半结构化访谈、教师或者养育者提供的信息、对被测对象的观察和其他可用的记录。检核表上共有30个问题，考察六个方面的技能和行为，计分方式为"有"（不管是有过还是有，都算有）或者"没有"。	社交互动 刻板行为 感觉反应异常 沟通能力 情绪 安全

表 3.2 适应性行为评定量表

评估工具名称	评估工具说明	评估针对领域
文兰适应行为量表（第三版）（Sparrow, Cichetti & Saulnier, 2016）	一种标准化评估工具，全年龄段适用，采用访谈和问卷的方式获得被测对象在社交、沟通、自理、运动和行为发展等方面的指标信息。	社交技能 沟通技能 自理能力 运动技能 行为表现
适应性行为评估体系（第三版）（ABAS-3; Harrison & Oakland, 2015）	标准化评估工具，全年龄段适用，旨在对被测对象的适应性能力做出完整评估，包括评级选项，通常由父母、养育者和教师合作完成，针对成人被测对象，还设有自我评级选项。	该评估工具用于评估下列三个适应性技能领域中的11项技能：理解、社交、实践
执行功能行为评级量表（BRIEF; Gioia, Isquith, Guy & Kenworthy, 2013）	标准化评估工具，适用年龄为5～18岁，测评执行功能的八项指标，这些指标反映了被测对象的社交能力和学习能力水平，根据这些指标数据，确定被测对象有无孤独症倾向。调查问卷中有86个项目，检核表用于评估执行功能的八项指标。该工具分教师和家长两个版本。	抑制 转换 情绪控制 发起 工作记忆 计划 有组织、有条理地安排使用活动材料 自我觉察

表 3.3 社会性评估量表

评估工具名称	评估工具说明	评估针对领域
社交技能提升体系评估量表（SSIS; Gresham & Elliott, 2008）	一种标准化评估工具，旨在评估被测对象的社交技能、问题行为和学习动机，适用年龄为3～18岁，该评估工具是多源评估工具。	社交技能 问题行为 学习能力
社交技能评估体系（SSRS; Gresham & Elliot, 1990）	一种标准化评估工具，利用李克特五级量表（级别从"从不"到"总是"，共分五等）对各种社交技能进行评估，得出社交能力的综合评分，用来评估学龄前儿童和小学、中学学生的社交能力，效度、信度较高。	社交技能 问题行为 学习能力
范德堡大学孤独症谱系障碍研究所开发设计的社会技能评估量表（Stone, Ruble, Coonrod, Hepburn, Pennington, Burnette & Brigham, 2010）	该量表旨在评估被测对象在认知、行为和情感等三个社会性维度的知识与技能掌握情况。评估结果可用于制订干预计划，对6～12岁具有一年级阅读能力的有口语儿童进行干预。该量表是标准参照评估工具，通过家长和教师访谈以及对技能直接抽样了解被测对象的情况。	认知方面：换位思考 行为方面：发起和维持互动 情感方面：了解简单和复杂的情绪
孤独症社会技能量表（Bellini, 2006）	一种标准参照的评估工具，由家庭成员和干预人员对学生在社交场合的能力状况和行为表现进行评分，评估结果可用于制订干预计划。该量表包含49个项目，按照四级李克特量表评分，主要测评被测对象使用某项技能的频率以及在没有辅助的情况下是否会使用该项技能。	社会性方面
儿童游戏发展评估量表（Westby, 2000）	用于评估幼儿的自发游戏活动和游戏能力发展要素。	游戏特点
整合性游戏团体评估法（第二版）（IPG; Wolfberg, 2009）	用于评估和监测孤独症儿童在游戏活动中的认知、沟通和社会性等方面的表现。该评估工具由与其同名的规定性干预模型发展而来。非正式评估用于建立基线、设计整合性游戏团体和监测干预效果。越来越多的证据表明，整合性游戏团体模型在提升孤独症儿童游戏能力方面非常有效。	认知 沟通能力 游戏活动中的社会性

（续表）

评估工具名称	评估工具说明	评估针对领域
错误信念测试（Baron-Cohen et al., 1985）	一种评估工具，用于评估社会认知的核心能力：心智解读能力。评估过程中会给出一系列任务，在这些任务中，被测对象需要观看和收听一个涉及两个角色的场景，之后需要预测其中一个角色接下来会做什么（即"我觉得她知道_____"或者"我认为她觉得_____"），该项测试需要被测对象能够从任务角色的角度解读这个场景。	心智解读能力

表3.4 沟通能力评估

评估工具名称	评估工具说明	评估针对领域
沟通和象征性行为量表（CSBS）与沟通和象征性行为发展量表（CSBS DP）（Wetherby & Prizant, 1993, 2002）	该量表用于评估在不同沟通情境下儿童早期的社交沟通和象征性行为的能力发展状况。沟通和象征性行为发展量表是一份检核表，用于婴儿1岁体检时进行筛查，主要基于家长报告和面对面评估情况给出筛查结果。该评估工具为接下来的干预打下基础，如制订个别化家庭服务计划、确定需要进一步评估的领域、判断干预措施是否合适以及记录一段时间内的行为变化。	手势沟通 有声沟通手段 双向互动 情感表示 象征性行为
功能性沟通能力评估表（修订版）（FCP-R; Kleiman, 2003）	专为中度至重度发育迟缓的学生设计的评估工具。使用功能性沟通能力评估表修订版进行评估，可以对被测对象的沟通能力、沟通方式（如语言、符号、非语言、扩大沟通等）和独立程度有一个全面了解，通过直接观察、教师和养育者报告以及一对一测试收集评估信息。该量表包括10个与沟通能力相关的子量表。	注意力 非口语沟通能力 理解能力 使用各种符号系统的能力 语用能力（如沟通意图和对话技能）
社交沟通问卷（SCQ; Rutter, Bailey, Lord & Berument, 2003）	标准化评估工具，基于家长报告，用于评估实际年龄4岁以上、心理年龄2岁以上的孤独症儿童。该问卷包含40个是非题，父母或者其他养育者完成问卷仅需不到10分钟。评估结果可以用来提供一般干预建议。该问卷现有两个版本：针对当前状况的即时版本和针对全生命周期的终生版本。	沟通能力 社会性功能 重复、刻板以及模式化行为

表3.5 语用能力评估

评估工具名称	评估工具说明	评估针对领域
语言基础临床评估表（第五版）（CELF-5），语用概况和语用活动检核表（Wiig, Semel & Secord, 2013）	标准化评估工具，其中包括两个测试，旨在评估语用能力，适用对象年龄在5~21岁之间。这些评估工具主要基于观察和互动，用于评估社交和沟通语言技能。语用概况检核表旨在对语言和非语言的语用技能进行评估，加上语用活动检核表作为补充，用来观察三个社交活动中的待测语用技能的使用情况。样本项目包括是否掌握对话规则、是否理解幽默笑话、是否能够理解和表达复杂的意图、是否能够注意到他人说话的韵律特征或者能够在说话时使用韵律特征。根据该评估工具给出的评估结果，很容易确立专项干预目标帮助具备复杂语言技能的被测对象。	用于评估社交和沟通语言技能
语用能力测试（第二版）（TOPL-2; Phelps-Terasaki & Phelps-Gunn, 2007）	标准化评估工具，旨在分析被测对象在某种社交情境下的社交沟通能力，主要用于以下几个方面：（1）判断被测对象是否存在语用能力缺陷；（2）发现被测对象的强项和不足；（3）记录被测对象的进步；（4）测评语用技能水平。该量表分不同版本，针对不同年龄段的被测对象： • 8~18岁版本包括43个项目。 • 6岁和7岁版本包括17个项目。	用于评估基本的语用技能

(续表)

评估工具名称	评估工具说明	评估针对领域
问题解决能力测试（TOPS；Bowers, Huisingh, Barrett, Orman & LoGiudice, 1994; Bowers, Huisingh & LoGiudice, 2005; 2007）	标准化评估工具，根据被测对象的语言策略、逻辑和经验表现，评估其是否具备问题解决能力和批判性思维，该评估分不同版本： • 青少年版：针对 12 ~ 17 岁年龄段。 • 小学生版：针对 6 ~ 11 岁年龄段。 该测试由一系列照片组成，这些照片涉及推理判断、解决问题、任务排序、消极问题、预测发展、发现问题原因、确定解决方案、解读他人观点和转述他人观点。在评估过程中，被测对象需要回答有关这些照片的问题。	用于评估与语言相关的思维能力以及使用逻辑和经验进行决策的能力

表 3.6　课程本位评估

评估工具名称	评估工具说明	评估针对领域
布里根斯早期发展评估表（第三版）（Curriculum Associates, 2012, 2013）	标准参照和常模参照的标准化评估工具，旨在针对 8 岁以下的幼儿和学龄儿童进行评估。该评估获得的数据可以用来指导课程和教学的规划、实施，并实时监测教学进展情况。	评估身体发育、语言发展、阅读能力、数学和科学能力、日常生活自理能力和社会情感发展状况
布里根斯转衔能力评估表（Curriculum Associates, 2010）	一种标准参照的课程本位评估工具，适用于青少年和年轻人，评估被测对象的能力是否能够适应初中、高中转衔项目的要求。	用于评估独立生活能力、就业能力和中学后技能掌握情况，以便确定被测对象是否能够适应转衔项目的要求
基本语言和学习能力评估量表（修订版）（ABLLS-R；Partington, 2006）	一种标准参照的课程本位评估工具及技能监测体系，旨在全面考查所有发展领域的 500 多种技能，包括语言、社交、早期学习能力和运动技能。使用该量表得出的评估结果信度较高，可以用来确立针对性极强的干预目标，并实时监测干预进展情况。	用于评估所有发展领域的 500 多项技能
语言行为里程碑评估及安置计划（VB-MAPP；Sundberg, 2008）	一种课程本位评估工具，根据儿童发育发展中的重要里程碑（0 ~ 48 个月）和行为分析领域的研究成果测评被测对象的技能发展情况。语言行为里程碑评估及安置计划已实际应用于孤独症谱系障碍人士，该量表被认为是评估早期语言和学习关键技能的黄金标准。	用于评估 170 个语言和社交发展里程碑以及 24 个潜在的语言和学习障碍

孤独症谱系障碍人士社交和沟通能力评估量表（修订版）

新量表是一套标准参照的非标准化评估工具，用于评估孤独症谱系障碍儿童和青少年的社交与沟通能力，以便根据评估结果制订干预计划。旧版的孤独症儿童社交和沟通能力评估量表是在 2000 年发布的，根据教育工作者和临床医生这十几年来的应用反馈，进行了修订更新，形成了孤独症谱系障碍人士社交和沟通能力评估量表修订版（ASCS-2）。修订版保留了旧版的基本结构，但增加和改进了一些内容。孤独症谱系障碍人士社交和沟通能力评估量表修订版，最初是为专业人员设计的，用于评估社交和沟通能力、制订干预计划和监测干预进展，后来慢慢发展到可适用于全年龄段和不同的发育发展水平的个案。

该评估工具也可以和其他正式或者非正式的社交及语言评估工具结合使用，以便对被测对象的社交和沟通能力进行完整评估并据此制订干预计划。具体来说，该量表可以使教育团队：

- 了解个案在社交和沟通能力方面的强项和需要帮助的地方。
- 发现妨碍个案学习、掌握以及泛化使用社交和沟通技能实现社会性功能的原因。
- 将干预目标合理排序。

- 详细记录一段时间内个案的社交和沟通技能的发展变化。
- 确定个案已经可以泛化使用哪些技能实现社会性功能。
- 实时掌握个案在一段时间内的发展进步。

该评估工具分为三个独立单元，可以单独使用，也可以任意组合使用，这三个单元包括：

1. 行为量表：该部分为调查问卷，用来了解被测对象社交和沟通能力发展的总体状况，可以对被测对象目前的技能掌握情况进行定性描述。

2. 困难问卷：该调查问卷可以用来确定被测对象的学习困难以及妨碍他们实现独立的原因所在，调查针对的问题有社交动机水平、感觉敏感度、对提示的依赖程度、重复刻板行为和其他问题行为。问卷会对上述困难进行量化评估，并为评估人员提供了一定自由，使其能够进行定性描述，总结被测对象在社交和沟通能力发展以及独立性方面存在的主要困难。

3. 技能检核表：该表用于评估四个方面的社交和沟通技能水平：核心技能、社交技能、沟通技能、社区活动技能。针对上述四个方面，设计了四个单独的检核表，这四个单独的检核表又进一步细分为不同的技能领域，每个技能领域针对不同的单项技能进行评估。技能检核表的设计目的是评估被测对象是否可以泛化使用某项技能实现社会性功能。该量表使用了新的代码体系评估被测对象的技能掌握程度，分为四个级别：

- 没有掌握 = 该项技能表现不明显，或者从未观察到。
- 初步掌握 = 在直接指导下学会该项技能，但只能在一种情境下使用，在有提示或者无提示情况下能在该情境下使用该项技能。
- 已经掌握 = 在直接指导下学会该项技能，但只能在教学设计情境下使用该项技能，在无提示情况下能在这些情境下使用该项技能。
- 泛化使用 = 无需指导即可独立使用该项技能，在教学和非教学情境下都可使用该项技能实现社会性功能。

使用孤独症谱系障碍人士社交和沟通能力评估量表修订版进行评估，在每个独立单元都会给出一个评估小结，方便评估人员在所有信息中找到关键数据、灵活使用，并据此设计干预方案、监测进展情况。根据行为量表单元的测评，可以得出叙述性小结，根据困难问卷单元和技能检核表单元收集到的数据，可以得出带有计分的总结表格。新量表既可以用来收集信息，又可以在一段时期内多次使用，以便实时掌握某些技能的长期发展情况。在困难问卷和技能检核表单元部分，评估人员还可以在同一个发展监测表中记录来自三次评估的数据，这两个部分还包含干预计划表，评估人员可以根据评估期间收集到的数据制作一个列表，列出一系列具体的教学目标。

下面将介绍新量表的设计理念、设计格式和使用方法。通过具体使用示例，解释如何使用新量表进行测评和打分。评估量表完整版请参阅第三章附录或者关注"华夏特教"微信公众号进行下载。

新量表的设计理念

可供干预人员选择的评估工具有很多，每种工具都有其优势和局限性。基本语言和学习能力评估量表修订版（ABLLS; Partington, 2006）和语言行为里程碑评估及安置计划（VB-MAPP; Sundberg, 2008）凭借其对目标技能测评的准确性和对干预进展监测的严谨性，在孤独症儿童和青少年评估中得到了广泛应用。但是，这些评估工具还存在一些问题，而新量表的出现，就解决了这些问题。

新量表的设计前提，是认识到核心的社交和沟通技能十分重要，执行功能和社会认知所需的关键技能也十分重要，认识到培养泛化使用技能以便实现社会性功能的能力至关重要。新量表具有以下特点：

- 更加重视关键核心技能，如共同注意、模仿技能、自我调控能力。
- 涵盖更多的社交和沟通技能，特别是涉及执行功能与社会认知领域的社交和沟通技能，而目前广泛使用的发展量表或者干预工具还没有明确涉及这些技能。
- 量化区分掌握某项技能和泛化使用该项技能的不同。

核心技能的重要性

研究证实，明确什么是核心社交和沟通技能、什么是妨碍个体学习的问题行为，这两点是至关重要的。综合评估必须重视这些基本技能。对早期指数和长期结果的研究表明，对孤独症儿童的评估，应该重视他们所表现出来的社会性特征、重复刻板行为以及沟通能力水平（Lord, 2010）。具体而言，自发性沟通、对共同注意进行回应以及发起共同注意，这些都是核心技能，有助于将来的社交和沟通能力发展（Kasari, Gulsrud, Freeman, Paparella & Hellemann, 2012; Toth, MunsonMeltzoff & Dawson, 2006）。在社交互动中，是否存在重复刻板行为以及这类行为的严重程度也是一项重要指标。新量表描述了儿童的重复刻板行为，同时针对一系列关键的核心技能进行评估，这些技能是很多孤独症筛查工具中的评估项目，同时也符合 DSM-5 中有关精神障碍的诊断标准（DSM-5; APA, 2013）。

执行功能和社会认知的重要性

旧版孤独症儿童社交和沟通能力评估量表（Quill, 2000）已经得到了广泛使用。长期以来，干预人员也对该量表的使用效果进行了反馈。我们在广泛调查的基础上，对旧版量表进行了修改，推出了新量表，其中涉及的功能性技能更为多样，这是其他评估量表或者干预工具没有明确涉及的。新量表中增加了有关自我调控能力和换位思考能力的内容，这也得益于有关谱系人士社会认知和执行功能的研究日益增多。在新量表中，还特别强调了行为组织能力，并将其作为自我调控和执行功能的核心指标。新量表中的检核表部分也增加了功能性评估，比如换位思考的能力、理解他人情感的能力和建立并维系友谊的能力。

泛化使用技能的重要性

孤独症谱系障碍的最大问题，可能是由于个体即便经过直接指导学会了社交和沟通技能，也无法泛化使用这些技能（Quill, 2004）。孤独症谱系障碍人士无法自然地泛化使用技能，因此在综合评估中，必须将掌握技能和使用该项技能实现社会性功能（即泛化使用技能）明确区分开来。一般来说，掌握技能指的是展示技能的能力，而泛化使用则指的是将该项技能扩展应用于各种自然情境中的能力。新量表的突出特点就是在评估计分和进展监测的过程中都将掌握技能和泛化使用技能以量化的方式明确区分开来。

- 掌握技能，指的是个体经过直接指导后，可以在结构化情境、人为设计的情境和／或自然情境中展示某项技能。
- 泛化使用，则是指不需要直接指导就可以在自然情境中自发地、创新地使用该项技能。

很多标准参照的课程本位评估量表中，都没有对这两个概念进行区分，而这两者的区别虽然微妙，却很重要。在大多数评估量表中，对掌握技能的定义在评估针对的所有功能领域（如语言能力、学习能力或者社交能力）都是相同的。还有一些评估工具，没有真正注意到谱系儿童在泛化使用社交和沟通技能方面的困难。新量表的设计，旨在系统地、量化地评估和监测被测对象学习、掌握、泛化使用社交和沟通技能方面的状况，适用对象为 3～18 岁的孤独症谱系障碍儿童和青少年。

教育团队的责任，则是在干预计划中纳入掌握技能和泛化使用该项技能的标准。例如，掌握某项技能的行为目标可以说成"在特定场合中，个案应该表现出某项技能的时候，10 次有 8 次可以做到"或者"个案在某种情境中可以（多少次）表现出该项技能"。在实际操作中对掌握技能进行定义时，有时但不总是包括在自然情境中泛化使用该项技能。泛化使用某项技能的行为目标，可以说成"在非结构化环境和活动中，个案在面对其他成人和同龄人时（非教学情境中的成人和同龄人），也能自发地展示该项技能"。

新量表的设计格式

本节将介绍新量表中三个独立单元的设计格式：（1）行为量表；（2）困难问卷；（3）技能检核表。如前文所述，这些单元可以单独使用，也可以一起使用，以便对被测对象的能力和需要有一个全面的了解。

行为量表

行为量表的设计目的是：
- 收集信息，了解被测对象当前的社交和沟通能力水平、强项和不足。
- 发现可能促进被测对象学习动机的因素，包括他喜欢的社交和沟通对象、喜欢的活动和兴趣。行为量表包括六个方面的调查问题：

- 社交和沟通对象；
- 社交活动；
- 社交互动；
- 沟通能力基础；
- 沟通手段；
- 功能性沟通。

这部分的问卷旨在了解被测对象的社交伙伴和游戏能力的有关情况，以及被测对象在什么情况下会向他人发起互动，问题主要包括被测对象如何沟通、和谁沟通、为什么沟通，在什么条件下能够做到最有效的沟通，还可以用来确定被测对象比较喜欢的社交伙伴、社交活动以及社交兴趣，这些都可以作为提高他们的社交和沟通能力的契机。使用这个单元，还可以确定：（1）哪些是被测对象最喜欢的、社交互动和沟通积极性最高的场合；（2）什么样的事件最有强化效果、最有可能促使被测对象进行沟通和社交互动。

困难问卷

困难问卷的目的是收集有关重复刻板行为和其他问题行为的基本信息，因为这些行为可能会干扰儿童学习并妨碍他们的社交和沟通。困难问卷主要针对影响儿童独立和学习的六类障碍，包括：

- 社交方面的重复刻板行为；
- 沟通方面的重复刻板行为；
- 对提示的依赖程度；
- 感觉方面的障碍；
- 社交动机水平；
- 问题行为。

每种行为障碍都可以划分为轻度、中等、严重三个等级，等级划分的依据是该行为对社会性功能、沟通、独立和学习的影响程度。

评估人员通过困难问卷收集、记录上述信息，并且给出评分，算出一个总分数，还可以根据这些信息做出一个叙述性小结，概括描述哪些障碍影响了被测对象的学习和独立。教学团队可以使用这些信息确定干预顺序。干预计划表的设计，可以使团队能够：（1）选择具体的问题行为进行干预；（2）为解决这些障碍设定具体的、可测量的教学目标。如果确定需要干预某些重复刻板行为和其他问题行为，那么，教学团队就应该对这些行为进行更为详细的功能分析，还可以通过发展监测表实时掌握在减少问题行为方面取得的进展。这个表格中还留有空白，方便评估人员记录和计算分数，测算问题行为的影响程度，最多可以记录三次评估的结果。

技能检核表

技能检核表，旨在确定被测对象是否已经掌握某些技能、还没有掌握哪项技能，没有掌握记为A，初步掌握记为E，已经掌握记为M，泛化使用记为G。技能检核表包括四个方面的社交和沟通能力评估：

第一部分：核心技能。
第二部分：社交技能。
第三部分：沟通技能。
第四部分：社区活动技能（需要综合使用核心技能、社交技能和沟通技能）。

检核表包含以下技能领域：

- 核心技能

核心技能检核表主要用于评估被测对象的核心技能水平，这些核心技能是社会性学习的基础，尤其是共同注意、非语言手势、社会性意识、大动作模仿技能、语言模仿技能，以及有组织、有条理地安排使用活动材料、进行选择、利用时间的能力，还有自我调控能力，其中包括情绪调节能力和在活动转换时的跟随能力。

- 社交技能

社交技能检核表主要用于评估被测对象的社交能力，具体而言，就是独自游戏休闲技能、社交游戏休闲技能（比如结构化游戏和非结构化游戏）、集体活动技能（比如在集体中保持专注、进行轮流和跟从指令）以及换位思考的能力（比如情感理解和建立友谊）。

- 沟通技能

沟通技能检核表主要用于评估被测对象的沟通能力，具体而言，就是与沟通的社会性功能有关的基本沟通技能（比如提出要求、回应提议、回答问题、做出评述、提出问题或者询问信息），以及涉及更复杂的情感理解表达的社会情感技能（比如表达简单情绪、表达复杂情绪和亲社会技能），还有基本的对话技能（比如双向交流、篇章话题把握和非语言对话技能）。

- 社区活动技能

社区活动技能检核表主要用于评估被测对象是否具备公共场合出行、家庭出游、上学、工作以及保障安全所需的技能。

技能检核表所收集和记录的信息，可以做成总结表和/或发展监测表。检核表中的总结表，可以用来记录每个技能领域中没有掌握、初步掌握、已经掌握和泛化使用的技能项目数量，并计算出在每个技能水平层次上，核心技能、社交技能、沟通技能和社区活动技能所占的百分比。检核表提供两种发展监测表，可以用于记录数据和量化监测被测对象在某段时间内的进步情况。第一种是数字数据，最多可以记录连续三次的评估数据，用来评估被测对象的进步情况；第二种是把数字数据转写到图表中，可以直观显示进步情况。

所有这些数据都能反映被测对象的个人情况、学习困难和当前技能水平，可以用来作为制订干预计划的依据。教学团队应将需要干预的技能项目进行排序，并使用技能检核表中的干预计划表确立教学目标。技能检核表的目标，同时也是新量表的最为重要的目标之一，就是确保被测对象能够真正将学到的技能泛化使用到新情境当中，在不同的情境中、面对不同的沟通对象时都能独立运用这些技能。教学团队在选择优先干预哪些技能项目的时候，应该牢记这一教学目标。新量表中还有很多可以反映教学计划实施情况的数据表，可以用来实时监测被测对象还没有掌握哪些技能、初步掌握了哪些技能、已经掌握了哪些技能、能够泛化使用哪些技能（见第九章）。

进行评估和收集数据的指导原则

认真收集数据，这对所有评估过程来说都是必要的。我们提倡评估人员充分发挥新量表的作用，尽量从不同来源收集信息，比如访谈、观察和直接抽样。

- 首先，应与两个或者多个教学团队及家庭成员进行一系列的结构化访谈，要保证来自这些团队及家庭成员的信息真实可靠，这样才可以获得有关被测对象的社交和沟通技能的信息。
- 如果参与访谈的教学团队成员无法确定被测对象是否掌握某项特定技能，那么接下来就应该选择被测对象有可能自然展示某项技能的那些活动进行一次或者多次观察。
- 如果在自然情境中没有机会观察到某项特定技能，那么就可以进行第三步，通过直接抽样对被测对象进行评估。

完成整个评估过程，没有时间限制。不同的人使用新量表完成整个评估的时间相差很大，花费的时间长短，取决于信息来源的可靠程度以及获取目标信息所需的观测次数和直接抽样次数。评估人员及教学团队可以讨论在什么样的情境与活动中最有可能观察到被测对象的社交和沟通能力表现状况。观察和直接抽样可以在学校、家庭和公共场合进行，不管在哪里，最终目标都是确定被测对象在哪些条件下最愿意参与社交活动、最具备沟通意愿。

访谈

访谈是一种非常有效的信息收集方式，尤其在与观察、直接抽样等手段结合起来使用的时候，效果更为明显。通过访谈，能够了解被测对象以往的表现与他在社交和沟通能力方面的动态特质。另外，组织被测对象的家人、老师、治疗师以及非常了解被测对象的人进行访谈，能够发现其长期以来在不同社交情境中的表现，这些都是非常有价值的信息。

新量表的设计，可以通过访谈形式获得所有需要的信息。行为量表和困难问卷采用了问题列表的形式，而技能检核表中的每一项也都可以用问题的形式表述。如果评估人员熟悉被测对象，并且有两个或者两个以上可靠的信息来源（如家长、教师、治疗师和行为分析师），那么就可以首选结构化访谈作为主要信息来源。信息来源的多样化增加了信息的广度，提高了其可靠性。

建议团队共同协作、共享信息，把被测对象在不同情境中的能力表现进行比较和对比。这种访谈形式可以使评估人员清楚地了解到被测对象会在哪里、以何种方式表现出社交和沟通能力。如果团队成员无法确定被测对象是否掌握某项特定技能，那么评估人员可以使用更直接的方法评估被测对象的技能水平，其中包括：（1）观察；（2）对某项技能进行直接抽样。

观察

如果通过访谈不能确定被测对象是否具备某项技

能，或者不能确定获得的信息是否准确，则需要通过直接观察进行确认。通过观察可以了解被测对象在自然情境中真实的能力表现，这些都是非常重要的信息。为了最大限度地提高评估的有效性，一般需要在数天内换不同的评估人员，在不同的情境和活动中观察被测对象。被测对象在哪里最有可能自然地表现出该项技能，评估人员就应该去哪里观察被测对象。评估人员只需观察目标技能是否会自发出现，不必进行辅助提示。观察能够使评估人员了解被测对象初步掌握了哪些技能（只能在一个情境中观察到该项技能）和已经掌握了哪些技能（能够在被测对象熟悉的多个情境中观察到该项技能）。只有在新的情境、新的活动中，在与不熟悉的成人互动的时候，都可以观察到被测对象使用某项技能，才能确定该项技能已经达到泛化使用的水平。在进行观察的时候，应该考虑以下几条指导原则：

- 应该选择在能够使被测对象产生行为动机、保持专注的场景中进行观察，因为评估过程的一个关键部分，就是确定被测对象在什么样的情境中会处于最佳互动状态。
- 如果要确定被测对象目前的学习障碍，就要选择在他不甚活跃或者出现行为问题的情境中进行观察。
- 应该选择在被测对象有机会和家人、陌生成人以及同龄伙伴之间进行互动的情境中进行观察，这样评估人员才能了解被测对象在不同的社交情境中、面对不同的社交对象时泛化使用某些技能的水平程度。

如果限于条件，不能在多种情境下进行直接观察，可以将被测对象与成人和同龄人一起参与社交活动的场景录像，之后进行分析，收集信息。对被测对象在不同互动情境中的表现进行录像分析，可以了解他的非语言以及语言社交和沟通能力状况与特点。

虽然这些观察比较费时，但通过这种方式获得的信息能够使评估人员对被测对象在社交和沟通能力方面的表现有一个综合、全面的了解。在进行访谈和观察时，还需要考虑到性别、社会经济地位、家庭、文化和语言多样性等因素可能会影响被测对象当前的社交和沟通能力水平表现，还可能会影响干预计划的制订，比如，在计划中选择优先针对哪些技能项目进行干预。

直接抽样

完成访谈和观察之后，可能还有一些问题没有得到解答，这就需要对某些技能进行直接抽样。直接抽样需要设计至少三种不同的活动或者场景，在这些活动或者场景中观察某项特定技能是否出现，记录被测对象在使用该项技能时的能力表现。要进行直接抽样，应该至少安排两项被测对象熟悉的活动和一项不熟悉的活动。在等待目标技能出现的过程中，评估人员可以直接与被测对象进行互动或者指导熟悉的成人与其进行互动，评估人员需要记录下被测对象在有提示和无提示情况下的技能表现。

如果被测对象是通过直接抽样表现出某项技能的，那么，他对提示的反应就能反映出他对该项技能的掌握情况。如果他只在一个情境中表现出了该项技能，则该项技能水平应记为"初步掌握"。如果他在三种不同的情境或者活动中都表现出了该项技能，则该项技能水平应记为"已经掌握"。如果他仅在一个新情境中表现出了该项技能，那就不足以证明他可以泛化使用该项技能。如果无法确定他是否可以泛化使用该项技能，则应继续在不同的情境中、在他与不同的成人和同龄人互动时对该项技能进行抽样。

在开始直接抽样之前，请参阅行为量表中的信息，以便了解被测对象有哪些兴趣爱好、喜欢参与哪些活动，之后通过这些兴趣和活动辅助开展抽样观察。确定将要进行的活动和将要使用的材料之后，就可以采用如下方式对某些技能进行系统化抽样：

- 对社交机会进行结构化设计。
- 沟通干扰（对沟通机会进行结构化设计）。

对社交机会进行结构化设计

对社交机会进行结构化设计，指的是使用家庭或者学校常见的玩具、材料或者活动，并将这些活动进行结构化，以利于被测对象表现出目标技能，绝大部分社交技能都可以通过这种方式成功进行抽样观察。例如，可以组织一个需要用到模仿技能的集体游戏，以便观察被测对象是否能够模仿同伴。后文将提供活动样例和实施策略，详细解释如何对社交机会进行结构化设计以便抽样观察某些社交技能。

对沟通机会进行结构化设计

通过设计自然沟通机会，或者进行沟通引导，或者两者兼而有之，可以对沟通技能进行抽样观察（Wetherby, Watt, Morgan & Shumway, 2007）。自然出现的活动，经过半结构化设计，也可以用来抽样观察某些沟通行为，以下是上述技巧的示例：

- 将被测对象想要的东西放在他够不着的地方，等他来要。
- 故意弄洒什么东西，等待被测对象的反应。
- 翻看一本图画书，等待被测对象就这本书做出评述或者提出问题。
- 让被测对象的小伙伴给他一件他想要的物品，等待他的反应。
- 让被测对象辨认一件不常见的东西，观察他如何表示他不知道这是什么东西。
- 做一些滑稽的事情，然后开始大笑，观察被测对象说些什么。

后文将提供活动样例和实施策略，详细解释如何进行沟通干扰、沟通引导或者利用其他自然教学形式抽样观察某些沟通技能。直接抽样观察某些目标技能是一个很好的机会，可以用视频记录下被测对象使用这些技能的样本。视频录像能够反映出被测对象在互动中的灵活程度和双向交流的质量，作为其能力记录可以永久保存。

使用新量表进行评估的案例研究：查理

下面将详细介绍使用新量表对一名谱系儿童进行社交和沟通能力评估的过程。案例中有一个名叫查理的6岁儿童接受了团队评估，他的情况符合孤独症谱系障碍类别下特殊教育服务的标准。这里将介绍如何完成新量表中三个单元的评估、如何计分，以及如何根据评估结果制订干预计划。有关评估过程的内容，请参阅第三章附录中的新量表完整版。

使用新量表中的行为量表进行评估

查理有一个教学团队，团队中的专业人员跟踪他的个案已经有一个学年的时间，他们现在打算使用新量表对他进行评估，以便了解他目前的社交和沟通技能水平，并且确定下一步需要重点干预的目标技能。第一步，需要教学团队完成行为量表。表3.7介绍了教学团队在完成行为量表时需要遵循的过程步骤，并就如何完成这些步骤提供了使用指南，最后总结了教学团队在完成本单元评估过程中所用到的方法。

查理的教学团队（包括他的母亲、特殊教育教师、语言治疗师和应用行为分析师）安排了一次45分钟的会议，在会议期间，他们一起合作，进行了结构化小组访谈，并根据资料箱3.1中的使用说明完成了行为量表。

针对行为量表中的每一个问题，教学团队都给予了回答，分享了信息，并就查理在面对不同成人时、处于不同情境中的技能表现进行了比较和对比。每当团队成员对查理的能力水平评价存在分歧的时候，指定的评估人员都会记录下来。团队成员出现分歧，这种情况说明了查理对某些技能还没有达到泛化使用的水平。例如，他在学校里表现出了一些社交技能，但在家里却没有。他在家里与哥哥姐姐在一起时表现出较多的沟通技能，但在学校却没有。评估团队还发现，查理有很多的兴趣和爱好，特别是在使用平板电脑等电子设备和玩电脑游戏方面展现得尤为明显，这些都可以在干预计划中予以利用。

表 3.7　如何使用新量表中的行为量表进行评估

行为量表使用流程	使用指南	查理的教学团队
确定参与并完成评估的团队成员	两个或者两个以上与被测对象熟悉的成人	孩子母亲 特殊教育教师 语言治疗师 应用行为分析师
选定评估人员	评估小组中有一名成员负责记录信息、计分以及撰写叙述性小结	应用行为分析师
选定收集信息和完成量表的方法	回看记录 结构化小组访谈 观察	结构化小组访谈
确定评估各环节所需时间	如有需要，除了观察时间之外再安排约30～60分钟	45分钟小组会议

> **资料箱 3.1：行为量表使用说明**
>
> 如何填写行为量表：
> - 技能水平评定等级：A= 没有掌握（没有表现出该项技能），E= 初步掌握（有时表现出该项技能），或者 P= 表现出该项技能。
> - 提供 3 到 5 个能够激发被测对象的动机或者兴趣的东西或者活动。
>
> 如何完成行为量表小结：
> - 简要总结被测对象在社交沟通方面的强项和需要进行干预帮助的方面，包括评估小组收集和记录的信息。

图 3.1 是查理的行为量表中的一段摘录，描述了他的首选沟通对象情况。这段内容揭示了很多东西，值得特别注意，因为它表明查理与成人、哥哥姐姐和年龄较大的家庭成员在一起的时候能够发起互动，但与同龄人在一起时发起互动的能力有限。有时，他会独立发起社交互动，或者在同龄伙伴的小群体中主动进行沟通（在他的行为量表中该项技能被评为"初步掌握"），但他从不在较大的群体中发起互动（在他的行为量表中该项技能被评为"没有掌握"）。查理的行为量表小结中指出，他与同龄人互动的能力有限，在这方面尤其需要帮助和干预。图 3.2 显示的是评估团队的叙述性小结，概括了查理的优势强项、能力表现以及需要帮助和干预的领域。

使用新量表中的困难问卷进行评估

查理曾经有一些问题行为，这些问题行为影响到了他的学习。完成新量表中的行为量表部分后，团队开始讨论其他妨碍查理与他人交往和沟通的问题行为，并完成困难问卷单元。表 3.8 介绍了教学团队在完成困难问卷时遵循的步骤，并就如何完成这些步骤逐一提供操作指南，最后总结了教学团队在完成本单元评估过程中所用到的方法。

评估团队再次使用结构化访谈形式、共同合作、回答问题，根据资料箱 3.2 中列出的使用说明仔细完成了困难问卷。

评估团队已经提前列出了查理的问题行为，因此调查问卷在大约 20 分钟内迅速完成。讨论主要集中在查理对提示的依赖程度和重复刻板行为。团队成员对于哪些是目前最需要干预的问题没有异议。图 3.3 和图 3.4 提供了查理的困难问卷示例。图 3.3 中显示的是查理在重复刻板行为方面的评估结果，其中至少有三项评定为严重问题（3 分）。他的刻板行为包括反复播放某个视频的片段、反复使用某个 iPad 应用，规定的使用电脑或者 iPad 时间结束的时候，他会变得焦躁不安或者情绪低落。如图 3.4 所示，除了狭窄兴趣和刻板行为，他还有其他类型的问题行为，这些行为都对他的社交互动造成了妨碍和影响。查理的教学团队在这部分评估中列出了四种问题行为，其中三种行为都被评定为严重影响社交互动的问题行为。请注意，教学团队对于问题行为的描述必须是可观察、可测量的，这样才能搞清楚问题行为到底是什么，在干预过程中需要处理、观察和测量的到底是什么，并就此达成共识。例如，教学团队没有简单地概括说查理有攻击性，而是将攻击性具体描述为打人、挠人或者踢人。确定了困难问卷中的问题行为之后，建议团队成员完成功能性行为评估（FBA），以便充分了解每个问题行为的功能，发现这些问题行为与缺乏社交和沟通技能之间的关系。

社交沟通对象：被测对象是否能够针对下列至少一位对象独立发起社交互动或者沟通行为，或者两者都有：			
（1）父母一方或监护人	A	E	（P）
（2）一名来自学校或社区的成人（例如教师、治疗师）	A	E	（P）
（3）一名同龄人或兄弟姐妹	A	E	（P）
（4）2到5人的同伴小组（例如游戏小组、社交技能小组活动中的同伴）	A	（E）	P
（5）6名或者更多同龄人的大组（比如在教室里的同学）	（A）	E	P
比较喜欢的社交对象： 被测对象比较喜欢找哪些人进行社交和沟通互动？哪些成人或同龄人？父亲还是母亲？哪些家庭成员、教师或治疗师？			
爸爸			
爷爷			
哥哥山姆（11岁）			
邻居乔纳森（14岁）			
表哥亨利（15岁）			

图 3.1 查理的行为量表的部分示例

行为量表

小结

姓　名：查理　　　　　　　　　　　　　　　出生日期：2010年1月22日

小结撰写人：J. Doe, BCBA　　　　　　　　　评估日期：2016年2月8日

社交沟通方面的强项和需要进行干预帮助的方面

简要总结被测对象在社交沟通方面的强项和需要进行干预帮助的方面，包括评估小组收集和记录的信息。

　　查理是一名6岁男孩，诊断为孤独症谱系障碍。与成人和大一点的同龄人在一起的时候，他可以发起社交互动。他表现出功能性游戏能力，能够与一名成人一起参与结构化游戏。来到一个陌生场景的时候，他能够自发地模仿成人的行为并回答成人的问题，但他只有在经过提示辅助后才能够进行沟通。不管是独自游戏还是社交互动，他都只是围绕他感兴趣的东西进行，比如运动和电子产品。他能够使用2到3个单词的口语短语进行沟通，但他沟通的动机仅限于向成人提出要求。他从不向同龄人发起沟通互动。他需要口头提示，才能表示他不想要什么，或者就他所做的事情说出自己的想法或者表达他的感受。他经常重复自己最喜欢的平板电脑和电脑游戏里面的话。

图 3.2 查理的行为量表小结

表 3.8　如何使用新量表中的困难问卷进行评估

困难问卷使用流程	使用指南	查理的教学团队
确定团队成员	两个或者两个以上与被测对象熟悉的成人。	孩子母亲 特殊教育教师 语言治疗师 应用行为分析师
选定评估人员	评估小组中有一名成员负责记录信息、计分、汇总数据以及撰写叙述性小结。	应用行为分析师
选定方法	结构化小组访谈。 2 至 3 次单独访谈。 观察。	结构化小组访谈
确定各环节所需时间	如有需要,除了观察时间之外再安排约 30 ~ 60 分钟。	20 分钟

资料箱 3.2:困难问卷使用说明

评估该行为对社交和沟通功能和／或学习造成影响的严重程度,0= 没有影响,1= 轻微影响,2= 中度影响,3= 严重影响。

- 计算出评分为 3(即严重影响)的项目总数,对于影响功能和学习的问题有一个总体的了解。分数范围为 0 到 6,分数越高,问题影响就越严重。
- 针对有严重影响的问题行为,举出一个或者几个具体例子。

社交行为:被测对象是否表现出下列重复刻板行为或者问题行为	
(1)与身体有关(例如,转圈、拍手、眨眼)的自我刺激行为(例如,非功能性的重复刻板行为)	**⓪** 1 2 3
(2)以重复刻板的方式、非功能性地反复使用某些东西(例如,反复旋转绳子、反复旋转玩具车的轮子)	0 1 2 **③**
(3)一个人长时间地过度沉迷于某项活动(例如,过度关注汽车产品手册、过度关注某一互联网站)	0 1 2 **③**
(4)不适应日程变化(例如,当日程表发生变化、一日三餐发生变化或者校车司机换人的时候,会感到不安)	0 1 2 **③**
(5)对某种东西有恐惧症和／或强烈兴趣或恐惧,足以影响到社交互动(例如,天气状况、消防演习)	0 **①** 2 3
(6)其他影响社交互动的重复行为(例如,自言自语)	0 1 **②** 3
得分:计算出评分为 3 的项目总数,分数范围为 0 到 6	项目总数:3
就评分为 3 的问题行为进行描述,并提供一个或多个具体例子。	
反复播放某个视频的某个片段(倒带和回放)。	
反复玩某个电子游戏。	
限制他玩游戏或者用电脑的时候。	

图 3.3　查理的困难问卷:重复刻板行为部分

问题行为：被测对象是否还有其他妨碍其社交互动的问题行为	
（1）描述问题行为1，语言要具体、可观察、可测量 攻击性行为，具体描述，例如：打人、挠人或踢人。	0　1　2　③
（2）描述问题行为2，语言要具体、可观察、可测量 尖叫，具体描述，例如：在不适当的场合下大声喊叫，并可能会发生攻击性或破坏性的行为。	0　1　2　③
（3）描述问题行为3，语言要具体、可观察、可测量 破坏性行为，具体描述，例如：查理从别人那里抢走活动材料，或者把游戏材料扔到地板上或者家具上。	0　1　2　③
（4）描述问题行为4，语言要具体、可观察、可测量 重复行为，具体描述，例如：查理在靠近其他成人的时候，总要连续拍人家三下。	0　①　2　3
（5）描述问题行为5，语言要具体、可观察、可测量	⓪　1　2　3
（6）描述问题行为6，语言要具体、可观察、可测量	⓪　1　2　3
得分：计算出评分为3的项目总数，分数范围为0到6	项目总数：3
建议：填写功能性行为评估表（FBA），以便确定这些妨碍社交沟通功能和学习的问题行为都有哪些功能。	

图 3.4　查理的困难问卷：问题行为部分

通过完成困难问卷单元，查理的教学团队发现了很多有着"严重影响"的问题行为，这些行为妨碍了查理的社交互动和自发沟通。如图 3.5 所示，在查理的困难问卷小结里，记录了 20 多个行为倾向。困难问卷小结表里，记录了查理目前面临的困难，既有量化数据又有定性描述。

教学团队下一步需要仔细研究那些具有"严重影响"的问题行为，并在制订干预计划的时候，考虑需要首先干预哪些具体行为问题，这样才能最大限度地提升他的社交和沟通能力。困难问卷中的干预计划表就是为此设计的，图 3.6 所示即为查理的干预计划的部分示例。教学团队认为，查理接受不了别人限制他玩电子游戏或者用电脑，这个问题在干预计划中应该优先考虑，因为这不仅影响他与同龄人建立社交关系，同时也是具有破坏性和攻击性的行为，需要特别注意。这里应该记住的是，图 3.6 所显示的，仅仅是在干预计划中需要优先考虑的几个问题示例，一个完整的干预计划表，应该包括需要干预的所有严重问题行为。教学团队需要综合考虑，对于被测对象的福祉和发展而言，最重要的是

什么，并据此决定在干预计划中应该优先考虑哪些项目，最后记录存档。根据图 3.6 中描述的需要考虑优先进行干预的问题行为（即：限制他玩电子游戏或者用电脑的时候，他就会表现出破坏性、攻击性行为），查理的干预计划中，行为目标之一就是：通过使用可视化计时器和积极行为强化支持体系，查理能够做到：75% 的时候，用完游戏设备都能将它放在固定位置，不会出现问题行为。有关如何撰写可测量的并将其目标作为干预计划的一部分，请参见第四章。

使用新量表中的技能检核表进行评估

经过前两个单元的评估，评估团队已经比较清楚地掌握了查理的社交和沟通技能状况以及干预计划中需要解决的问题行为的多少。接下来，需要通过技能检核表评估他目前已经掌握了哪些具体技能，以及在哪些技能方面还有欠缺。表 3.9 介绍了教学团队在收集信息和完成技能检核表时遵循的步骤，其中包括操作指南，并且回顾总结了教学团队所采取的措施。

困难问卷

小结

姓　　名：查理　　　　　　　　　　　　　　　　出生日期：2010年1月22日

小结撰写人：J. Doe, BCBA　　　　　　　　　　　评估日期：2016年2月8日

使用说明：把在困难问卷单元所得的分数填到下面的方框中，计算总分。

影响功能和学习的问题行为	得分
1. 社交行为（0-6）	3
2. 沟通行为（0-6）	4
3. 对辅助的依赖程度（0-6）	5
4. 感觉方面的障碍（0-6）	4
5. 社交动机水平（0-6）	3
6. 问题行为（0-6）	3
总分：分数范围为0到36	22

社交和沟通方面的问题小结

根据困难问卷中收集和记录的信息，简要叙述被测对象在社交和沟通方面所面临的困难，总结被测对象的社交动机水平、对辅助的依赖程度、严重妨碍其社交沟通的感觉障碍、重复刻板行为以及其他影响功能与学习的问题行为。

　　查理的社交和沟通互动内容仅限于他非常感兴趣的电子设备。他会反复播放自己喜欢的视频片段，不管是自己玩还是和别人玩的时候都会自言自语，自言自语的内容常常是几个特定的单词，这种行为影响了他参与语言互动的能力。他还经常重复他最喜欢的平板电脑和电脑游戏中的只言片语。如果有人试图转移话题，他就会变得非常焦躁。大多数时候，他都需要依赖口头提示才能进行沟通。当他的日程安排出现变化，或者有人不让他玩游戏的时候，他就会做出攻击性和破坏性的行为。这些问题行为以及狭窄的兴趣影响了他与别人互动的动机。

图3.5　查理的困难问卷小结

困难问卷

干预计划表

姓　　名：查理　　　　　　　　　　　　　　出生日期：2010 年 1 月 22 日

填表人：J. Doe, BCBA　　　　　　　　　　　评估日期：2016 年 2 月 22 日

干预目标的确立和排序

- 从问卷中所列的六类影响功能和学习的行为障碍中，选出需要干预的具体行为，这六个类别包括：（1）社交行为；（2）沟通行为；（3）对辅助的依赖程度；（4）感觉方面的障碍；（5）社交动机水平；（6）问题行为。决定选择哪些行为进行干预，需要团队成员根据被测对象的需要做出集体决定。
- 要给问卷中所有的问题行为都一一写出干预目标，不管是严重程度被评定为轻微影响、中度影响还是严重影响的问题行为，这是不太可能的。如果确定为问题行为的项目非常多，那么团队成员就要选定有严重影响的问题行为进行干预并写下干预目标。
- 确定需要干预的行为之后，就在计划表上"确定需要干预的问题行为"一栏中列出计划干预的目标行为。
- 干预的目的就是降低目标行为的严重程度，基于这一目的，为干预所针对的每个问题行为都写出一个具体的干预目标，目标描述的行为要可测量。

学习障碍	需要干预的问题行为	干预目标
1. 社交行为	（4）不让他玩平板电脑和电脑游戏时，他会出现消极反应。	通过使用可视化计时器和积极行为强化支持体系，帮助查理做到：在75%的时候，用完游戏设备都能将它放在固定位置，不会出现问题行为。
2. 沟通行为		
3. 对辅助的依赖程度		
4. 感觉方面的障碍		
5. 社交动机水平		
6. 问题行为	（1）攻击性。	通过使用积极行为强化支持体系，并在将要进行下一项活动之前给出提示，以便查理能够做好心理准备，在80%的时候，他可以做到在活动转换时不发生攻击性行为。

图 3.6　查理的困难问卷中干预计划表的部分示例

评估团队最初认为，查理的模仿技能和手势沟通技能已经很熟练了，所以他们犹豫是否还有必要继续完成这部分的技能检核表。然而，当团队开始就每张检核表中的具体技能进行讨论时，他们越来越清楚地意识到，查理在核心技能发展方面的差距可能是影响他进行社交互动和自发性沟通的关键原因。教学团队按照指示完成了技能检核表单元（详见资料箱3.3）。为了获得准确的数据，需要进行一系列的观察，并对某些技能进行直接抽样评估。虽然第一次使用技能检核表的时候需要花费大量时间，但是，根据这部分的评估结果所制订的干预计划针对性强、质量可靠，花些时间还是值得的。教学团队计划每年都使用新量表追踪查理的进步情况，测评他的发展变化，并据此制订他的个别化教育计划和干预计划。

教学团队通过访谈的方式完成了核心技能检核表和社交技能检核表中的大部分内容。在完成沟通技能检核表的时候，通过观察和针对某些技能直接抽样，确定查理是否可以泛化使用某些沟通技能。学校老师和查理的母亲讨论了他在不同的公共场合所表现出来的各项技能使用情况，最终完成了社区活动技能检核表。图3.7到图3.10是查理的技能检核表部分的数据示例。

图3.7是查理的核心技能检核表的一部分，这部分主要评估他的非语言互动技能水平，具体技能领域为"非语言手势"。请注意，列出的八项技能项目中只有三项被评定为"泛化使用"。评估团队选择了用摇头表示说"不"这项技能作为需要优先进行干预的项目，目前查理已经初步掌握这项技能，理想的干预目标是泛化使用该项技能。之所以选择这项技能优先进行干预，是因为查理的攻击性行为其实是他在不想做某事时所采取的抗议方式，教学团队希望教会他使用一种更实用、更安全、更恰当的方式来表示"不想、不要"，希望他能学会在所有情境中使用这种替代行为。图3.8是查理的社交技能检核表的一部分，这部分主要评估他的游戏休闲技能水平，具体技能领域为"独自游戏休闲"。在这一技能领域，大部分技能项目都被评定没有掌握（A）或者初步掌握（E）。评估团队选择了"能够自己进行15分钟以上休闲活动"这项技能作为需要优先进行干预的项目，目前查理还没有掌握这项技能，如果能够掌握的话，他就可以进行更长时间的独自游戏休闲活动，而不会觉得没意思、没头绪、没信心。图3.9是查理的沟通技能检核表的一部分，这部分主要评估他的基本沟通技能水平，具体技能领域

表3.9 如何使用新量表中的技能检核表进行评估

技能检核表使用流程	使用指南	查理的教学团队
确定团队成员	两个或者两个以上与被测对象熟悉的成人	查理的母亲 特殊教育教师 语言治疗师 应用行为分析师
选定评估人员	评估小组中有一名成员负责记录信息、计分、汇总数据和撰写叙述性小结	认证行为分析师（BCBA）
选择方法	结构化小组访谈 观察 对某项技能直接抽样	结构化小组访谈 观察：2周之内安排3次30分钟的观察 对某项技能进行直接抽样：在被测对象进行他所喜欢的学校活动的时候，安排两次30分钟的评估
确定各环节所需时间 （注意：初次使用本评估表需要占用较长时间） 后续评估所需时间明显减少	初次使用大约耗时： 访谈：1至2小时 观察：1至2小时 直接抽样：1小时 后续评估耗时：总共约1小时	认证行为分析师和语言治疗师见面讨论1小时 认证行为分析师和老师见面讨论1小时 认证行为分析师和父母见面讨论1小时 认证行为分析师进行了4次观察，每次15分钟（3次在学校，1次在家） 认证行为分析师和教师在学校进行了30分钟的技能抽样

为"提出要求"。在这一技能领域，大部分技能项目都被评定为可以泛化使用（G），这表明查理在不同情境中、面对不同沟通对象的时候都能自发地提出各种要求。然而，他不知道如何要求结束一项活动或者寻求帮助（这两项技能水平被评定为"没有掌握"），所以，评估团队决定选定这两种技能优先进行干预。查理很难从一项活动转换到下一项活动，所以如果能够教会他在觉得"做完了，可以进行下一项了"的时候应该如何进行沟通，就可以缓解他的负面情绪。如果他在感觉难以承受、无法排解或者沮丧难过的时候，能够知道如何请求帮助，那就既可以提高他的生活质量，又可以帮助他进行更有效的沟通了。之所以选择这两项技能进行优先干预，是因为查理往往就是在觉得沮丧难过的时候会出现问题行为，教学团队希望教会他使用一种更实用、更合适的方式寻求帮助，并且能够在不同的情境中使用这些技能，让别人明白他觉得"该结束了"。

资料箱 3.3：技能检核表使用说明

1. 根据以下评分代码和对应描述，对被测对象使用某项技能实现功能的水平情况进行评分：

- 没有掌握（A）= 被测对象没有表现出该项技能。
- 初步掌握（E）= 在给予辅助提示或者没有辅助提示的情况下，被测对象在某一情境中或者互动对象只有一个人的情况下能够表现出该项技能。只有被测对象能够在至少一个教学设计情境中表现出该项技能，而且不止一次（平均概率达到50%的情况下），该项技能水平才可以评定为"初步掌握"。
- 已经掌握（M）= 在没有辅助提示的情况下，被测对象大多数时候都能够在教学设计情境中表现出该项技能。只有被测对象能够在大部分时候（平均概率达到80%）、在三个以上的教学设计情境中表现出该项技能，该项技能水平才能评定为"已经掌握"。
- 泛化使用（G）= 在没有辅助提示的情况下，被测对象在不同的情境中、面对不同的成人或者同龄人，都能够表现出该项技能。只有被测对象在不熟悉的情境中几乎总是能够表现出该项技能，该项技能水平才能评定为"泛化使用"。也就是说，被测对象能够在三个以上的非教学设计情境中泛化使用该项技能，这才可以称为使用该项技能实现功能。

被测对象的技能掌握水平可能会参差不齐，有的是没有掌握，有的是初步掌握，有的是已经掌握，有的是泛化使用，这种情况在评估的所有技能领域都有可能出现。被测对象还有可能在某一个技能领域表现出不同的技能水平，这也是可以理解的。因此，建议对技能检核表上的所有技能项目进行评估。

2. 在每个技能领域选出一项技能作为优先干预的项目，针对该项技能的干预目标可以是初步掌握、已经掌握或者泛化使用。

- 如果某项技能水平评定为（A）没有掌握，那么针对该项技能的干预目标就是初步掌握、已经掌握或者泛化使用。
- 如果某项技能水平评定为（E）初步掌握，那么针对该项技能的干预目标就是已经掌握或者泛化使用。
- 如果某项技能水平评定为（M）已经掌握，那么针对该项技能的干预目标就是泛化使用。

在每个技能领域的"优先干预"一栏中，都用叉号标记至少一项技能作为优先干预的项目。

3. 分别算出每一组项目中没有掌握、初步掌握、已经掌握和泛化使用的技能项目总数，把结果填在得分框中。如果某一技能领域中泛化使用的技能项目数量很多，那么就证明被测对象在这一技能领域比较有优势。把这些数字得分转写进技能检核表小结中。

非语言手势（8项技能）	评分	优先干预
（1）会对人微笑以维系互动	A　E　Ⓜ　G	
（2）拉/推/操控他人做手势（例如，用别人的手做工具达到特定目的）	A　E　M　Ⓖ	
（3）把东西给别人或者拿着东西做手势（例如，把东西递给别人表示提出要求）	A　E　M　Ⓖ	
（4）指向某种东西提出要求	A　E　M　Ⓖ	
（5）摇头表示"不"	A　Ⓔ　M　G	×
（6）挥手表示欢迎和/或表示"再见"	Ⓐ　E　M　G	
（7）点头表示"是"	Ⓐ　E　M　G	
（8）使用其他约定俗成的手势维系互动过程（例如耸肩、击掌）	Ⓐ　E　M　G	
得分：计算出每个评分级别的技能项目总数，分数范围为0到8	A: 3　E: 1　M: 1　G: 3	

图3.7 查理的核心技能检核表：非语言手势

游戏休闲技能		
独自游戏休闲技能（6项技能）	评分	优先干预
（1）能够按照玩具、物品或者活动材料的设计功能玩或者使用这些东西	A　E　M　Ⓖ	
（2）能够进行封闭式结尾活动（即有明确开始和结束标志的活动，例如拼拼图）	A　E　M　Ⓖ	
（3）能够参加日常活动，活动安排有套路、可预测（例如生日聚会）	A　Ⓔ　M　G	
（4）能够进行开放式结尾活动（即没有明确开始或结束标志的活动，例如玩积木）	A　Ⓔ　M　G	
（5）能够进行象征性-假扮游戏，能够以新颖的方式、有创意地使用活动材料（例如把香蕉当成电话玩）	Ⓐ　E　M　G	
（6）能够在没有辅助的情况下进行15分钟以上的独自休闲活动	Ⓐ　E　M　G	×
得分：计算出每个评分级别的技能项目总数，分数范围为0到6	A: 2　E: 2　M: 0　G: 2	

图3.8 查理的社交技能检核表：独自游戏休闲技能

基本沟通技能（语言、符号、扩大及替代沟通系统）		
提出要求的能力（7项技能）	评分	优先干预
（1）能够提出"还要""更多""再来一次"的要求	A　E　M　Ⓖ	
（2）能够要求他人注意到自己	A　E　M　Ⓖ	
（3）能够要求获得食物或者饮料	A　E　M　Ⓖ	
（4）能够要求获得某种东西或者玩具	A　E　M　Ⓖ	
（5）能够要求进行自己喜欢的活动	A　E　M　Ⓖ	
（6）能够要求结束活动（例如表示"做完了"）	Ⓐ　E　M　G	×
（7）能够请求帮助	Ⓐ　E　M　G	×
得分：计算出每个评分级别的技能项目总数，分数范围为0到7	A: 2　E: 0　M: 0　G: 5	

图3.9 查理的沟通技能检核表：提出要求的能力

图3.10是查理的社区活动技能检核表中家庭外出活动技能领域的部分示例。根据评估结果，查理的母亲发现他在四个情境中的技能水平还比较欠缺，并最终选择了两个情境（去医院和去看牙）作为优先干预项目。查理的家人表示，他在很多公共场合都能与家人和朋友一起活动，但是去医院和去看牙的时候就会非常暴躁、不肯配合。评估团队将在这两个特定情境中进行详细的功能性行为评估（FBA），以便为查理和他的家人制订干预计划。

社区活动技能 在参与公共场合活动的时候，被测对象是否表现出与其年龄阶段相匹配的社区活动技能？		
家庭外出活动（9项技能）	评分	优先干预
（1）去亲戚家玩（例如家庭聚会）	A E M (G)	
（2）去小伙伴家或者邻居家玩（例如在别人家里做客）	A E M (G)	
（3）去理发店（例如能够接受剪发）	A E M (G)	
（4）去照相馆（例如能够接受拍照）	A E M (G)	
（5）去医院（例如允许医生/护士给他做检查）	A (E) M G	×
（6）去看牙（例如允许牙医/护士给他清洁牙齿）	(A) E M G	×
（7）参加生日派对（例如看别人吹灭蛋糕上的蜡烛、加入同龄人活动）	A (E) M G	
（8）参加节日庆祝活动（例如参加万圣节的"不给糖就捣蛋游戏"，拆开节日礼物包装）	A (E) M G	
（9）其他（例如安静地看电影等活动）	A E (M) G	
得分：计算出每个评分级别的技能项目总数，分数范围为0到9	A: 1 E: 3 M: 1 G: 4	

图3.10 查理的社区活动技能检核表：家庭外出活动

对新量表中技能检核表的数据进行总结

评估团队使用核心技能检核表、社交技能检核表、沟通技能检核表和社区活动技能检核表进行评估之后，将所有数据都填写到技能检核表小结和/或技能检核表的发展监测表和发展监测图中。评分的目的就是用来比较被测对象在社交和沟通能力发展的不同技能领域中的技能掌握情况。资料箱3.4解释了对技能检核表的数据进行评分和汇总的基本步骤。

为了完成查理的技能检核表小结，应用行为分析师需要把四个检核表中的数据转写到小结表中，并计算出每个技能领域中得分分别为A（没有掌握）、E（初步掌握）、M（已经掌握）和G（泛化使用）的项目数量。图3.11显示了来自技能检核表的这些数据，可以明显看出查理在模仿技能方面的核心技能水平优势（即在该技能领域，他的大多数技能水平评分为"泛化使用"），以及他在非语言互动和自我调控方面的弱势（即在这两个技能领域，大多数技能水平评分为"没有掌握"或者"初步掌握"）。总体而言，在55项核心技能中，查理能够泛化使用的技能占比38%。

新量表中的技能检核表发展监测图旨在直观地跟踪被测对象在一段时间内的技能发展情况，图中可以显示技能检核表中评估的所有技能领域的情况。每个技能领域下面都有一个表格，纵向标有序号，代表各项技能，横向每排都有三个方框，分别标记为E（初步掌握）、M（已经掌握）和G（泛化使用）。完成第一次评估后，在每个技能水平级别相对应的方框里涂色：

- 没有掌握的技能：将框留空。
- 初步掌握的技能：在标有E的第一个框里涂色。
- 已经掌握的技能：在标有E和M的框里涂色。
- 泛化使用的技能：在标有E、M、G的框里涂色。

资料箱 3.4：如何总结和解读技能检核表的数据

查看技能检核表上的所有分数，并填写以下表格，以便总结评估结果并监测一段时间内的进展情况：

- 新量表技能检核表小结（定量小结）。
- 新量表技能检核表发展监测图（图形小结）。
- 新量表技能检核表发展监测表（回看数据）。

1. 新量表技能检核表小结（定量小结）。

- 把四个检核表（1.核心技能检核表；2.社交技能检核表；3.沟通技能检核表；4.社区活动技能检核表）里所有技能领域中得分为 A（没有掌握）、E（初步掌握）、M（已经掌握）和 G（泛化使用）的项目数量分别写在相应的方框里。
- 分别算出核心技能检核表、社交技能检核表、沟通技能检核表和社区活动技能检核表中得分为 A（没有掌握）、E（初步掌握）、M（已经掌握）和 G（泛化使用）的项目总数。
- 计算出各水平级别的技能项目数量在核心技能、社交技能、沟通技能和社区活动技能项目总数中所占的百分比，用各水平级别的技能项目数量除以该检核表中的技能项目总数。

2. 新量表技能检核表发展监测图（图形小结可选）

- 把技能检核表中记录的所有数据转写到发展监测图中，以便获得直观图示，可以监测连续三次评估期间的能力发展情况。
- 在所有技能领域中的所有技能项目里，凡是评定为 E（初步掌握）、M（已经掌握）和 G（泛化使用）的技能项目，都要在相应的方框里涂色，如果没有掌握某项技能，则不必涂色。
- 使用发展监测图呈现第二或者第三次评估的数据时，需要使用不同的颜色涂色，以便清楚地标示出自第一次评估以来被测对象获得了哪些技能，达到了哪个水平级别。

3. 新量表技能检核表发展监测表：该表用来再现技能检核表小结中的信息，可以显示连续三次评估期间的所有数据。

- 将核心技能检核表、社交技能检核表、沟通技能检核表和社区活动技能检核表中得分分别为 A（没有掌握）、E（初步掌握）、M（已经掌握）和 G（泛化使用）的项目总数进行比较。
- 将一段时间内在核心技能、社交技能、沟通技能和社区活动技能方面取得进步的那些技能项目所占的比例进行比较。

通过方框涂色，可以直观地看到被测对象的技能水平情况。通过技能检核表发展监测图，最多可以记录三次评估的结果，可以看到被测对象在一段时间内的进步情况。每次进行新评估的时候，都要使用不同的颜色或者花纹涂色，只需填涂那些有变化的方框，这样能够显示被测对象在第一次评估以来学会了哪些新技能、技能发展到何种水平。图 3.12 是一张已经填涂过的发展监测图，是使用新量表对查理进行评估后得到的数据图。这张图可以为评估团队了解查理目前的技能水平情况提供快速而直观的参考，还可在将来用于实时监测查理掌握了哪些新技能、在泛化使用技能方面有哪些进步。

一年后，评估团队使用新量表对查理进行了再次评估。图 3.13 显示了查理的发展监测图的一部分，其中包含了第一次评估和第二次评估的数据。涂成灰色的框表示第一次评估的数据，涂成黑色的框表示第二次评估的数据。从该图可以清楚地看到，查理正在学习新技能，在核心技能领域，已经掌握和泛化使用多项核心技能。例如，在第一次和第二次评估期间，查理已经可以泛化使用非语言手势和共同注意这两个技能领域中的许多技能，在活动转换和情绪调节领域也学会了一些新技能。

技能检核表

小结

姓　　名：查理　　　　　　　　　　　　　　出生日期：2010 年 1 月 22 日
小结撰写人：J. Doe, BCBA　　　　　　　　　评估日期：2017 年 2 月 8 日

第一部分：核心技能检核表				
技能领域	A	E	M	G
非语言社交互动技能：共同注意	4	1	0	4
非语言社交互动技能：非语言手势	3	1	1	3
模仿技能：社会性意识	0	2	1	3
模仿技能：动作模仿	0	0	0	6
模仿技能：语言模仿	0	0	1	5
行为组织能力：有组织、有条理地安排使用活动材料	0	2	2	0
行为组织能力：有组织、有条理地进行选择	0	3	1	0
行为组织能力：有组织、有条理地安排利用时间	4	0	0	0
自我调控能力：在不同活动之间进行转换	4	0	0	0
自我调控能力：情绪调节	2	1	1	0
总数	17	10	7	21
比例 = 总数 /55 核心技能	31%	18%	13%	38%

图 3.11　查理的技能检核表小结的一部分

最后一步：制订干预计划

制订干预计划之前，需要系统评估儿童的综合能力，所以使用新量表等评估工具进行评估是非常必要的。综合使用新量表中的行为量表、困难问卷和技能检核表，能够使教学团队对于学生目前的能力水平和特殊需求有一个整体的了解。评估过程和干预计划应该是个性化的，需要通过整个团队讨论合作确定方案，但是，在决定如何使用新量表制订干预计划的时候，也有一些通用规则可以参考：

- 行为量表：行为量表部分的小结用来综合描述被测对象目前的强项和不足，还可以帮助教学团队发现某些特定的激励因素，可以用来增加被测对象的学习机会（如图 3.2 所示）。
- 困难问卷：通过困难问卷可以确定哪些社交和沟通障碍以及问题行为是应该进行干预、努力减少或者替代的，还可以据此制订一个计划表，针对问题行为列出行为目标（如图 3.6 所示）。
- 技能检核表：需要注意的是，技能检核表中的技能领域顺序并不代表能力级别高低，所以使用该表评估的时候不一定要按固定顺序进行。尽管在所有的干预计划中，核心技能都是非常重要的，但是这并不是社交和沟通干预的前提条件。相反，制订干预计划的时候，应该注意包括不同技能领域中的不同技能项目。优先干预的技能项目应该选自核心技能领域（比如非语言社交互动技能、模仿技能和行为组织能力）、社交技能领域（比如游戏休闲技能、集体活动技能和社区社交技能）和沟通技能领域（比如基本沟通技能、社会情感技能和基本对话

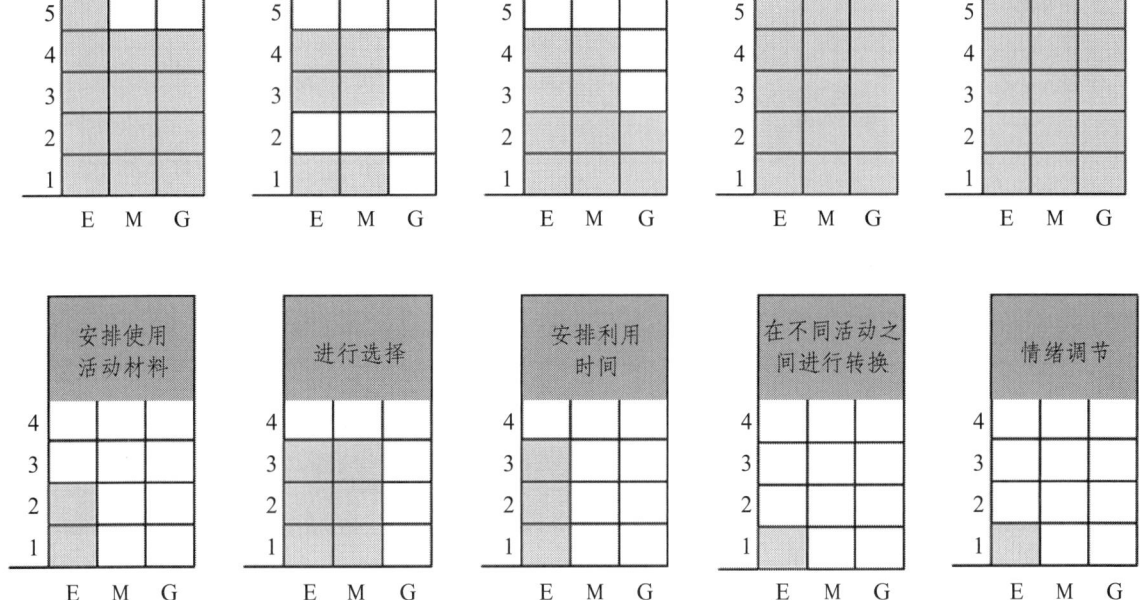

图 3.12　查理的核心技能发展监测图：单次评估

技能）。教学团队选择的优先干预项目，应该尽量覆盖大多数技能领域，除非在这些领域的技能都已经达到了泛化使用的水平。对于每个具体的行为干预目标，都应该明确规定被测对象达到何种情况才可以认定达到初步掌握（E）、已经掌握（M）和泛化使用（G）的程度。将某项技能确定为需要干预的项目，可能出于多种原因，比如被测对象还不能在多种情境中使用该项技能，或者还不能在非教学环境中进行泛化使用。

干预的最终目标，是让孤独症谱系障碍儿童在教学和非教学情境中、在面对不同的成人和同龄人时，都能够独立地泛化使用该项技能，有关制订干预计划的详细过程，将在下一章进一步讨论。

技能检核表中的干预计划表，用来总结哪些技能是应该优先进行干预的，并据此写出具体行为目标。教学团队需要优先考虑被测对象最急需帮助的领域，确定每次教学需要干预的项目数量，确定在一段时间内，哪些社交和沟通技能应该优先进行干预以及干预顺序，干预计划表的使用说明详见资料箱 3.5。

技能检核表

发展监测图

姓　名：查理
出生日期：2010 年 1 月 22 日

单元格	日期	报告撰写人	涂色颜色
评估	2016	JD	灰色
评估	2017	MJ	黑色
评估			

图 3.13　查理的核心技能发展监测图：多次评估

还是以之前查理的案例为例，在对所有评估数据进行评分和汇总后，评估团队负责人在个别化教育会议上向整个团队提交了新量表的小结表和发展监测图，团队根据小结中的信息填写了技能检核表中的干预计划表。查理的父母确定了家庭干预计划中最重要的优先干预项目，教学团队则选择了一些有助于适应学校生活的重要技能作为优先干预项目。这些信息为整个团队制订下一年度的干预计划提供了重要参考。图 3.14 就是查理的干预计划，这个计划是根据技能检核表中的干预计划表中的信息总结制订的。

新量表的优势和局限

新量表只是用来评估孤独症谱系障碍儿童和青少年的评估工具之一，因此，与所有其他评估工具一样，它既有优势，也有自身的局限性，这一点是必须承认的。希望新量表作为制订干预计划的辅助工具，可以不断得以完善，以便扩展社交和沟通技能领域的目标范围，并使这些干预目标在被测对象的干预计划中得以落实。

在收集社交和沟通能力的详细信息方面，新量表具有如下优点：

资料箱 3.5：技能检核表中的干预计划表使用说明

1. 在核心技能检核表、社交技能检核表、沟通技能检核表和社区活动技能检核表中的每个技能领域里选出某些特定的需要优先干预的技能项目进行干预。决定选择哪些行为进行干预，这需要团队成员根据被测对象的需求做出集体决定。在表单上勾选标记为需要进行优先干预的技能项目可能会有很多，要给所有这些项目都一一写出干预目标，是不大可能的，这就需要教学团队根据被测对象目前最为迫切的需求选择和制定干预目标。

2. 针对被选中进行优先干预的技能项目，写出干预目标，应该注意需要使用术语，使行为可量化、可测评，并且需要明确技能表现需要达到什么样的标准才可以评定为初步掌握（E）、已经掌握（M）和泛化使用（G）。

正如之前所强调的一样，确定哪些技能项目是应该优先进行干预的，这需要教学团队合作讨论，并为每个被测对象制订出个性化的干预方案。但是，有一些总的指导原则可以考虑：

- 先回看一下有哪些技能项目在检核表上被标记为"优先干预"项目。
- 选择那些在核心技能、社交技能、沟通技能、社区活动技能等多个技能领域都标记为"优先干预"的技能项目进行干预。
- 确定在限定时间内（例如1年或者1年以上）进行教学干预的技能项目数量。
- 制订干预计划的时候需要进行权衡，保证合理分布，既要有需要初步掌握（E）的技能项目，也要有需要达到已经掌握（M）和泛化使用（G）的程度的技能项目。有些干预目标应该是初步掌握某项技能（E），有些应是在初步掌握的基础上达到已经掌握的程度（M），还有些应该着眼于让被测对象泛化使用该项技能实现功能（G）。
- 如果干预目标只有学习新技能，那么被测对象最终可能只能学到一些在单一情境中才能使用的零散技能。因此，必须在三个技能水平级别（E初步掌握、M已经掌握、G泛化使用）之间合理分配优先干预的技能项目。

- 被测对象在教学情境中表现出来某种技能，与在自然情境中自发使用社交和沟通技能实现功能，这两者是有区别的，该评估工具将二者明确区分开来。
- 该评估工具的设计使评估团队可以通过直接的方式获取信息（观察和直接抽样），也可以采取间接的方式获取信息（访谈）。
- 通过访谈的方式，可以让被测对象的家人和养育者也参与评估过程。
- 不论被测对象的年龄、能力水平如何，是否存在问题行为，都可以使用该评估工具对其进行评估，获得有用信息。

- 该评估工具的设计使评估团队能够通过不同的信息源、在不同的活动和情境条件下获取信息，记录被测对象的最佳表现。
- 使用该评估工具，评估结果可视化、可量化，能够实时掌握被测对象在一段时间内的技能发展情况，技能水平达到何种程度，是初步掌握、已经掌握，还是泛化使用。
- 使用该评估工具，评估结果能够直接为确立干预目标提供参考。
- 使用该评估工具，可以评估各种各样的社交和沟通技能，这些技能对于孤独症谱系障碍儿童以及青少年的发展是至关重要的。

技能检核表

干预计划表

姓　　名：查理　　　　　　　　　　　　　　　　出生日期：2010 年 1 月 22 日
填表人：J. Doe, BCBA　　　　　　　　　　　　　评估日期：2016 年 2 月 8 日

干预目标的确立和排序

- 在核心技能检核表、社交技能检核表、沟通技能检核表和社区活动技能检核表中的每个技能领域里选出某些特定的需要优先干预的技能项目进行干预。决定选择哪些行为进行干预，这需要团队成员根据被测对象的需求做出集体决定。在表单上勾选标记为需要进行优先干预的技能项目可能会有很多，要给所有这些项目都一一写出干预目标，这是不大可能的，这就需要教学团队根据被测对象目前最为迫切的需求选择和制定干预目标。在干预计划表上列出针对被测对象所选择的优先干预的技能项目。
- 针对被选中进行优先干预的技能项目，写出干预目标，应该注意需要使用术语，使行为可量化、可测评，并且需要明确技能表现需要达到什么样的标准才可以评定为初步掌握（E）、已经掌握（M）和泛化使用（G）。

注意：制订干预计划的时候需要进行权衡，保证合理分布，既要有需要初步掌握（E）的技能项目，也要有需要达到已经掌握（M）和泛化使用（G）的程度的技能项目。

技能领域	优先干预	干预目标	E	M	G
第一部分：核心技能检核表			标准		
非语言社交互动技能：共同注意					
非语言社交互动技能：非语言手势	5	"不"：如果别人给的东西是查理不想要的，或者某项活动是他不想参加的，90%的时候，他能够摇头表示"不想要"或者"不想参加"。			x
模仿技能：社会性意识	4	在熟悉的活动中，能够自发地模仿其他人的动作。安排四次集体活动，活动中大家整齐划一、同步行事，活动内容也是查理熟悉的，80%的时候，他能够自发地模仿同伴的动作。		x	
模仿技能：动作模仿					
模仿技能：语言模仿					
行为组织能力：安排使用活动材料					
行为组织能力：进行选择					
行为组织能力：安排利用时间					

图 3.14　查理的技能检核表干预计划表

技能检核表

干预计划表（续）

技能领域	优先干预	干预目标	E	M	G
第二部分：社交技能检核表（续）				标准	
自我调控能力：在不同活动之间进行转换	1	在指导下，能够转换到下一个活动。在有视觉支持（例如提示到时间了，该进行下一项活动了）和口头指导的情况下，80%的时候，查理能够做到没有情绪地转换到下一个活动。		x	
自我调控能力：情绪调节	1	经过指导或者示范，可以进行有助于缓解情绪的活动。给查理放一段视频，里面是有助于缓解情绪的活动，在有成人指导的情况下，80%的时候，查理能够模仿视频进行这项活动。		x	
第二部分：社交技能检核表（续）				标准	
游戏休闲技能：独自游戏休闲	6	在没有辅助的情况下进行15分钟以上的独自休闲活动。给查理一些休闲活动让他选择，还有一个计时器可以让他看到自己玩的时间有多久，这种情况下，查理能够自己玩15分钟。			x
游戏休闲技能：结构化的社交游戏休闲	3	在不涉及语言理解、运用的结构化活动中，能够和一个游戏伙伴进行轮流活动。如果参与的活动是查理熟悉的、不必使用语言的结构化活动，需要与游戏对象轮流的时候，75%的时候，查理能够做到。			x
游戏休闲技能：非结构化的社交游戏休闲					
集体活动技能：在集体中保持专注	4	需要轮流的非语言活动。查理能够以非语言的方式参与非结构化游戏活动，这些活动不涉及语言理解、运用，但需要轮流，查理在辅助提示的情况下能够等待轮流，需要提示的次数越来越少。			x
集体活动技能：在集体活动中学会轮流	3	举手示意希望得到机会。在课堂上进行结构化集体活动，60%的时候，查理能够用举手示意希望得到机会。		x	
集体活动技能：跟从集体指令					
换位思考的能力：情感理解	2	识别视频/卡通中比较常见的情绪。利用查理最喜欢的电视和电影角色教他识别情绪，80%的时候，他能够识别出视频中播放的4种常见情绪。		x	
换位思考的能力：友谊	2	收到邀请的时候，可以和小伙伴一起参加活动。在学校的三人小组集体活动中，如果有人邀请查理加入，60%的时候，他能够加入并和小伙伴一起活动。		x	
第三部分：沟通技能检核表				标准	
基本沟通能力：提出要求	6和7	"要求结束活动"和"请求帮助"。如果让查理自己选择要不要继续活动，在他想要结束活动时，80%的时候，他能够提出口头请求（比如说"做完了"）。碰到困难的时候，查理能够向成人提出求助，并且需要辅助提示的时候越来越少。		x	
基本沟通能力：简单回应	4	拒绝某种活动。被问到"你愿不愿意参加这个活动？愿不愿意都行"的时候，查理如果不愿意的话，90%的时候，能够用摇头表示"不愿意"。			x

图 3.14　查理的技能检核表干预计划表（续）

技能检核表

干预计划表（续）

技能领域	优先干预	干预目标	E	M	G
第三部分：沟通技能检核表（续）				标准	
基本沟通能力：回答问题	3	回答简单熟悉的"谁""什么""什么时候"和"在哪里"的问题。用查理熟悉的书给他上结构化的识字课，他能够回答简单熟悉的"谁""什么""什么时候"和"在哪里"的问题，准确率可以达到75%。		×	
基本沟通能力：做出评述	2	认识物品和人物。用查理熟悉的书给他上结构化的识字课，他就能够叫出50种不同物品或者人物的名字，准确率达到75%。		×	
基本沟通能力：提出问题					
社会情感技能：表达简单情绪	2	在感到不适的时候要求进行有助于缓解情绪的活动。给查理看表示"我需要休息"的视觉提示卡，他在感到不适的时候就会指向该卡表示需要休息一下，需要辅助提示的时候越来越少。			×
社会情感技能：表达复杂情绪					
社会情感技能：做出亲社会表达	4	使用礼貌用语。在不同的目标社交情境中，查理都能够使用礼貌用语（比如"谢谢您""不好意思"等），需要成人示范的时候越来越少。			×
基本对话技能：双向交流	5	在交谈对象把互动过程结构化的情况下，能够维持对话。安排两次一对一的结构化游戏活动，如果作为交谈对象的成人能够把互动过程结构化的话，50%或者更多的时候，查理都能够维持对话，保证双向交流。		×	
基本对话技能：话题					
基本对话技能：非语言交流					
第四部分：社区活动技能检核表				标准	
公共场合活动 家庭外出活动	5和6	去医院和去看牙。注：将会对查理进行功能性行为评估，之后为他制订干预计划。			×
学校或工作场所安全意识					

图3.14 查理的技能检核表干预计划表（续）

当然，尽管新量表有许多优势，但它并非完美无瑕：

首先，和其他缺乏标准化的非正式评估方法一样，该评估工具也存在一些局限。新量表在评估过程中可以作为标准化评估的补充，但如果被测对象所处的州或者学区规定以标准化的评估结果作为申请特殊服务的档案材料，新量表就难以满足这个要求。

其次，新量表没有做到与标准化数据相结合。新量表的设计只是列出了与孤独症谱系障碍相关的各项技能发展方面的困难，但是并没有按照儿童正常发展顺序对这些技能进行排序。例如，在非语言社交互动方面的核心技能领域中，所有罗列出来的技能，在正常发育的婴儿身上是同时出现的，但是在这些技能中，可能有一项或者多项在孤独症谱系障碍儿童身上都是缺失的，即便这些孤独症儿童的认知发展水平各不相同。同样，在沟通技能领域中，大部分技能在普通儿童身上也是同时出现的，但是在有些孤独症谱系障碍儿童身上可能就会缺失其中的一项或者多项，不管他们处于什么年龄阶段。不过，新量表的开发人员认为，如果按照儿童正常发展顺序对这些需要直接干预的技能进行排序的话，就难以体现孤独症谱系障碍儿童的社交和沟通能力发展问题的复杂性。

再次，通过该评估工具所获得的有关被测对象的情况信息，其准确程度取决于信息源的可靠程度。通过访谈等间接的研究方法收集信息，信息的准确性是必须要考虑的因素。提供信息的人对于被测对象的能力水平可能会有误判，可能会低估或者高估其能力。不过，这种情况还是相对可控的，因为该评估工具提倡通过不同的信息源收集信息，并且通过观察和直接抽样对这些信息进行交叉验证。

最后，评估结果的准确性还取决于评估人员的观察能力，而观察能力又在很大程度上取决于评估人员对于这些待测项目的理解程度。因此，本书提供了很多策略帮助评估人员提高这种观察能力，在对所有的社交和沟通技能进行讨论的时候，还提供了很多实例样本以供学习参考。

小结

全面细致的评估过程，对于发现被测对象的强项和不足、确立发展目标、制订高质量的干预计划以及监测长期发展情况都至关重要。可以用于评估孤独症谱系障碍儿童的评估工具有很多，每种工具都有其优势和局限性。这些评估工具有正式的标准化工具，也有非正式的、标准参照评估工具，使用正式的标准化工具，能够了解被测对象的能力水平与常模样本之间的差异，使用非正式的、标准参照评估工具，能够得出定性结果，直接用于制订干预计划。目前实际应用的评估工具包括诊断和筛查工具、适应性行为评定量表、社会性评估量表、沟通能力评估量表、语用评估量表和课程本位评估等，本章重点介绍的孤独症谱系障碍人士社交和沟通能力评估量表修订版在评估社交和沟通能力以及制订干预计划方面非常有效，使用该工具进行评估，不仅可以对被测对象目前的社交和沟通能力状况有一个整体的了解，还可以对各项技能的水平和发展情况进行评估和监测，以便帮助被测对象在一段时间内泛化使用一些重要技能。

新量表可以用来评估社交和沟通技能领域的各个单项技能，遗憾的是，目前我们只能把社交和沟通能力人为地分解成多个组成部分，除此之外，还没有什么简便的方法可以评估社交和沟通能力。但我们必须认识到，社交和沟通能力的发展不仅仅是个体的社交和沟通各项技能的简单总和，而是一个动态的过程，这个过程发生在各种社交情境中，所以对于每位被测对象来说，这个过程都是迥乎不同的个人体验。新量表的设计理念，旨在引导我们去理解孤独症谱系障碍儿童，促使我们去讨论那些导致谱系儿童面临的种种困难的核心问题，推动我们结合这些干预关键因素制订合理的干预计划。

附录　孤独症谱系障碍人士社交和沟通能力评估量表（修订版）

设计：凯思琳·安·奎尔（Ph. D., BCBA-D）

　　　林恩·斯坦斯伯里·布鲁斯纳安（Ph. D.）

　　孤独症谱系障碍人士社交和沟通能力评估量表修订版，旨在评估被测对象的各项技能水平、发现需要优先干预的技能项目、确立干预目标，制订干预计划。使用该量表，可以监测各项技能的学习掌握情况，还可以监测在不同社交和沟通情境下的技能泛化水平，所有的进展都有数据、可量化。该量表包括三个评估表，有助于我们了解被测对象的社交和沟通能力整体情况，发现社交学习障碍，并对各种社交和沟通技能进行水平评估。这些评估表可以单独使用，也可以任意组合使用，团队可以选择使用其中一个、两个或者全部三个表进行评估。每个评估表都包括一个评估小结，评估人员可以根据小结中的汇总数据制订干预计划并监测实时进展。这些评估表可做一次性评估使用，也可以在几年内多次使用，以便监测被测对象的发展情况。

评估工具	方法	评估类型
行为量表 • 概述 • 评估 • 小结	• 结构化小组访谈 • 回看记录 • 观察	定性评估
困难问卷 • 概述 • 评估 • 小结 • 发展监测表 • 干预计划表	• 结构化小组访谈 • 观察	定量和定性评估
技能检核表 • 概述 • 评估 • 小结 • 发展监测表 • 干预计划表	• 结构化小组访谈 • 观察 • 直接抽样	定量评估

行为量表

概述

目的

　　新量表中的行为量表有两个用途：

• 用来了解被测对象目前的社交和沟通能力概况，包括强项及不足。

- 发现能够激发被测对象学习动机的因素，比如他喜欢的社交和沟通对象、喜欢的活动、兴趣、强化物以及情绪调节的手段。

格式

行为量表包括六个部分的内容：

第一部分：社交和沟通对象

第二部分：社交活动

第三部分：社交互动

第四部分：沟通能力基础

第五部分：沟通手段

第六部分：功能性沟通

评估方法

建议先使用行为量表进行评估之后再填写技能检核表，可以每年都使用行为量表评估一次，并将其作为被测对象的个别化教育计划年度总结的一部分。

通过下列几种方式完成量表：

结构化小组访谈：行为量表的设计采取结构化访谈的形式，需要由以下成员共同填写完成：了解被测对象的一名评估人员，两名或者两名以上能够提供有关被测对象准确信息的人，例如父母、教师和治疗师。

- 建议评估团队成员一起协作，回答问题、共享信息，并将被测对象在不同的场景环境和社交情境中表现出来的技能水平进行对比和比较。
- 如果团队成员对被测对象的能力水平有不同看法，则需要记录下来。团队成员之间存在分歧，这可能反映出被测对象缺乏泛化使用该项技能的能力（例如，被测对象可能在某个环境中表现出社交和沟通技能，或者在与某个成人互动的时候，更多地表现出社交和沟通技能，但实际上，他没能在所有情境中、与所有成人和同龄人活动的时候，都泛化使用这些技能）。
- 如果团队成员对于被测对象是否具备某项技能无法达成一致意见，评估人员可以通过回看记录和/或直接观察收集更多信息。

回看记录：通过回看记录可以获得信息。

观察：通过观察可以收集信息。在有些活动中，被测对象将有机会自然地表现出某项技能，评估人员可以选择几种这样的活动并从中观察被测对象。建议在评估的几天之内，在不同的情境中，进行不同的观察。

评估指南

- 技能水平评定等级：A= 没有掌握（没有表现出该项技能），E= 初步掌握（有时表现出该项技能），或者 P= 表现出该项技能。
- 提供 3 到 5 个能够激发被测对象动机或者兴趣的东西或者活动。

行为量表

评估

姓　名：_____　　　出生日期：_____

填表人：_____　　　评估日期：_____

检查评估方法：结构化小组访谈 □　　　回看记录 □　　　观察 □

接受访谈的团队成员：_____

_____

第一部分：社交技能和个人偏好

第一部分用来了解被测对象的游戏休闲技能水平以及在什么样的情况下比较容易发起社交互动。

代码：A= 没有掌握（没有表现出该项技能），**E**= 初步掌握（有时表现出该项技能），**P**= 表现出该项技能

社交沟通对象：被测对象是否能够针对下列至少一位对象独立发起社交互动或者沟通行为，或者两者都有：	
（1）父母一方或监护人	A　E　P
（2）一名来自学校或社区的成人（例如教师、治疗师）	A　E　P
（3）一名同龄人或兄弟姐妹	A　E　P
（4）2到5人的同伴小组（例如游戏小组、社交技能小组活动中的同伴）	A　E　P
（5）6名或者更多同龄人的大组（比如在教室里的同学）	A　E　P
比较喜欢的社交对象：被测对象比较喜欢找哪些人进行社交和沟通互动？哪些成人或同龄人？父亲还是母亲？哪些家庭成员、教师或治疗师？	
社交活动：被测对象是否能够独立地参与下列社交活动：	
（1）独自进行探索性游戏休闲活动（即操控游戏材料以获得感觉运动方面的刺激），或者在别人旁边独自进行此类游戏活动（即共处游戏）	A　E　P
（2）独自进行功能性游戏休闲活动（即有目的地使用游戏材料），或者在别人旁边独自进行此类游戏活动（即共处游戏）	A　E　P
（3）独自进行假扮游戏休闲活动（即以创造性的方式使用游戏材料），或者在别人旁边独自进行此类游戏活动（即共处游戏）	A　E　P
（4）与一名或者多名成人或者同龄人进行结构化的互动游戏休闲活动（即有组织的、封闭式结尾的活动）	A　E　P
（5）与一名或者多名成人或者同龄人进行非结构化的互动游戏休闲活动（即创造性的、开放式结尾的活动）	A　E　P
被测对象喜欢的活动：描述被测对象喜欢的游戏活动、游戏材料、游戏主题和/或特殊兴趣（如拼图、艺术、音乐、游戏、体育活动、电脑）。	

（续）

行为量表

评估（续）

代码：A= 没有掌握（没有表现出该项技能），**E**= 初步掌握（有时表现出该项技能），**P**= 表现出该项技能

社交互动：被测对象是否能够独立地发起社交互动，做到：	
（1）加入某项活动（做）	A E P
（2）模仿他人的动作（看）	A E P
（3）回应别人说的话（听）	A E P
（4）发起沟通以便达到某种社会性目的（说）	A E P
被测对象喜欢的社交互动：描述被测对象在什么情况下最愿意进行社交互动沟通（例如，一对一或者在集体中，结构化或者非结构化，家庭、学校或者社区等特定环境）。	

第二部分：沟通技能和个人偏好

第二部分用来了解被测对象的沟通方式，在什么时候会进行沟通，在什么情况下沟通最有效。

代码：A= 没有掌握（没有表现出该项技能），**E**= 初步掌握（有时表现出该项技能），**P**= 表现出该项技能

沟通能力基础：被测对象是否能够独立地：	
（1）通过靠近他人和/或通过非常规方式（如哭、发出噪音）表现沟通的愿望（即动机）	A E P
（2）通过非语言方式进行沟通（如眼神和手势）	A E P
（3）通过语言进行沟通（如说话、符号、图画）	A E P
（4）在发起沟通之前，能够获取他人的注意力	A E P
沟通动机：描述五个能够激发被测对象沟通动机的具有高度强化作用的事件（例如，某项社交活动、某种食物、某件东西等）。	

（续）

行为量表

评估（续）

代码：A= 没有掌握（没有表现出该项技能），**E**= 初步掌握（有时表现出该项技能），**P**= 表现出该项技能

沟通手段：被测对象是否能够独立地使用下列方法进行沟通：	
（1）手势（例如用手指东西、挥手、摆手或者点头）	A E P
（2）语言	A E P
（3）手语	A E P
（4）扩大及替代沟通系统（例如，图片交换沟通系统、图片或者单一信息设备等技术含量不高的沟通工具）	A E P
（5）技术辅助（例如，电脑、平板电脑或者语音输出设备等高科技沟通工具）	A E P

沟通和情绪调节：当被测对象找不到沟通手段帮助他实现功能的时候，或者沟通尝试不成功的情况下，会如何与他人互动？是否会出现社会性退缩、刻板重复行为、问题行为？

功能性沟通：被测对象是否能够独立地进行沟通以达到下列目的：	
（1）要他想要的东西	A E P
（2）说明他不想要什么	A E P
（3）就他自己或者别人所做的事发表评论	A E P
（4）分享感受	A E P
（5）回答问题	A E P
（6）提出问题（比如询问信息）	A E P
（7）双向交流	A E P

沟通样本：在自然情境中选取被测对象的某些语言表现进行直接采样，收集其使用口语、手语或者扩大及替代沟通系统手段的信息。列举被测对象说话的例子，大约25个。
语言样本可以包括自发的语言信息和引发的对话信息。
- 如果是被测对象自发的语言信息，评估人员需要记录其发出的不同信息。
- 如果被测对象是经过提示辅助才发出的信息，那么就要记录这些信息以及需要提示辅助的程度。
- 如果是引发的对话，那就记录下引发对话的话题是什么，还要记录下被测对象在对话中发出的信息。可以给被测对象出示适合其年龄阶段的物品（例如游戏），并提示被测对象谈论该活动。提出开放性问题，鼓励他做出回应，并进行扩展。

（续）

行为量表

小结

姓　名：＿＿＿＿＿＿＿＿＿＿＿＿＿＿＿＿＿＿＿＿＿＿＿＿＿　出生日期：＿＿＿＿＿＿＿＿＿＿

小结撰写人：＿＿＿＿＿＿＿＿＿＿＿＿＿＿＿＿＿＿＿＿＿＿　评估日期：＿＿＿＿＿＿＿＿＿＿

社交沟通方面的强项和需要进行干预帮助的方面

简要总结被测对象在社交沟通方面的强项和需要进行干预帮助的方面，包括评估小组收集和记录的信息。

困难问卷

概述

目的

困难问卷的目的，是收集有关被测对象重复刻板行为倾向和其他行为问题的基本信息，因为这些行为可能会影响他们的学习并妨碍他们的社交和沟通。

格式

困难问卷主要针对影响功能和学习的六大障碍：

第一部分：社交方面的重复刻板行为

第二部分：沟通方面的重复刻板行为

第三部分：对提示的依赖程度

第四部分：感觉方面的障碍

第五部分：社交动机水平

第六部分：问题行为

评估方法

建议将困难问卷与行为量表一起完成，并每年更新一次，作为被测对象的个性化教育计划年度总结的一部分。需要了解被测对象的一名评估人员、两名或者两名以上能够提供有关被测对象准确信息的人，例如父母、教师、和治疗师一起共同完成问卷。如果被测对象的教学团队成员对新量表比较熟悉，则可以通过结构化访谈完成问卷，或者独立完成调查问卷。

结构化小组访谈：问卷可以通过结构化访谈完成，评估人员让每个团队成员分别填写调查问卷，然后将这些信息汇总，做出小结。如果团队成员对被测对象的能力水平有不同看法，则需要记录下来。团队成员之间存在分歧，这可能反映出被测对象在不同环境中的行为表现有所不同（例如，被测对象可能会在某个环境中表现出行为问题和障碍，或者在与某个成人互动的时候，会更多地表现出行为问题和障碍）。

观察：如果通过访谈不能确定被测对象是否存在某些行为困难，或者不能确定获得的信息是否准确，就可以通过直接观察进行确认。为了最大限度地提高评估的有效性，一般需要在数天内，换不同的评估人员，在不同的情境和活动中观察被测对象。

评估指南

- 针对妨碍被测对象进行社交和沟通以及（或者）学习的问题行为，评估其造成影响的严重程度，0= 无影响，1= 轻度影响，2= 中度影响，3= 严重影响。
- 计算评分为 3（严重影响）的项目总数，对妨碍被测对象实现功能和学习技能的问题行为有一个整体了解，分数范围为 0 到 6。分数越高，问题影响就越严重。
- 针对有严重影响的问题行为，举出一个或者几个具体例子。

困难问卷

评估

姓名：_____　　　　　出生日期：_____

填表人：_____　　　　　评估日期：_____

检查评估方法：结构化小组访谈 □　　　观察 □

接受访谈的团队成员：_____

影响功能和学习的问题行为

该问卷用来收集信息，以便了解被测对象的社交和沟通行为状况、对提示的依赖程度、感觉方面的障碍、社交动机水平以及其他妨碍社交和沟通的问题行为。

社交行为：被测对象是否表现出下列重复刻板行为或者问题行为：	
（1）与身体有关（例如转圈、拍手、眨眼）的自我刺激行为（例如非功能性的重复刻板行为）	0　1　2　3
（2）以重复刻板的方式、非功能性地反复使用某些东西（例如反复旋转绳子、反复旋转玩具车的轮子）	0　1　2　3
（3）一个人长时间地过度沉迷于某项活动（例如过度关注汽车产品手册、过度关注某一互联网站）	0　1　2　3
（4）不适应日程变化（例如，当日程表发生变化、一日三餐发生变化或者校车司机换人的时候，会感到不安）	0　1　2　3
（5）对某种东西有恐惧症和/或强烈兴趣或恐惧，足以影响到社交互动（例如天气状况、消防演习）	0　1　2　3
（6）其他影响社交互动的重复行为（例如自言自语）	0　1　2　3
得分：计算出评分为3的项目总数，分数范围为0到6	项目总数：
就评分为3的问题行为进行描述，并提供一个或多个具体例子。	

沟通行为：被测对象在沟通方面是否表现出下列重复刻板行为或者问题行为：	
（1）立即重复刚刚听到的话（即时仿说）	0　1　2　3
（2）反复谈论或者讨论同一个话题或者问题（例如火车、天气）	0　1　2　3
（3）反复重复某一首歌、某一本书或者电视里的单词、句子或者独白（延时仿说）	0　1　2　3
（4）发起的话题不适合当时的场合	0　1　2　3
（5）与人交流时出现刻板重复的动作（例如反复拍打别人，靠别人脸太近）	0　1　2　3
（6）其他妨碍沟通的重复行为（请举例说明：例如自言自语）	0　1　2　3
得分：计算出评分为3的项目总数，分数范围为0到6	项目总数：
就评分为3的问题行为进行描述，并提供一个或多个具体例子	

（续）

评估（续）

代码： 0 = 无影响，1 = 轻度影响，2 = 中度影响，3 = 严重影响

对辅助的依赖程度： 被测对象在进行社交沟通的时候是否需要依赖下列辅助：	
（1）需要依赖口头提示才能进行沟通	0 1 2 3
（2）需要依赖口头提示才能参与社交活动	0 1 2 3
（3）需要依赖视觉提示、符号提示、扩大及替代沟通系统手段才能进行沟通	0 1 2 3
（4）需要依赖视觉提示、符号提示、扩大及替代沟通系统手段才能参与社交活动	0 1 2 3
（5）需要依赖手势提示才能进行沟通	0 1 2 3
（6）需要依赖手势提示才能参与社交活动	0 1 2 3
得分： 计算出评分为 3 的项目总数，分数范围为 0 到 6	项目总数：
就评分为 3 的提示辅助依赖行为进行描述，并提供一个或多个具体例子。	

感觉方面的障碍： 被测对象在感觉方面是否表现出强烈的偏好或者敏感？	
（1）视觉方面：寻求视觉刺激，比如喜欢看电视、电脑，近距离地盯着别人或者某件东西；或者逃避视觉刺激，避免目光接触和/或频繁闭眼	0 1 2 3
（2）听觉方面：寻求听觉刺激，喜欢有声音或者音乐的东西或者活动；或者逃避某些声音，听不了高声谈话、语言提示，或者频繁捂耳朵	0 1 2 3
（3）口腔方面：喜欢某种味道或者某种食物的口感，喜欢嚼东西或者把东西放进嘴里；或者拒绝某种味道、某种食物的口感，或者拒绝某些食物	0 1 2 3
（4）嗅觉：喜欢某种东西或者某人身上的某种味道；或者讨厌某些味道	0 1 2 3
（5）触觉：喜欢某种东西或者某人，喜欢挤压的感觉；或者拒绝摸某些东西，不喜欢别人摸自己，不喜欢别人通过身体接触进行辅助提示	0 1 2 3
（6）运动/前庭：喜欢摇晃身体，喜欢跑跑跳跳，喜欢运动；或者逃避运动，不喜欢人多热闹的社交活动	0 1 2 3
得分： 计算出评分为 3 的项目总数，分数范围为 0 到 6	项目总数：
就评分为 3 的感觉偏好和敏感行为进行描述，并提供一个或多个具体例子。	

（续）

评估（续）

代码： 0 = 无影响，1= 轻度影响，2= 中度影响，3= 严重影响

社交动机水平： 被测对象的社交动机水平是否限制或者妨碍他参加社交活动？	
（1）仅能与有限几个社交沟通对象进行互动	0　1　2　3
（2）兴趣狭窄	0　1　2　3
（3）仅能参加有限几项社交活动	0　1　2　3
（4）与他人进行互动时，沟通功能范围有限	0　1　2　3
（5）与他人进行互动时，沟通话题范围有限	0　1　2　3
（6）与他人进行互动时，缺乏双向对话技能	0　1　2　3
得分： 计算出评分为 3 的项目总数，分数范围为 0 到 6	项目总数：
就评分为 3 的社交动机水平进行描述，并提供一个或者多个具体例子。	

问题行为： 被测对象是否还有其他妨碍其社交互动的问题行为？	
（1）描述问题行为 1，语言要具体、可观察、可测量。	0　1　2　3
（2）描述问题行为 2，语言要具体、可观察、可测量。	0　1　2　3
（3）描述问题行为 3，语言要具体、可观察、可测量。	0　1　2　3
（4）描述问题行为 4，语言要具体、可观察、可测量。	0　1　2　3
（5）描述问题行为 5，语言要具体、可观察、可测量。	0　1　2　3
（6）描述问题行为 6，语言要具体、可观察、可测量。	0　1　2　3
得分： 计算出评分为 3 的项目总数，分数范围为 0 到 6	项目总数：
建议： 针对这些妨碍社交沟通功能和学习的问题行为，填写功能性行为评估表。	

（续）

困难问卷

小结

姓　名：_____　　出生日期：_____

小结撰写人：_____　　评估日期：_____

使用说明：把在困难问卷单元所得的分数填到下面的方框中，计算总分。

影响功能和学习的问题行为	得分
1. 社交行为（0-6）	
2. 沟通行为（0-6）	
3. 对辅助的依赖程度（0-6）	
4. 感觉方面的障碍（0-6）	
5. 社交动机水平（0-6）	
6. 问题行为（0-6）	
总分：分数范围为 0 到 36	

社交和沟通方面的问题小结
根据困难问卷中收集和记录的信息，简要叙述被测对象在社交和沟通方面所面临的困难，总结被测对象的社交动机水平、对辅助的依赖程度、严重妨碍其社交沟通的感觉障碍、重复刻板行为以及其他影响功能和学习的问题行为。

（续）

困难问卷

发展监测表

姓　名：_____　　出生日期：_____

评估人：_____　　评估日期 1：_____

评估人：_____　　评估日期 2：_____

评估人：_____　　评估日期 3：_____

使用说明：把在困难问卷小结中得到的分数填到下面的框中。

影响功能和学习的问题行为	评估		
	1	2	3
1. 社交行为（0-6）			
2. 沟通行为（0-6）			
3. 对辅助的依赖程度（0-6）			
4. 感觉方面的障碍（0-6）			
5. 社交动机水平（0-6）			
6. 其他问题行为（0-6）			
总分：分数范围为 0 到 36			

可在此附上每次评估之后所写的社交和沟通方面的问题小结，小结可以对一段时间内的行为变化做出定性评价。如有补充，可以写在下面的空白处。

_____

_____

_____

_____

_____

_____

_____

_____

_____

_____

_____

_____

_____

_____

（续）

困难问卷

干预计划表

姓　　名：＿＿＿＿＿＿＿＿＿＿＿＿＿＿＿＿＿＿＿＿＿＿　　出生日期：＿＿＿＿＿＿＿＿＿＿＿＿＿＿＿

填表人：＿＿＿＿＿＿＿＿＿＿＿＿＿＿＿＿＿＿＿＿＿＿　　评估日期：＿＿＿＿＿＿＿＿＿＿＿＿＿＿＿

干预目标的确立和排序

- 从问卷中所列的六类影响功能和学习的行为障碍中,选出需要干预的具体行为,这六个类别包括:(1)社交行为;(2)沟通行为;(3)对辅助的依赖程度;(4)感觉方面的障碍;(5)社交动机水平;(6)问题行为。决定选择哪些行为进行干预,这需要团队成员根据被测对象的需要做出集体决定。
- 要给问卷中所有的问题行为都一一写出干预目标,不管是严重程度被评定为轻微影响、中度影响还是严重影响的问题行为,是不太可能的。如果确定为问题行为的项目非常多,那么团队成员就要选定有严重影响的问题行为进行干预并写下干预目标。
- 确定需要干预的行为之后,就在计划表上"确定需要干预的问题行为"一栏中列出计划干预的目标行为。
- 干预的目的就是降低目标行为的严重程度,基于这一目的,为干预所针对的每个问题行为都写出一个具体的干预目标,目标描述的行为要可测量。

学习障碍	需要干预的问题行为	干预目标
1. 社交行为		
2. 沟通行为		
3. 对辅助的依赖程度		
4. 感官方面的障碍		
5. 社交动机水平		
6. 问题行为		

(续)

技能检核表

概述

目的

技能检核表旨在确定被测对象是否已经掌握某些技能、还没有掌握哪项技能,没有掌握记为 A,初步掌握记为 E,已经掌握记为 M,泛化使用记为 G,技能检核表最常用于制订教育计划。

格式

技能检核表包括四个方面的社交和沟通能力评估:

第一部分:核心技能检核表

第二部分:社交技能检核表

第三部分:沟通技能检核表

第四部分:社区活动技能(需要综合使用核心技能、社交技能和沟通技能)

评估方法

可以每年都使用技能检核表评估一次,并将其作为被测对象的个别化教育计划年度总结的一部分。技能检核表可以通过结构化小组访谈、观察和直接抽样完成。

结构化小组访谈:如果评估人员了解被测对象,并且有两名或者两名以上能够提供有关被测对象准确信息的人,例如父母、教师和治疗师,就可以使用结构化小组访谈的形式收集信息。建议评估团队成员一起协作,回答问题、共享信息,并将被测对象在不同的场景环境和社会情境中表现出来的技能水平进行对比和比较。

- 如果团队成员对被测对象的能力水平有不同看法,则需要记录下来。团队成员之间存在分歧,这可能反映出被测对象缺乏泛化使用该项技能的能力(例如,被测对象可能在某个环境中表现出社交和沟通技能,或者在与某个成人互动的时候,会更多地表现出社交和沟通技能,但实际上,他没能在所有情境中、与所有成人和同龄人活动的时候,都泛化使用这些技能)。
- 如果团队成员对于被测对象是否具备某项技能无法达成一致意见,评估人员可以通过回看记录和/或直接观察收集更多信息。

观察:在有些活动中,被测对象将有机会自然地表现出某项技能,评估人员应该选择几种这样的活动并从中观察被测对象。建议在评估的几天之内,在不同的情境中进行不同的观察。

直接抽样:评估人员需要设计至少三种不同的活动或者场景,在这些活动或者场景中观察某项特定技能是否出现,记录被测对象在使用该项技能时的能力表现。建议选择三种场景进行直接采样(其中两种场景是被测对象熟悉的,一种是不熟悉的)。

评估指南

1. 根据以下评分代码和对应描述,对被测对象使用某项技能实现功能的水平情况进行评分:

- 没有掌握(A)= 被测对象没有表现出该项技能。
- 初步掌握(E)= 在给予辅助提示或者没有辅助提示的情况下,被测对象在某一情境中或者互动对象只有一个人的情况下能够表现出该项技能。只有被测对象能够在至少一个教学设计情境中表现出该项技能，而且不止一次（平均概率达到 50% 的情况下），该项技能水平才可以评定为"初步掌握"。

- 已经掌握（M）= 在没有辅助提示的情况下，被测对象大多数时候都能够在教学设计情境中表现出该项技能。只有被测对象能够在大部分时候（平均概率达到 80%）、在三个以上的教学设计情境中表现出该项技能，该项技能水平才能评定为"已经掌握"。
- 泛化使用（G）= 在没有辅助提示的情况下，被测对象在不同的情境中、面对不同的成人或者同龄人，都能够表现出该项技能。只有被测对象在不熟悉的情境中几乎总是能够表现出该项技能，该项技能水平才能评定为"泛化使用"。也就是说，被测对象能够在三个以上的非教学设计情境中泛化使用该项技能，才可以称为使用该项技能实现功能。

被测对象的技能掌握水平可能会参差不齐，有的是没有掌握，有的是初步掌握，有的是已经掌握，有的是泛化使用，这种情况在评估的所有技能领域都有可能出现。被测对象还有可能在某一个技能领域表现出不同的技能水平，这也是可以理解的。因此，建议对技能检核表上的所有技能项目进行评估。

2. 在每个技能领域选出一项技能作为优先干预的项目，针对该项技能的干预目标可以是初步掌握、已经掌握或者泛化使用。

- 如果某项技能水平评定为（A）没有掌握，那么针对该项技能的干预目标就是初步掌握、已经掌握或者泛化使用。
- 如果某项技能水平评定为（E）初步掌握，那么针对该项技能的干预目标就是已经掌握或者泛化使用。
- 如果某项技能水平评定为（M）已经掌握，那么针对该项技能的干预目标就是泛化使用。

在每个技能领域的"优先干预"一栏中，都用叉号标记至少一项技能作为优先干预的项目。

3. 分别算出每一组项目中没有掌握、初步掌握、已经掌握和泛化使用的技能项目总数，把结果填在得分框中。如果某一技能领域中泛化使用的技能项目数量很多，那么就证明被测对象在这一技能领域比较有优势。把这些数字得分转写进技能检核表小结中。

技能检核表

评估

姓　名：_____　　　　　　出生日期：_____
填表人：_____　　　　　　评估日期：_____
检查评估方法：结构化小组访谈 ☐　　观察 ☐　　直接抽样 ☐
接受访谈的团队成员：_____

第一部分：核心技能检核表

第一部分是核心技能检核表，用于评估奠定学习基础的基本能力，具体来说，就是非语言社交互动技能、模仿技能、行为组织能力和自我调控能力。

代码：A= 没有掌握，E= 初步掌握，M= 已经掌握，G= 泛化使用

非语言社交互动技能		
共同注意（9 项技能）	评分	优先干预
（1）被人叫到名字的时候，会停止正在进行的活动，看向叫他名字的人，以示回应	A　E　M　G	
（2）看向别人指向的物品	A　E　M　G	
（3）眼神在互动对象和物品之间交替转换，最后看向互动对象以便保持互动	A　E　M　G	
（4）在熟悉的活动中可以与互动对象保持共同注意，持续 1 分钟以上	A　E　M　G	
（5）把物品递给他人以示分享兴趣	A　E　M　G	
（6）指向某件物品以示与他人分享兴趣	A　E　M　G	
（7）在分享兴趣之前先获得他人注意	A　E　M　G	
（8）在熟悉的小组活动中可以保持共同注意，持续 1 分钟以上	A　E　M　G	
（9）在进行新活动之前，会先看向熟悉的人以确认安全（即社会性参照）	A　E　M　G	
得分：计算出每个评分级别的技能项目总数，分数范围为 0 到 9	A:　　E:　　M:　　G:	
非语言手势（8 项技能）	评分	优先干预
（1）会对人微笑以维系互动	A　E　M　G	
（2）拉／推／操控他人做手势（例如，用别人的手做工具达到特定目的）	A　E　M　G	
（3）把东西给别人，或者拿着东西做手势（例如，把东西递给别人表示提出要求）	A　E　M　G	
（4）指向某种东西提出要求	A　E　M　G	
（5）摇头表示"不"	A　E　M　G	
（6）挥手表示欢迎和／或表示"再见"	A　E　M　G	
（7）点头表示"是"	A　E　M　G	
（8）使用其他约定俗成的手势维系互动过程（例如耸肩、击掌）	A　E　M　G	
得分：计算出每个评分级别的技能项目总数，分数范围为 0 到 8	A:　　E:　　M:　　G:	

（续）

评估（续）　　　　　　　　　　　　**代码：** A= 没有掌握，E= 初步掌握，M= 已经掌握，G= 泛化使用

模仿技能		
社会性意识（6项技能）	评分	优先干预
（1）在熟悉的活动中，和他人保持亲近距离	A　E　M　G	
（2）在熟悉的活动中，观察成人活动	A　E　M　G	
（3）在熟悉的活动中，观察同龄人活动	A　E　M　G	
（4）在熟悉的活动中，自发地模仿他人动作	A　E　M　G	
（5）在不熟悉的活动中，自发地模仿他人动作	A　E　M　G	
（6）在活动中自发模仿他人的话语（语言沟通、手语、扩大及替代沟通系统）	A　E　M　G	
得分：计算出每个评分级别的技能项目总数，分数范围为0到6	A:　　E:　　M:　　G:	
运动模仿技能（6项技能）	评分	优先干预
（1）在熟悉的活动中，模仿一个动作	A　E　M　G	
（2）按照要求拿着一件物品模仿一个动作	A　E　M　G	
（3）按照要求模仿单个肢体动作	A　E　M　G	
（4）按照要求模仿两步或三步的系列动作	A　E　M　G	
（5）在熟悉的情境中模仿两步以上的动作	A　E　M　G	
（6）在不熟悉的情境中模仿多个动作	A　E　M　G	
得分：计算出每个评分级别的技能项目总数，分数范围为0到6	A:　　E:　　M:　　G:	
语言模仿（6项技能）	评分	优先干预
（1）模仿发声或声音	A　E　M　G	
（2）在唱歌或者运动时模仿歌曲或运动中的词句	A　E　M　G	
（3）在日常生活中模仿词句	A　E　M　G	
（4）在一对一的结构化活动中模仿词句	A　E　M　G	
（5）按照要求在熟悉的活动中模仿词句	A　E　M　G	
（6）按照要求在不熟悉的情境中模仿词句	A　E　M　G	
得分：计算出每个评分级别的技能项目总数，分数范围为0到6	A:　　E:　　M:　　G:	
行为组织能力		
有组织、有条理地安排使用活动材料（4项技能）	评分	优先干预
（1）能够找到活动所需材料（如书籍、外套）进行活动准备工作，无需额外的口头指示或者视觉/书面提示	A　E　M　G	
（2）在开始活动前能够对活动材料进行组织，无需额外的口头指示或者视觉/书面提示	A　E　M　G	
（3）在活动期间，能够将活动材料在指定区域内有序安排摆放	A　E　M　G	

（续）

评估（续）　　　　　　　　　　　　　**代码：A=** 没有掌握，**E=** 初步掌握，**M=** 已经掌握，**G=** 泛化使用

行为组织能力（续）		
有组织、有条理地安排使用活动材料（4 项技能）（续）	评分	优先干预
（4）结束活动的时候，能够把活动材料收拾起来，无需额外的口头指示或者视觉 / 书面提示	A　E　M　G	
得分：计算出每个评分级别的技能项目总数，分数范围为 0 到 4	A:　　E:　　M:　　G:	
有组织、有条理地进行选择（4 项技能）	评分	优先干预
（1）在活动中，能够根据喜好在两项物品中做出选择	A　E　M　G	
（2）能够根据自己的喜好在两项马上就能进行的活动中选择自己想要进行哪一项活动	A　E　M　G	
（3）能够根据自己的喜好在两项过一段时间才能进行的活动中选择自己想要进行哪一项活动	A　E　M　G	
（4）对选项进行排序	A　E　M　G	
得分：计算出每个评分级别的技能项目总数，分数范围为 0 到 4	A:　　E:　　M:　　G:	
有组织、有条理地安排利用时间（4 项技能）	评分	优先干预
（1）在熟悉的活动中，有视觉支持（比如可视化计时器、活动清单、日程表）的情况下，能够保持专注直到活动结束	A　E　M　G	
（2）在有人指导的情况下，能够发起并开始一项活动	A　E　M　G	
（3）在有人指导的情况下，能够等待	A　E　M　G	
（4）在熟悉的活动中，没有视觉支持（比如可视化计时器、活动清单、日程表）的情况下，也能够保持专注直到活动结束	A　E　M　G	
得分：计算出每个评分级别的技能项目总数，分数范围为 0 到 4	A:　　E:　　M:　　G:	
自我调控能力		
活动转换（4 项技能）	评分	优先干预
（1）在有人指导的情况下，能够转换到下一项活动	A　E　M　G	
（2）能够接受中断熟悉的活动，并转换到下一项活动	A　E　M　G	
（3）能够接受中断喜欢的活动，并转换到下一项活动	A　E　M　G	
（4）出现意外变化的时候，能够随机应变	A　E　M　G	
得分：计算出每个评分级别的技能项目总数，分数范围为 0 到 4	A:　　E:　　M:　　G:	
情绪调节（4 项技能）	评分	优先干预
（1）在有人指导或者示范的情况下，可以进行有助于缓解情绪的活动	A　E　M　G	
（2）在有人示范的情况下，可以进行有助于缓解情绪的活动用来应对挫败情绪和焦虑情绪，而不会出现问题行为	A　E　M　G	
（3）能够体察自己的焦虑状态，在有人提示的情况下，能够要求进行有助于缓解情绪的活动，应对挫败情绪和焦虑情绪	A　E　M　G	
（4）能够体察自己的焦虑状态，能够主动要求进行有助于缓解情绪的活动，应对挫败情绪和焦虑情绪	A　E　M　G	
得分：计算出每个评分级别的技能项目总数，分数范围为 0 到 4	A:　　E:　　M:　　G:	

（续）

第二部分：社交技能检核表

第二部分是社交技能检核表，用于评估一系列的社交技能和社交手段，具体来说，就是独自游戏休闲技能、社交游戏休闲技能、集体活动技能和换位思考的能力。上述技能根据"做看听说"能力框架（Quill & Stansberry Brusnahan, 2017）按照从易到难的顺序排列。

游戏休闲技能		
独自游戏休闲技能（6项技能）	评分	优先干预
（1）能够按照玩具、物品或者活动材料的设计功能玩或者使用这些东西	A E M G	
（2）能够进行封闭式结尾活动（即有明确开始和结束标志的活动，例如拼拼图）	A E M G	
（3）能够参加日常活动，活动安排有套路、可预测（例如生日聚会）	A E M G	
（4）能够进行开放式结尾活动（即没有明确开始或结束标志的活动，例如玩积木）	A E M G	
（5）能够进行象征性-假扮游戏，能够以新颖的方式、有创意地使用活动材料（例如把香蕉当成电话玩）	A E M G	
（6）能够在没有辅助的情况下进行15分钟以上的独自休闲活动	A E M G	
得分：计算出每个评分级别的技能项目总数，分数范围为0到6	A: E: M: G:	
结构化的社交游戏休闲（6项技能）	评分	优先干预
（1）参加不涉及语言理解、运用的活动，活动要求整齐划一（即观看或者模仿大家在同一时间做同样的事情，不需要使用活动材料，不需要轮流、分享以及口头互动），例如看电影或者练瑜伽	A E M G	
（2）参加不涉及语言理解、运用的活动，活动和他人同时进行，但各自使用自己的活动材料（即各自使用自己的活动材料，同时观看和模仿他人的动作，不需要轮流、分享以及口头互动），例如在同伴旁边做手工等	A E M G	
（3）参加不涉及语言理解、运用的结构化活动，活动期间需要与一个同伴轮流（即各自使用自己的活动材料，同时观看和模仿他人的动作，活动需要轮流，活动内容有规划、可预测，不需要分享以及口头互动），例如轮流玩卡片配对游戏	A E M G	
（4）与一人分享玩具或者活动材料	A E M G	
（5）参加不涉及语言理解、运用的集体活动，活动和他人同时进行，需要有计划、有组织地使用活动材料（即观看和模仿他人的动作，需要分享材料，但不需要轮流以及口头互动），例如和集体成员一起演奏乐器	A E M G	
（6）参加不涉及语言理解、运用的结构化集体活动，活动中需要轮流（即观看和模仿他人的动作，活动内容有规划、可预测，活动中需要轮流，不需要分享材料以及口头互动），例如玩棋牌类游戏	A E M G	
得分：计算出每个评分级别的技能项目总数，分数范围为0到6	A: E: M: G:	
非结构化的社交游戏休闲（6项技能）	评分	优先干预
（1）在两人以上的小组中分享活动材料（即共处游戏），例如打电子游戏	A E M G	
（2）在非结构化游戏活动中与一个同伴合作，活动是开放式结尾、没有共同目标（即观察他人、分享材料和听取他人意见，但不需要口头互动），例如和一个同伴一起玩乐高积木	A E M G	
（3）在非结构化游戏活动中与他人合作，活动是开放式结尾、没有共同目标（即有机会观察他人、分享材料和听取他人意见，但不需要口头互动），例如与小组成员一起玩乐高积木	A E M G	

（续）

评估(续)　　　　　　　　　**代码：A=** 没有掌握，**E=** 初步掌握，**M=** 已经掌握，**G=** 泛化使用

非结构化的社交游戏休闲（6项技能）（续）	评分	优先干预
（4）在游戏活动中与一个同伴合作，活动是开放式结尾、有共同目标（即需要分享材料、轮流以及双向口头互动），例如和一个同伴一起做一个手工作品	A E M G	
（5）在半结构化集体游戏活动中与他人合作，活动需要语言理解和运用，有共同的目标（即需要分享材料、轮流以及双向口头互动），例如与集体成员一起玩捉迷藏	A E M G	
（6）在半结构化集体游戏活动中与他人合作，活动是开放式结尾、有共同目标（即需要观察和模仿他人、分享材料、轮流以及双向口头互动），例如踢足球	A E M G	
得分： 计算出每个评分级别的技能项目总数，分数范围为0到6	A:　　E:　　M:　　G:	

集体活动技能

在集体中保持专注（7项技能）	评分	优先干预
（1）需要统一行动的集体活动：在不需要互动的集体活动（例如看电视、看电影、参加音乐活动）中与大家待在一起	A E M G	
（2）需要统一行动的集体活动：参加结构化集体活动，活动需要动手操作、亲自实践，但不需要分享、轮流或者口头互动（例如做手工、画画等艺术类活动）	A E M G	
（3）需要统一行动的集体活动：参加结构化集体活动，活动需要听取他人意见，但不需要分享、轮流或者口头互动（例如一起读书、合唱）	A E M G	
（4）需要轮流、不需要语言的活动：参加结构化集体活动，活动需要轮流，但不需要语言理解及运用，不需要语言交流（例如玩电子游戏、参加体育活动）	A E M G	
（5）需要轮流、需要语言的活动：参加结构化集体活动，活动需要轮流，需要语言理解及运用，需要语言交流（例如玩某些棋牌类游戏、看戏）	A E M G	
（6）需要合作、不需要语言的活动：参加集体游戏活动，活动是开放式结尾，不需要语言（例如课间休息、空闲时间）	A E M G	
（7）需要合作、需要语言的活动：参加集体活动，活动是开放式结尾，需要语言（例如讨论、会议）	A E M G	
得分： 计算出每个评分级别的技能项目总数，分数范围为0到7	A:　　E:　　M:　　G:	

在集体活动中轮流（6项技能）	评分	优先干预
（1）能够在结构化集体活动中安坐	A E M G	
（2）能够和集体成员一起排队等待	A E M G	
（3）能够在集体活动中举手请求得到机会	A E M G	
（4）能够和集体成员一起在不同活动之间进行转换	A E M G	
（5）能够在结构化集体活动中等待轮到自己	A E M G	
（6）能够在非结构化集体活动中轮流	A E M G	
得分： 计算出每个评分级别的技能项目总数，分数范围为0到6	A:　　E:　　M:　　G:	

（续）

评估（续）　　　　　　　　　　　　　　**代码：A=没有掌握，E=初步掌握，M=已经掌握，G=泛化使用**

跟从集体指令（5项技能）	评分	优先干预
（1）能够跟从非语言的集体指令（例如打铃、关灯）	A　E　M　G	
（2）能够跟从常规的口头集体指令（例如"打扫干净""排队"）	A　E　M　G	
（3）能够跟从需要引起注意的集体指令（例如"所有人听着"）	A　E　M　G	
（4）在熟悉的场景下能够跟从口头集体指令	A　E　M　G	
（5）在不熟悉的场景下能够跟从口头集体指令	A　E　M　G	
得分：计算出每个评分级别的技能项目总数，分数范围为0到5	A:　　E:　　M:　　G:	

换位思考的能力

情感理解能力（8项技能）	评分	优先干预
（1）能够模仿简单常见的情绪（如面部表情）	A　E　M　G	
（2）能够识别视频或者卡通中的简单常见情绪（如悲伤、快乐、愤怒）	A　E　M　G	
（3）能够识别熟悉的人表现出来的简单常见情绪	A　E　M　G	
（4）对自己身上出现的简单常见的情绪，能够识别原因（例如，懂得"因为……所以感觉……"）	A　E　M　G	
（5）对他人身上出现的简单常见的情绪，能够识别原因（例如，懂得"因为……所以他感觉……"）	A　E　M　G	
（6）在别人向他请求帮助的时候，能够提供帮助	A　E　M　G	
（7）能够意识到他人需要帮助	A　E　M　G	
（8）当他人表现出简单常见的情绪时（如悲伤、快乐、愤怒、受伤、难受），能够懂得如何回应	A　E　M　G	
得分：计算出每个评分级别的技能项目总数，分数范围为0到8	A:　　E:　　M:　　G:	

友谊（6项技能）	评分	优先干预
（1）在双方都觉得开心的活动中，能够和同伴待在一起，保持亲近	A　E　M　G	
（2）受到邀请的时候，能够与同伴一起参加活动并跟上节奏	A　E　M　G	
（3）能够同意同伴参加活动	A　E　M　G	
（4）能够邀请同伴加入他的活动	A　E　M　G	
（5）能够在校外与同学共享游戏休闲时光	A　E　M　G	
（6）能够分辨他人的友好行为与不友好行为	A　E　M　G	
得分：计算出每个评分级别的技能项目总数，分数范围为0到6	A:　　E:　　M:　　G:	

（续）

评估（续） 代码：A= 没有掌握，E= 初步掌握，M= 已经掌握，G= 泛化使用

第三部分：沟通技能检核表

第三部分是沟通技能检核表，用于评估沟通能力，具体来说就是基本沟通能力、社会情感技能、基本对话技能。

基本沟通能力（语言、符号、扩大及替代沟通系统）		
提出要求的能力（7 项技能）	评分	优先干预
（1）能够提出"还要""更多""再来一次"的要求	A E M G	
（2）能够要求他人注意到自己	A E M G	
（3）能够要求获得食物或者饮料	A E M G	
（4）能够要求获得某种东西或者玩具	A E M G	
（5）能够要求进行自己喜欢的活动	A E M G	
（6）能够要求结束活动（例如表示"做完了"）	A E M G	
（7）能够请求帮助	A E M G	
得分：计算出每个评分级别的技能项目总数，分数范围为 0 到 7	A: E: M: G:	
基本回应（6 项技能）	评分	优先干预
（1）被叫到名字的时候能够口头回应（例如，"干吗？""啊？"）	A E M G	
（2）能够回答"你想要什么？"这种问题	A E M G	
（3）能够拒绝不想要的东西	A E M G	
（4）能够拒绝参加不喜欢的活动	A E M G	
（5）能够对别人的问候做出回应	A E M G	
（6）能够表示同意或者接受（例如说"好的""是的"）	A E M G	
得分：计算出每个评分级别的技能项目总数，分数范围为 0 到 6	A: E: M: G:	
回答问题（6 项技能）	评分	优先干预
（1）能够用"是"或者"不"回答"你想要_____吗？"这种问题	A E M G	
（2）能够回答基本的"是"或者"不是"的问题（例如"这是_____吗？"）	A E M G	
（3）能够回答简单、熟悉的有关"谁""什么"这种问题（例如"那是什么？""那是谁？"）	A E M G	
（4）能够回答有关个人情况的社交问题（例如"你叫什么名字""你多大了？"）	A E M G	
（5）能够回答简单、熟悉的有关"哪里""什么时候"这种问题（例如"什么时候吃午餐？""书在哪里？"）	A E M G	
（6）能够回答简单、熟悉的有关"为什么"的问题（例如"为什么我们需要一把伞？"）	A E M G	
得分：计算出每个评分级别的技能项目总数，分数范围为 0 到 6	A: E: M: G:	

（续）

评估（续）　　　　　　　　代码：A= 没有掌握，E= 初步掌握，M= 已经掌握，G= 泛化使用

做出评述（8项技能）	评分	优先干预
（1）能够对意料之外或者有趣好笑的事物进行评述（例如说出"哎呀妈呀""我的天哪"）	A　E　M　G	
（2）能够叫出某种物品或者角色的名字（例如说出"什么是什么"）	A　E　M　G	
（3）能够说出属于自己的东西（例如说出"这是我的"）	A　E　M　G	
（4）能够称呼熟悉的人（例如说出"谁是谁"）	A　E　M　G	
（5）能够描述动作（例如说出正在发生什么事）	A　E　M　G	
（6）能够描述地点、位置（例如说出"哪里是哪里"）	A　E　M　G	
（7）能够描述物品属性（例如使用描述性词语）	A　E　M　G	
（8）能够描述最近发生的活动或者事件	A　E　M　G	
得分：计算出每个评分级别的技能项目总数，分数范围为 0 到 8	A:　　E:　　M:　　G:	

提出问题（8项技能）	评分	优先干预
（1）知道如何引起别人注意（例如叫别人的名字）	A　E　M　G	
（2）知道如何询问有关某种物品的信息（例如问"什么？"）	A　E　M　G	
（3）知道如何询问有关某人的信息（例如问"谁？"）	A　E　M　G	
（4）知道如何询问有关某人行为的问题（例如问"＿＿＿＿在干什么？"）	A　E　M　G	
（5）知道如何询问"是"或者"不是"的问题	A　E　M　G	
（6）知道如何询问有关地点的信息（例如问"＿＿＿＿在哪里？"）	A　E　M　G	
（7）知道如何询问有关时间的信息（例如问"什么时候？"）	A　E　M　G	
（8）知道如何询问有关原因的信息（例如问"为什么？"）	A　E　M　G	
得分：计算出每个评分级别的技能项目总数，分数范围为 0 到 8	A:　　E:　　M:　　G:	

社会情感技能（语言、符号、扩大及替代沟通系统）

表达简单情绪（5项技能）	评分	优先干预
（1）在感到不适的时候能够提出休息	A　E　M　G	
（2）在感到不安的时候能够要求有助于缓解情绪的活动	A　E　M　G	
（3）能够表示想要进行自己需要的放松活动	A　E　M　G	
（4）能够表达愤怒或者生气	A　E　M　G	
（5）能够表达快乐或者悲伤	A　E　M　G	
得分：计算出每个评分级别的技能项目总数，分数范围为 0 到 5	A:　　E:　　M:　　G:	

（续）

评估（续） 　　　　　　　　代码：**A**= 没有掌握，**E**= 初步掌握，**M**= 已经掌握，**G**= 泛化使用

表达复杂情绪（7项技能）	评分	优先干预
（1）能够表达喜爱（例如说出"我喜欢你"）	A　E　M　G	
（2）能够表达平静/放松的感觉（例如说出"我挺好的"）	A　E　M　G	
（3）能够表达伤心/难受/疲倦（例如说出"我不舒服"）	A　E　M　G	
（4）能够表达喜欢/不喜欢（例如说出"我喜欢这样"）	A　E　M　G	
（5）能够表达自豪感（例如说出"我成功啦！"）	A　E　M　G	
（6）能够表达害怕/紧张（例如说出"我害怕"）	A　E　M　G	
（7）能够表达困惑（例如说出"我不知道"）	A　E　M　G	
得分：计算出每个评分级别的技能项目总数，分数范围为 0 到 7	A:　　E:　　M:　　G:	

做出亲社会表达（10项技能）	评分	优先干预
（1）能够发起社交性问候（例如说"嗨"）	A　E　M　G	
（2）能够请求别人给予关爱或者安慰（如拥抱、亲吻）	A　E　M　G	
（3）能够邀请别人来玩	A　E　M　G	
（4）能够使用礼貌用语（例如说"谢谢""对不起"）	A　E　M　G	
（5）能够主动分享食物、饮料、玩具（例如问"想要这个吗"）	A　E　M　G	
（6）能够坚定地表达想法（例如说"走开""不要那样做"）	A　E　M　G	
（7）能够表达喜爱之情（例如说"我喜欢你"）	A　E　M　G	
（8）能够主动表示道歉（例如说"对不起"）	A　E　M　G	
（9）当别人感到悲伤、难过时能够表达安慰（例如问"你还好吗？"）	A　E　M　G	
（10）赞美他人（例如说"真好""漂亮"）	A　E　M　G	
得分：计算出每个评分级别的技能项目总数，分数范围为 0 到 10	A:　　E:　　M:　　G:	

基本对话能力（语言、符号、扩大及替代沟通系统）

双向交流（7项技能）	评分	优先干预
（1）能够吸引他人的注意力以便发起对话	A　E　M　G	
（2）能够用常见的套路结束对话	A　E　M　G	
（3）能够用常见的套路分享信息、维持对话	A　E　M　G	
（4）能够重复言语信息以便做出澄清或者表示坚持	A　E　M　G	
（5）能够在对方把沟通过程结构化的情况下维持对话	A　E　M　G	
（6）能够用常见的套路发起对话	A　E　M　G	
（7）能够用常见的套路对他人的言语做出回应，以便维持对话（例如说"你知道""哦""好吧"）	A　E　M　G	
得分：计算出每个评分级别的技能项目总数，分数范围为 0 到 7	A:　　E:　　M:　　G:	

（续）

评估（续）

代码：A= 没有掌握，E= 初步掌握，M= 已经掌握，G= 泛化使用

话题（6项技能）	评分	优先干预
（1）能够选择适合当时场合的对话主题	A　E　M　G	
（2）能够变换对话主题	A　E　M　G	
（3）能够在对话中进行轮流，以免自己说个没完	A　E　M　G	
（4）能够参与关于自己兴趣领域以外的话题	A　E　M　G	
（5）在需要的时候能够要求对方说清楚	A　E　M　G	
（6）能够利用合适的话题维持对话	A　E　M　G	
得分：计算出每个评分级别的技能项目总数，分数范围为0到6	A:　　E:　　M:　　G:	

非语言交流（5项技能）	评分	优先干预
（1）能够关注（或者面向）说话者	A　E　M　G	
（2）能够和对方保持自然的距离（例如身体距离）	A　E　M　G	
（3）能够区别对话过程中合适的、不合适的接触方式	A　E　M　G	
（4）能够根据具体场合调整说话的音量	A　E　M　G	
（5）能够观察（等待）交谈对象的确认（例如眼神、点头、微笑）再继续说下去	A　E　M　G	
得分：计算出每个评分级别的技能项目总数，分数范围为0到5	A:　　E:　　M:　　G:	

第四部分：社区活动技能检核表

社区活动技能 在参与公共场合活动的时候，被测对象是否表现出与其年龄阶段相匹配的社区活动技能		
社区活动（9项技能）	评分	优先干预
（1）能够去百货店购物（例如能够接受周围有人、能够选择商品、付钱给收银员）	A　E　M　G	
（2）能够去商场或者零售店购物（例如能够接受周围有人、能够试穿或者试用商品、能够找到商场出口）	A　E　M　G	
（3）能够去快餐店就餐（例如能够排队等候、点菜、付钱给收银员）	A　E　M　G	
（4）能够在餐厅坐下就餐（例如能够看菜单点菜、在餐桌前坐好、支付账单）	A　E　M　G	
（5）能够去电影院（例如能够在座位上坐好、保持安静）	A　E　M　G	
（6）能够使用某些设施（例如使用健身器材）	A　E　M　G	
（7）能够参加有组织的运动（例如与团队一起参加活动，观看比赛）	A　E　M　G	
（8）能够去公园（例如与同伴共用游乐场设施）	A　E　M　G	
（9）能够参加有组织的俱乐部活动（例如参加童子军、棋牌俱乐部）	A　E　M　G	
得分：计算出每个评分级别的技能项目总数。分数范围为0到9	A:　　E:　　M:　　G:	

（续）

评估（续） 　　　　　　　　　　　　　**代码：** A= 没有掌握，E= 初步掌握，M= 已经掌握，G= 泛化使用

家庭外出活动（9 项技能）	评分	优先干预
（1）去亲戚家玩（例如家庭聚会）	A　E　M　G	
（2）去小伙伴家或者邻居家玩（例如在别人家里做客）	A　E　M　G	
（3）去理发店（例如能够接受剪发）	A　E　M　G	
（4）去照相馆（例如能够接受拍照）	A　E　M　G	
（5）去医院（例如允许医生/护士给他做检查）	A　E　M　G	
（6）去看牙（例如允许牙医/护士给他清洁牙齿）	A　E　M　G	
（7）参加生日派对（例如看别人吹灭蛋糕上的蜡烛，加入同龄人活动）	A　E　M　G	
（8）参加节日庆祝活动（例如参加万圣节的"不给糖就捣蛋"游戏，拆开节日礼物包装）	A　E　M　G	
（9）其他（例如安静地看电影）	A　E　M　G	
得分： 计算出每个评分级别的技能项目总数，分数范围为 0 到 9	A:　　E:　　M:　　G:	
学校或者工作场所安全意识（9 项技能）	**评分**	**优先干预**
（1）交通（例如骑自行车或者乘坐汽车/公共汽车）	A　E　M　G	
（2）休息时间（例如在课间休息时玩、在工作休息时放松，结束后回到原来的活动中去）	A　E　M　G	
（3）集会或者音乐会（例如坐下来听）	A　E　M　G	
（4）表演（例如参加活动）	A　E　M　G	
（5）消防演习（例如离开建筑物）	A　E　M　G	
（6）团体出游或者旅行（例如与团体成员待在一起）	A　E　M　G	
（7）室内安全（例如在某个区域或者活动期间保持安静）	A　E　M　G	
（8）户外安全（例如过马路之前左右看）	A　E　M　G	
（9）其他（例如履行工作职责）	A　E　M　G	
得分： 计算出每个评分级别的技能项目总数，分数范围为 0 到 9	A:　　E:　　M:　　G:	

小结和干预计划表

评估指南

查看技能检核表上的所有分数,并填写以下表格,以便总结评估结果、确立干预目标并监测一段时间内的进展情况。

技能检核表小结(第111-112页,定量小结)

- 把四个检核表(1.核心技能检核表;2.社交技能检核表;3.沟通技能检核表;4.社区活动技能检核表)里所有技能领域中得分为A(没有掌握)、E(初步掌握)、M(已经掌握)和G(泛化使用)的项目数量分别写在相应的方框里。
- 分别算出核心技能检核表、社交技能检核表、沟通技能检核表和社区活动技能检核表中得分为A(没有掌握)、E(初步掌握)、M(已经掌握)和G(泛化使用)的项目总数。
- 计算出各水平级别的技能项目数量在核心技能、社交技能、沟通技能和社区活动技能项目总数中所占的百分比,用各水平级别的技能项目数量除以该检核表中的技能项目总数。

技能检核表发展监测图(第113-115页,图形小结)

- 把技能检核表中记录的所有数据转写到发展监测图中,以便获得直观图示,可以监测连续三次评估期间的能力发展情况。
- 在所有技能领域中的所有技能项目里,凡是评定为E(初步掌握)、M(已经掌握)和G(泛化使用)的技能项目,都要在相应的方框里涂色,如果没有掌握某项技能,则不必涂色。
- 使用发展监测图呈现第二或者第三次评估的数据时,需要使用不同的颜色涂色,以便清楚地标示出自第一次评估以来被测对象获得了哪些技能,达到了哪个水平级别。

技能检核表发展监测表(第116-117页,自选项)

该表用来再现技能检核表小结中的信息,可以显示连续三次评估期间的所有数据。

- 将核心技能检核表、社交技能检核表、沟通技能检核表和社区活动技能检核表中得分分别为A(没有掌握)、E(初步掌握)、M(已经掌握)和G(泛化使用)的项目总数进行比较。
- 将一段时间内在核心技能、社交技能、沟通技能和社区活动技能方面取得进步的那些技能项目所占的比例进行比较。

技能检核表干预计划表(第118-120页)

- 选择那些在核心技能、社交技能、沟通技能、社区活动技能等多个技能领域都标记为"优先干预"的技能项目进行干预。
- 选择优先干预的项目时应注意平衡,既要包括那些干预目标为初步掌握、已经掌握的技能项目,也要包括那些干预目标为泛化使用的技能项目。如果干预目标只有学习新技能,那么被测对象最终可能只能学到一些在单一情境中才能使用的零散技能。因此,应该注意在不同的技能水平级别之间合理分配优先干预的技能项目。
- 一旦确定了优先干预的技能项目,就要使用可量化、可测评的行为术语撰写干预目标。

有关其他说明,请参阅表格。

技能检核表

小结

姓　名：_____ 出生日期：_____

小结撰写人：_____ 评估日期：_____

第一部分：核心技能检核表				
技能领域	A	E	M	G
非语言社交互动技能：共同注意				
非语言社交互动技能：非语言手势				
模仿技能：社会性意识				
模仿技能：动作模仿				
模仿技能：语言模仿				
行为组织能力：有组织、有条理地安排使用活动材料				
行为组织能力：有组织、有条理地进行选择				
行为组织能力：有组织、有条理地安排利用时间				
自我调控能力：在不同活动之间进行转换				
自我调控能力：情绪调节				
总分				
比例 = 总数 /55 项核心技能				

第二部分：社交技能检核表				
技能领域	A	E	M	G
游戏休闲技能：独自游戏休闲活动				
游戏休闲技能：结构化的社交游戏休闲活动				
游戏休闲技能：非结构化的社交游戏休闲活动				
集体活动技能：在集体中保持专注				
集体活动技能：在集体活动中轮流				
集体活动技能：跟从集体指令				
换位思考的能力：情感理解				
换位思考的能力：友谊				
总分				
比例 = 总数 /50 项社交技能				

（续）

DO-WATCH-LISTEN-SAY: Social and Communication Intervention for Autism Spectrum Disorder, Second Edition,
by Kathleen Ann Quill and L. Lynn Stansberry Brusnahan. Copyright © 2017 by Paul H. Brookes Publishing Co. All rights reserved.

小结（续）

第三部分：沟通技能检核表				
技能领域	A	E	M	G
基本沟通能力：提出要求				
基本沟通能力：基本回应				
基本沟通能力：回答问题				
基本沟通能力：做出评述				
基本沟通能力：提出问题				
社会情感技能：表达简单情绪				
社会情感技能：表达复杂情绪				
社会情感技能：做出亲社会表达				
基本对话技能：双向交流				
基本对话技能：话题				
基本对话技能：非语言交流				
总分				
比例 = 总数 /75 沟通技能				

第四部分：社区活动技能检核表				
技能领域	A	E	M	G
公共场合活动				
家庭外出活动				
学校或工作场所安全意识				
总分				
比例 = 总数 /27 项社区活动技能				

技能检核表

发展监测图

姓　名：_____
出生日期：_____

单元格	日期	报告撰写人	涂色颜色
评估			
评估			
评估			

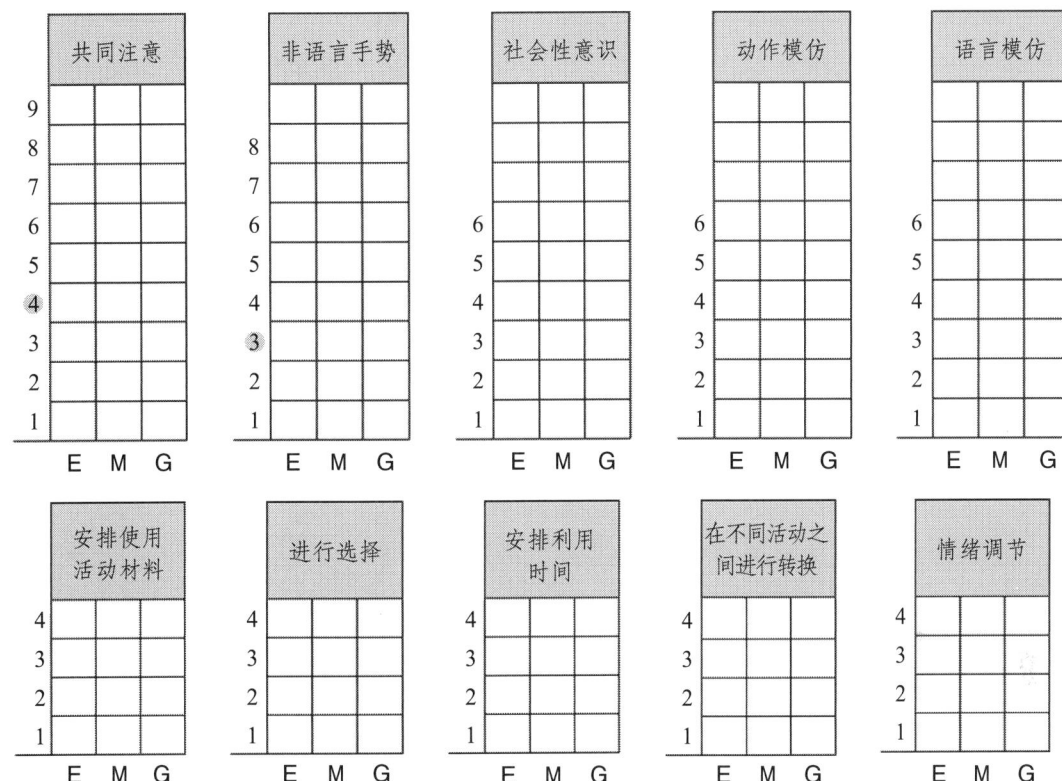

发展监测图（续）

姓　名：_____
出生日期：_____

单元格	日期	报告撰写人	涂色颜色
评估			
评估			
评估			

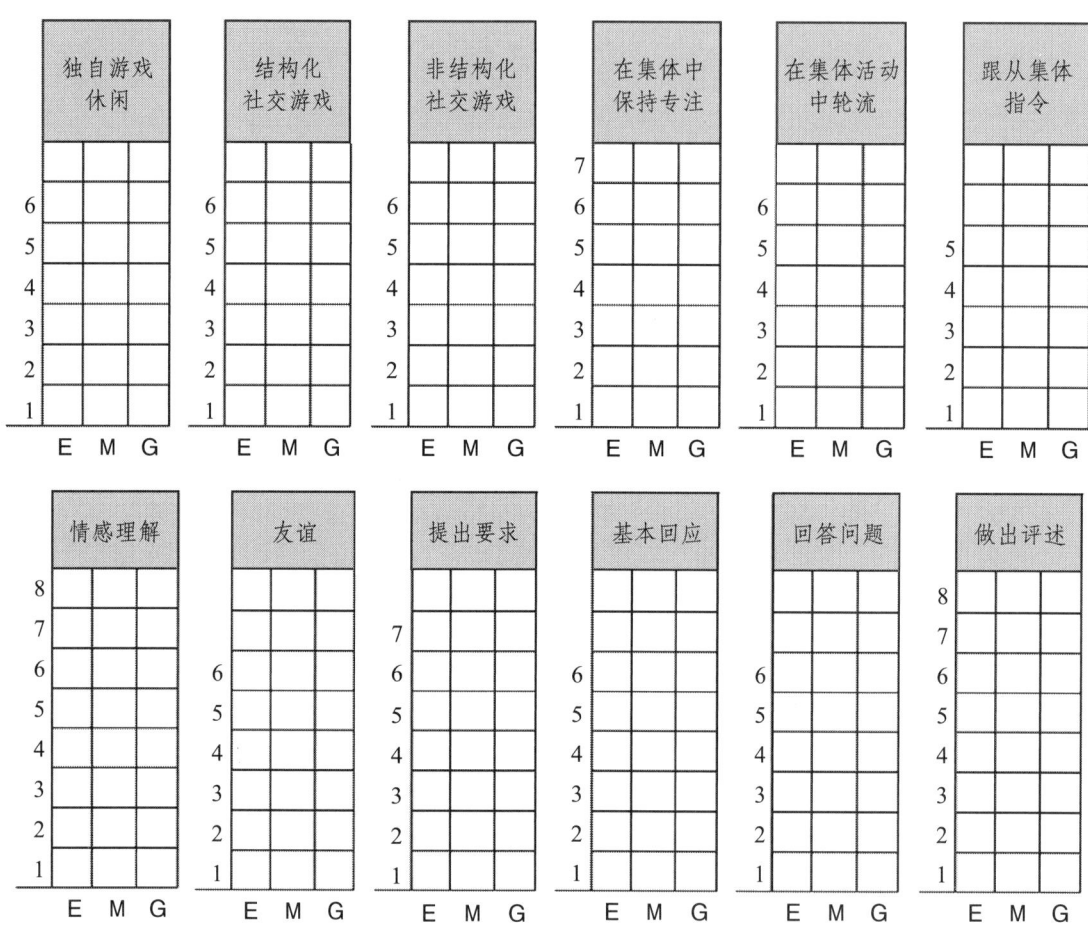

发展监测图（续）

姓　名：_____

出生日期：_____

单元格	日期	报告撰写人	涂色颜色
评估			
评估			
评估			

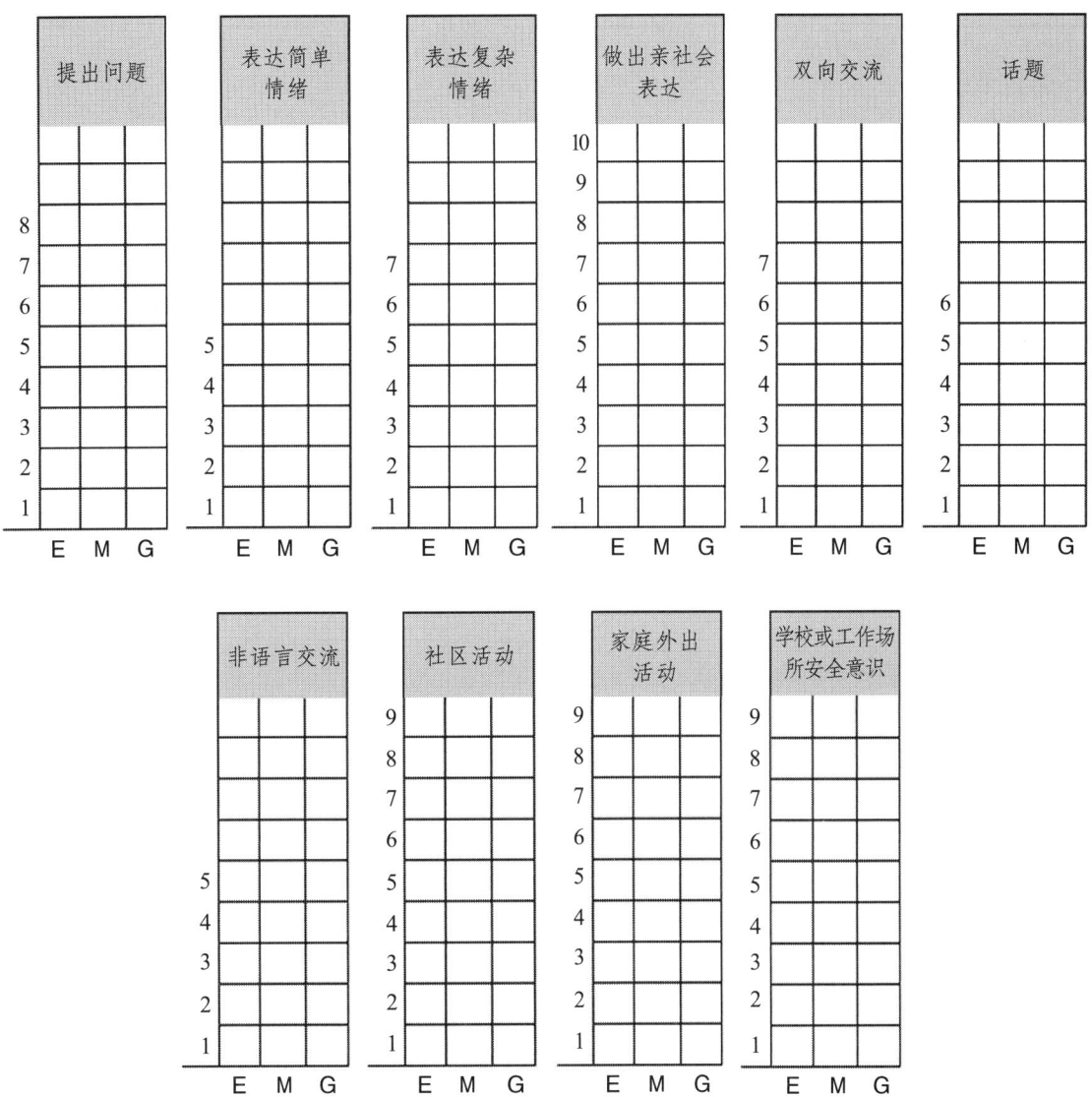

技能检核表

发展监测表

姓名：_____ 出生日期：_____
评估人：_____ 评估日期1：_____
评估人：_____ 评估日期2：_____
评估人：_____ 评估日期3：_____

第一部分：核心技能检核表	评估1				评估2				评估3			
技能领域	A	E	M	G	A	E	M	G	A	E	M	G
非语言社交互动技能：共同注意												
非语言社交互动技能：非语言手势												
模仿技能：社会性意识												
模仿技能：动作模仿												
模仿技能：语言模仿												
行为组织能力：有组织、有条理地安排使用活动材料												
行为组织能力：有组织、有条理地进行选择												
行为组织能力：有组织、有条理地安排利用时间												
自我调控能力：在不同活动之间进行转换												
自我调控能力：情绪调节												
总分：												
比例 = 总数 /55 项核心技能												

第二部分：社交技能检核表	评估1				评估2				评估3			
技能领域	A	E	M	G	A	E	M	G	A	E	M	G
游戏休闲技能：独自游戏休闲活动												
游戏休闲技能：结构化的社交游戏休闲活动												
游戏休闲技能：非结构化的社交游戏休闲活动												
集体活动技能：在集体中保持专注												
集体活动技能：在集体活动中轮流												
集体活动技能：跟从集体指令												
换位思考的能力：情感理解												

（续）

发展监测表（续）

第二部分：社交技能检核表（续）		评估 1				评估 2				评估 3			
技能领域		A	E	M	G	A	E	M	G	A	E	M	G
换位思考的能力：友谊													
	总分												
	比例 = 总数 /50 项社交技能												

第三部分：沟通技能检核表		评估 1				评估 2				评估 3			
技能领域		A	E	M	G	A	E	M	G	A	E	M	G
基本沟通能力：提出要求													
基本沟通能力：基本回应													
基本沟通能力：回答问题													
基本沟通能力：做出评述													
基本沟通能力：提出问题													
社会情感技能：表达简单情绪													
社会情感技能：表达复杂情绪													
社会情感技能：做出亲社会表达													
基本对话技能：双向交流													
基本对话技能：话题													
基本对话技能：非语言交流													
	总分												
	比例 = 总数 /75 沟通技能												

第四部分：社区活动技能检核表		评估 1				评估 2				评估 3			
技能领域		A	E	M	G	A	E	M	G	A	E	M	G
社区活动													
家庭外出活动													
学校或工作场所安全意识													
	总分												
	比例 = 总数 /27 项社区活动技能												

DO-WATCH-LISTEN-SAY: Social and Communication Intervention for Autism Spectrum Disorder, Second Edition,
by Kathleen Ann Quill and L. Lynn Stansberry Brusnahan. Copyright © 2017 by Paul H. Brookes Publishing Co. All rights reserved.

技能检核表

干预计划表

姓　名：_____　　出生日期：_____

填表人：_____　　评估日期：_____

干预目标的确立和排序

- 在核心技能检核表、社交技能检核表、沟通技能检核表和社区活动技能检核表中的每个技能领域里选出某些特定的需要优先干预的技能项目进行干预。决定选择哪些行为进行干预，这需要团队成员根据被测对象的需求做出集体决定。在表单上勾选标记为需要进行优先干预的技能项目可能会有很多，要给所有这些项目都——写出干预目标，是不大可能的，这就需要教学团队根据被测对象目前最为迫切的需求选择和制定干预目标。在干预计划表上列出针对被测对象所选择的优先干预的技能项目。
- 针对被选中进行优先干预的技能项目，写出干预目标，应该注意需要使用术语，使行为可量化、可测评，并且需要明确技能表现需要达到什么样的标准才可以评定为初步掌握（E）、已经掌握（M）和泛化使用（G）。

注意：制订干预计划的时候需要进行权衡，保证合理分布，既要有需要初步掌握（E）的技能项目，也要有需要达到已经掌握（M）和泛化使用（G）的程度的技能项目。

第一部分：核心技能检核表			标准		
技能领域	优先干预	干预目标	E	M	G
非语言社交互动技能：共同注意					
非语言社交互动技能：非语言手势					
模仿技能：社会性意识					
模仿技能：动作模仿					
模仿技能：语言模仿					
行为组织能力：安排使用活动材料					
行为组织能力：进行选择					
行为组织能力：安排利用时间					

（续）

技能检核表

干预计划表（续）

第二部分：社交技能检核表			标准		
自我调控能力：在不同活动之间进行转换					
自我调控能力：情绪调节					
游戏休闲技能：独自游戏休闲活动					
游戏休闲技能：结构化的社交游戏休闲活动					
游戏休闲技能：非结构化的社交游戏休闲活动					
集体活动技能：在集体中活动保持专注					
集体活动技能：在集体活动中学会轮流					
集体活动技能：跟从集体指令					
换位思考的能力：情感理解					
换位思考的能力：友谊					
第三部分：沟通技能检核表			**标准**		
基本沟通能力：提出要求					

（续）

技能检核表

干预计划表（续）

第三部分：沟通技能检核表（续）			标准	
基本沟通能力：简单回应				
基本沟通能力：回答问题				
基本沟通能力：做出评述				
基本沟通能力：提出问题				
社会情感技能：表达简单情绪				
社会情感技能：表达复杂情绪				
社会情感技能：做出亲社会表达				
基本对话技能：双向交流				
基本对话技能：话题				
基本对话技能：非语言交流				
第四部分：社区活动技能检核表			**标准**	
公共场合活动				
家庭外出活动				
学校或工作场所安全意识				

（续）

第四章　干预方案的设计

本章主要内容

详细介绍如何设计干预方案，利用系统框架评估社交和沟通技能水平，确定需要干预的技能项目，进行有针对性的干预教学，以及如何应对妨碍学习和发展的重复刻板行为。

- 通过评估确定个案目前的能力水平，并将其需求按迫切程度排序。
- 根据需求排序情况，确立远期干预目标，帮助个案提升社交和沟通能力水平。
- 根据"做看听说"能力框架，制订干预方案。
- 根据"做看听说"能力框架，针对干预计划中所列的目标技能进行教学，帮助个案在不同的技能领域分别达到学会、掌握或者泛化使用的程度。
- 创造参与社交活动的机会，保证其内容安排的可预测性，激发个案的社交积极性，帮助其提升社交和沟通能力水平。
- 了解如何评估和分析重复刻板行为背后的深层次原因。

日常生活的方方面面，都需要用到社交和沟通技能，因此，要帮助谱系儿童发展这些技能，教育人士和家长需要付出非常巨大的努力。孤独症谱系障碍的另一个特征是重复刻板行为，这也使得社交和沟通能力方面的干预变得更加困难复杂。本章的目的就是为社交和沟通能力干预方案提供设计框架，干预计划的制订（详见图4.1）分为以下几个步骤：

1. 通过评估确定个案目前的技能水平以及迫切需要。

2. 根据需求排序情况、参照普通儿童正常发展过程中的重要里程碑，确立远期干预目标，再根据评估总结中的数据，将远期干预目标转化为明确的、可测量的具体干预目标。

3. 借助"做看听说"能力框架，制订干预计划，以便达成上述干预目标。

4. 通过循证实践方法，针对干预计划中所列的目标技能进行教学，帮助个案在不同的技能领域分别达到学会、掌握或者泛化使用的程度。本书第五章介绍了一些循证实践，第六章、第七章介绍了教学策略和支持手段，第八章提供了一些活动样例，利用这些可以针对目标技能进行教学干预。

5. 通过数据收集，实时监测个案的能力发展情况，了解哪些技能达到了学会/初步掌握的程度、哪些技能达到了已经掌握和泛化使用的程度。有关如何使用数据表实时监测能力发展情况，请参见第九章。

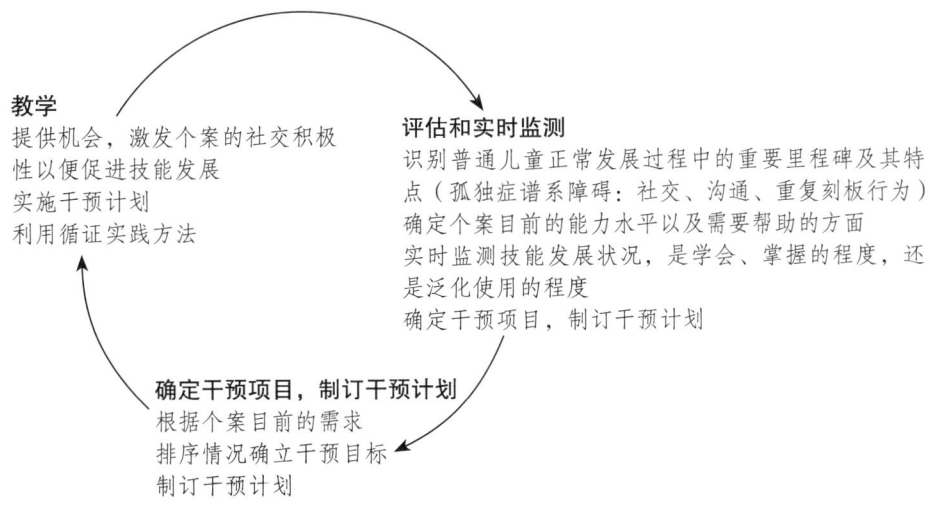

图 4.1　干预计划的制订

表 4.1　干预计划的基本组成部分

组成部分	具体解释	需要思考的问题
评估个案目前的能力水平	根据评估数据,确定个案目前的能力水平,将其作为个案的基线模型,相当于干预的初始起点,从这个起点,确定每一步的发展计划。目前的能力水平,指的是个案现在能够使用的技能。在个别化教育计划中,对目前能力水平的描述包括个案的优势、需求、父母最担心的问题,还应包括某一障碍对于个案在适龄活动中的发展所带来的影响。	个案现在能够使用哪些技能? 个案有哪些优势? 个案有哪些与障碍有关的特殊需要? 父母最担心的问题是什么? 障碍对于个案在适龄活动中的发展有何影响?
根据迫切程度对需求进行排序	根据个案目前的能力水平,将其需求按迫切程度排序,发现妨碍其发展的问题,确定应该重点针对哪些技能进行教学干预。	个案最重要、最关键的需求有哪些? 影响个案独立生活和生活质量的问题有哪些? 对个案的未来发展有何预期?
确立远期干预目标	根据个案需求排序情况,确立清晰的远期干预目标。 远期干预目标,应该是个案在一段时间内(比如12个月)可能达到的合理目标,并且应该容易观测、能够量化。	个案应该掌握什么?(根据需求排序情况,帮助个案掌握更多目标技能) 个案的目标技能水平最终能够达到什么程度?(功能标准)
确定具体干预目标	根据远期干预目标,制定具体的短期干预目标。 具体干预目标,就相当于一个个的测评基准线,在此基础上,分步骤达到远期目标。 具体干预目标,体现的是个案一步步向远期目标迈进的过程。针对每一个远期目标,都应该制定至少两个具体干预目标。	个案应该学会什么?(如何一步步实现远期干预目标) 在什么样的情况下可以达成目标? 个案的该项技能水平最终能够达到什么程度?(功能标准:已经掌握或者泛化使用) 如何评估个案的进步?
对进步情况进行测评	根据具体干预目标,确定如何对个案的进步情况进行测评。 就技能水平的评估标准达成一致。 测评目标技能的掌握程度,是学会,还是已经掌握或者泛化使用。 定期测评进步情况。	使用什么测评标准判断个案是否达到某一具体干预目标? 如何测评是否达到某些具体干预目标? 是否达到具体干预目标,需要多久测评一次?

制订干预计划:概述

针对孤独症谱系障碍儿童制订干预计划,最重要的一点,就是帮助其发展社交和沟通技能。另一个重点,是针对妨碍其学习和能力发展的重复刻板行为进行干预。需要认识到,很多重复刻板行为实际上也是为了实现社交和/或沟通功能,所以,如果通过干预,能够成功帮助个案发展社交和沟通技能,将会间接地改善这些影响日常生活的行为问题。随着社交和沟通能力的提高,重复刻板行为和其他问题行为也会慢慢减少。干预的最终目标就是帮助个案发展社交和沟通技能,帮助他们学会独立实现社会性功能。

系统化干预方案(详见图4.2)的重要组成部分,包括以下几个方面:根据评估数据确定个案目前的能力水平,并将其需求按迫切程度排序,确立远期干预目标以及具体干预目标,在有意义的活动情境中使用循证实践方法针对目标技能进行教学,收集数据、实时监测能力发展情况。表4.1进一步解释了干预计划的组成部分,同时列举了一些可以帮助团队做出干预决策的问题样例。

确定个案目前的能力水平并将其需求按迫切程度排序

借助评估工具,确定个案目前的能力水平,并将其需求按迫切程度排序。使用新量表的时候,需要注意的是,表中列出的技能项目的顺序并不代表这些技能在发育发展过程中有固定的级别高低之分，恰恰相反，我们应该灵活利用这些评估信息做出干预决策。评估小结和干预计划表可以帮助团队成员根据个案目前的能力水平确定需要优先进行干预的技能领域和具体的技能项目。团队成员需要一起讨论研究评估数据，家庭成员需要配合参与决策过程。合作讨论的时候，教学团队需要优先考虑个案最急需帮助的领域，确定在实施干预计划的这段时间内每次教学需要干预的目标技能数量，确定在一段时间内应该优先针对哪些社交和沟通技能进行干预以及干预的先后顺序。

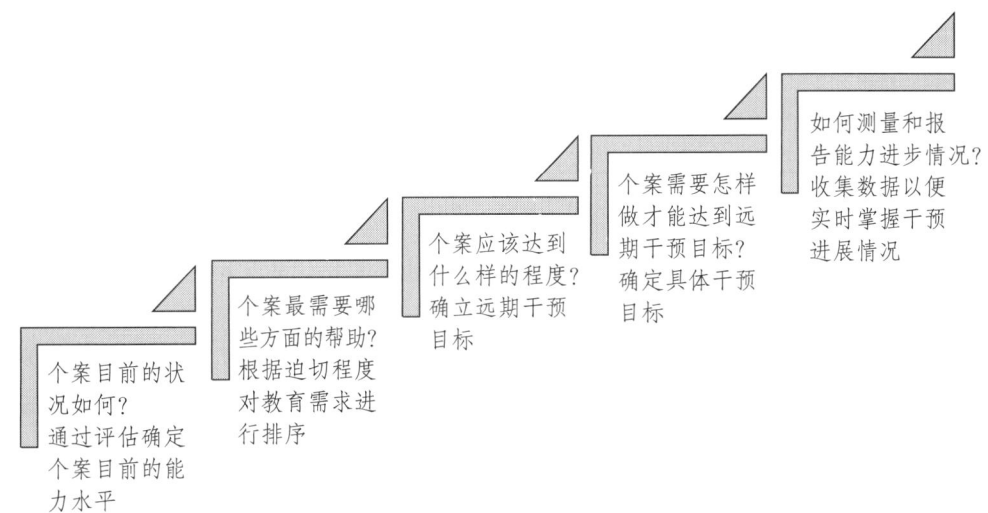

图 4.2　制订干预计划的系统化步骤

有关社交和沟通能力干预计划的范围内容等方面的干预决策，需要团队成员根据个案的具体情况，深思熟虑，达成共识。应该考虑个案目前的技能水平，还有他本人、家庭成员以及教学团队对他未来有何期待或者规划。很多以人为本制订的干预计划，比如行动规划（MAPS; Forest & Lusthaus, 1990）、障碍儿童发展安置计划（COACH; Giangreco, Cloninger & Iverson, 2011）等，都有助于我们确定适合谱系儿童的生活目标（例如沟通方面、同伴关系），帮助他们提高生活质量。干预计划应该包括以下两项内容：（1）针对典型谱系特征（比如社交和沟通困难）的干预目标；（2）针对谱系特有的重复刻板行为模式所导致的社交障碍和问题行为的干预目标。想要参与家庭、学校以及社区生活，需要用到的社交和沟通技能范围很广，因此，有必要根据个案目前最为迫切的需求选择技能项目进行干预。根据美国国家科学研究委员会的建议（2001），教学团队在确定应该优先干预哪些技能项目的时候，可以考虑下列基本问题：

- 就满足个人及其家庭最为迫切的需求以及实现有价值的生活目标而言，该项技能是否重要？
- 就提高个案的生活质量、实现自理自立、建立自尊自信而言，该项技能是否重要？
- 就保障个案的健康、安全而言，该项技能（例如与个人医疗、健康、疾病或者意外有关的沟通技能）是否非常重要？
- 就帮助个案参与家庭、学校以及社区的社交活动而言，该项技能（例如模仿、社交发起、社交回应）是否必要？
- 就有效并高效地进行沟通而言，该项技能（例如非语言沟通技能、口语、扩大及替代沟通系统）是否必要？
- 就人际互动和维系重要的社交情感关系而言，该项技能（例如参加符合其发展阶段的游戏休闲活动并具备一定的灵活变通能力）是否必要？
- 就提高行为组织能力和学习能力而言，该项技能（例如求助、独立完成任务、跟从集体指令、安排游戏休闲时间）是否必要？
- 就减少问题行为而言，该项技能（例如防止自伤行为、学到更好的沟通方式）是否重要？
- 该项技能是否符合个案的年龄发展阶段？

如果个案在很多方面都需要帮助，那么做出干预决策的时候就会比较难以抉择。教学团队的时间精力都有限，所以无法在一个干预计划中涵盖太多的干预目标，只能集中力量帮助个案将某些技能提高到学会、掌握、泛化使用的程度。因此，应当考虑优先选择那些对于个案一生都能有影响和意义的技能项目进行干预。如果"受伤了知道表达"和"向同伴发起社交互动"这两项技能不可兼得，专业人员和家庭成员不得不在两者之间做出选择，那么安全需要就应该排在社交技能之前。专业人员和家庭成员的最终目标，是确保所有的干预计划都能产生积极的、有意义的结果。下面举例说明如何根据家庭需求制订干预计划。

本有自己的兴趣，能够独立游戏，能够使用单词提出基本要求。他的教学团队使用新量表对他的社交和沟通技能水平进行了评估，同时还与他的父母进行了访谈，了解了他们认为应该优先针对哪些方面进行干预。最终，团队确定了两个目标领域：（1）和同伴一起参加游戏休闲活动的技能；（2）亲社会的沟通技能。教学团队讨论了本的家庭社交兴趣和他的学校同伴小组情况，最终确定了下列具体干预目标：（1）设计三种结构化小组活动，这些活动都需要共处游戏能力（例如徒步、骑行、高尔夫），在这些活动中逐渐提高他的独立性；（2）学会并且泛化使用四种亲社会的表达（例如说"请""谢谢""我喜欢你"和"很好"）。本的大家庭对上述技能非常看重，他的一生当中，会在很多社交情境中都需要用到这些技能。

确立干预目标，测评发展情况

制订干预计划，首先需要确定准备优先干预的技能项目，下一步就是确立清晰、具体、可测量的干预目标。在干预计划中，撰写有意义的干预目标，可以参考下列指导方针：

- 远期干预目标，应该是个案在一段时间内（比如一个学年）可能达到的合理目标。撰写远期干预目标的时候，应该包括衡量是否达标的标准，比如在某段时间之内希望个案的技能发展到何种水平。对于远期干预目标的描述，应该使用可测量的、以描述行为为主的语言，目标本身应该符合现实情况，并且明确时间期限。

- 具体干预目标，相当于一个个的测评基准线，在此基础上，分步骤达到远期干预目标。针对每一个远期干预目标，都要写出至少两个具体干预目标。干预计划中的具体干预目标，可以从评估工具中列出的社交和沟通技能领域中选取。除了明确准备干预的目标技能以及想要达到的水平程度（例如学会、掌握或者泛化使用）之外，具体干预目标中还应明确条件场合、衡量标准以及测评个案是否进步、进步程度的手段。具体干预目标的三大组成部分以及记录样例详见表4.2。

表 4.2 如何撰写具体干预目标

组成部分	具体内容	样例
1. 条件场合	目标技能得以展示的环境条件	在五项具体活动中，在使用视觉提示的情况下，个案将会_____。 在不熟悉的环境中，如果有人能够先发起对话，个案将会_____。 在学校课间休息的时候，个案将会_____。 在有同伴帮助的情况下，个案将会_____。 在有手势提示的情况下，个案将会_____。 同伴跟他打招呼问好，个案将会_____。 单独在公共场合活动的时候，个案将会_____。
2. 衡量标准	定量标准，目标技能出现的频率达到多少才算达标（例如，达到什么程度或者水平）	在_____%的时候 准确率达到_____% 在一天或者是一节课的时间里，_____次中有_____次 在_____次观察中有_____次 持续_____分钟 一小时中超过_____次
3. 测评体系	如何测量目标技能的表现情况（例如用什么测量或者由谁来测量）	教师或者资源小组成员观察 数据收集表单 语言样本 永久成果

资料箱 4.1 中提供了远期干预目标以及对应的具体干预目标样例，这里需要注意的是，样例中只包括目标技能，不包括条件场合、衡量标准以及测评体系。

> **资料箱 4.1：社交和沟通干预目标示例**
>
> **核心技能**
>
> 远期干预目标：增加非语言社交沟通互动
> 具体干预目标 1：被人叫到名字的时候，能够停止正在进行的活动，看向叫他名字的人，以示回应
> 具体干预目标 2：能够看向别人指着的东西
> 具体干预目标 3：能够指向某件东西以示与他人分享
> 具体干预目标 4：能够用摇头表示"不"
> 具体干预目标 5：能够使用其他常见的通用手势维系互动过程
>
> 远期干预目标：提升模仿能力
> 具体干预目标 1：在家庭活动中能够模仿单个词语
> 具体干预目标 2：能够按照要求拿着一件东西模仿简单动作
> 具体干预目标 3：在不熟悉的活动中，能够自发地模仿他人动作
> 具体干预目标 4：在不熟悉的情境中，能够按照要求模仿词句
> 具体干预目标 5：能够在活动中自发模仿他人的话语
>
> 远期干预目标：提升行为组织能力
> 具体干预目标 1：在活动中能够把玩具和材料放在指定的区域内使用
> 具体干预目标 2：能够服从要求过渡到下一个活动
> 具体干预目标 3：出现意外变化时，能够随机应变
> 具体干预目标 4：在活动中，能够根据喜好在两项物品中做出选择
> 具体干预目标 5：在熟悉的活动中，能够保持专注直到活动结束
>
> **社交技能**
>
> 远期干预目标：发展独自游戏休闲技能
> 具体干预目标 1：能够按照活动材料的设计功能使用某种物品
> 具体干预目标 2：能够参加日常活动（活动安排需要有套路、可预测）
> 具体干预目标 3：能够参加开放式结尾活动，即没有明确开始或者结束标志的活动
> 具体干预目标 4：能够以象征性-假扮的方式，有创意、有创新地使用活动材料
> 具体干预目标 5：能够单独进行 15 分钟以上的独自游戏休闲活动
>
> 远期干预目标：提升社交游戏休闲能力
> 具体干预目标 1：能够和他人分享玩具和活动材料
> 具体干预目标 2：能够在不涉及语言理解及运用的结构化集体活动中进行轮流
> 具体干预目标 3：能够在非结构化的、没有共同目标的、开放式结尾活动中与同伴进行合作
> 具体干预目标 4：能够以共处模式参加不涉及语言理解及运用的集体活动，有组织、有条理地使用物品或者活动材料
> 具体干预目标 5：能够在非结构化的、有共同目标的、开放式结尾活动中与他人合作

（续）

远期干预目标：提升集体活动能力
具体干预目标1：能够在结构化集体活动中安坐
具体干预目标2：能够参与结构化集体活动，活动需要动手操作、亲自实践，但不需要分享、轮流或者语言互动
具体干预目标3：能够和集体成员一起在不同活动之间进行转换
具体干预目标4：能够听从常规的语言集体指令
具体干预目标5：能够在非结构化集体活动中进行轮流

远期干预目标：提升换位思考的能力
具体干预目标1：能够同意一个或者多个同伴参与到自己的活动中来
具体干预目标2：能够模仿简单常见的情绪
具体干预目标3：能够识别熟悉的人表现出来的简单常见情绪
具体干预目标4：在别人向他请求帮助的时候，能够提供帮助
具体干预目标5：在活动中能够考虑听取同伴的想法意见

沟通技能
远期干预目标：提升基本沟通能力
具体干预目标1：能够提出"还要""更多""再来一次"的要求
具体干预目标2：能够回答"你想要什么？"这种问题
具体干预目标3：能够对别人发出的简单常见的评论做出回应
具体干预目标4：能够描述地点
具体干预目标5：能够知道如何咨询有关原因的信息（例如问"为什么？"）

远期干预目标：提升社会情感理解能力
具体干预目标1：在感到不适的时候能够要求休息
具体干预目标2：能够表达伤心、难受、疲倦
具体干预目标3：能够使用肯定式的语气、自信地表达
具体干预目标4：能够主动道歉
具体干预目标5：能够赞美他人

远期干预目标：提升对话能力
具体干预目标1：能够吸引他人的注意力以便发起对话
具体干预目标2：能够使用常见的套路发起对话
具体干预目标3：能够和对方保持自然的距离（例如身体距离）
具体干预目标4：能够参与自己兴趣领域以外的话题
具体干预目标5：能够根据场合调节自己的音量

社区活动技能
远期干预目标：提升社区活动能力
具体干预目标1：在坐车的时候，能够表现出适龄的能力
具体干预目标2：在集体外出活动中，能够表现出适龄的能力
具体干预目标3：在生日聚会上，能够表现出适龄的能力
具体干预目标4：在节日庆祝活动中，能够表现出适龄的能力
具体干预目标5：在外面理发的时候，能够表现出适龄的能力

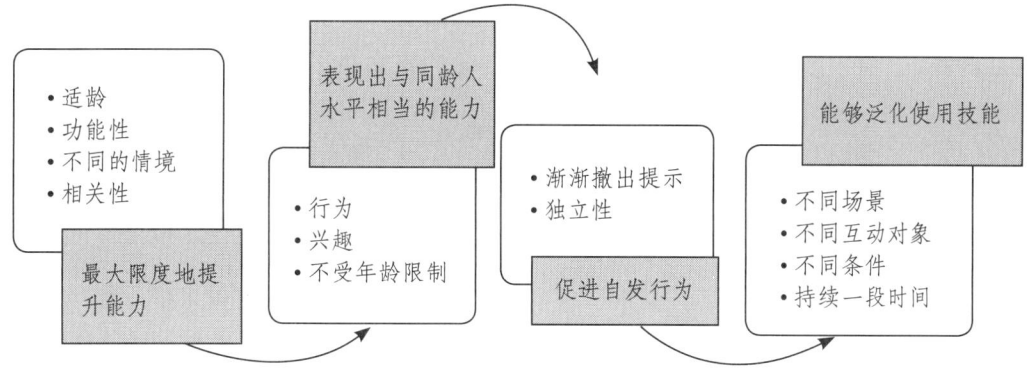

图 4.3 如何确定需要干预的技能项目

确定需要干预的技能项目

制订个性化干预计划的时候,需要考虑各方面的不同技能。目前使用的评估工具,包含的社交和沟通技能项目多种多样、名目繁多,使用这些工具进行评估,对于家庭和干预人员来说,工作量是非常巨大的。在社交和沟通领域中确立干预目标时,考虑下列四个因素(详见图 4.3),会有助于选定需要优先干预的技能项目:

- 能够最大限度地提升个案的社交和沟通能力。
- 能够帮助个案表现出与同龄人水平相当的社交和沟通能力水平。
- 能够促进个案的自发行为。
- 能够帮助个案泛化使用技能。

最大限度地提升个案的社交和沟通能力

干预目标应该适合个案年龄阶段、发育发展阶段,并且有助于实现社会性功能。应该选择那些适用于多种情境的、可以使用很多年的(即不受年龄限制的)社交和沟通技能进行干预。在社交技能领域,首先应该考虑培养个案广泛的游戏和休闲兴趣,这样他们就可以围绕这些兴趣独自进行游戏活动,或者和同龄伙伴一起分享这些兴趣,类似骑车、做艺术品、使用电脑等活动,在他的一生中都是有益的。在选择那些需要创造性和想象力的游戏活动时,要慎重考虑这些游戏是否适合他们,因为对于孤独症谱系障碍儿童来说,这些游戏技能比较难以掌握,而且,在上学之后,这些游戏技能在同龄伙伴群体中也不太实用。

在沟通技能领域,与其教会他们使用多种沟通方式表达同一个目的,还不如多教一些实现多种沟通功能的单个词语更有意义。例如,与其教会孩子使用更多、更长的句子提出要求,从开始只会说"饼干"到学会说"要饼干",再到"我想要饼干",再到"请给我拿饼干",还不如多教一些社会通用的单个手势、标志、符号或者词语,用来实现各种各样的沟通功能,这样更有帮助。如果孩子学会了用手指东西,或者学会了"想要""还要""更多""再来一次"这些单词短语,那么他就可以在很多不同的社交情境中使用这些技能实现沟通功能,满足自己的需求。将目标着眼于教会他们使用更多单个词语表达多种沟通功能,可以提高他们的社交沟通能力、减少挫败感,而挫折感往往是行为问题的导火索。对儿童的社交和沟通能力水平概况有一个详细的了解,是十分必要的,因为只有这样,才能确定哪些干预目标对个案的未来发展和正常生活是最有帮助的。

参照同龄人的社交和沟通能力水平

选定的干预目标,应该是那些符合同龄人发展水平的技能项目,同时还应考虑同龄人的行为特点和兴趣特点。需要观察在正常发展的同龄人身上,各种活动及相关情景是如何自然而然地发生的,并据此确定哪些社交和沟通技能才是最重要的。在社交技能领域,应该考虑教给谱系儿童一些同龄人中常见的游戏活动和休闲兴趣,这样有助于提高大家对他的社会接纳度。社会接纳度,通常是和相似的兴趣爱好联系在一起的。在学前班里,和电影人物有关的流行玩具常常会提高群体对个体的接纳度。在小学里,对体育运动、电子游戏和电脑的兴趣通常会提高群体对个体的接纳度。

在沟通技能领域，应该考虑同龄人的沟通方式。普通学龄前儿童之间，以非语言互动为主，同伴间的对话交流在其次。到了小学阶段，同伴间的对话就慢慢变成了主要的沟通方式，因此，在帮助谱系儿童学习使用沟通信息的时候，应该考虑参照普通的同龄儿童的社交沟通行为。例如，普通儿童不会说"你好，你今天过得怎么样？"或者"你想玩吗？"他们更愿意说"嗨""看这个"，或者他们可能会互相击掌表示问候。学习符合社会规范的技能是一个长期不懈的过程，在这个过程中，个体逐渐了解社会价值观和文化准则，学会适合其社会身份、年龄、性别以及当时情境的技能（例如，与老师互动和与同学互动不同，与成人互动和与同伴互动不同，与朋友互动和与陌生人互动不同）。随着年龄增长，社会规范对他们的要求也会发生变化。另外，需要注意普通儿童在同样的场景下，一般会问出哪些常见的问题，会做出哪些常见的评述，据此确定应该帮助谱系儿童学习使用哪些沟通信息。例如，在吃饭的时候，常常需要提出要什么或者不要什么，或者是请求帮助、在给别人递东西的时候做出评述、做出亲社会的表达，或者是表示自己吃完了。在做艺术作品的时候，学生可能会要求得到某些材料或者识别某些材料，对自己的动作行为做出评述，希望他人关注自己的作品，或者夸奖他人的作品。根据上述观察，确定在这些活动或者日常生活中需要针对哪些沟通功能进行重点干预（比如向同伴要某件东西、称赞别人）以及实现这些功能的表达方式（比如词语、短句、沟通行为）。

促进自发行为

首先需要观察个案对提示的依赖程度，然后据此确定干预目标，以便促进个案的自发行为。很多社交和沟通技能，只有在儿童能够自发运用的时候，才能算得上是真正掌握；只有在新环境中也能够使用这些技能，才能算得上泛化使用。例如，只有等别人问到"你要什么"才能回答，然后得到自己想要的东西，和主动提出想要什么东西相比，显然后者要有用得多了。同样地，能够回答"这是什么"的问题，和主动去识别自己感兴趣的东西，两者之间也是有很大区别的。在没有提示的情况下，能够主动地要求得到某种东西或者识别某件东西，这种行为的独立性更强。因此，确立干预目标的时候，在很多技能领域，个案是被动回应还是主动发起，两者之间应该明确区分开来。

泛化使用技能

如果个案已经表现出某些技能，那么针对这些技能确立的干预目标，就应该是泛化使用这些技能以及使用这些技能实现社会性功能。在某些情境中，谱系儿童也会经常表现出某些特定的社交和沟通技能，但是不能泛化使用到各种不同的社交情境中。很多时候，他们只有在某种特定的外因刺激下（例如情境中出现某人、某种提示或者指导）才会表现出某种特定的社交或者沟通技能，而且是按之前学会的方式完全照搬过来，换了不熟悉的环境就不会使用了。如果某项技能只能在某些特定的情境下才能表现出来，那就需要制定具体干预目标，帮助他们在不同的环境中泛化使用这些技能。

下面举例说明谱系儿童在泛化使用技能方面存在的困难：

冈萨雷斯和成人在一起的时候能够轮流，但是和同龄人在一起的时候就不会。

阿比盖尔会向成人提出想要什么东西，但是跟同龄人在一起就不会。

别人跟玛格丽特打招呼的时候，只有妈妈在场并给予提示的情况下，她才会回应。

罗杰需要帮助的时候，只有某位特定的老师以某种特定的方式对他进行提示，他才会提出请求。

杰森只在某两项活动中才会表现出独自游戏休闲能力。

布兰德利只会在用餐的时候就他的需要进行沟通，而在其他活动中就做不到。

如果个案只能在某些特定的情境中才能表现出来某项技能，比如某个特殊环境或者某个特别的沟通对象，那就需要制定具体干预目标，帮助他泛化使用该项技能。如果个案只能在与成人互动的时候才能表现出来某项社交或者沟通技能，那么具体干预目标就应该是帮助他在与同龄人互动的时候也能泛化使用该项技能。需要注意的是，新量表中提到的某些技能，比如行为组织能力或者独自游戏休闲能力，是可以独立表现出来的，与是否有互动对象没有关系。

如果没有经过团队观察和讨论，并且进行综合全面的评估，就很难确定一项技能是否已经得到充分的泛化。和新量表不一样，很多评估工具仅仅能够确定被测对象是否学会某项技能，但并不能够明确该项技能已经达到了什么水平，是已经掌握还是泛化使用。而新量表的特别之处，就在于明确区分了这些不同，哪些技能是被测对象在指导下才表现出来的，哪些技能是被测对象在没有辅助的情况下以创新的方式泛化使用实现功能的。

如果一个干预计划只着眼于帮助个案学会使用技能，那么结果可能是个案掌握了很多很多的零散技能，但却不能使用这些技能实现社会性功能，也不能泛化使用到不同的情境中去。如图 4.4 所示，技能掌握水平分为三个级别：初步掌握、已经掌握和泛化使用。

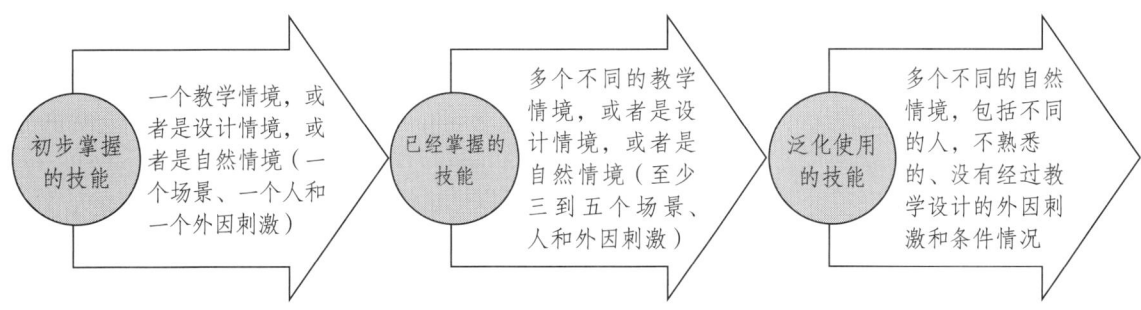

图 4.4　技能掌握的水平

- 初步掌握，指的是个案只有在某种特定条件下（例如某种特定场景、面对某个特定对象、遇到某种特定外因刺激）才能表现出该项技能。为了帮助谱系儿童越来越熟练地使用某项技能，应该在不同的情境中教会其使用该项技能，既可以按顺序设计安排这些情境，也可以同时在这些情境中进行教学。在帮助个案学习使用新的社交和沟通技能的时候，应该提供直接指导进行辅助。
- 已经掌握，指的是个案能够在不同的教学设计条件下表现出该项技能，一般来说，至少应该是三到五个不同的场景、人物和活动。在一段时间内，观察记录个案在这些目标情境下是否能够做出回应，就可以测评其对该项技能的掌握程度。
- 泛化使用，指的是在一段时间内，个案在不同的情境中，包括不同的自然环境、面对不同的人、无论外因刺激条件是自己熟悉的还是不熟悉的，都能够表现出该项技能。也就是说，个案可以在各种各样非教学设计的自然情境中独立使用该项技能实现社会性功能。

通常来说，不管是在行为分析领域还是在发展心理学领域，都会人为地将掌握技能和泛化使用该项技能二者区分开来。明确这两者的区别，对于制订干预计划和监测个案是否可以使用这些技能真正实现社会性功能，具有重要意义。一般来说，谱系儿童不会自动学会泛化使用社交和沟通技能。

没有共同注意，没有心智解读基础，可能是导致他们无法进行泛化的核心技能缺陷（Quill, 2005）。分享式共同注意作为一项基本技能，可以帮助儿童观察他人，并且从周围人那里自然地学会如何在不同情境中使用一些技能。不能与他人分享个人经历体验，这意味着个体无法获取社会性相关信息，而这些信息是泛化的前提所在。因此，制订干预计划，重点应该是明确如何帮助个案一步步达到泛化使用技能的程度。从行为分析的角度来说，无法泛化使用技能，也可能是教学条件过于单一狭隘所致。例如，如果教学生如何跟别人打招呼的时候，一直是让他坐在教室里、在老师的提示下做出回应，那么换了另外一种场景，他可能就无法泛化使用该项技能。因此，要想教会个案泛化使用某项技能，就要在有意义的社交情境中自然强化该项技能。例如，在个案所喜欢的不同的社交场景中，教会他在同伴打招呼的时候如何做出回应。

根据需求排序情况确立干预目标之后，下一步就是制订干预计划，以便在以下技能领域中帮助个案提升技能水平（即达到学会、掌握和泛化使用的程度）。
- 核心技能领域：非语言社交互动能力、模仿能力、行为组织能力和自我调控能力
- 社交技能领域：游戏休闲能力、集体活动能力和换位思考能力
- 沟通技能领域：基本沟通能力、社会情感理解能力、基本对话能力
- 社区活动技能领域：社区活动能力、家庭外出活动能力、学校或者工作场所安全意识

如何针对上述各个技能领域制订干预计划，将分别进行讨论。

核心技能干预框架

帮助谱系儿童提高了非语言社交互动能力和模仿能力，就为将来的社交和沟通发展打下了基础。如何制订干预计划，帮助个案发展这些核心技能，是非常重要的。谱系儿童具备零星技能，而没有前备的核心技能作为基础，所以他们学到的技能往往都是东一榔头西一棒子、互不关联、生搬硬套，无法灵活运用，很难在自然情境中泛化使用。要制订干预计划，帮助谱系儿童学会更多的核心技能，首先要确定需要针对哪些核心技能进行教学以及如何进行干预设计以便教授这些技能项目。

如何进行干预设计以便教授核心技能

图 4.5 列举了教授技能的基本步骤：
- 创造有意义的、能激发个案积极性的学习机会
- 进行系统化教学
- 按顺序对技能进行支架式扩展

设计学习机会

在教学过程中，应该意识到，每时每刻都是学习机会，都可以用来提升非语言社交互动能力和模仿能力。在学校的时候，晨会、音乐时间、课间休息都是学习机会。在家的时候，洗澡时间、吃饭时间也是学习机会，坐车旅行途中也有学习机会。在日常生活中发掘有意义的、能够激发个案积极性的学习机会，是非常必要的。例如，吃饭的时候，可以教孩子用手指向他喜欢吃的东西。充分考虑个案的积极性，通过他喜欢参与的活动创造机会（例如音乐、运动），练习这些技能。青春期的孩子可能喜欢"星球大战"，那就可以把这些特殊兴趣融合到教学中去。一旦个案参与活动的积极性不高，或者对活动场景不感兴趣的时候，就把能够提升他学习积极性的因素融合进场景中，以便人为地创造互动机会。例如，在运动活动中，孩子不太愿意模仿动作，但是迪斯尼卡通形象能够调动他的积极性，那么在针对模仿能力进行干预的时候，就可以加进迪斯尼卡通形象做动作的内容。还有，如果孩子很喜欢拼拼图，那就可以把简单的拼图活动变成一个学习机会，帮助他练习如何提出要求，把拼图块放在他能看见但却够不着的地方，这样他就不得不提出要求要那些拼图块。最终的目标应该是最大限度地利用自然情境，确保个案更容易掌握某项技能或者泛化使用该项技能，应该尽可能地在真实环境中帮助个案学习在这个环境中所需要使用的技能。为了达到泛化使用的程度，应该多多创造机会，以便个案在新环境中表现出该项技能。

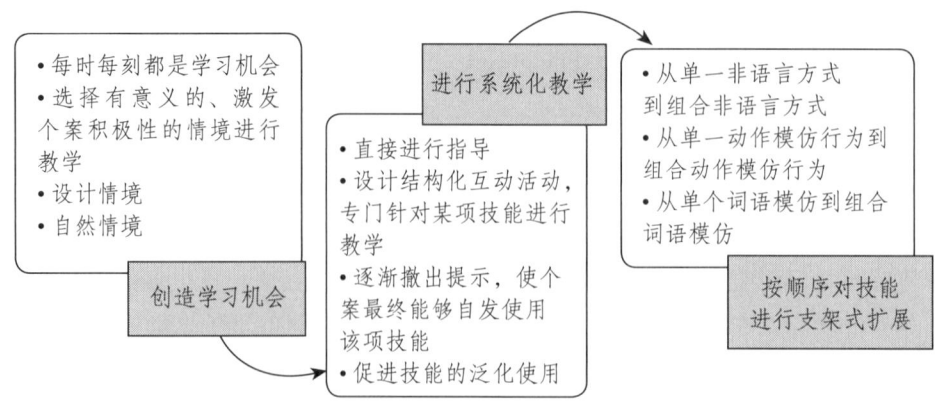

图 4.5 核心技能发展框架

进行系统化教学

针对非语言社交互动能力和模仿能力的干预，应该进行系统化教学。系统化教学，指的是通过直接指导，帮助个案学会新技能，之后再在不熟悉的、有意义的情境中练习实际使用这些技能。系统化教学的实施步骤包括：（1）在一个或者几个场景中直接教授新技能；（2）将互动过程结构化，在熟悉的场景中专门针对初步掌握的技能进行教学；（3）分步骤撤出提示，以便促使个案在熟悉的场景中自发地使用这些技能；（4）在不熟悉的场景中专门针对已经掌握的技能进行教学；（5）通过在不同的情境中练习使用这些技能，达到泛化使用的程度水平，实现社会性功能。例如，先教会谱系学生，有人跟他挥挥手表示打招呼的时候，应该怎么回应；之后请个同龄人来向他挥挥手，然后提示他也挥挥手表示回应；之后，慢慢降低结构化程度并逐渐撤去提示；最终，帮助他学会在不同的场景中、面对不同的成人和同龄人，都能泛化使用"对别人打招呼做出回应"这项技能，实现社会性功能。

系统化地对技能进行支架式扩展

在教学过程中，应该以已有技能为基础，系统化地进行支架式扩展，发展越来越复杂的非语言社交互动技能和模仿技能。通过系统化地对技能进行支架式扩展，将教学目标集中在帮助学生逐渐提高复杂技能的水平。首先进行任务分析，将新技能拆分成一个个独立或者单个的步骤，在教学过程中每一步都进行提示，之后慢慢撤出这些辅助。在支架式扩展教学过程中，可以先鼓励个案使用单个的非语言信号或者模仿动作，之后再学习如何将不同的非语言互动方式或者模仿动作组合起来。例如，教个案学习如何挥手打招呼的时候，可以先从举起手来开始教起，及时进行强化；之后，教会并强化个案组合使用举手和左右摇摆两个动作；最后，教会并强化个案看向互动对象，并且举手、挥手。同样，教个案模仿动作，先教会并强化个案模仿单个动作（例如站起来），之后是一系列可能连续发生的动作（例如站起来、转身、坐下），能够模仿三个以上一系列可能连续发生的动作，对于在自然情境中观察和模仿他人来说，是非常必要的技能。

确定需要教授哪些核心技能

制订干预计划提升核心技能水平的时候，应该始终注意先参考评估数据，如新量表评估结果，根据这些结果，确定优先干预哪些核心技能对个案的发展才更为有益。核心技能，尤其是非语言社交互动能力、模仿能力和自我调控能力，在社交和沟通功能的所有方面都有着非常重要的意义。

非语言社交和沟通技能

非语言社交互动能力，是社交和沟通技能发展的一个重要里程碑。非语言互动需要使用很多的情绪表达方式，既有手势的，也有情感的，人们通过这些方式发起和回应社交互动、进行双向轮流，以便表达基本要求并与他人分享兴趣。眼神、手势和面部表情可以单独使用（比如去拿某样东西），也可以组合在一起使用（比如结合眼神和手势表达需要某样东西）。在自己、社交伙伴以及物品三者之间协调分配注意力（即共同注意），比单独使用一种非语言手段更加复杂。共同注意，指的是能够跟随他人的注意力视线，与他人一起进行眼神和手势/肢体语言的协调，运用眼神和手势/肢体语言把他人的注意力引导到相关事物上的能力。

教授技能的时候，应该先着眼于教授使用一种非语言社交沟通手段（例如随着他人手指方向看向某件东西），之后再教授如何将不同的非语言手段与社交互动结合起来（比如随着他人手指方向看向某件东西，之后再看回这个人）。针对非语言技能发展进行干预，不管对于有语言能力还是没有语言能力的儿童来说，都是最基本的，因为在谱系儿童中，只会使用语言却不会配合使用非语言社交互动技能这种情况非常普遍。选择那些比较欠缺的技能，或者只能在有限几个情境中才能表现出来的技能进行干预，比如社交注意力（例如随着他人手指方向看向人或者东西）、社会性调控（例如使用一个或者多个手势提出要求）以及共同注意（例如使用一个或者多个非语言手段分享兴趣）。干预计划中应该包括如下目标：

- 学会更多的非语言社交沟通互动技能。
- 提高持续进行非语言社交沟通的能力。
- 提高组合使用两个或者多个非语言社交沟通行为的能力。

- 泛化使用这些技能，与不同的成人、同龄人进行互动。
- 在不同的情境中泛化使用这些技能。

如果谱系儿童为了使他人理解自己的意图以便达到自己的目的，能够把社交行为组合起来使用，那么他的社交互动就会变得高效多了。要发展高效的双向社交沟通能力，其核心就是发展把多种非语言沟通方式组合起来使用的能力。需要注意的是，非语言社交沟通技能，没有能力高低的级别之分，相反，所有的技能领域都需要同时进行系统化干预教学。

如果儿童出现偏异行为，首先应该分析这些行为背后可能有哪些沟通功能，然后教他学会更加符合社会行为规范的沟通方式，代替这些偏异行为实现同样的沟通功能，这对帮助他发展核心技能来说，是非常重要的。偏异行为，比如重复刻板行为，对于谱系人士和那些熟悉这些行为根源的人来说，是有一定含义的。例如，有些谱系儿童可能用拍手表示他们感到紧张，这种不太寻常的表达方式经常被当作问题行为，但实际上，这是一种非语言沟通方式。将某种沟通意图与这种行为联系起来，可以帮助个案明白沟通的目的，也有利于干预团队找到替代行为，比如用比较符合社会行为规范的方式要求休息一下或者拒绝进行某项活动。下面举例说明谱系儿童在非语言核心技能方面存在的困难。

乔丹不会使用手势，也不会使用语言或者非语言方式向他人表示请求帮助。打不开饼干盒的时候，他就只会去咬、去敲，并且哭闹不休，直到最后扔掉。即便旁边有成人，他也是如此。在这个情境中，他的行为没有表现出沟通的意图。再比如，即使没有家人在厨房，他也会走进去说："你要不要果汁？"他发出的这个语言信息是有意义的，也是为了得到一个特定的结果，但这里还是没有表现出沟通的意图。

模仿能力

模仿能力也是社交和沟通能力发展的一个重要里程碑。模仿的早期阶段是从反复重复肢体动作和发声动作开始的，之后发展到能够模仿新的动作，再之后是社交动作，比如挥手再见，还能使用物品做出各种各样的动作。普通儿童可以模仿一系列新动作，可以模仿看不见的动作（他们看不到自己所做的动作），还可以模仿他们以前在别人身上观察到的动作（即延迟模仿）。

想要确定需要针对哪些模仿技能进行教学干预，首先应该明白，同是谱系儿童，他们的模仿能力也是千差万别的。如果缺乏社会性关注，就不会出现模仿行为。对于有些谱系儿童来说，要完成一系列的肢体动作（即肢体动作计划能力）是非常困难的。而且，儿童在自然情境中自发的模仿能力，和在结构化情境中引导出来的模仿能力，也存在着显著差异。下面举例说明结构化在帮助谱系儿童学习模仿技能中的重要性。

艾登喜欢音乐，老师和他一起进行结构化的音乐游戏，引导他模仿肢体动作和发声动作。在游戏中，他和老师面对面坐着。每听一首歌，他和老师都要拿一样东西做动作。第一首歌，他们摇铃铛；第二首歌，上下晃一个绒球；第三首歌，把一个玩偶从膝盖上拿上拿下。游戏时，要求他集中注意力看老师，放歌的时候，要拿着东西做动作，对音乐的兴趣提高了艾登的模仿积极性。

有些谱系儿童能够把模仿技能应用到自然情境中，而有些则在自发模仿方面表现出较大差异。应该选择他们尚不具备或只能在有限情境中才能表现出来的动作和语言模仿技能进行教学干预。在肢体模仿技能领域，选择优先干预的技能项目时，应该考虑到普通儿童在这方面的发展顺序和规律。例如，对于儿童来说，与模仿精细动作（如拍手）相比，用某件物品模仿单个动作更为容易。同样，大运动动作模仿，比如跑步，也比精细动作模仿要容易。考虑到这些发展顺序和规律，就会明白，在动作模仿技能领域，应该优先选择以下这些方面的能力进行干预：

- 利用物品模仿动作。
- 利用物品或者不用物品模仿一系列运动动作。
- 在自然情境中自发地模仿运动动作。
- 在各种各样不熟悉的情境中泛化使用这些运动技能。
- 与不同的人互动时，泛化使用这些运动技能。

针对肢体模仿行为，在教学过程中可以提供辅助或者帮助学生摆出造型，相比来讲，语言模仿就比较难教，所以，在语言模仿技能领域，应该优先选择以下这些方面的能力进行干预：

- 在能够激发个案学习积极性的情境中，模仿发声或者发出语音。
- 在能够激发个案学习积极性的熟悉的情境中，自发地模仿发音。
- 在个案所熟悉的不同情境中，泛化使用模仿发音技能。
- 与不同的成人和同龄人互动时，泛化使用模仿发音技能。

下述案例，就是一个核心技能干预计划样本。

根据对梅雷迪思的评估结果，干预团队了解到，很多核心技能他目前都不具备。干预团队决定，将提高他的非语言互动能力和模仿能力作为远期干预目标。根据这一远期干预目标，在非语言互动技能和模仿技能领域分别写出两个具体干预目标。具体来说，就是：希望通过干预，梅雷迪思可以学会下列技能：

1. 能够拍大人的手腕表示想要发起社交互动。
2. 想要视线之内的东西但又够不着的时候，能够用手去指。
3. 能够模仿五个不同的运动动作。
4. 能够在他熟悉的日常活动中模仿发声。

干预团队最后选定了五项梅雷迪思比较喜欢的活动作为教学情境，针对前面提到的四项目标技能进行教学干预，这五项活动是在学校里每天都会进行的日常活动：

1. 用餐时间。
2. 小组音乐活动。
3. 操场活动。
4. 拼图活动。
5. 使用带有可以跟唱的动画书的电子产品。

干预团队需要观察以便确定的是：（1）在每项活动中，梅雷迪思需要几次提示才能使用上述两种非语言沟通方式提出要求；（2）在每项活动中，在模仿技能领域，需要将哪些具体的动作和发声作为干预项目。团队需要总结上述这些信息，然后分享给所有在学校和家里有机会与梅雷迪思互动的成人。

社交技能干预框架

社交活动是复杂的、动态的、随时变化的，帮助孤独症谱系障碍儿童学习不同的社交技能，有助于他们理解这些活动。在社交活动中，需要能够理解不同的情境、语言和社会情感所蕴藏的意义。社交互动所需要的能力，和谱系儿童特有的学习模式形成了强烈的对比，因为他们的学习模式的主要特点就是缺乏灵活理解和运用社交信息的能力，这使得他们没有办法发展动态的社交关系。对于提升谱系儿童的社交能力来说，这就形成了一个矛盾。图4.6展示了社交活动的动态过程，这个过程需要同时具备"做看听说"的能力。

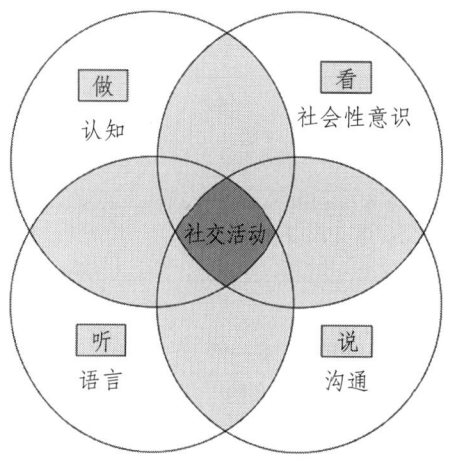

图4.6 普通儿童的社交参与状态

在社交活动中，需要灵活地将"做看听说"四个方面的能力整合起来，在特定的社交情境中加以运用。这种"做看听说"的框架，和下列能力是相对应的：

- 认知——知道如何"做"的能力

儿童会在物质世界中主动地使用各种物品以及材料，进行体验式学习。对世界进行探索，有助于他们理解事物之间的关联关系。

- 社会性意识——"看"他人的能力

儿童会观察和模仿他人，通过观察，他们才能明白如何模仿、怎样分享（例如空间、物品）、怎样轮流，也有助于他们理解他人的非语言社交行为（例如手势和情绪表达）。

- 语言——"听"的能力

儿童会听，这有助于他们理解语言，理解这些语言所形容的周遭事物、自己的活动以及他人的语言和非语言活动到底有着怎样的意义。

- 沟通——知道"说"什么的能力

儿童会发起和维持双向互动，这有助于他们与别人分享信息，而这些信息与社交情境、个人需求和兴趣以及他人的需求和兴趣息息相关。

从本质上讲，所有的社交活动都需要个体同时具备灵活地做、看、听、说的能力。在社交活动的这四个领域，普通儿童的表现都是灵活自如的。表4.3展示了在社交游戏和社区活动这两种社交场合里，这些能力是如何体现的。

表4.3 "做看听说"能力框架在两项活动中的应用

能力	社交游戏活动：和同龄伙伴一起搭积木	社区活动：万圣节的时候，出去玩"不给糖就捣蛋"的游戏
做	搭积木的时候有创新性、功能性，能探索新玩法。	穿上道具服装，带上装糖的小包，从一家逛到另一家，按门铃，把要来的糖放进包里。
看	观察同伴的游戏方式、社会情感行为以及以非语言方式提出的要求，与同伴共享积木，轮流，并且合作搭一个东西。	观察别人的活动，和大伙儿待在一起，需要等待的时候就等待，轮流，接受别人给的糖果，解读非语言社交信息。
听	在活动过程中听别人说些什么，比如同伴用语言表达的要求以及评论。	听到传达给整个活动群体的信息，比如问题和指令（例如语言和非语言方式）。
说	发起并维持双向沟通互动，对同伴用语言表达的要求以及评论做出回应。	知道该说什么，什么时候说，包括说"不给糖就捣乱""谢谢你"和"再见"（例如用语言表达或者手势表达），知道如何对问题做出回应。

和普通儿童相比，谱系儿童很难把"该做什么""该看谁""该怎么听""该说什么"这几个方面整合起来。由于认知和社交信息处理能力的局限，谱系儿童的社交灵活性比较有限，社交行为也比较没有条理。在社交情境中，他们更倾向于把注意力集中在"做看听说"的某个单项领域，但在这些领域之间进行切换的时候就显得比较困难。例如，他们可能把注意力集中在"该做什么"或者"该说什么"上，而难以把认知、语言、社交和沟通这四个方面的要素结合起来。通常，他们习得社交技能的过程，是从一个领域到另一个领域分开进行、线性发展的（详见图4.7）。谱系儿童的表现通常是这样的：

- 做，然后/或者
- 看，然后/或者
- 听，然后/或者
- 说

谱系儿童也许能够掌握社交活动中所需的不同方面的能力，但是不能综合运用认知（做）、社交（看）、语言（听）和沟通（说）这几方面的能力，而这正是瞬息万变的社交互动所必需的。下面举例说明谱系儿童在整合某项社交活动（玩积木）中各方面信息时所面临的挑战。

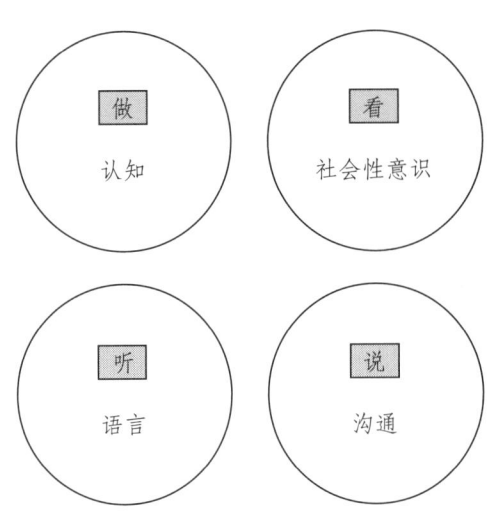

图4.7 谱系儿童的社交参与状态

杰里米有口语能力，但他很少观察别人在干什么，也不模仿他们。他搭积木的时候，就全神贯注于积木，完全无视他人的存在。他把积木排成一排（具有"做"的能力），一遍遍地数一共有多少块，如果有人打断，他就会非常生气。

布莱达有口语能力，当环境场合比较能调动起她的积极性的时候，她会观察周围的同伴是怎么玩的。她喜欢玩积木，自己一个人玩的时候，她能搭出很精巧的结构。可是，如果活动区还有其他同龄人的话，那么大部分时间里，她就都在看别人玩（具有"看"的能力），除此之外，她只是把一些积木收起来，等着别人来向她要（具有"听"的能力）。尽管她自己一个人玩的时候也会说她玩积木的事，但是和同伴一起的时候，她就不说话了。她的注意力只能集中在别人的社交行为上，而无法在别人和自己的行为之间协调分配。

内德不会说话，游戏的时候，他会时不时地观察和模仿成人及同伴。和小伙伴一起玩积木的时候，他能搭出一座塔来（具有"做"的能力），还时不时地看看他们，和他们分享玩具和空间（具有"看"的能力），但是他不会对他人的语言、非语言邀请做出回应。别人喊他名字、问他问题或者表示请他一起玩的时候，他都不会回应。

泰勒有口语能力，在游戏的时候，他会频繁地观察、模仿同伴。每次和小伙伴一起玩积木的时候，他都能搭出一个结构（具有"做"的能力），也能参与别人的搭建过程，能够分享、轮流和模仿（具有"看"的能力）。他也能用非语言方式回应小伙伴的要求，比如有人邀请他一起玩、请他帮忙拿一块积木的时候，他都能做出回应，还能和他们一起哈哈大笑（具有"听"的能力）。但是，他不会向同伴发起对话，不会用语言回应同伴，尽管他可以和成人进行语言互动。

正如上述案例所表明的，在同一项活动中，谱系儿童能够顺利完成社交任务的能力表现也是各不相同的，所谓顺利完成社交任务，指的是在特定的社交情境中，综合运用"做看听说"的能力。厘清每项社交活动在这四个方面的能力要求，有助于制订社交技能干预计划。根据"做看听说"能力框架，针对上述四个玩积木的谱系儿童，就可以确立不同的干预目标。

- 做：杰里米目前兴趣狭窄，玩积木的时候只会给积木排队或者是数数，对他来说，远期干预目标就应该是帮助他越来越多地使用物品实现功能，具体干预目标则是围绕用积木实现功能这个情境制订。
- 看：布莱达的困难是无法在别人和自己的行为之间协调分配注意力，所以针对她的远期干预目标就是学会轮流，具体干预目标则集中在玩积木的时候学会轮流。
- 听：内德不会回应他人，对他来说，远期干预目标是学会对他人发起的非语言社交行为做出回应，具体干预目标则是学会回应同伴。
- 说：泰勒不会通过语言方式回应同伴，针对他的远期干预目标就是增加语言互动，具体干预目标则是学会和同伴对话。

社交技能发展和"做看听说"能力框架

根据"做看听说"能力框架，可以设计干预方案，用来发展独自游戏休闲技能、社交游戏技能、集体活动技能以及社区活动技能。首先，要设计一个特定的教学场景或者教学活动，分析融入该场景或者参与该活动所需的各种技能，如认知（做的技能）、社交（看的技能）、语言（听的技能）和沟通（说的技能）。厘清每项社交活动在这四个方面的能力要求，有助于设计干预方案。要帮助谱系儿童以有意义的方式参与到社交活动中去，需要进行任务分析，这样才有助于确定需要使用哪些技能才能达到该项活动中"做看听说"这四个方面的能力要求。进行任务分析，需要将活动分解成一个个单元，再一步步把每一单元中需要用到的分项技能教给他们。选择想要教授的技能项目时，进行任务分析，还有助于选定最理想的教学情境。个案掌握了活动中每个单元所需的分项技能之后，在活动中就会越来越独立，进而表现出组合技能。其他行为训练方式，比如第五章将要讨论的示范、提示、延迟、强化等，都可以用来帮助个案进行每一步的学习。

根据"做看听说"能力框架进行任务分析，有助于理解各项技能和各种活动在社交方面的动态特性。图 4.8 中的指导说明，解释了如何根据"做看听说"能力框架进行任务分析，有助于我们理解社交活动错综复杂的组成部分及其先后顺序。换言之，通过对社交任务进行分析，可以认识到认知（做的能力）、社交（看的能力）、语言（听的能力）、沟通（说的能力）这四个方面技能的复杂性，而这些技能在社交活动中相互交织、排列有序、贯穿始终。

通过任务分析，列出社交活动中的所有步骤，将活动所需的技能要求分类归入"做看听说"这四个技能领域中去。确定活动中所需的技能之后，由干预团队完成社交任务分析表格，在活动中直接观察，了解个案的技能表现，收集数据，以便确定他在每个技能领域究竟欠缺哪些具体技能以致影响了他在社交活动中的表现。

确定了某项活动中所需的具体技能项目之后,就可以开始制订社交技能干预计划(详见图4.9),制订计划的时候,需要在以下几个方面仔细考量:

- 将技能项目分类(即该项技能属于做、看、听、说哪个技能领域)。
- 按照四个技能领域中的顺序层级安排教学,先教做和看,之后是听和说。
- 在选择教学策略(将在第五章就此专门进行讨论)的时候,需要考虑个案是否已经具备核心技能,同时还要考虑到,想要顺利完成社交任务,非语言社交行为能力和模仿能力是非常重要的。
- 一般来说,选择合适的社交对象需要考虑到谱系儿童是先和成人成功进行互动,之后才会和同龄人成功进行互动。

根据"做看听说"能力框架进行社交任务分析的指导说明

先后顺序	组成部分				个案表现
	列出该项任务在认知、社交以及沟通方面所需的技能				
	做	看	听	说	
进行任务分析,观察该项任务需要一步步完成哪些步骤,确定各个组成部分	认知 动作以及与语言无关的能力	社交 观察、互动以及解决问题的能力	语言理解 理解并回应他人的语言及非语言信息的能力	表达沟通 以语言及非语言方式进行沟通的能力	观察个案,记录完成任务过程中的表现
开始环节	从上一项活动进入本次活动场景,整理活动材料	注意到活动将要开始的社会性线索,并且跟从	跟从语言及非语言指令,做好活动准备	表达想要和别人一起活动的意图	
中间环节 (活动的核心环节)	按照活动场景和活动材料的设计方式,利用场景、使用材料	关注到社会性线索、分享、轮流	跟从语言及非语言指令,对社交集体成员的语言做出回应	与他人沟通有关活动以及集体话题的各方面信息	
结束环节	将活动材料收起,准备进行下一项活动	关注到活动将要结束的社会性线索,与小组成员待在一起	跟从语言及非语言指令,结束活动	与他人沟通有关活动完成以及集体话题的信息	

图4.8 根据"做看听说"能力框架进行社交任务分析的指导说明

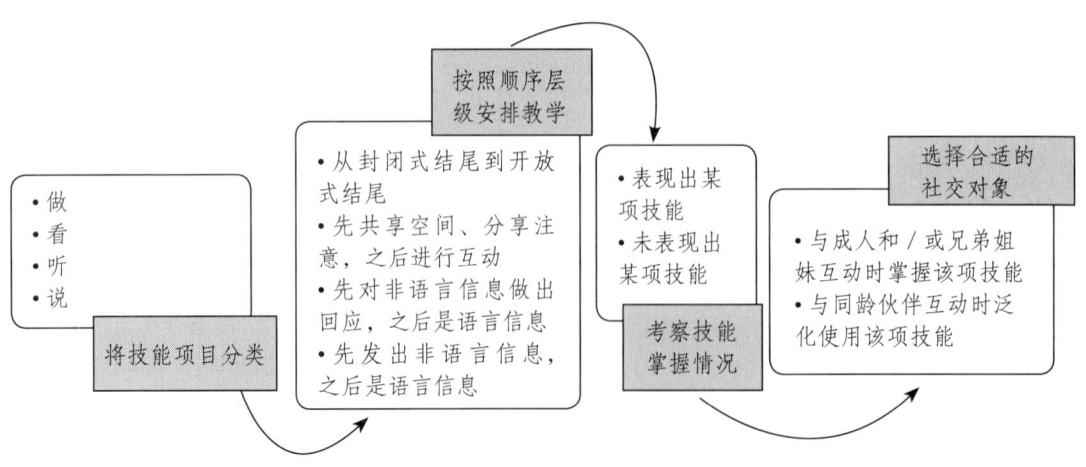

图4.9 根据"做看听说"能力框架,制订社交技能干预计划

将技能项目分类

首先，根据任务分析所获得的信息，确定社交活动所需的技能项目，并将这些技能项目分类归入"做看听说"这四个技能领域中去。这里的安排遵循一个大致的顺序层级，主要基于这样的判断，即谱系儿童是按照一定的顺序学习下列技能的：

- 最开始是做和看的技能。
- 之后是听，对他人做出回应并发起沟通，最后是说。

要帮助谱系儿童学习参与这些社交活动所需的技能，就一定要了解这些技能在"做看听说"能力框架中的大致发展顺序，这样才能厘清他们具备了哪些技能以及如何帮助他们进一步发展这些技能。

按照顺序层级安排教学

将技能项目分类之后，使用"做看听说"能力框架分析每个社交活动，将每个技能领域中的技能项目按顺序层级排序，以便确定需要教授哪些技能。（详见图4.10）

做：在该技能领域，个体先学会进行功能性封闭式结尾活动，之后是功能性开放式结尾活动，最后能够进行创造性活动。

看：在该技能领域，个体先学会和他人共享空间，之后学会识别并跟从他人发出的社会性线索，最后能够进行来回轮流的互动。

听：在该技能领域，个体首先学会对他人的非语言手势信息做出回应，然后可以回应非语言亲社会行为，最后能够回应语言信息。

说：在该技能领域，个体首先学会以非语言方式发出亲社会信息，然后学会以非语言方式提出要求、做出评述。之后，学会用语言表达亲社会信息，再用语言表达请求、做出评述，最后是维持对话交流。

考虑核心技能水平对于社交技能的影响

制订社交技能干预计划的时候，要考虑个案的核心技能水平。个案是否具备社交观察能力和模仿能力，决定了我们选取何种教学策略。例如，如果个案能够观察和模仿，那么别人给他示范某项技能的时候，他就能够从中学习；而如果他不会观察和模仿，就可能需要其他的教学策略比如辅助提示，他才能够表现出该项技能。如果个案在特定的场景表现出比较好的行为组织能力和自我调控能力，那么采用传统的教学方式就可以奏效；而如果他的行为组织能力和自我调控能力较弱，那么就很可能需要个别化的教学支持。

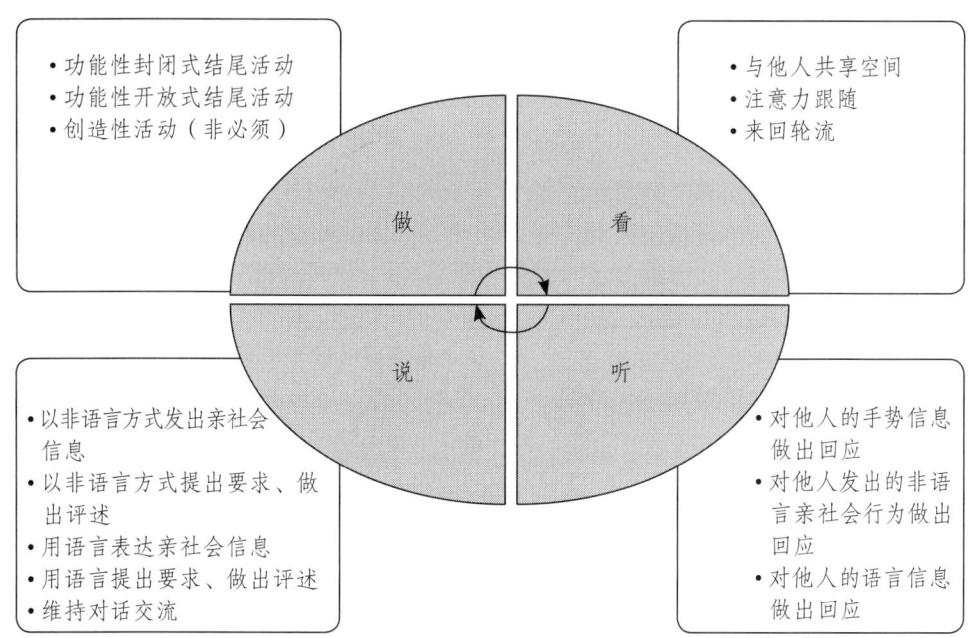

图 4.10 "做看听说"技能发展顺序

选择合适的社交对象

最后,在制订社交技能干预计划的时候,需要考虑如何选择社交对象。一般来说,谱系儿童是在与成人或者兄弟姐妹互动的过程中学会社交技能,之后才在与同龄人互动的时候泛化使用这些技能的。这个现象,很大程度上是由于成人或者家庭成员更能够理解谱系儿童在社交方面所做的努力,更能够适应他们的沟通方式,从而使互动更加顺利、更易成功。为了让谱系儿童在同龄伙伴之间也能成功进行社交互动,需要仔细观察他们在哪些活动中最先与成人或者兄弟姐妹互动成功。

设计干预方案,发展独自游戏休闲技能

教会谱系儿童进行有意思、有意义、符合社会规范的独自游戏休闲活动,是干预计划的一项核心内容。在这个计划里,需要确定应该干预哪些独自游戏技能项目,以及如何教会他们"怎么做"。对于个案来说,想要确定应该教给他哪些独自游戏休闲技能,就要使用新量表(详见第三章附录)这样的评估工具了解他的游戏兴趣、技能水平以及独立程度。确立远期干预目标和具体干预目标,以提升独自游戏休闲技能水平为重点,并将涉及的技能项目按顺序层级排序。排序的顺序,可能是从使用活动材料实现功能到创造性地使用活动材料,或者是从进行封闭式结尾的独自游戏休闲活动到进行开放式结尾活动。同时,针对独自游戏休闲技能进行干预的时候,需要考虑普通儿童在独自游戏过程中表现出来的关键因素。例如,需要观察与个案同龄的普通儿童能够单独进行多长时间的游戏休闲活动,那么在针对谱系儿童进行干预的时候,就可以适当参照这个时长。

如何进行干预设计以便教授独自游戏休闲技能

想要制订干预计划,帮助谱系儿童学会更多的独自游戏技能,首先需要确定如何进行干预设计以及需要教授哪些内容。发展独自游戏休闲技能,需要做到以下几点:

- 应该以个案的兴趣为基础,同时考虑他的感觉偏好。
- 应该以个案当前的独自游戏休闲技能状况为基础加以扩展。
- 进行独自游戏休闲活动时,应该注意提高个案的持续性注意水平以及独立程度。

以个案的兴趣为基础,同时考虑他的感觉偏好

发展独自游戏休闲技能,应该以个案的兴趣为基础,同时考虑他的感觉偏好。利用新量表有助于发现个案都有哪些特别的兴趣爱好,了解个案都有哪些感兴趣、愿意花时间参加的活动。特有的重复刻板行为,不管是使用身体部位的还是使用某种物品的,都有可能帮助我们了解他们对什么活动感兴趣、有什么样的感觉偏好,以便引入教学活动。

- 如果个案喜欢拼图,那就以此为基础,在教学干预中引入一些操作类活动。
- 如果个案喜欢玩操场上的活动器材,那就在干预中引入一些体育类活动。
- 如果个案的兴趣面比较窄,就要分析一下他喜欢的活动具有什么样的特质,从而引入类似的活动,能够产生同样的视觉、听觉、触觉和运动反馈。例如,个案喜欢看物体运动,那就引入一些能够产生视觉反馈的活动(比如弹珠轨道游戏、玩球、扔沙包等)。
- 如果个案的重复刻板行为与能够发声的东西有关(比如摇晃东西就能一次次地听到同样的声音),那就引入一些与发声有关的独自游戏活动,比如用耳机听音乐或者弹钢琴。

表4.4中针对兴趣狭窄而且固定的谱系儿童,就如何开发更多的游戏休闲活动提供了一些建议。

以个案当前的独自游戏休闲技能状况为基础加以扩展

发展独自游戏休闲技能,应该以个案当前的技能状况为基础加以扩展。选择独自游戏休闲活动的时候,应该观察个案是否能够使用物品或者活动材料实现功能,或者创造性地使用这些东西。物品和活动,就其本质而言,有结构化的或者封闭式结尾的,也有非结构化的或者开放式结尾的(见表4.5)。

表 4.4　拓展游戏休闲兴趣的创新性玩法

兴趣	可以进行的游戏休闲活动
喜欢转动身体	
选择游戏活动，让孩子体验各种各样的转法。	跳舞 体操器械 打滚 翻跟头 降落伞游戏 听音乐做动作 体育锻炼视频 转圈舞 旋转木马 听音乐转圈游戏（模拟舞会的游戏） 放风筝 在操场上骑车
喜欢转动东西	
选择游戏材料和活动，里面有各种转法，或者有能转的部分。	顶部可以转动的玩具 音乐盒 沙滩沙漏玩具 水车玩具 轮盘发声玩具（指针指向箭头，发出对应声音的玩具，比如费雪发声转盘玩具） 有可以旋转的部件的玩具 玩偶盒（打开盒子就弹出来吓人一跳的玩具） 转盘游戏板 旋转彩绘 齿轮玩具 万花筒 某些电脑游戏 悠悠球 玩具厨用搅拌器 玩具直升飞机 轨道赛车 玩具火车 弹珠轨道游戏 四面陀螺 风车玩具 旋转洒水机（草地灌溉）
喜欢数字和字母	
选择游戏材料和活动，里面有数字或者字母，可以有各种各样的玩法。	磁力板 数字或者字母拼图 海绵块做的各种形状的玩具 字母磁力贴 在数字或者字母方框里扔沙包 数字或者字母形状的橡皮泥模具 静电窗花 乐透纸牌 十字填词游戏初级版（在游戏板上拼字，横竖都能组成词） 描红、描数字或者字母 某些电脑游戏 分类字母卡

续表

兴趣	可以进行的游戏休闲活动
选择游戏材料和活动，里面有数字或者字母，可以有各种各样的玩法。	填涂相应数字作画 社交互动中拼写单词或者数数 数字或者字母贴纸 桌面游戏 字母或者数字主题的书 计算器 按照数字图案穿珠 与日历有关的游戏活动 带有字母或者数字的玩具车 带有字母或者数字的装饰帽 涉及数字或者字母的学习活动 根据标有数字的乐谱演奏音乐 观看带有字幕的视频 可以在户外写画的粉笔 游戏活动中涉及拼写的环节 跳格子游戏 拼字游戏或者十字填词游戏 点连线数字拼图 写字 键盘类游戏 纸牌游戏 字母歌 字母积木块 钟表 钱币游戏 名片 菜谱 分类游戏 配对游戏 游戏时点数物品数量 琴键上带有数字的钢琴 数字或者字母印章 刻纸印花
喜欢动物	
选择玩具和活动，里面有各种动物，可以有各种各样的玩法。	给动物分类 数动物数量 参观农场或者动物园 剪纸，剪出老虎身上的条纹或者豹子身上的斑点 扮作动物，跟随领头动物 动作游戏：扮作某种动物 动物图案拼图 做纸袋动物 做动物面具 把动物玩具藏起来，根据别人眼神提示去找 清洗玩具动物 兽医、农场、动物园或者丛林主题游戏场地 模仿动物姿态的瑜伽动作 带有动物角色的书 动物配对游戏卡 动物饼干：分类、数数、吃 做一些小垫子，模仿青蛙在荷叶上跳的动作，在垫子上跳来跳去 给动物宝宝和它们的爸爸妈妈配对 给动物们和它们能吃的东西配对 扮演动物故事（比如小马过河、龟兔赛跑）

表 4.5　封闭式结尾和开放式结尾活动

封闭式结尾活动（结构化）最简单	开放式结尾活动（非结构化）比较难
只有一种功能性的用法或者玩法 活动材料有明确的设计用途 活动有明确的结束标志 活动材料数量和活动步骤顺序都是固定的 活动目的明确，事先可以预知	有很多种创造性的用法或者玩法 活动材料有多种不同的使用方式 活动结束没有明确标志，任何时候都可以结束 没有固定的步骤顺序 活动目的不明确，事先不可预知
例如：读书活动需要一个活动材料，只有一个步骤，而搭建模型需要多个活动材料，包括一系列固定的活动步骤。	例如：玩沙盒、搭积木、玩娃娃，需要创造性的玩法。

考虑到谱系儿童的学习方式，建议先从封闭式结尾的活动开始，教授独自游戏休闲技能。封闭式结尾活动里用到的物品和活动内容，都是为了实现某一种功能，活动本身有特定的组织方式和顺序安排，每次都是同样的套路，本质上更强调规则而不强调创新。谱系人士可能比较喜欢封闭式结尾活动，因为在这种活动中所用活动材料都有特定的使用目的，活动内容对他们来说也是比较容易预料得到的。而开放式结尾活动里用到的物品和活动内容，用法、玩法都有很多花样，所以颇具创新性。表 4.6 提供了十种类型的游戏休闲活动样例，前八种类型有助于发展独自游戏休闲技能，在每一种类型中，还提供了封闭式结尾活动和开放式结尾活动的样例。

提高注意力水平以及独立程度

独自游戏休闲技能，包括在特定时间段内保持注意力的能力。个案是否能够进行独自游戏休闲活动以及在活动中的独立程度，很大部分取决于他的游戏积极性，以及是否理解可以怎样使用游戏物品和活动材料。因此，如果活动对于个案来说既有意思又有意义，那么他的注意力水平和独立程度就会提高。多数情况下，有必要直接教给个案如何使用这些物品，以便系统地提高他在独自游戏中的注意力水平以及独立程度。

考虑核心技能水平对于独自游戏休闲技能的影响

从高度结构化教学，到自然主义干预，有各种各样的方法可以用来帮助谱系儿童学习在进行独自游戏休闲活动时做些什么。在制订干预计划的时候，要考虑到个案独特的学习方式，同时还要考虑他的社交观察能力、动作模仿能力、行为组织能力和重复刻板行

表 4.6　游戏休闲活动分类

类别	游戏休闲用品或者玩具示例	活动结构
探索类活动	因果效应的玩具、发条玩具、万花筒 沙、水、雪、石头	封闭式结尾 开放式结尾
体育类活动	骑自行车、轮滑、秋千、操场活动 有明确角色和规则的体育活动	封闭式结尾 封闭式结尾
操作类活动	拼图、钉板玩具（类似蘑菇钉玩具） 橡皮泥	封闭式结尾 开放式结尾
建构类活动	乐高模型、火车轨道 乐高、积木、搭建类材料	封闭式结尾 开放式结尾
艺术类活动	刻纸印花、填涂相应数字作画 画画、拼贴画、绘画	封闭式结尾 开放式结尾
读写类活动	读书、有声书、电脑、电子游戏	封闭式结尾
社会戏剧类活动	戏剧、哑剧 化妆，用玩偶、娃娃、动物玩具玩游戏	封闭式结尾 开放式结尾
音乐类活动	听音乐、演奏乐器 唱歌、跳舞	封闭式结尾 开放式结尾
游戏类活动	棋盘游戏、纸牌游戏	封闭式结尾
社交游戏类活动	有规则的游戏（比如藏猫猫、木头人）	封闭式结尾

为等方面的因素。基于上述这些信息，才能确定帮助个案发展独自游戏休闲技能所要遵循的教学步骤，因为需要根据个案的观察模仿能力、行为组织能力等核心能力选择干预策略。例如，个案具备一些核心技

能，那么就可以利用示范等自然主义教学方式教给他一些游戏休闲技能，这是发展游戏休闲技能最自然有时也是最容易的方式。但是，如果个案不具备某一项或者某几项核心技能，或者使用新的活动材料时表现出重复刻板行为，那么就需要采取结构化和系统化的支持方式，比如组织化支持、社会性支持、沟通支持和行为支持等（相关内容将在第七章中进行详细阐述）。针对如何根据个案的能力特点选择适合他的方式帮助他发展独自游戏休闲技能，下面三条总结提供了一些建议。

- 如果个案已经表现出社交观察和模仿能力，那么可以着重采取示范策略进行教学。
- 如果个案还没有表现出社交观察或者模仿能力，或者沉迷于一些重复刻板的游戏方式，那就应该着重采取结构化教学和系统化支持来进行教学。
- 如果个案在处理听觉信息或者理解输入语言方面有困难，那么在教学过程中就应该少用语言。

下列案例描述的是如何帮助三位谱系儿童发展独自游戏休闲技能，虽然都是学习独自游戏技能，但是他们所需要的支持手段各不相同。

杰夫有很多重复刻板行为，没有社交观察和模仿能力，行为组织能力也很一般。因此，在教学过程中，选择封闭式结尾的游戏休闲活动，并且通过组织化支持方式提高他的独立程度。在家里划定了一块专门区域，让他进行独自游戏休闲活动，各项活动材料都整齐有序地放在不同的透明盒子里，贴上图片标签。例如，一个盒子装纵横字谜游戏和铅笔，一个盒子装有声书和电子播放设备，还有一个盒子装一本涂色书和一些蜡笔。把使用这些东西完成游戏活动的步骤拍成图片，贴在一个选择板上。然后，先教杰夫如何在选择板上选中自己想要进行的游戏活动，拿到对应的盒子，打开，拿出活动材料，完成游戏活动，之后把活动材料和图片放回盒子里，再在选择板上选出下一项活动。选择板上的活动从两项逐渐增加到八项，他独立进行游戏活动的时间也从原来的5分钟延长到了20分钟。

路易斯有很好的社交观察能力，但是模仿能力比较欠缺。他具备很多功能性游戏休闲技能，但是行为组织能力比较差，所以，如果给他的是开放式结尾性质的活动材料，他就会表现出很多重复刻板行为。在教学过程中，主要通过成人示范和视觉提示帮助他学习新的游戏休闲技能。他的老师发明了一种简单的图片书，上面画着活动材料的多种用法。老师一边读这本书，一边按照固定的顺序示范活动。路易斯每天都看着老师读书示范，慢慢地，他就能够按照书上的提示进行活动，而不太需要老师的提示了。通过这种方式，他每个月都能学会一种新的开放式结尾游戏活动。随着他掌握的玩法越来越多，他的游戏休闲行为也不再是固定套路，而是灵活多变了。

泰迪喜欢看书，喜欢操作类的玩具，但他的注意力持续时间比较短，所以，在教学过程中，为他选择的独自游戏休闲活动是乐高模型、根据数字填颜色、找字书和有声书，另外，还专门为他划出了一块独立游戏区域，准备了一张选择清单，还有一个定时器，记录他独立进行游戏休闲活动的时间。如果他能自己玩20分钟就能得到奖励，看一段视频。这种强化方式，配合组织化的支持，帮助他延长了进行独自游戏休闲活动的时间。

设计干预方案，发展社交游戏休闲技能

教会谱系儿童如何与同伴进行互动，对于他日后顺利地完成社交任务起到很关键的作用。干预计划中，必须包括这些内容：确定需要对哪些社交技能项目进行干预，以及如何在各种各样的社交游戏休闲活动中教会他们怎么做、怎么看、怎么听、怎么说。干预的开始阶段，最关键的就是需要最大限度地提高他们分享活动材料的能力和观察他人社交行为的能力。另外，对同伴的语言、非语言提议做出回应的能力，也同样重要。

确立干预目标，提高个案在社交游戏休闲活动中的参与度，需要考虑到该项社交活动的复杂程度。新量表中包括一系列社交游戏休闲技能，都与"做看听说"能力框架有关。与针对独自游戏技能进行干预一样，要针对社交游戏休闲技能进行干预，在制订计划的时候也要考虑到普通儿童在社交活动过程中各个方面的表现。对社交活动进行任务分析，有助于我们厘清哪些是必要因素，哪些是非必要因素。例如，需要观察在某项社交活动中，是否具备轮流的技能（看的能力）在多大程度上影响了个案的参与，或者需要确定在某项活动中对话技能（听

和说的能力）是必备技能还是有没有都不影响。要制订干预计划，帮助谱系儿童学会更多的社交技能，首先要确定如何选择特定的社交活动以及教授这些技能的顺序。

如何进行干预设计以便教授社交游戏休闲技能

总体来说，针对社交游戏休闲技能进行干预，将会提升认知、社交、语言和沟通等多方面的能力水平；帮助个案提升社交理解能力，将会有助于提升他的社交能力，有助于他将社交技能泛化使用到不同的游戏、非游戏和休闲活动场景中去。要针对社交游戏休闲技能进行干预，应该做到以下几点：

- 基于"做看听说"能力框架中的技能顺序，系统化提升各方面能力。
- 综合考虑每项社交活动中的各项因素。
- 基于个案目前在每项活动中的能力表现，扩展他的技能范围。
- 有计划、有步骤地选择同龄社交伙伴并对这些社交伙伴给予培训支持。

基于"做看听说"能力框架中的技能顺序，提升各方面能力

根据"做看听说"能力框架中的技能顺序进行干预，对于成功帮助个案发展社交游戏休闲技能很有帮助：

- 想要帮助个案参加更多的社交游戏休闲活动，首先需要选择适合个案的活动，先选择那些他不需要辅助就已经知道自己应该怎么"做"的活动，在这些活动中，针对"看"和"听"两个技能领域选择社交技能项目进行干预。
- 进行社交干预的时候，应该先从封闭式结尾、规则明确并且允许个案以共处模式进行参与的活动开始，之后再慢慢引入需要分享和轮流的活动。
- 应该着眼于双方都喜欢的物品和活动，以提高社交体验过程中彼此之间的认同感和接纳度。
- 应该尽可能地创造机会让他们观察他人的社交行为，这一点非常关键，因为有了这个基础，才能帮助他们提升对同伴提议做出回应的能力。
- 在社交技能干预的初级阶段，重点应该是教会他们对同伴进行社交回应，而不是促成他们发起社交互动。
- 在社交技能干预的初级阶段，重点应该是教会他们在同伴间使用非语言社交行为，而不是语言。

在"做"的技能领域，首要目标是保证个案能够理解怎么做，之后再安排他进入社交场景。也就是说，他必须具备使用物品和活动材料进行有意义（即功能性、创新性）的独自游戏休闲活动的能力。在选择社交游戏休闲活动的时候，重点要考虑个案对于活动中所用的物品和活动材料的熟悉程度。进行社交干预的时候，应该先从封闭式结尾、规则明确并且允许个案以共处模式进行参与的游戏休闲活动开始，之后慢慢引入开放式结尾活动。个案在与成人互动时已经掌握的活动技能，可以用来促进同伴互动。这是因为在通常情况下，谱系儿童总是先在与成人互动的过程中学会社交技能，然后才泛化使用到和同伴一起进行的游戏休闲活动中去。除此之外，选择社交游戏活动的时候，应该注重选择那些个案及其社交伙伴都喜欢的活动。

在"看"的技能领域，首要目标是给个案提供机会，让他与别人共享物理空间、活动材料、轮流互动，因为这些都是成功进行社交互动的重要因素。首先，鼓励个案和别人共享物理空间。在需要共享空间的活动中，他和别人待在一处的时候，就把他非常喜欢的活动材料给他。与他人共享空间，需要个体具备行为组织能力和自我调控能力，能够保持情绪平稳，还能随时注意周遭环境中发生的事件或者变化。其次，鼓励个案与一个同伴以共处模式进行游戏活动，两个人都可以拿到自己非常喜欢的活动材料。另外，设计游戏休闲活动的时候，应该注意要让个案明白哪些物品和材料是需要和同伴分享的。在这个阶段，在个案特别感兴趣的活动中，他可以跟同伴分享注意，并且互相关注到对方。之后，选择一些个案非常感兴趣的、需要双向交流的活动，在此基础上，组织需要合作的游戏休闲活动，以便帮助他学会分享和轮流。

在"听"的技能领域，首要目标是增加非语言社交行为、发展非语言沟通技能。理解同伴互动中的非语言因素，对于社交互动的成功是非常重要的。在干预的初级阶段，同伴之间的语言互动应该是第二位的，应该放在首位的是帮助个案学会对他人的提议做出回应。另外，开始的时候，比起主动发起社交互动来说，应该更多强调培养个案对同伴做出回应的能力。干预的首要目标应该是帮助个案学习使用非语言沟通技能，其次才是与同伴进行语言沟通。

已有多项研究报告了成功帮助谱系儿童学会亲社会行为的案例，比如与他人分享玩具、以非语言方式表示对他人的赞赏、对同伴的提议做出回应等（Greenway, 2000; Wolfberg, 2009）。要帮助个案学会积极的亲社会行为，需要明确远期干预目标，精心组织教学活动，让个案获得更有意义的游戏活动体验，以个案目前的核心技能水平为基础发展其他技能，同时对他的社交伙伴给予培训支持。

综合考虑社交游戏休闲活动中的各项因素

社交游戏休闲活动涉及很多层面的各项因素，其复杂程度会影响个案在活动中的表现。表4.7中列举了社交活动中需要考虑的八个方面因素，并对简单和复杂的社交游戏休闲活动进行了对比。这八个方面的因素包括：个案对活动内容是否可以预测、活动的结构、人数规模和组成、物品和活动材料的组织方式、活动对社交和语言的要求。

不同的社交游戏休闲活动，其社交、语言和沟通特点各不相同，在复杂程度方面也会有很大差别。最简单的社交休闲游戏活动，仅需要儿童在他人旁边"做"一点事情，而很复杂的游戏活动，则需要儿童同时"做""看""听""说"。需要注意的是，应该充分了解个案在游戏休闲方面的偏好和兴趣，最初进行干预的时候，应该选择对他非常有吸引力的物品和活动材料。封闭式结尾的活动，本质上讲更加有序，因此也更容易成功。要提高个案在活动中的参与积极性，就应该有组织、有条理地安排游戏休闲活动，这样的话，他就比较容易理解在活动中需要做什么、需要分享哪些材料、什么时候应该轮流等。参与活动的同伴数量、组内成员的社交复杂程度，都会影响他对活动的理解程度和参与情况。

表4.7　社交游戏休闲活动的八个方面

社交游戏休闲活动
1. 活动结构：封闭式结尾还是开放式结尾？
2. 活动的可预测程度（参与成员对活动内容的熟悉程度）：参与成员对于自己在活动中需要承担的角色是否有所预测？
3. 小组结构：整齐划一还是轮流？
4. 人数规模：人多还是人少？
5. 活动材料：一件、几件还是很多？
6. 分享：是否需要？
7. 听：是否需要？
8. 说：是否需要？

比较简单的游戏休闲活动	比较复杂的游戏休闲活动
封闭式结尾	开放式结尾
可预测	不可预测
所有同伴在同样的时间做同样的事情，整齐划一	同伴行动不一致，做的事情不一样，时间也不一样
小组人数较少	小组人数较多
使用的物品和材料有限	使用的物品和材料多种多样
不需要分享、轮流或者等待	需要分享、轮流和等待
不需要听的技能	需要听的技能
不需要使用语言	需要使用语言

为了帮助谱系儿童掌握更多的社交技能，提高他们的社交互动质量，就必须对社交活动进行任务分析，考虑其中的各项能力要求。有些活动需要某种特定的技能，有的活动则未必需要，要对这些活动做出明确的区分。例如，有些活动可能需要进行对话，但不是所有游戏活动都需要。同样，在某些活动中，可能会有分享行为，但不一定是必需的。需要进行双向对话才能参与的活动，对谱系儿童来说可能是最难的了。

对社交伙伴给予培训支持

谱系儿童是否能够成功参与社交游戏休闲活动，其社交伙伴的技能水平也是一个重要因素。同伴介入教学和干预，多称为同伴支持，是一种循证实践的教学干预方式，即对谱系儿童的同龄伙伴进行培训，教会他们掌握方法，帮助谱系儿童进行有意义的社交互动（Won et al., 2013）。作为谱系儿童的社交伙伴，这些同龄伙伴可能需要调整他们发起和维持互动的方式，因此，必须要对他们进行培训、指导和支持。表4.8列举了一些具体目标行为，作为社交伙伴，需要学会这些行为以便帮助谱系儿童进行社交互动。这里需要注意年龄因素，社交伙伴的年龄阶段不同，需要学习的社交行为也有不同。培训社交伙伴的时候，应该注意以下几点：

- 需要让他们了解谱系儿童的特质，这样他们才会识别和接纳谱系儿童的不同。
- 鼓励他们用非语言及语言提示获得谱系儿童的注意力。
- 鼓励他们等待谱系儿童做出回应。
- 帮助他们解读谱系儿童的回应行为。
- 鼓励他们对谱系儿童发起的行为做出回应。
- 提醒他们应该怎样做、怎样说，才能帮助谱系儿童成功进行社交互动。

表4.8 为帮助谱系儿童进行社交互动，社交伙伴需要学习并掌握的技能

年龄小一点的社交伙伴	如何发起、回应、维持互动 如何开始并且加入对话（例如打招呼表示欢迎） 表扬他人、接受表扬 分享、轮流 帮助他人、请求帮助
年龄大一点的社交伙伴	除了上述技能之外，还有： 进行正面反馈 给谱系儿童示范符合当时情境的沟通技能 在活动转换的时候提供帮助 共享活动材料 强化沟通行为

在选定的活动中，对社交伙伴进行直接支持和指导，会对其他活动也产生积极影响，有助于谱系儿童泛化使用社交技能（AFIRM Team, 2015）。同伴介入，有助于谱系儿童在不同的活动中、面对没有参加过同伴培训或者社交技能干预的同龄人的时候也能自发地使用已经学会的社交技能。谱系儿童和同伴进行社交互动并取得成功的时候，可以得到自然强化，在这些社交同伴的帮助下，谱系儿童需要成人帮助的时候也会越来越少。

需要考虑核心技能水平对于
社交游戏休闲技能的影响

谱系儿童能否成功参与社交游戏休闲活动，其核心技能水平也是一个重要因素。在所有社交游戏休闲活动场景中，都应该注意观察个案以下方面的能力表现：

- 分享式注意：观察同伴的能力。
- 模仿能力：模仿同伴的能力。
- 行为组织能力：在独处时或者集体中，是否能够组织有序、目的明确地规划自己的行为。

制订社交游戏休闲技能干预计划时
需要考虑的其他因素

1. 帮助谱系儿童学习在社交游戏中应该怎么"做"的时候，需要考虑以下几个方面的因素：

- 应该选择个案熟悉或者感兴趣的活动，以确保他在活动中能够表现出已经掌握的独自游戏技能、能够使用物品和游戏材料实现社会性功能。
- 应该考虑到社交活动中各个方面的要求。
- 应该注重选择个案及其社交伙伴都喜欢的社交技能和活动。
- 应该选择个案和成人在一起已经熟练掌握的活动，这样的话，在和同龄人进行活动的时候，就比较容易取得成功。

2. 帮助谱系儿童学习在社交游戏活动中应该怎么"看"的时候，需要考虑以下几个方面的因素：

- 应该鼓励个案和他人共享物理空间，最开始的时候，可以先给个案一套自己独享的活动材料，让他在别人旁边进行活动。
- 应该鼓励个案和他人分享活动材料，设计一些结构化的共处模式游戏休闲活动，帮助个案理解哪些物品和活动材料是需要和同伴分享的。
- 只有个案在某项活动中已经表现出了核心技能，才可以在该项活动中教授轮流技能。
- 应该从结构化封闭式结尾活动开始，之后再引入开放式结尾活动。

3. 帮助谱系儿童学习应该怎么"听"的时候，需要考虑以下几个方面的因素：
- 应该像帮助个案那样，为他的社交伙伴提供指导、训练和支持。
- 应该首先注重提高个案对同伴做出回应的能力，之后才是发起社交互动的能力。
- 应该注重培养个案进行非语言回应和认同他人观点的能力。

4. 帮助谱系儿童学习应该怎么"说"的时候，需要考虑以下几个方面的因素：
- 应该帮助个案学会如何回应他人的对话提议。
- 应该帮助个案学习夸奖他人等亲社会的沟通行为。

下面举例说明针对不同能力水平的谱系儿童，如何设计社交游戏休闲活动的干预计划：

安迪能够参加开放式结尾或者非结构化的社交游戏休闲活动，但是能力有限。在高度结构化活动中，他会时不时地关注到同伴，但从来都不模仿。针对他设计的社交干预计划中，包含了一系列从易到难、循序渐进的活动，帮助他提高观察、分享和轮流的能力（"看"的方面）。这些活动包括：（1）不需要等待的同伴互动活动（比如一起搬东西）；（2）需要分享但不需要轮流的同伴互动活动（比如用共享的记号笔涂色）；（3）需要简单轮流的同伴互动活动（比如抛接球）；（4）不需要活动材料的简单小组互动活动（比如合唱、追人游戏）；（5）需要使用一件物品的简单小组互动活动（比如听故事）。

布莱登兴趣广泛，在很多场合都能表现出比较扎实的核心能力，对同伴也有兴趣。但是，在参加社交游戏休闲活动的时候，他总是希望所有事情都能像他预期的那样发展。因此，对他的社交指导，重点就在于通过鼓励他对同伴发起的互动行为做出回应，以进一步提高他在结构化场景中的能力（"听"的能力）。针对他设计的同伴介入游戏活动包括：（1）结构化游戏；（2）合作性游戏；（3）每天一次，在安静的房间里，在成人协助下与一名同伴一起活动。在这个干预计划中，最重要的是同伴介入。

设计干预方案，发展集体活动技能

教会谱系儿童在集体场景中如何学习、如何互动，对于他日后能成功上学、顺利工作起到很关键的作用。与社交游戏能力的干预思路类似，针对集体活动技能的干预计划，也是建立在"怎么做""怎么看""怎么听"和"怎么说"的能力框架基础上的。在制订干预计划时，需要考虑到普通儿童在集体活动过程中表现出来的关键因素。参与集体活动的能力，取决于个体是否理解集体活动对个体的预期要求（做的能力）、是否理解每个成员在这个集体中的角色（看的能力）。参与集体活动，需要个体能够关注到与活动有关的语言、非语言信息并且做出合适的回应。要制订干预计划，帮助谱系学生学会更多的集体活动技能，首先要确定如何进行干预设计以及需要教授哪些内容。

如何进行干预设计以便教授集体活动技能

在确定如何教授集体活动技能时，需要考虑两个因素：（1）个案的社交、认知和语言能力；（2）社交集体的结构。成功参与集体活动，需要两项基本能力：在集体中关注到他人、跟从集体指令。有些集体活动还需要等待和轮流，有些集体活动需要双向沟通，有些则不需要。个体能否顺利参与集体活动，取决于他是否具备该集体活动所需要的核心技能、社交技能、认知能力和语言能力。

与参与社交游戏休闲活动一样，个案的观察模仿能力、行为组织能力等核心能力，对于能否成功参与集体活动有着非常重要的影响，在制订干预计划时应该予以考虑。评估集体活动对参与人员的能力要求时，需要结合个案的核心技能水平。集体类型不同、活动场景不同，个案的观察、模仿能力以及行为组织能力的表现也会各不相同。如果个案在某些类型的集体活动场景中没有表现出社交观察技能，那么就应该给他提供一对一的支持，以便他能够参与到活动中去。

同时，也要结合个案当前的认知和语言能力，考察评估集体活动的能力要求。有些集体活动需要语言理解能力或者某些特定的沟通技能才能参与，有些则不需要。集体类型不同、活动场景不同，个案在这些技能方面的表现也会各不相同。如果个案在某些类型的集体活动中没有表现出语言和沟通技能，那么就应该给他提供一对一的支持，以便他能够参与到活动中去。下面举例说明谱系儿童在集体活动技能方面的差异。

海迪尔能够参加不需要语言的活动，如果集体活动需要一定的语言能力的话，她就无法参加了。

陈可以跟从他熟悉的常规语言指令，但是由于语言理解能力有限，他在集体活动中无法跟从不熟悉的指令。

罗不会运用社会性线索，所以他就无法跟从集体指令，只能跟从某些特定的语言指令。

科里在集体场合无法跟从语言指令，因为他不理解这些集体指令的含义，比如"孩子们，我们来做_____（某个活动）"。

冈萨雷斯只会回应针对他自己的名字发出的指令，而不理解"孩子们"这个表达其实也包括他。

集体活动的类型

能否成功参与集体活动，取决于个体能否理解集体活动对个体的预期要求、活动结构和动态变化。对于谱系儿童来说，对活动内容是否有所预测、活动对于个体的社交以及语言能力的要求、活动的结构化程度以及动态变化等方面的因素都会影响他在集体活动中的表现（详见图4.11）。

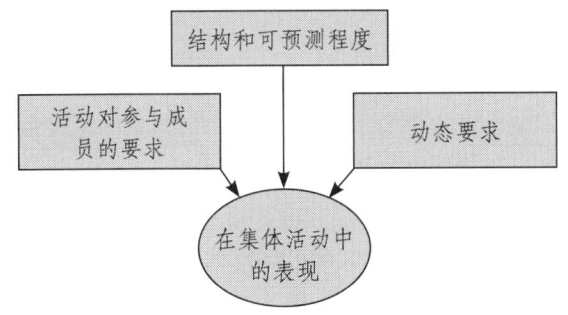

图 4.11　影响个案集体活动表现的因素

集体活动的可预测程度是有差异的，这和集体中人数的多少无关。如果该活动是有组织的、结构化的，那么个体就比较容易预测活动内容、比较容易明白自己在活动中的角色任务。如果在该活动中，要求所有人都在同样的时间做同样的事情，那么个体就最容易预测活动内容、最容易明白活动的动态要求。相反，如果在一项集体活动中，大家做的事情都不一样（哪怕是用同样的物品和材料），那么个体就不太容易搞清楚接下来要做什么事情。

有些集体场合需要等待，有些则不需要。在整齐划一的集体活动中，是不需要等待的，比如在他人旁边完成某个艺术作品或者是某项学习作业。有些集体活动则需要等待，等待的时间长短也不确定（比如集体讨论）。有些活动需要等待一段特定的时长，比如玩结构化的桌面游戏时需要按顺序轮流。任何需要等待的集体活动，都意味着个体必须观察他人的社交行为，并且需要与他人分享空间和材料。另外，不同的集体活动对语言的要求也是不一样的，有些集体活动需要有语言理解能力才能参与，有些则不需要。根据上述几个方面的因素，可以把集体活动分成六种类型，从易到难排列如下（详见表4.9）：

- 同一性活动
- 合唱式活动
- 非语言的结构化轮流活动
- 需要语言的结构化轮流活动
- 非结构化活动
- 讨论

应该根据干预目标组织适合的集体活动，使活动的结构、内容以及可预测程度都适应个案的能力要求，有助于他学会新的技能。集体活动的类型（如表4.9所示）可以作为一个主要参考标准，用来确定需要提供多少支持辅助才能促进个案参与集体活动。与参与社交游戏休闲活动一样，个案对于活动内容是否有所预测、活动对于参与成员的要求（比如需要做什么）、活动对于语言能力的要求（比如语言复杂程度），对于他能否保持专注、能否等待、轮流以及跟从集体指令有着非常重要的影响。例如，如果针对个案设定的学习目标是能够在集体中保持专注，那么对他而言，比较容易的集体活动形式就是同一性活动或者合唱式活动，而不是非结构化游戏或者小组讨论。如果学习目标是轮流，那么那种高度结构化的活动，比较容易看出什么时候应该轮流，对他来说困难就会小一些。

表 4.9 从简单到复杂的集体活动的类型

活动类型	特点	活动样例
同一性活动	所有成员在同样的时间做同样的事情 极少或者不需要等待 不需要分享和轮流 不需要语言理解能力或者沟通能力	运动型活动：有氧运动 音乐：跳舞 艺术类游戏：画画，所有成员都有自己的一套活动材料 游戏或者休闲活动：所有成员都有自己的玩具或者物品
合唱式活动	所有成员在同样的时间做同样的事情 需要理解和使用语言 极少或者不需要等待 需要分享和轮流 不需要沟通	故事时间：听故事、齐声朗读 音乐时间：听音乐、合唱 圆圈/聚会时间：背诵、看图说话、齐声应答
非语言的结构化轮流活动	活动内容可预测 不需要使用语言 需要等待 能够预测到活动中的轮流顺序 不需要沟通	自助餐厅：排队吃饭 社交游戏：传球游戏、跳格子 教室：收发作业或者材料 游戏或者休闲活动：需要分享玩具和材料的游戏
需要语言的结构化轮流活动	活动内容可预测 需要使用语言 需要等待 能够预测到活动中的轮流顺序 需要沟通	室内结构化游戏活动：桌面游戏 合作学习小组：轮流、交换意见 有成人指导的集体活动：参与成员按顺序发表语言信息，发言顺序可预测
非结构化游戏	活动内容无法预测 语言可有可无 通常需要等待 通常需要分享和轮流 可能需要沟通	课间休息或者自由游戏休闲时间 合作游戏
讨论活动	活动内容无法预测 需要使用语言 需要等待 需要分享和轮流 需要沟通	对话 集体讨论活动

应该考虑个案目前所具备的技能水平（比如目前可以做到什么、理解能力如何、表达能力如何），在干预的初级阶段所选择的活动，应该是让个案凭借现有的技能就可以参与并取得成功的活动，这样他才会在集体情境中建立自信。有了这样的框架，就比较容易确立干预目标，提升和拓展个案在不同的集体情境中的各项能力：（1）在集体中保持专注；（2）等待；（3）轮流；（4）跟从集体指令。应该从比较简单的集体活动开始（比如同一性活动），之后再引入复杂一点的活动（比如轮流），逐步帮助个案提升和拓展核心、社交、语言和沟通能力。对于大部分谱系儿童来说，开放式结尾的集体讨论活动和非结构化的游戏休闲活动是最困难的，在这类活动中，他们需要的指导和支持是最多的。下述案例，重点展示了某教学团队为帮助一名谱系学生发展集体活动技能所做的努力。

为本制订的社交干预计划，其主要目标是帮助他更多地与同伴一起参与学校和社区活动。他的个人爱好很多，之前团队也曾努力帮助他提升社交技能水平以便更好地与同伴互动，但是他和别人对话的时候还是显得比较笨拙。针对本的情况，总的干预目标是：（1）能够参加不同的社交游戏休闲活动，在这些活动中需要与他人共处；（2）能够参加不同的需要轮流的结构化活动。干预计划选定了五项学校活动和四项社区活动，其中，五项学校活动需要非语言合作，是本和朋友们在一起进行的共处活动，它们是：（1）给英语课发工具；（2）在课间练习打篮球；（3）给小朋友读故事书；（4）参加学校合唱团;(5)完成科学实验小组的作业。四项社区活动则旨在帮助本发展同伴关系,它们是:(1)参加游泳队活动;(2)加入童子军;(3)参加教堂唱诗班;(4)参与社区服务,在当地的托养中心给人读故事。对上述每项活动都要进行任务分析,以便确定本需要学习哪些特定技能才能成功参与这些活动。

沟通技能干预框架

帮助谱系儿童学习社交沟通,这是一项非常复杂的任务,因为社交沟通技能是动态的、不断变化的。一般来说,社交体验能够促进沟通的积极性,但是,社交沟通是不可预测的、非结构化的,而且需要整合多种情境信息、语言信息和社交情感线索。在社交沟通互动过程中,个体必须融入活动、观察他人、倾听他人、与他人分享注意、理解他人想法、懂得换位思考,同时又能组织并形成自己的反馈回应和想要传达的信息,而所有这些,对于谱系儿童来说都是非常困难的。所有这些困难都是为谱系儿童制订沟通能力干预计划时需要考虑在内的。干预计划旨在帮助谱系儿童学会更多的沟通技能,应该包括如何进行干预设计以便帮助他们学习沟通技能以及应该教授哪些技能项目。

如何进行干预设计以便教授沟通技能

在确定需要干预的技能项目时,需要注意将口语、语言能力以及沟通能力三者区分开来。有些人可能有口语及语言能力,却没有沟通能力,这种情况在谱系人士身上非常普遍,他们的语言可能不是用来对他人说话的,而是用来自我调节的一种方式。这种语言使用方式和沟通不同,因为"沟通"在本质上是社会化的。人们在沟通过程中可能会采取常规的或者非常规的方式与他人互动,例如用尖叫表达要求或者用打人表示不满,尖叫和打人都是意图明确的沟通方式(但这不是常规的、符合社会规范的方式)。非语言沟通方式包括眼神、表情和手势,可以和语言配合使用,或者单独使用。常规的语言沟通方式包括口语、手语、书面语言。为谱系儿童确立远期干预目标和具体干预目标时,需要评估他的社交沟通技能掌握情况。通过干预帮助个案发展

功能性沟通技能,应该有助于他在以下几个方面的进步:
- 促进沟通的积极性
- 选择更多的沟通方式
- 通过沟通实现多种社会性功能
- 能够在沟通中转换角色(既是发起者,又是回应者)
- 能够掌握基本的对话要素

表 4.10 总结的这些沟通特征为制订干预方案提供了一个框架。

表 4.10 沟通的主要特征

沟通的动机	个人兴趣 社交兴趣
沟通的方式	手势 口语和语言 扩大和替代沟通系统
沟通的社会性功能	提出需求 询问信息 做出评述 做出亲社会表达 表达情绪
基本角色	发起 回应
对话的要素	发起 维持 补救 终止

促进沟通的积极性

不同的谱系人士,社交动机水平差别很大,表现也各不相同:
- 有的很少进行社交互动。
- 有的缺乏基本的非语言沟通行为。
- 有的虽然有互动的愿望,但是互动方式比较特别。
- 有的虽然有沟通动机,但只是为了满足自身需求,而不是为了分享经历或者体验而发起社交性质的沟通。
- 还有的不明白社交互动是有意义的,也不明白互动可以有很多的目的。

如果个案具备社交动机,那么帮助他发展和扩展社交沟通技能就会容易得多。很多孤独症谱系障

碍儿童给人的印象是缺乏沟通动机，其实根本原因是他们不理解社交互动的目的。实际上，谱系儿童也是有沟通动机的，只不过他们发起沟通的方式有些特别，以至于往往被成人和同龄人忽视，或者误以为他们的行为没有沟通意图或者功能。

在沟通技能领域，干预总目标应该是促进个案的沟通积极性。针对评估工具（例如新量表）中某些特定的沟通技能项目进行评估，通过测评该项技能已经达到什么水平，是学会、掌握，还是泛化使用，可以测评个案的沟通动机水平。因为很多谱系儿童都表现出沟通积极性不足，所以，如果要促进沟通积极性，就必须强调利用自然情境，并且需要对物理环境和社交环境进行系统化的安排布置。想要提升社交动机，需要将以下几个方面的关键内容融入所有的互动过程当中去：

- 利用每时每刻，抓住沟通契机，设计沟通互动。
- 基于个案兴趣，创造沟通互动机会。
- 注意那些曾经和个案有过成功互动经验的人，学习他们的互动策略。
- 设计安排周围环境，放上个案喜欢的东西，增加他的沟通需求。
- 把个案喜欢的物品和活动穿插到他不是特别喜欢的场景中，提升和强化他在该场景中的互动积极性。
- 只要个案尝试沟通，不论使用什么方式，都要加以强化，之后再慢慢地对这个沟通行为进行塑造，帮助其学会比较常规的沟通方式。
- 如果活动或者互动是自然发生的，那就要保证这些过程带给他的体验是愉快的。

设计干预方案促进个案的沟通积极性时，要注意参考评估结果，尤其要注意发现能够激发个案学习动机的东西，比如他喜欢的社交和沟通伙伴、喜欢的活动，他的兴趣爱好、强化物以及情绪调节手段等，可以把他喜欢吃的东西、喜欢的物品和活动统统利用起来，创造沟通机会。了解个案探索事物的方式，就有利于选择新的游戏休闲用品和活动开展教学（例如，喜欢运动的孩子通常会喜欢开玩具汽车，那就有机会教他学会要求再开几遍）。同样地，所有的活动都可以遵循提供沟通机会的原则组织安排。另外，了解个案的社交偏好（比如他喜欢的人或者社交游戏），也有助于了解哪些类型的互动活动能够激发他的沟通动机。下面举例说明上述观点。

阿隆的社交互动是完全以自己的兴趣为导向的，他喜欢身体动作，比如摇晃身体、跳来跳去，他还喜欢别人挠他痒痒、抱抱他，喜欢像小汽车、拼图、沙子、水之类的东西和材料。教学团队了解了他的好恶，就很顺利地打开了与他沟通的大门。他们选择了一项互动游戏，把他感兴趣的所有东西都融入这项游戏中，提供了很多机会，让他能够提出想要什么东西、想玩什么项目、想做什么动作，或者让他能够对玩具和动作给予评论（例如开汽车时发出"嗡嗡"的声音）。这些活动都是结构化的，能够促成各种各样的沟通交流行为的发生。

选择沟通方式

要成功地进行沟通，需要综合运用常规的、有效的语言及非语言沟通方式。表4.11列举了各种非语言和语言沟通方式。谱系儿童首先需要学习使用手势等非语言沟通方式提升沟通能力。有口语的谱系儿童，需要学会把语言和非语言沟通行为相结合。不会说话的谱系儿童则需要学会使用扩大及替代沟通系统，还有一些儿童需要学会把扩大及替代沟通系统与非语言沟通行为结合起来。不管是哪种沟通方式，最终的目标都是帮助他们提升沟通能力。

表4.11 沟通方式

非语言方式	语言方式
肢体亲近	
眼神	
拉别人的手或者碰别人的脸	具象表征
伸手够别人	照片
推/拉别人	图形符号（图片符号）
给别人东西	手语
把东西拿来/推走	书面语言
接触东西表示指认	语音输出沟通辅助设备
摊开手掌要东西	语音生成设备
指向远处的东西	电脑
挥手	技术辅助设备
点头/摇头	语言
微笑/皱眉/其他表情	
其他手势	

选择沟通方式是干预过程中非常关键的一步。对于谱系儿童来说，学会一种常规的沟通方式是非常必要的。另外，还应该学会非语言和语言沟通方

式各一种，在任何场合和情境中都可以用来方便、有效地满足他的需求，提高社交沟通能力，实现功能性沟通。针对非语言沟通方式确立的干预目标，重点应该是非语言社交互动。虽然学会使用口语是最终目标，但是，对于在社交沟通互动中有很多困难的人来说，应该考虑在语言之外，学会另外一种沟通方式。如果谱系人士无法使用语言有效地进行沟通，那么就应该考虑使用辅助技术达到以下目的：

- 为无口语或者口语极少的谱系儿童提供补充。
- 为组织语言有困难的谱系儿童加强表达。
- 为语言表达不符合社会规范的谱系儿童找到替代方式，以免他们用问题行为表达他们的需求和感受。

辅助技术可以是用来增加、维持或者提升功能性沟通能力的任何物品、设备或者是系统（《辅助技术法案修正案》，2004）。扩大及替代沟通系统就是一种辅助技术，能够帮助个体提高有效沟通的能力。能够使用口语的人，还有目前不能讲话的人，都可以使用这种系统。扩大及替代沟通系统分为以下两种：

- 非辅助式，指的是可以利用人体自身实现的沟通方式，比如手势、发声和手语。
- 辅助式，指的是需要辅助材料（人体自身之外的材料）才能实现沟通的整套系统，从纸、笔、沟通板，到能够生成语音和/或书面语言的设备装置。

使用辅助技术的电子沟通辅助产品，能够帮助使用者通过图片、符号、字母、单词和/或短语发出信息，语音生成设备或者语音输出沟通辅助设备就是其中一种，这种设备作为一种电子扩大及替代沟通系统，能够产生语言，可以发出数字化录制的人类语音或者电脑语音合成的声音（Franzone & Collet-Klingenberg, 2008）。

决定使用扩大及替代沟通系统之前，需要考虑其特点以及由此带来的好处和坏处。这里将会讨论手语和各种低科技、高科技扩大及替代沟通系统的特点（见表4.12）。使用手语的时候，互动的焦点集中在与沟通对象面对面的、流畅的视觉交流。使用低科技沟通系统，通常需要可视化的视觉指示或者图片交流，所以对话速度相对较慢。使用高科技沟通系统互动，速度可能也会比较慢，因为需要集中精力在使用技术上，需要花时间找到想表达的信息在设备上对应的位置。不管是低科技还是高科技系统，都需要方便携带，而且要求使用者必须具备必要的动作技能。

选择何种沟通系统会受到很多因素的影响，尤其是家庭偏好因素。如果选择的一种或者多种沟通工具是适合的，就可以帮助个案提升沟通能力。反之，如果选择的沟通系统与个案的需求不相匹配，那么就会妨碍其社交动机的提高以及功能性沟通的发展。

表 4.12　沟通系统的特点

手语	手语是一套正式语言体系，具有完整语法。跟口语一样，手语是一种瞬时的语言体系，需要面对面的互动，还需要时刻注意转瞬即逝的社交互动信息。而想要时刻注意他人的手势信息，就需要对各种手语信号进行快速迅捷的处理。使用手语，必须做到在没有外部提示的情况下，从记忆中检索出这些信号的含义。另外，使用手语，需要具备动作计划能力、动作模仿能力和精细动作能力。即便这些能力都已经具备，还有一点也是需要注意的：手语信息的使用范围有限，通常仅限于几个沟通对象能够理解而已。
低科技沟通系统	低科技扩大及替代沟通系统，比如图片交换沟通系统（PECS; Frost & Bondy, 1994）或者沟通板，对于使用者的社交能力要求不高，沟通过程简单具体，节奏也比较慢。低科技系统通常使用图片、图形或者打印文字，这就给使用者提供了很大的方便，如果他无法理解某个符号的含义，可以将注意力一直集中在这个符号上面，直到弄明白为止。这些符号也不需要使用者调取回忆，相反地，它们还能就接下去该说什么给出一些提示。低科技系统对使用者的要求很低，几乎每个人都能明白这些符号的意思，但是，使用者通过这种符号系统能够合成的信息也是有限的。
高科技沟通系统	高科技扩大及替代沟通系统包括使用辅助技术的语音输出设备，使用者可以使用图片、照片和打印文字，对语音输出沟通系统进行编程，可以生成更多的信息，这是很多高科技系统的一大优点。有些系统使用书面语言，这让使用者有机会使用正式语言。语音输出系统的优点是能够赋予使用者"声音"，使得沟通的效力更加明显。因为与电脑和其他技术存在相似之处，高科技系统本身还能提高使用者的沟通积极性。但是，高科技系统的缺点是不太耐用、携带不便，也比较昂贵，同时可能具有其他技术设备同样的缺点。

结构化框架，简称 SETT，由乔伊·萨瓦拉（Joy Zabala, 2005）提出，有助于我们搜集和分析信息，以便确定应该选择哪种沟通工具。SETT 由四个英文单词的开头字母组成，它们是：

- S=Student, 代表学生（即使用者的个人信息）。
- E=Environments, 代表环境（即使用者在何处需要沟通辅助）。
- 第一个 T=Tasks, 代表任务（即使用者需要什么样的沟通辅助才能积极融入环境中去）。
- 第二个 T=Tools, 代表工具（即什么样的沟通系统或者工具是以人为本的、环保的，并且是以解决任务为核心的）。

使用 SETT 这种结构化框架，可以帮助我们选择合适的沟通工具，最大限度地满足谱系儿童的需求。此外，这个框架还有助于解决很多实际困难，以免出现使用者中途弃用或者未能充分利用所选的沟通系统的现象。表 4.13 中列举了一些需要考虑的问题，有助于我们决定选择哪种沟通系统。

选中沟通系统之后，需要确定该系统是否非常适合个案使用，有两种方法可以帮助我们做出判断：

- 选择一种沟通系统，监测该系统是否有助于个案在不同的环境中、面对不同的社交伙伴时学习、掌握和泛化使用目标沟通技能。
- 使用不同的沟通系统，系统化地教授不同的沟通技能，之后评估哪种系统效果最好。例如，使用低科技沟通系统教三个词，再使用高科技沟通系统教另外三个词，之后将个案使用不同的沟通系统学习、掌握和泛化使用的速度加以比较。

随着技能和能力的变化，需要不断对所使用的沟通系统进行评估，以便对该系统进行更新、修正、调整或者替换。下面举例说明选择合适的沟通系统的重要性，以及如何使用扩大及替代沟通系统教授沟通技能、促进个案的沟通积极性。

贾里德是三胞胎中的一个，他没有口语。学校曾经尝试给他用一款低科技图片交换沟通系统，但是他不喜欢。因为他很喜欢电子产品，经过评估，教学团队决定引进一款高科技沟通系统给他用。有一天，他和兄弟姐妹们坐在餐桌旁，这时妈妈问他们想不想再吃点动物饼干，正好妈妈在教他使用那款高科技沟通系统，所以她就在设备屏幕上示范了一下，生成了"再要一块动物饼干"的信息，然后把设备给了贾里德的妹妹。妹妹没有再要饼干，而是按了一个按钮，屏幕上出现了"便便"这个信息。妈妈冲着妹妹皱起了眉头，三胞胎却笑了起来。妈妈又把设备交给了贾里德，用同样的方法问他要不要再来点动物饼干。他反复按那个代表"放屁"的符号，三胞胎高兴得哈哈大笑。这款沟通系统让贾里德表现出了幽默感。

表 4.13 选择沟通系统时需要考虑的问题

要素	问题
个案的沟通特点	个案有哪些兴趣和偏好？ 个案的认知水平如何？ 个案目前的口语及语言水平如何？ 个案的非语言及语言沟通行为总体状况如何？ 在功能性沟通方面，个案存在哪些问题？ 个案的沟通积极性如何？ 个案目前的沟通方式是什么？ 在沟通方面，对个案有哪些期望？ 目前来说，个案很难或者不可能独立做到，但是为了学会沟通又必须做到的事情是什么？ 个案是否存在一些行为问题，是选择沟通系统的时候必须要考虑的？
环境要求	个案需要进行沟通的场景，在安排布置上有什么特别之处？ 对于个案以及对其提供帮助的成人，可以为他们提供哪些支持？ 在使用场景中，有什么可能造成妨碍的东西吗？
沟通要求	在使用场景中，有哪些特定的沟通要求？ 想要积极融入使用场景中，需要哪些特定的沟通信息？

艾伯特很少使用他的扩大及替代沟通系统设备自发地进行沟通，除非有人提示他，否则他从不用那个设备"说话"（S，学生能力）。他班上的每个学生都有各自负责的事情，艾伯特最喜欢负责的事情就是准备间食，在桌子上摆好餐巾和杯子。于是，他的教学团队决定把这些必备品锁进柜子里，或者放在一个高高的架子上（E，使用环境），这样艾伯特就不容易拿到。现在，艾伯特要完成他的工作，就必须提出请求，才能拿到餐巾和其他间食必备品。有时给他的容器里面几乎什么都没有，或者是放着不合适的用具（比如要吃布丁，却给他叉子），这样的话，他不得不使用沟通设备的时候就比以前多了。现在他会主动索要必备品，偶尔还会评价一下点心的味道，在其他活动和环境中也开始出现自发沟通行为了。

帮助个案学会更多的沟通功能

想要帮助谱系人士在沟通中取得成功，就要明白互动的出现是为了实现各种功能和社交目的。沟通的社会性功能，包括对他人的回应以及各种社交发起行为，其目的是表达各种要求、想法和情绪。善于沟通的人，在还没学会语言的时候，就能够使用非语言手段实现一系列的沟通功能。学会语言之后，普通儿童就会综合使用语言和非语言手段实现各种各样的沟通功能。而与普通儿童相比，谱系儿童在使用非语言和语言沟通手段实现功能的时候存在显著差异，或者是沟通功能少得多，或者是非常规的社交沟通行为多得多，或者两者兼而有之。

谱系儿童不太会使用沟通手段实现多种社会性功能。一般来说，无论是在语言发展出来之前还是之后，他们都能表达要求和拒绝，但是，在分享体验、表达情绪或者亲社会表达方面，能力就很有限了（Wetherby et al., 2014）。他们所表现出的社交沟通行为往往不太符合社会行为规范，有的是通过问题行为实现社交和沟通功能，还有的虽然使用了语言，但不是为了实现互动。例如，有的孩子用尖叫表达要求，这其实就属于通过问题行为实现沟通功能，还有的孩子使用口语，是为了自我刺激或者自我调控，而没有任何明确的社交目的，这属于使用语言却不是为了互动。再比如，仿说这种非常规沟通方式，在很多有口语的谱系儿童身上都比较普遍，可能有社交互动目的，也可能没有（Rydell & Prizant, 1995; Stiegler, 2015）。

因为谱系儿童的沟通行为多种多样，有些时候又比较特别，所以，要搞清楚他们的社交意图和沟通功能确实非常困难。例如，孩子说"把它拿走？"可能是在要求结束活动，但是别人可能会认为这句话的沟通功能就是在问问题。同样，孩子说"该回家了吗？"可能是想离开一个让他紧张的地方，但是别人可能会理解成他只是在问问题而已。在这种情况下，需要结合当时的情境，观察他在说这句话之前、说的过程中和说过之后的非语言行为，才能判断这些话的真实功能。观察儿童如何把信息传达给他人、传达是否到位、等待回应时的表现以及尝试沟通的努力程度，也有助于我们判断这些话的沟通功能。

针对沟通进行干预，重点就是确立干预目标，帮助个案发展、扩展沟通技能，通过沟通实现更多功能以及社交目的，这些功能可以分为以下几个类别（这里的功能类别，并不代表社交沟通能力从低到高的层级关系，也不意味着需要进行干预的技能项目是线性进阶关系）：

- 提出个人需求
- 对他人做出回应
- 做出评述
- 询问信息
- 表达情绪
- 做出亲社会表达

干预计划的目的，就是要帮助个案成功进行沟通，使他在不同的社交情境中、面向不同的沟通对象时，都能够使用符合社会行为规范的语言和非语言沟通方式实现不同的社交目的。因此，在干预计划中，必须强调个案在社交沟通互动过程中运用技能实现社会性功能的能力。干预计划应该帮助谱系儿童实现如下目标：

- 能够实现更多的沟通功能；
- 能够以适龄方式表达信息；
- 能够适应不同的社交对象（例如成人、同龄人）；
- 能够适应不同的社交情境。

实现更多的沟通功能

对于谱系儿童来说，能够实现各种各样的沟通功能，是非常重要的。帮助谱系儿童进行更多的功能性沟通，比学会更多的语言表达更为重要。例如，如果个案的功能性沟通仅限于使用单字的词表达想要食物或者物品，那么远期干预目标就应该是学会其他的沟通功能，比如给物品命名或者邀请别人来玩。而相比之下，学会更多的语言表达，比如教会他把单个字的要求扩展成为更加完整的表达（比如把"饼"扩展成"请给我一块饼"），这个教学目标应该是第二位的。

参照同龄人水平，以适龄方式表达信息

教给谱系儿童的沟通用语，应该适合同龄儿童的沟通水平，这一点也非常重要。要仔细观察普通儿童的互动过程，确定哪些是能够得到社交认同的关键要素。例如，大多数普通儿童想请小伙伴过来玩时，会用手势表达，或者简单地说"过来呀"。那么，如果教谱系儿童学着说"某某（小伙伴名），我想玩（活动的名称）"这样的表达方式，就显得难了些，反而还增加了他融入社交的难度。很多普通儿童玩秋千时可能会说"再来"或者"再来一次"，表示希望别人再推一下，如果教谱系儿童说"请再推我一次"，反而更让他显得格格不入了。

选择合适的社交对象

在制订沟通技能干预计划的时候，要将社交对象考虑在内，这是非常重要的。就社交技能而言，一般来说，谱系儿童是先在与成人的互动过程中学会沟通技能，之后才在与同龄人互动时泛化使用这些技能。正如之前提到的那样，这个现象很大程度上是由于成人更能够理解谱系儿童所做的沟通努力，更愿意做出调整以便适应他们，从而使互动活动更容易取得成功。在有些活动中，谱系儿童已经掌握了和成人进行沟通的技能，那么，如果想要帮助谱系儿童和同龄人成功进行沟通，就应该选择这样的互动活动开始干预。

适应不同的社交情境

帮助谱系儿童学习能够适用于多种社交情境的词语和信息，这也是非常重要的。有一些能够泛化使用的词语（比如"做""去""这个""那个""它""这里""那里"），可以结合社交情境去教，可以在很多不同的场景中实现各种各样的沟通功能。如果能够学会有些短语（比如"这么做""去那儿""要这个"），也可以帮助谱系儿童实现很多沟通功能，而未必需要他们学会更多的语言表达。

图 4.12 介绍了两种不同的方法，可以用来进行沟通干预设计，帮助谱系儿童进行更多的功能性沟通。第一种方法，先确定需要进行干预的沟通功能，之后选择各种不同的社交场景，在这些场景中，个案能够有很多机会练习使用这些表达信息。第二种方法，先确定想要实施干预的社交场景，之后确定在该场景中需要学会使用沟通实现哪些功能，帮助个案学习并进行实践。第一种方法提供的教学方式更为系统，也更方便我们对个案的技能掌握情况进行评估，而第二种方法提供的教学设计更为灵活，可以让个案有更多的机会去学习多样化的沟通技能，同时还能提高泛化使用这些技能的能力。

总体来说，想要帮助个案使用更多的沟通方式实现多种多样的社会性功能，可以使用下列方法：

- 确定需要进行干预的沟通功能，通过系统化教学，帮助个案在多种社交情境中、面向不同的社交对象练习使用这些沟通技能。
- 确定需要实施干预的社交场景，选中合适的社交对象，练习沟通技能。
- 把握各种机会，以系统化教学方式帮助个案泛化使用这些技能实现社会性功能。

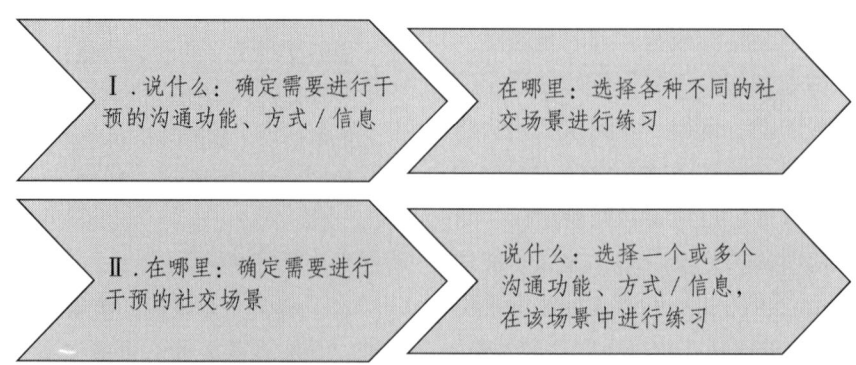

图 4.12 增加功能性沟通的干预设计方法

下面举例说明如何帮助个案增加功能性沟通。

德瑞克正在学习如何问以前没学过的问题。在此之前，他从没有意识到可以从别人那里获取所要的信息。他会为了得到他预设的答案，不断重复地问同样的问题，但从来没有主动问过以前没有问过的问题。因此，需要进行干预的功能是要让他学会提问，实施干预的场景包括不同的自然情境和设计情境。针对这项沟通用语，教学团队采用一张图片作为问问题的提示卡，在乐透纸牌游戏过程中、在"展示和讲解"的活动过程中、在收到一件东西时、在看到新图片时以及其他种种场景下，教德瑞克来问"这是什么？"的问题。起初，教他的成人需要用语言示范配合图片提示，但是很快就撤走了语言提示。德瑞克一直在不熟悉的场景中练习使用提示卡，最后逐渐明白这个问题的含义，就是"当我看到一个新东西，并且想知道它的名字时，就可以问这个问题！"通过干预，他掌握了表达好奇心的沟通方式。

帮助个案学习如何发起和回应

社交互动沟通是一个双向的社交信息交换过程，一个善于沟通的人，既知道如何发起互动，也知道如何回应他人发起的互动。成功的干预，必须帮助谱系儿童学习如何发起互动和回应互动。很多谱系儿童只学会了如何回应别人的问题（比如"你想要什么""这是什么"），却不会发起沟通。有些谱系儿童，虽然能够发起沟通，但只是为了满足基本需求，而不能就共同体验进行社交性质的对话。还有些谱系儿童，在分享情感、亲社会表达等社会性功能方面比较欠缺。

主动发起沟通，需要个体能够从社交情境中抽取相关信息，这样才能确定应该说什么。任何一个社交情境都可以传递出不计其数的潜在信息，所以，个体需要在心里对各种内在和外在因素进行评估，之后才能决定应该说什么。另外，决定应该说什么，还取决于个体的思想、情感、观点以及他对物理环境、社交环境的理解与解读。谱系人士在主动发起沟通方面存在更多的困难，大多数时候，他们都是在有具体的线索提示并且行为后果能够马上对所处环境产生明确影响的情况下，才更有可能发起沟通行为。同样，也是需要所处场景中出现具体的线索提示和行为后果，他们才会提出要求和表示拒绝。另外，很多形式的仿说，其实就是由于所处场景中出现了某种事件，可能是物理环境变化，也可能是社交情境变化，起到了线索提示的作用，才引发了这种行为。难以主动发起沟通，可能是由于他们无法找到明确的物理线索或者社交线索。如果所处场景中没有具体线索的提示，他们就难以生成新信息。他们从自然情境中抽取相关线索信息的能力，决定了他们自发进行沟通的主动程度。

使用量表（例如第三章附录中的新量表），可以评估个案是否有能力回应以及发起社交互动，能力水平如何，以便确立干预目标，帮助个案提升沟通技能水平和对话技能水平，最终能够发起和回应社交沟通互动。制订干预计划，提升双向交流能力，让个案有更多的机会实现下列目标：

- 在社交沟通互动中做出更多有意义的回应；
- 在社交沟通互动中更多地主动发起沟通。

在社交沟通互动中做出更多有意义的回应

教会谱系儿童掌握多种回应方式，和教会他们进行有意义的社交沟通互动，两者之间是有显著差异的。如果脱离了功能情境学习沟通用语，结果可能是他们仅仅学会了一些模式化的回应方式，却没有实际意义。创造机会，让个案在双向的社交沟通交流中进行有意义的回应，这是非常重要的。要记住干预中的"M & M"原则，即积极主动的（motivating）、有实际意义的（meaningful）互动本身就是最有效的强化物。下面举例说明什么是模式化的回应。

德文正在学习使用"我很好，谢谢。"这样的句子回答"你好吗？"这样的问题。有一天，他看起来不太舒服，老师问："你好吗？"德文回答说："我很好，谢谢。"可是后来大家发现他其实病得实在不轻，那么上述这种社交沟通对他来说就是无意义的回应。

在社交沟通互动中更多地主动发起沟通

帮助谱系儿童更多地主动发起沟通，培养双向社交沟通互动能力，增加功能性沟通，也是非常重要的。干预计划应该包括如下目标：

- 帮助谱系儿童学会在没有语言线索和提示的情

况下发起沟通。
- 帮助谱系儿童学会在没有社交线索和提示的情况下发起沟通。

为了帮助谱系儿童学会自主发起沟通行为，可以从改变"成人—儿童"之间的沟通模式做起，特别是把经常由成人提问的指导性模式，转化为由成人评述的辅助性模式。明确的语言提示，特别是问题和指令，都会减少自发沟通的机会。通过迅速减少语言提示、同时增加环境提示和视觉提示，辅助谱系儿童主动发起沟通行为。例如，对周围环境进行有组织、有条理的安排，激发个案的兴趣，使他主动做出评述，而不是简单地问"这是什么？"另外，增加视觉提示，也能促进自发的沟通行为。例如，在钱夹里装上个案喜欢的活动照片，或者准备一个沟通板，都会帮助他选择应该说什么，有助于增加他和同伴间的自发沟通行为。下面举例说明如何增加自发沟通行为。

雷切尔上的是融合学校，每天上艺术课的时候，她都安静地和三个小伙伴坐在一起。老师试图帮助她，让她根据提示对活动做出评述，但她仍然不得要领，只会时不时地模仿成人和同伴。为了帮助她自发地进行评论，老师在场景设置方面做了两点改变。第一点，是在活动结尾，要求每个学生都展示自己的作品，其他学生轮流说出这个作品的一个优点。第二点，是为雷切尔做了一个沟通板，上面列出四种她可以用来评论其他学生作品的用词："很好""我喜欢""很漂亮""_____ 是某种颜色的（后面跟着一个颜色列表）"。渐渐地，雷切尔减少了对沟通板的依赖，开始更多地模仿小伙伴的评论用语了。

帮助个案学习基本对话技能

帮助个案学习对话技能，需要结合本书目前为止讨论过的沟通的所有基本特征，也就是说，要参与对话，必须具备沟通动机、掌握沟通方式，同时还要理解沟通功能、明白基本沟通角色。对话是一个复杂的认知过程，需要具备以下能力：

- 能够关注到说话的人。
- 能够关注到说话人的话语中所包含的多方面信息。
- 能够处理说话人的话语中所包含的多方面信息。
- 能够解读说话人的语言、非语言和情感行为中所包含的意图和含义。
- 能够结合社交情境理解说话人的话语信息。
- 能够理解说话人的心理状态（即知道哪些是对方已经知道或者明白的、对方的感受如何）。
- 能够随时关注对话对于交谈对象来说是否跑题。
- 能够轮流发言和倾听。
- 能够参与各种各样的话题，能够转换话题，能够就某一话题持续交流。
- 能够根据对话的主题组织自己的观点。
- 能够根据话题、交谈对象和所处情境调取记忆中的相关信息。
- 能够适当保持距离，能够恰当表达情感，能够合理运用身体语言。
- 能够不断调整自己以适应正在进行的、不断变化的动态社交过程。
- 能够注意到不同的交谈对象有不同的沟通风格。

首先需要进行评估，以便确定个案是否具备基本的对话技能，之后才能确立干预目标，进一步发展基本对话技能。对话所需要的最基本的能力要求是：（1）能够发起对话；（2）能够维持双向互动；（3）能够对对话进行补救；（4）能够中止对话。

要制订干预计划，发展基本对话技能，需要先确定同龄伙伴的对话能力和爱好兴趣，这样才能知道应该针对什么样的对话主题进行干预、应该教授哪些特定的对话用语。通过干预发展对话技能，应该从学习使用对话套路开始，比如：

- 发起对话（非语言方式）：走近交谈对象，碰碰对方的胳膊，展示一件东西。
- 发起对话（语言方式）：叫对方的名字，说"嗨"或者"你知道吗？"
- 对对话进行补救（语言方式）：说"什么？"或者"我不知道"。
- 中止对话（非语言方式）：挥手，收起和对话相关的东西。
- 中止对话（语言方式）：说"再见""我要走了"或者"回头见"。

对话过程本身就是复杂的、动态的，需要随时做出调整和改变，这对于谱系儿童来说是一大挑战，即便对于那些具备社交动机、语言能力也没有受损的谱系儿童来说也不例外。因此，他们的对话中时常会包含一些套路和模式，还有某些与特定情境相关的话题，或者预设答案的一问一答。教会谱系儿童适应社交沟通互动中的多方面要求，是一个困难而艰巨的任务。要帮助他们发展基本的对话交流技能，需要将下列做法结合起来：

- 围绕个案熟悉或者感兴趣的活动，基于已经熟悉的对话内容，设计对话，之后慢慢将对话扩展到相似的不熟悉的活动中去。
- 在熟悉的游戏和活动场景中练习对话规则，之后再在不熟悉的活动中泛化使用这些技能。
- 帮助个案学习更多的社交套路、学习如何发起对话、掌握适合其年龄阶段的话题、明白如何对对话进行补救、学会问不同的问题、学会结束对话，所有这些，不要一起教，一次教一种，一次一个场景。
- 通过社交故事、社交脚本和录像示范等视觉提示的方式，创造机会，帮助个案预习、复习、练习各种对话技能。

一般来说，谱系儿童是在与成人的对话实践过程中学会对话技能的。在这种情况下，主要是靠成人调整自己的互动模式以适应谱系儿童的需求。然而，实际生活中的沟通过程并不是这样的。谱系儿童学会了单项的对话技能之后，还需要同伴的支持才能学会在自然情境中进行对话，才能最终保证泛化使用这些技能。下面举例说明帮助他们提升对话能力的一些方法。

每天，肖恩都会走近周围的人，向人家发问："你的车是什么颜色的？"他需要一些明确的线索，提醒他还可以对周围的人说些什么话，所以，每个周末，他的家人都会给他一个钱夹，里面放上他近来参加活动的一些照片，供他在学校里使用。他现在学会了走近小伙伴，说一声"嗨"，小伙伴们也接受过一些培训，他们会要求看看他的钱夹，里面的照片会提醒肖恩和他的小伙伴们可以谈论些什么。

帕特已经学会了一对一的同伴互动，但是还不会在集体里进行对话。他观看小伙伴们在他熟悉的场景中玩耍、交谈的录像，通过这种方式练习在集体活动中应该"怎么做、怎么看、怎么听、怎么说"。他和老师一起制作了一个清单，上面写明如何获得集体成员的关注以及说多少话算是适量。为了保证干预效果，帕特的家人同时也帮他在家练习这些技能。另外，他的小伙伴们也接受了培训，以便他们能够注意到帕特为沟通做出的努力，在他想要得到他们的关注时及时注意到他，并且等待他把话说完。

社区活动技能干预框架

针对社区活动技能进行干预，需要整合之前讨论过的核心技能、社交技能、语言和沟通技能等所有技能。教会谱系儿童如何和亲友一起去公共场合参与社交活动是最困难的，因为这需要灵活、流畅地运用做、看、听、说四个方面的能力。正如前文所提到的，如果活动是结构化、可预测、有组织的，就会方便谱系儿童从中学习受益，但是，这恰恰是社区活动场合所不具备的。公共场合的物理环境通常是热闹、忙碌、非结构化的，社交情境中通常会有一大群人，其社交行为无法预测，这给谱系儿童带来了极大的困难。他们很难适应这些场景，尤其是那些对各种感官刺激非常敏感、对环境变化感到恐惧焦虑的谱系儿童，要适应这些，更是难上加难。想要制订干预计划，帮助谱系人士学会更多的社区活动技能，首先要确定如何进行干预设计以及需要教授哪些内容。

如何进行干预设计以便教授社区活动技能

制订干预计划，教授社区活动技能，需要遵循下列步骤：

- 评估社区活动场景对个案的社交、沟通和行为能力要求。
- 确定在该活动场景中需要优先干预的技能项目和／或替代行为。
- 制订教学计划，其中包括如何教授该活动场景中需要用到的技能和如何提供个案所需要的支持。

表4.14提供了社区活动技能干预框架。

评估

制订干预计划，帮助谱系儿童学习社区活动技能，第一步就是研究活动场景和进行个案评估，可以使用社交任务分析表（详见表4.8）或者详细的社

表 4.14　社区活动技能干预框架

对社区活动场景及所需技能进行评估	评估目标场景对个案的技能要求（例如任务分析和生态评量），回答下列问题： 在该活动场景中通常会发生什么事情？ 其他人在该活动场景中如何跟个案互动？ 该活动场景中有没有会让个案觉得不舒服的地方？ 在该活动场景中个案应该做些什么？ 在活动之前，需要给个案做好哪些准备工作？
确定需要干预的技能项目和替代行为	观察个案是否具备参与该社区活动所必需的社交和沟通技能，以此确定需要优先干预的目标技能项目。 回答下列问题，进一步明确远期干预目标： 在该活动场景中有哪些技能（"做看听说"系列技能）是需要帮助个案学习掌握的？ 有哪些是最重要的，并且可以适用于不同的社区活动场景的技能？ 在该活动场景中可以教授哪些适应性技能？ 有没有其他可以表现出该项技能的方式？ 在该活动场景中需要扩大和替代沟通支持吗？ 在该活动场景中需要哪些放松和自我调控策略？
制订教学计划，教授技能、提供支持	制订干预计划，帮助个案学习社区活动技能以及合适的替代行为（用来代替问题行为）。 制订干预计划，应该以该项活动对个案的社交和行为能力要求为依据。 提前熟悉该活动内容，做好准备。 教授目标技能。 提前做好预案，保证个案在该活动场景中需要放松的时候有办法舒缓情绪和/或保持自控。 针对个案的问题行为，要有一致并且积极的干预计划。 干预计划应该包括教学支持：组织化支持；社会性支持；视觉线索指示；扩大和替代沟通支持。

区活动干预计划指南（详见第九章附录），以便确定个案已经具备了哪些技能，还应该学习哪些技能，才能在不同的社区活动场景中成功参与活动。最首要的关键性问题，是需要评估在参加社区活动之前应该为个案做好哪些准备工作，以便了解他是否已经掌握参与某项社区活动所必备的技能。除此之外，评估个案的社交和沟通需求也是非常重要的。想要确定应该帮助个案学习哪些社区活动技能，首先需要了解他是否掌握了该社区活动场景中所必需的"做看听说"四个方面的技能，还需要回答下列问题：

- 在该活动场景中通常会发生什么事情？
- 其他人在该活动场景中如何跟个案互动？
- 该活动场景中有没有会让个案觉得不舒服的地方？
- 在该活动场景中个案应该做些什么？
- 在活动之前，需要给个案做好哪些准备工作？

另外，还需要对个案的问题行为进行评估，了解个案处于特定的社区活动场景时是否存在某些问题行为，会影响他参与这些活动。对于大部分谱系儿童来说，问题行为通常与缺乏社交和沟通能力直接相关。

确定需要干预的目标技能

第二步，是要确定需要把哪些社交和沟通技能作为教学目标。制订干预计划，应该以该项活动对个案的社交和行为能力要求为依据。如前文所述，谱系儿童首先学会如何"做"、如何"看"，然后才学会"听"这个技能领域中的互动技能，最后才是如何"说"。选择哪些技能项目作为教学目标，取决于个案当前的社交和沟通行为表现。例如，个案在其他场景中曾经表现出来一些社交和沟通技能，那么就可以把在某一特定社区活动场景中泛化使用这些技能作为一个干预目标。提前熟悉该项活动的内容，做好准备。可以参照同龄普通儿童的技能水平和行为方式，确定比较现实并且必要的能力培养目标，帮助个案参与并适应社区活动环境。

做好支持预案

最后一个步骤，需要确定个案在学习社区活动技能的过程中，需要哪些教学策略与支持手段。干预计划应该包括如何帮助个案学习社区活动技能以及合适的替代行为（用来代替问题行为）。教学策略和支持手段包括：（1）参与社区活动之前，预先熟悉并练习单项技能；（2）支持积极的替代行为，以防止发生问题行为；（3）制订教学计划，整合组织化支持、社会性支持、扩大及替代沟通系统之类的沟通支持等各种支持手段。提前做好预案，保证个案在该活动场景中需要放松时有办法舒缓情绪或者保持自控。针对个案的问题行为，要有一致并且积极的干预计划。

总体来说，参与社区活动，需要整合认知、语言、社交、沟通技能，这对谱系儿童是最困难的挑战，需要最全面的干预计划。第九章附录部分提供了一些空白表格，还有一个社交任务分析和一个社区活动干预计划指南的样例，都可以为个案评估和干预计划的制订提供参考，以满足参与社区活动的复杂规划要求。下面举例说明如何制订社区活动干预计划：

佐伊特别好动，如果是去百货商店，她的妈妈觉得简直看不住她。教学团队对她进行了评估，了解了她的社交和行为需求，发现了下列问题：（1）她不明白一项活动何时会结束；（2）因为她喜欢奶酪，所以在奶制品柜台前会表现得过度兴奋；（3）曾经有一次她在店里尖叫的时候，妈妈给过她一个冰激凌，这个强化使得她延续了这种不当行为。为佐伊制订的干预计划包括：（1）先给她视觉支持，让她明白她要去哪儿，妈妈要买什么；（2）用计时器表明一项活动已经完成；（3）一到商店，就先给她买一个冰激凌；（4）在收银台排队的时候，给她一个背包，里面有她最喜爱的一样玩具。渐渐地，佐伊在百货店里能够保持举止得当了，时间也从2分钟延长到了20分钟。

布雷特在诊所里会无法控制地尖叫，教学团队对他进行了评估，了解了他的社交和行为需求，发现他能够明白他应该干什么，但就是非常害怕就医体验，对触摸也非常敏感。为布雷特制订的干预计划是：（1）视频示范：给他看如何就诊的录像；（2）让他在学校的护理部演习就医过程；（3）教会他如何一步步放松下来。这样干预下来，几个月之后，布雷特基本能够安静地就诊了。

重复刻板行为干预框架

与普通人相比，谱系人士更需要秩序感、程序化和重复性。他们的社交和沟通模式，一大主要特征就是重复刻板行为。这种行为模式的出现，不是没有原因的。行为反映的是认知和社交水平、沟通能力以及情绪状态，重复刻板行为模式，可能反映了谱系儿童还不能完全理解"应该做什么"和"应该说什么"，这些行为是他们对外界事物和内在状态做出的反应。重复刻板行为的严重程度，可能反映了谱系儿童在出现这些行为时的舒适程度和对周遭事物的理解程度。

兴奋、焦虑、无聊和困惑的心理状态，都有可能是重复刻板行为的潜在诱因。这些行为可能是为了让自己感到愉悦。有些重复刻板行为有助于个体进行自我调控，但也有些重复刻板行为是破坏性的。情绪爆发可能会引发严重的重复刻板行为；反之，重复刻板行为模式被打破，也可能引发会情绪爆发。另外，生理原因也有可能会引发重复刻板行为。谱系儿童和青少年群体中，重复刻板行为的形式和强度都存在很大的差异。如果不进行干预，这些行为可能会越来越复杂、越来越严重。

评估重复刻板行为

首先需要进行评估，以便确定谱系儿童出现重复刻板行为的原因，明确对于个案来说，这些行为意味着什么（即明确这些行为的功能）。这就需要我们了解重复刻板行为发生之前都发生了什么，并仔细观察个案的情绪状态和其他伴随行为。

首先，需要针对目标行为进行记录，记录这些行为发生的地点、时间以及发生频率。观察个案，了解出现重复刻板行为之前发生了什么事情，比较常见的前因可能有：有了某种不舒服的感觉体验，出现了他非常感兴趣的人或者物，出现了意料之外的变化，碰到了难以完成的任务，社交情境中出现了干扰因素，有人跟他进行了某种接触。有些问题行为是个案在自然独处状态下出现的；而有些问题行为则是个案在尝试进行互动，只是方式不够恰当。将这两类行为区分开来，这是非常重要的，因为针对这两类行为的干预策略是不同的。

其次，要注意观察个案在出现重复刻板行为时正在做什么。了解这个行为的模式和规律，有助于我们了解该行为出现的原因。重复刻板行为出现的模式规律可能表现为：完全无视其他任何人或者事，看着他人以求得到反应，持续某一行为直到获得他人关注，正在进行某项活动等。有些行为可能是无目的的，而有些行为可能是在进行自我调控或者是在试图与他人互动，将这两类行为区分开来是非常重要的。这一点，在对延迟仿说、重复提问和固定套路对话等重复刻板语言行为进行功能评估时显得尤为重要。例如，有些刻板语言是个案在进行有意义的自言自语，那就应该允许他进行这种重复刻板行为。随着他逐渐熟悉掌握活动内容，这种自我调控式的重复刻板语言一般都会慢慢消失。

对重复刻板行为进行功能评估的第三步，是观察个案在游戏、休闲以及出现语言行为时的情绪状态。据观察发现，出现重复刻板行为，经常是由于某个情景引发了个案的某种情绪之后所产生的反应，因此，个案的情绪表现往往能够提供一些线索，以便我们了解这些行为是由哪些因素引发的，是愉悦或者兴奋，还是不适或者困惑。还有些重复刻板行为可能不是一种情绪表达方式，而是一种习惯性的行为模式，或者是个案缺乏某种技能的表现。另外，还有些重复刻板行为可能是神经障碍的表现，没有明确的环境前导诱因。但不管什么情况，首先确定行为功能，之后再针对具体原因制订适合的干预计划，都是非常重要的。

分析行为的深层原因

针对重复刻板行为制订干预计划之前，需要回答一个问题：这个行为已经严重到必须引起注意并且进行干预的地步了吗？可以通过评估，收集有关该行为的信息。例如，新量表中的困难问卷就包括了社交、沟通和重复刻板行为几个方面的内容。如果教学团队或者家庭成员认为个案的重复刻板行为已经严重影响了他的社交和/或沟通能力发展，那么就需要进行干预。如果决定对该行为进行干预，则需要先回答下列问题以便确定远期干预目标：

- 是否能够教会个案懂得何时、何地才可以进行这些行为？
- 是否有可能将这些行为塑造转变成替代性的社交技能？
- 这些行为是否需要医疗手段介入？

仔细研究谱系人士重复刻板行为的深层原因，就能更好地理解干预方法。目前，有关重复刻板行为的成因，有很多理论解释，但是很可能是多重因素相互作用、错综复杂，至今也没有人能完全清楚。针对重复刻板行为的干预，可能应该采取教学和医疗相结合的方式，以同时解决内在和外在的因素。要为出现重复刻板行为的儿童提供有效的干预支持，可以假定这些行为是多源的，可能是下列任何一种原因的外在表现：

- 与生理障碍有关的神经抑制能力较弱：这种原因导致的重复刻板行为，通常是在一个人独处时出现，与环境因素无关。
- 焦虑：焦虑导致的重复刻板行为，在处于压力环境、面对意外变化和/或失控时会加重。
- 感觉调控能力受损：这种原因导致的重复刻板行为，实际上是感觉敏感或者感觉偏好的外在表现。
- 社会认知受损：这种原因导致的重复刻板行为，在感到困惑不安、不理解社交情境、社交技能不足（比如不知道应该怎么做）、沟通技能不足（比如不知道应该怎么说）、认知过程困难（比如不能转换注意力）时会加重。

神经抑制能力较弱

神经抑制能力较弱等生理原因可能会导致重复刻板行为加重。如果这种行为严重干扰了个案的生活和学习，或者让家庭成员感到非常不安，或者两种情况都有，那么就应该向专业医生寻求帮助，看看是否需要药物治疗。强迫症、焦虑障碍以及其他相关障碍，都有可能成为谱系人士的共病（Attwood, 2003）。有些时候，行为干预、教学干预与药物治疗结合，可以最大限度地提升干预效果。

焦虑

内在和外在问题，比如焦虑，也会导致重复刻板行为加重。谱系人士往往焦虑水平比较高（Mazefsky & Herrington, 2014），重复刻板行为可能是他们进行自我调控的首选方式。因此，在感觉焦虑和/或情绪爆发的时候，重复刻板行为会非常严重。如果能够针对焦虑的根源采取措施，可能会间接地改变这些行为。对于谱系人士来说，重复刻板行为常常是有重要意义的，可以帮助他们应对焦虑情绪，在面对这个让他们感到混乱无序的世界时，不至于太过不知所措、完全失控。

感觉调控能力受损

重复刻板行为可能是情绪状态的反映，可能是高兴，也可能是不安，感觉敏感或者感觉偏好都会引发这些行为。可以结合个案的感觉偏好和感觉敏感情况，仔细研究自我刺激行为、刻板使用物品以及重复沟通模式这些行为的出现时间和表现形式。一般来说，比较活跃的谱系人士会寻求感官刺激，而比较被动的谱系人士会回避感官刺激（Donkers et al., 2015）。了解个案有哪些害怕的东西、哪些强烈的兴趣，了解什么东西最能安抚他，这些信息都有助于我们理解重复刻板行为的根源。上述信息可以通过评估量表（比如新量表）来收集。针对重复刻板行为进行讨论时，还应该注意个案在哪些物理环境和社交情境中不会出现这些行为，以及在什么样的条件下情绪最为平稳、容易与之互动。这些情境和条件，可以用来帮助我们制订更为有效的干预计划。

社会认知受损

社会认知受损，指的是不理解情境信息和社交信息的情况下，也会表现为重复刻板行为。如果有些行为，尤其是受环境因素和社交因素影响较为明显的那些行为，妨碍了学习和发展，建议使用功能性行为评估量表对其进行评估。通过功能性行为评估，可以仔细分析导致这些行为的因素，了解个案的行为模式以及行为产生的原因。理解重复刻板行为产生的深层原因以及持续这种行为模式的各种因素，是非常必要的。利用功能性行为评估，可以制订积极的行为干预计划，为谱系儿童提供他们所需要的支持。正如前文所强调的那样，重复刻板行为产生的原因多种多样，可能是为了逃避让他们感到不安或者困惑的环境，也可能是为了寻求感官刺激，有时候是为了让自己感到舒服或者高兴，有时候是为了表达沟通需求。因此，了解个案在什么情况下比较容易出现重复刻板行为、在什么时候不太容易出现这些行为，以便发现导致这些行为的环境因素和社交因素，是非常重要的。

小结

在制订干预方案时，必须要考虑到非常细节的内容，以确保干预方案能够满足孤独症谱系障碍儿童及青少年的需求。制订干预计划时，需要明确如何教授技能以及教授哪些技能，这也是非常重要的。要保证干预有效，就要特别注意个案的社交和沟通技能水平，还需要了解个案都有哪些重复刻板行为会影响到他的社交沟通能力。本章讨论了设计社交和沟通干预方案的基本准则，强调了干预计划的复杂性。本章提出的干预框架，可以帮助父母及专业人员分析什么是有效的干预方案，明白需要仔细考虑哪些重要因素，才能制订综合全面的干预计划，以便评估个案需求、确定远期干预目标、教授目标技能、监测一段时间内的干预进展情况。下一章将讨论提升社交和沟通技能水平的一些循证实践，读者将有机会了解一些干预方法和实践做法，既有基于行为主义原理的做法，又有基于发展理论的做法，这些都已经证实对谱系学生有效。

第五章　提升社交和沟通能力的循证实践

本章主要内容

介绍如何选择循证实践方法，提升社交和沟通技能水平。

- 介绍行为主义、发展理论以及自然主义干预策略的基本原理。
- 介绍一些循证实践，这些实践目前已经证实可以满足孤独症谱系障碍儿童和青少年的社交与沟通需求。
- 介绍如何进行干预决策，选择适合谱系学生需求的干预方法。
- 介绍如何选择循证实践方法，针对目标技能进行教学，帮助个案泛化使用社交和沟通技能实现社会性功能。

帮助谱系学生发展社交和沟通能力，这个过程需要整个教学团队全力投入、精诚合作、谨慎决策。本章的重点在于帮助专业人员和家庭成员做出干预决策，选择合适的循证实践方法，帮助谱系儿童提升社交和沟通技能水平。目前，已经有研究数据支持的干预方法主要分为以下两种：

- 成熟有效的循证实践；
- 尚在论证、可望见效的实践。

成熟有效的循证实践，简单来说，就是源于可靠研究并且产生积极效果的实践做法（Cook, Tankersley, Cook & Landrum, 2008）。尚在论证的实践，指的是目前还没有严格的科学依据，但是有望产生积极效果的干预方法。作为教育专业人员，针对学生进行干预时，必须使用循证实践方法。

目前，循证实践方法有很多，效果也都非常理想，对社交和沟通技能发展有着十分重要的意义。本章讨论的各种干预策略，可以分为三大类：

- 行为干预，指的是在高度结构化的场景中，根据应用行为分析（ABA）原理进行干预［如，传统的行为干预回合尝试教学法（DTT）］。
- 发展干预，指的是在自然场景中，根据发展心理学原理进行干预，例如基于关系的干预等都属于发展干预。
- 自然主义干预，指的是在半结构化和／或自然场景中，将应用行为分析原理和发展心理学原理相结合进行干预，例如关键反应训练（PRT）等目前比较流行的干预方法就属于自然主义干预。

在进行干预设计时，应该灵活地、批判性地运用这些循证实践方法。如果不考虑具体情况，针对所有的谱系儿童进行社交和沟通技能干预时，都严格照搬某个干预策略，那么就会限制他们的成长，造成能力发展过于单一、不够丰富。社交和沟通技能的发展，其本质是动态的，这就需要针对每一位谱系儿童的具体情况，为他们量身定做个性化的干预策略。谱系人士也是千姿百态，干预指导原则是为了帮助他们，决不能生搬硬套、照本宣科，这是非常重要的。

谱系儿童以及青少年的特殊教育需求是不断变化发展的，想要解决这一问题，首先要对所有的干预方法有全面的了解。虽然同为孤独症谱系障碍人士，但每个人的症状表现千差万别，仅靠一种干预方法或者教学策略，不可能对所有谱系人士都同样有效。不同的个体，在社交、沟通、行为发展等方面受到孤独症谱系障碍的影响也各不相同，所以，在进行干预决策时，教学团队要注意考虑个性化需求，这是极为重要的。针对社交和沟通技能制订计划进行干预时，必须要考虑到个案的社交动机水平、核心技能水平、重复刻板行为以及行为问题的严重程度。

正如前几章中所讨论的那样，要制订干预计划，应该首先进行评估（例如使用新量表进行评估），以便确定个案的特殊需求，同时将希望达成的干预目标按照重要性排序。之后，根据评估所获取的数据，确立远期干预目标和具体干预目标。完成上述任务之后，才能确定应该选择哪些干预方法和教学策略。孤独症谱系障碍的典型特征，就是社交和沟通方面的障碍，因此，教学团队需要仔细研究、谨慎考虑哪些方法才是有利于社交和沟通能力发展的最佳选择。针对社交和沟通技能进行干预，这是一项复杂而艰巨的任务，谁都无法确定应该如何完成。确定哪些做法已经证实有效，能够对谱系学生的未来发展产生积极作用，这是非常重要的；但是，同样重要的还有，根据个案的优势与需求的整体情况，思考这样一个问题：哪种方法是最适合他的？下一节将针对如何选择教学干预方法给出指导性意见，同时介绍一系列能够促进核心技能、社交技能以及沟通技能发展的循证实践信息，以供参考。

循证实践

孤独症谱系障碍是一种终身的神经发育障碍，目前还没有治愈方法，但是通过早期密集干预，有些谱系儿童可能会得到很好的发展，不再符合孤独症诊断标准或者特殊教育服务标准。要想获得良好的干预效果，就要选择符合个案个性化需求的循证实践方法。

选择干预方法

针对不同的干预方法进行考量和筛选时，应该注意考虑这些干预策略的报告效果是否能够满足个案的需求，是否符合个案的干预目标排序情况。在确定选择某种干预方法之前，一定要牢记下列重要因素：

- 没有任何一种干预方法能够满足所有谱系儿童的需求。
- 个案在一生中的不同阶段可能需要不同的干预方法。
- 教学团队所选择的干预策略，应该有利于个案融入自然环境，参与活动并实现功能。
- 教学团队所选择的干预策略，应该能够尽最大可能帮助个案在最短的时间内、在最自然的（即最少限制的）场景中、在成人辅助（即独立使用技能或者是需要提示）最少的情况下，学习技能、掌握技能并且泛化使用这些技能。

在进行干预决策时，需要了解个案的个性化需求，分析这种干预方法的预期效果，同时研究潜在的风险（详见图5.1）。除了上述因素之外，想要针对个案情况选择有效的干预策略，还需要考虑下列问题（Simpson, 2005）：

- 参考评估结果和干预目标排序情况来看，个案都有哪些个性化需求？
- 备选的干预方法是否有意义（即社会效度）、是否符合（即匹配或者适合）个案的个性化需求？
- 该项研究是否已经证实有效，证据质量如何？（例如，该项研究是否是实证研究？效果如何？研究的效度、信度如何？）
- 该种干预方法是否可以与目前正在实施的其他干预方法相结合？
- 该种干预方法有无潜在风险？（即是否会立刻引起或者最终导致健康、行为和情绪问题？或者影响寿命和/或生活质量？）
- 如果使用该种干预方法对个案进行干预，如何评估个案是否取得了进步，最有效的评估方式是什么？（即如何监测该种方法的有效性？）

选择干预策略的时候，需要综合考虑科学的循证实践研究和专业人士或者医疗专家的意见建议，另外，必须考虑个案所处的情境（即场景）、角度，他的价值观、兴趣、需求以及个人选择。

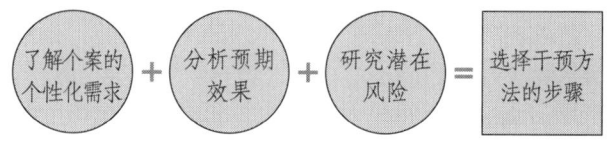

图5.1 选择干预方法时需要考虑的因素

成熟有效的循证实践

成熟有效，意思是已经有科学依据证实这种干预方法对特定人群整体有效。2015年，美国通过了《每一个学生都成功法案》（ESSA, 2015），该法案将干预方法分为两种：有高质量证据支持的和有中等质量证据支持的。高质量证据，指的是经实验性研究证明，使用该方法对学生进行干预，能够产生积极效果[①]。中等质量证据，指的是证实该方法有效的证据来自类实验研究[②]。美国特殊儿童委员会（CEC）规定了特殊教育领域的循证实践

[①] 译注：针对该效果的评估结果可信度高，进一步研究也不可能改变。

[②] 译注：严格的科学实验应当随机分组并设立均衡可比的对照组，有干预措施，但是，类实验研究或者称准实验研究，因为受实际条件所限不能随机分组或者不能设立平行的对照组，不能完全符合上述条件，因此该效果的评估结果可信度一般，进一步研究很有可能会影响其信度，且可能改变该评估结果。

标准，要求必须来自科学研究（例如成组比较法、单一被试实验），研究方法必须严谨可靠。尽管在该领域的研究越来越多，但是目前的循证实践还没有覆盖孤独症学生所有方面的干预需求，也不能解决谱系群体中不同年龄段、不同能力人群的所有需要。

尚在论证、可望见效的实践

可望见效，意思是至少有一项研究显示该干预方法能够产生良好效果，但是还需要进行更多的高质量研究才能进一步证实其有效性。例如，如果该研究的研究设计不够严谨（比如相关研究设计），那么在没有更多证据的情况下，就不能说该干预方法有高质量证据支持（ESSA, 2015）。尚在论证，意思是该实践的原理有一定的研究基础。这意味着有来自科学研究的大量证据显示，这种干预策略有可能提升学生能力、产生积极效果，但是，这些证据可能并不是孤独症研究领域的研究结果。例如，一名教育工作者可能会发现，某种干预方法目前在孤独症研究领域还不能视为循证实践，但是在某些学习障碍研究领域却是成熟有效的循证实践，而该干预方法正好可以针对某位谱系学生面临的困难对症下药，那么这位教育工作者就有理由尝试使用该方法，该方法一经使用，可能会对该个案产生积极效果。

美国特殊儿童委员会（CEC, 2014）建议，在没有成熟有效的循证实践的情况下，从业者进行干预决策时，必须参考重要研究成果，同时，对现有资源中积累下来的证据进行评估，从而选择可望有效的干预方法。现有资源，可以是循证报告、手册或者指南（例如来自美国国家孤独症中心、美国孤独症循证实践评审小组的资料），还可以是同行评审的专业期刊（例如《孤独症》《孤独症聚焦》《孤独症及发育残障学刊》《孤独症和发展性障碍的教育与训练》）。

循证实践资源

有很多资源都可以为专业人士和家庭提供有关循证实践的信息，美国教育部教育科学研究所下属网站（What Works Clearinghouse）就是一例。该网站一直大力支持有关干预和教育方面的循证方法研究，教育工作者可以从网站上获取相关信息，以便进行循证决策。另外一个资源是美国言语语言听力学会下属的沟通障碍循证实践中心。该网站提供在线证据导图，据此可以找到专门针对孤独症领域的研究证据，为循证决策提供参考，还可以查询到评估和干预的相关信息。美国孤独症干预科学协会（ASAT; 未注明发表日期）的官方网站，也提供有关孤独症干预的研究综述。还有一个免费在线资源，是俄亥俄州孤独症和罕见病中心下属网站（Autism Internet Modules, AIM; 未注明发表日期），也提供循证实践和可望见效实践的相关信息。该网站设有很多模块，与谱系人士一起生活、工作或者为他们提供教学和支持的人士，从这里就可以获得优质信息和专业培训。

此外，还有美国国家孤独症中心和美国国家孤独症专业发展中心这两个国家级中心机构，也一直致力于孤独症相关研究和循证实践信息，它们根据行业公认标准、按照系统化流程对相关研究进行评审，将评审合格的研究信息录入证实有效的干预实践名单。两个中心都会分阶段组织不同的研究评审，从各种各样的干预实践中评出符合标准的循证实践（Odom, Collet-Klingenberg, Rodgers & Hatton, 2010）。美国国家孤独症中心主要研究干预模型，干预模型是将多种实践方法整合使用，旨在解决孤独症核心障碍、提升其学习发展整体水平；而美国国家孤独症专业发展中心主要研究专项干预实践，专项干预实践旨在针对某项技能进行专门干预的实践方法，有些循证实践已经融入综合干预模式，成为其中的一个组成部分。

美国国家孤独症中心

美国国家孤独症中心是一个非营利组织，主要负责宣传孤独症干预相关信息，并推广循证实践干预方法。该中心分阶段对相关文献进行全面综合评审，按照国家标准项目（NSP, 2009; NSP2, 2015）中的规定，评选出能够对谱系学生产生良好效果的干预方法。国家标准项目报告中，根据证据数量的多少，将教育和行为干预方法分为三大类：（1）成熟有效的（即证据充分）；（2）尚在论证的（即证据来自一项或者几项研究）；（3）尚不成熟的（即证据很少或者没有）。报告还包括所有干预实践的基本信息，如该项实践对哪一个年龄段的人群有效、针对哪些技能和行为进行提升或者改善。国家标准项目报告以及其他一些免费资源，在美国国家孤独症中心网站上都可以查询得到。表5.1中列举了一些干预方法，是经美国国家孤独症中心——国家标准项目报告（2015）确认的成熟有效的或者尚在论证的实践方法，可以应用到核心技能、社交技能和沟通技能的教学实践中去。

表5.1　经美国国家孤独症中心确认的成熟有效的或者尚在论证的核心技能、社交技能和沟通技能干预方法

成熟有效的	尚在论证的
行为干预	扩大和替代沟通
认知行为干预	基于关系的发展干预
语言训练（表达）	功能性沟通训练
示范法	基于模仿的干预
自然情境教学法	启动训练
家长培训	语言训练（表达和理解）
同伴训练法	图片交换沟通系统
关键反应训练	手语教学
程序表	社交沟通干预
脚本法	结构化教学干预
自我管理干预	基于科技的干预
社交技能干预	心智解读训练
基于故事的干预	

信息来源：美国国家孤独症中心（2105）。《发现和总结：国家标准项目，第二阶段》。MA: NAC, 授权改写。

美国国家孤独症专业发展中心

美国国家孤独症专业发展中心由联邦政府资助、三所大学联合组建，负责评出哪些干预实践有充足的证据可以证实能够产生积极效果，经过几个阶段的研究文献评审，最终筛选出一系列适用于孤独症谱系儿童、青少年以及青年的循证实践（Wong et al., 2014）。有关这些干预方法的免费资源，可在美国国家孤独症专业发展中心网站上进行查询。孤独症专项干预资源模块（AFIRM, 未注明发表日期）是美国国家孤独症专业发展中心的一个分支。该机构网站可以提供各种模块，每个模块都包括如何计划、实施、监测循证实践的详细过程，为针对0岁到22岁的谱系人士进行干预提供指导参考。表5.2列举了经美国国家孤独症专业发展中心认证的循证实践（Wong et al., 2014）。该表对每项实践进行了解释，并将目前的研究实证详细分类，说明该干预方法主要针对哪些技能领域（即共同注意、游戏、社交技能、沟通）以及适用于哪个年龄阶段的谱系人群。

干预策略

孤独症谱系儿童及青少年的社交和沟通需求非常复杂，如何满足这些需求，专业人士对此看法不一，甚至存在巨大分歧。一直以来，孤独症领域的干预策略分为传统行为干预（Lovaas, 1987）和发展干预（Greenspan, 1992）两种模式。这些年来，有关两种模式的争论，促进了应用行为分析和发展心理学的融合，出现了一种更为新颖的混合模式，称为自然主义干预（Schreibman et al., 2015）。在教育领域，推荐使用的循证实践多种多样，既有传统的遵循应用行为分析原理的干预，又有强调自然情境的发展实践，还有两者结合的现代干预策略。选择干预策略时，考虑下列问题，将有助于我们做出决定：

- 如果个案不掌握核心技能，或者采取高度结构化的教学策略对其进行一对一教学时学习效果最好，或者两者兼而有之，那么就可以考虑采取传统的行为干预策略教授新技能。
- 如果个案表现出核心技能，或者与他人进行积极互动时学习效果最好，或者两者兼而有之，那么就可以考虑采取基于关系的发展干预策略教授新技能。
- 如果个案在泛化使用社交和沟通技能实现社会性功能方面需要辅助，那么就可以考虑采取自然主义行为干预策略。

表 5.2　美国国家孤独症专业发展中心汇总的循证实践

技能领域	核心共同注意			游戏技能			社交技能			沟通技能		
年龄（岁）	0-5	6-14	15-22	0-5	6-14	15-22	0-5	6-14	15-22	0-5	6-14	15-22
先行干预	通过对前提（即行为出现之前所发生的事件）或者环境进行安排和/或调整来减少问题行为。											
					6-14		0-5	6-14	15-22	0-5	6-14	15-22
认知行为干预	指导个案通过管理或者控制自己的认知过程（例如积极正面的自我对话）来提升社交理解能力、改变行为。											
					6-14						6-14	
对于替代行为、不兼容行为或者其他行为的差别强化	如果个案表现积极行为，或者不出现问题行为，就及时给予强化，以此减少问题行为的发生。在下列情况中，都应给予强化：(1) 个案表现出替代行为（DRA）；(2) 个案表现出不兼容行为（DRI）；(3) 个案表现出其他非问题行为（DRO）。											
		6-14			6-14		0-5	6-14			6-14	
回合尝试教学法	通过重复的回合式操作教授技能的一种教学过程，通常为一对一操作，一个教学回合包括指令、回应、行为后果以及停顿，之后再进入下一回合。											
		6-14					0-5	6-14		0-5	6-14	
消退	通过减少或者撤出强化减少问题行为的发生。											
		6-14						6-14		0-5	6-14	15-22
功能性行为评估	系统收集各方面信息，确定问题行为背后可能存在的行为功能，这个过程包括描述问题行为、确定可能引发该问题的前提以及该行为的后果、分析该行为的功能，验证该分析。											
											6-14	
功能性沟通训练	如果个案是通过问题行为实现某种沟通功能，那么就帮助他学会使用具备同等沟通功能的适当行为代替问题行为。											
				0-5	6-14		0-5	6-14		0-5	6-14	15-22
示范法	通过教学指导，配合行为演示，促进个案模仿，进而帮助个案学会目标行为。											
	0-5				6-14		0-5	6-14	15-22	0-5	6-14	15-22
自然主义干预	在自然情境和活动中进行干预，这些情境和活动中应该包括个案感兴趣的东西，需要对场景和活动进行必要的布置安排，需要提供必要的辅助，强调行为的自然后果。											
	0-5				6-14		0-5	6-14	15-22	0-5	6-14	15-22

（续表）

技能领域 年龄	核心共同注意 0-5　6-14　15-22	游戏技能 0-5　6-14　15-22	社交技能 0-5　6-14　15-22	沟通技能 0-5　6-14　15-22
家长实施的干预	结构化课程，对父母进行培训，学习如何对个案进行个性化干预，发展技能，降低在家里或者社区发生问题行为的频率。			
	核心共同注意 0-5	游戏技能 0-5　6-14	社交技能 0-5　6-14	沟通技能 0-5　6-14
图片交换沟通系统（PECS）	该系统帮助个案学习如何分六个步骤进行沟通：(1) 发起；(2) 继续；(3) 辨认图卡；(4) 组织句子；(5) 提出要求；(6) 做出评述。			
	核心共同注意 6-14	游戏技能	社交技能 0-5　6-14	沟通技能 0-5　6-14
同伴介入教学和干预	在教师指导和谱系儿童发起的活动中，对正常发展的同龄儿童进行系统化培训，教会他们如何与谱系儿童互动，帮助谱系儿童在自然情境中学习合适的行为方式、沟通方式以及社交技能。			
	核心共同注意 0-5	游戏技能 0-5　6-14	社交技能 0-5　6-14	沟通技能 0-5　6-14　15-22
关键反应训练	应用行为分析的现代模式，重点关注学习过程中的关键因素（即动机、对多重线索的反应和自发行为），强调实施干预的场景要符合个案的兴趣、提高其主动性。			
	核心共同注意	游戏技能 0-5　6-14	社交技能 0-5　6-14	沟通技能 0-5　6-14
提示	在个案学习使用目标技能之前，通过即时辅助（比如口头提示、手势提示或者肢体提示）为个案提供支持。			
	核心共同注意 0-5　6-14	游戏技能 0-5　6-14	社交技能 0-5　6-14	沟通技能 0-5　6-14
强化	通过奖励积极行为的方式，增加该行为将来再次发生的可能性。			
	核心共同注意 0-5　15-22	游戏技能 0-5　6-14　15-22	社交技能 0-5　6-14　15-22	沟通技能 0-5　6-14　15-22
反应中断或者转移	当个案出现问题行为的时候，通过提示、评论等方式把个案的注意力从问题行为引开，从而降低该行为的发生频率。			
	核心共同注意	游戏技能 0-5　6-14	社交技能 0-5　6-14	沟通技能 0-5　6-14
脚本法	就某项技能写出或者口述一段"脚本"，为个案提供示范，反复演练，之后在自然情境中使用该项技能。			
	核心共同注意 0-5　6-14	游戏技能 0-5　6-14	社交技能 0-5　6-14　15-22	沟通技能 0-5　6-14　15-22
自我管理策略	教会个案分辨适当行为和不适当行为、准确体察和记录自己的行为、对适当行为进行强化。			
	核心共同注意	游戏技能 6-14	社交技能 6-14	沟通技能 6-14

（续表）

技能领域	核心共同注意			游戏技能			社交技能			沟通技能		
年龄	0-5	6-14	15-22	0-5	6-14	15-22	0-5	6-14	15-22	0-5	6-14	15-22
社交故事	第一人称的叙述或者故事，描述社交场合，突出相关线索，举例说明应该如何回应、如何换位思考，帮助个案提高社交理解能力。											
				0-5	6-14		0-5	6-14		0-5	6-14	
社交技能训练	集体或者个别教学方式，帮助个案学习如何与他人进行亲社会互动，包括讲解基本概念、进行角色扮演，对个案学习和练习核心技能、游戏技能、社交或者沟通技能的情况给予反馈。											
				0-5	6-14	15-22	0-5	6-14	15-22	0-5	6-14	
结构化游戏小组	在规定区域内进行小组活动，由成人带领、组织正常发展的普通儿童与谱系儿童互动，活动有特定的主题，并将需要干预的目标技能融入其中。											
					6-14			6-14			6-14	
任务分析	任务分析，指的是把一项活动详细分解成若干个独立的小步骤，分析每一步需要用到的技能，再进行针对性教学。											
		6-14			6-14					0-5	6-14	
技术辅助教学和干预	使用技术手段帮助个案学习技能的教学和干预，这里的技术手段，指的是任何可以帮助个案学习和使用技能实现功能的电子设备和信息网络。											
		6-14	15-22				0-5	6-14	15-22	0-5	6-14	15-22
延时	在指导之后、提示之前，适当停顿一段时间，给个案留出反应时间。											
	0-5	6-14		0-5	6-14	15-22	0-5	6-14		0-5	6-14	
视频示范	用视频进行示范，辅助个案学习或者使用技能。											
	0-5	6-14		0-5	6-14	15-22	0-5	6-14	15-22	0-5	6-14	
视觉支持手段	使用视觉支持手段，在不用提示的情况下，帮助个案学习技能，视觉支持手段可以是实物、图片、文字、环境布置、图形界线、日程表、导图、标签、组织化体系和时间轴。											
				0-5	6-14		0-5	6-14	15-22	0-5	6-14	

该表列出了每项循证实践适用的技能领域和年龄阶段，来自 Wong, C., Odom, S.L., Hume, K., Cox, A.W., Fettig.A., Kucharczyk, S., ...Schultz，T.R.（2014），适用于孤独症谱系障碍儿童、青少年及青年的循证实践。Chapel Hill: NC: The University of Carolina, Frank Porter Graham Child Development Institute, Autism Evidence-Based Practice Review Group，可在 http://autismpdc.fpg.unc.edu/sites/autismpdc.fpg.unc.edu/files/imce/documents/2014-EBP-Report.pdf 进行下载，经准许后改编。

以下各节将详细介绍传统的行为干预策略、发展干预策略和现代自然主义干预策略。

传统的行为干预策略

应用行为分析，其理论基础是有关学习和动机的科学原理，行为干预也是源自这些原理。过去四十年来，数以千计的研究项目都已证实，应用行为分析在不同的场景、对于不同类型的残障人士都是有效的，在提升能力、改善行为方面的干预也是非常有效的。应用行为分析按照系统化程序，在干预之前、期间以及干预之后对个案的技能水平和行为表现进行评估，其重点是帮助个案学习有社会性意义的、能够实现社会性功能的行为。在针对谱系儿童和青少年进行的干预实践中，应用行为分析起到了非常重要的作用。

有很多不同的干预方法，其理论基础都是应用行为分析，目前孤独症领域中很多的循证实践，其理论基础也是行为主义原理。以应用行为分析为指导思想的干预实践，通过系统化教学，帮助个案学习使用新技能，通过调整环境因素改变条件场合，以便减少干扰行为或者问题行为的发生，通过强化使个案表现出更多符合社交情境的行为。基于实证的行为干预实践包括：先行干预（ABI）、差别强化、回合尝试教学法（DTT）、消退、功能行为分析（FBA）、功能性沟通性训练、图片交换沟通系统（PECS）、示范、提示、任务分析和延迟（以上各种干预方法的详细解释详见表5.2）。

关于应用行为分析，有一个比较普遍的错误认识，就是将它等同于回合尝试教学法。实际上，回合尝试教学法作为一种传统的行为干预策略，只是应用行为分析领域的一种实践，并不能代表行为主义理论领域的全部内容。回合尝试教学法，由加州大学洛杉矶分校（UCLA）洛瓦斯教授首创，在20世纪60年代应用于孤独症谱系儿童的教学实践，因此，也有人将用于谱系儿童的传统的回合尝试教学法称为应用行为分析UCLA洛瓦斯模式。使用回合尝试教学法，需要将目标技能分解为独立步骤，一次教授一个步骤，直到个案掌握所有步骤、完成目标行为，一般为一对一教学，通过简短、重复的教学回合教授目标技能，一旦个案表现出目标技能，就及时给予强化。回合尝试教学模式，强调教学过程要精确、清晰、有组织、有条理，并且要求干预人员掌控学习环境的设置安排。传统的方法经常使用提示（即提供线索帮助个案使用技能）、锁链法（即在分步骤完成整个技能的时候给予强化）、塑造法（即接近成功完成技能的时候给予强化）等技巧，在个案正确完成目标技能时立即给予强化。

采取传统的行为干预策略教授某些技能，在有些时候对所有人群都是有效的。例如，采取这些策略教授基本学业技能，效果非常明显，因为这些技能需要准确重复才能学好，而且需要高度结构化的教学策略。下面举例说明在结构化环境中如何采取传统干预策略（比如回合尝试教学法）、通过强化目标行为教授语言技能。

老师安排了一个安静的场景，一对一地教学生学单词。学生坐在老师正对面，老师举起一张常见动物（比如狗）的图片，说："看，这是什么？"学生给出正确回答，老师立即给予强化，说："非常好！这是狗。"同时跟学生顶顶拳头以示鼓励。老师在数据记录本上记下：学生能够正确命名"狗"。接下来，她又举起另外一张动物照片（比如猫），再问一遍："看，这是什么？"学生回答错了，老师说："看，这是猫。"老师在数据记录本上记下：学生没能正确命名"猫"。

作为一名教育工作者，必须掌握基于应用行为分析的干预方法。但是，在教学中，尤其是社交和沟通技能的教学中，是否只能采取这一种严格的、传统的教学策略，这个问题已经引起越来越多的关注，了解这一情况也是非常重要的。强调个案必须对成人主导的互动做出某种特定反应，并且过于狭隘地规定掌握技能的标准，有些时候会影响个案泛化使用已经学会的技能。采取行为干预方法教授社交和沟通技能时，应该考虑在自然情境中进行教学，因为在人为设计的情境中（比如治疗场景、坐在桌子前）学到的技能并不一定总能泛化使用到自然的社交情境中去。

传统的行为干预策略，认为谱系儿童可能具备下列特点：

- 缺乏社交动机；
- 在结构化情境中才能获得最佳学习效果；
- 在活动各方面情况都可控的情况下才能学习；

- 通过重复练习分项技能才能学习。

下面举例说明采取传统行为干预策略（比如回合尝试教学法）、通过教授分项技能（即别人叫自己名字的时候做出回应）的方式引导个案学会使用眼神，在该案例中，老师在结构化环境中使用强化手段进行干预教学。

老师先对环境进行结构化布置，在桌子旁放两把椅子，方便和学生进行一对一教学，之后，叫学生到桌子这边，和他面对面坐好，先吸引他的注意，然后通过叫他的名字，给出一条清晰的线索，同时把学生喜欢的强化物，食物类强化（比如一小块饼干）或者实物类强化（比如小玩具火车），放在和自己眼睛持平的高度，以提示学生和她进行目光接触。一旦学生做出回应，并且能够保持目光接触一秒钟，老师立即给予强化。学生初步掌握该项技能以后，老师叫他的名字，使用延时，在提示之前做出停顿。在整个教学阶段，只要学生能够自发地看向老师，老师就要给予正强化。一直重复这个过程，慢慢延长保持目光接触的时间（例如两秒钟、三秒钟）。

发展干预策略

发展干预模式，其理论框架是有关普通儿童发展规律的研究结果。这种干预方法强调通过积极的探索性活动和基于关系的良性互动帮助儿童发展技能。这种干预模式的理论基础是儿童通过社交互动和社交体验学习各种技能。由斯坦利·格林斯潘（Stanley Greenspan）博士和塞蕾娜·维尔德（Serena Wieder）博士提出的地板时光，就是发展干预策略的一个实例。地板时光强调成人通过有意义的学习交流促进儿童发展（Greenspan & Weider, 2006），提倡成人帮助儿童进行他所喜欢的活动，在开始和结束沟通互动时都跟从儿童的主导。发展干预策略也有一些循证实践，比如家长实施的干预（Hendricks, 2009），首先对家长进行培训，学习如何对个案进行个性化干预，帮助他发展技能，降低在家里或者社区发生问题行为的频率。这种类型的干预模式，强调把真实发生的场合作为教学情境，强调均衡分配、合理利用成人主导和儿童主导的各种活动，强调辅助儿童发展。发展干预策略，认为谱系儿童可能具备下列特点：

- 在社交和情感方面具备一定的灵活性；
- 能够通过积极参与自然情境学习；
- 能够通过双向社交互动学习。

采取发展干预策略进行干预时，谱系儿童不是被动而是积极地参与各种活动，社交沟通对象可以跟从谱系儿童的主导，或者在其发展过程中加以引导。在这种理念指导下，干预人员应该重点干预的是社交发展所必需的核心技能（比如共同注意）以及其他必备技能，这些技能将为谱系儿童学习一系列其他关键技能（比如模仿、社交参与）打下基础。这种策略认为社交关系是帮助谱系儿童发展模仿能力的必要条件，也是社交和沟通技能的基础。如果儿童具备内在动机和社会情感，就会促使他们积极参与各种活动，同时，如果其他人能够对儿童发起的行为和他感兴趣的东西做出回应，也会为发展干预奠定基础。所有行为都具有一定的意图和含义，采取这种策略促进儿童发展的理论基础是所有儿童的基本学习过程都一样，所以谱系儿童也能够在自然情境中进行学习。但是，这种干预模式也有不足之处，它的教学方式都是开放式结尾的，也就是说，教学活动没有明确的结束标志。如果儿童缺少共同注意、模仿能力这样的核心技能，或者有比较严重的重复刻板行为和问题行为，那么对这种干预模式的反馈情况就比较差。下面举例说明在趣味合作游戏这种自然发生的活动中如何运用发展干预策略（比如基于关系的干预过程）帮助个案学会使用眼神。

妈妈和孩子在游戏室里，孩子在玩球，妈妈陪着孩子。妈妈在旁边看了一会儿，之后在孩子扔球时很自然地拿到了球。她把球拿到和自己眼睛持平的高度，引导孩子跟她进行目光接触。一旦孩子看向她，她就把球递给他或者扔给他，之后让他玩一会儿球，再张开手，做手势让孩子把球扔给她，再次拿到球以后，重复前面的动作步骤。通过孩子喜欢的简单活动，这位妈妈让孩子与她进行了社交互动。

现代自然主义干预策略

在孤独症干预领域，传统行为干预和发展干预一直都是各成体系的，但是，随着两种体系的发展和成熟，融合了行为干预和发展干预两种理念的新型干预模式应运而生了。传统行为干预策略强调高度结构化的教学策略，发展干预策略则较多利用开放式结尾活动、强调儿童主导，两者之间一直存在分歧。而正是因为意识到这种分歧，才会出现更为现代的自然主义干预策略，将传统行为干预和发展干预领域中有益的策略与原理整合起来，综合两种理念的优势，形成自然主义发展行为干预，帮助孤独症谱系儿童提升社交和沟通能力（Schreibman et al., 2015，如图 5.2 所示）。

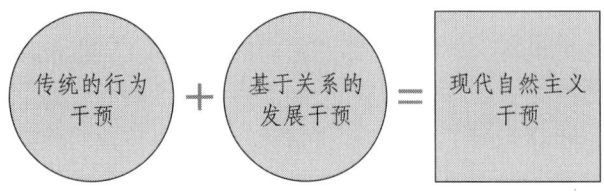

图 5.2 现代自然主义干预策略

与传统的应用行为分析方法一样，现代自然主义干预的理论基础也是应用行为分析原理（Franzone, 2009）。有些自然主义干预方法会明确而详细地指导如何引导个案做出某种回应，而有些则要求对环境进行精心安排，方便个案发起行为、回应线索。自然主义干预策略将行为干预和发展干预两种理念相结合，主张制定明确的远期干预目标和具体干预目标，提升儿童的动机水平和学习兴趣，开展有意义的适龄活动，系统化地使用教学线索和提示，强调成人要对学习环境进行结构化设计，保证学习环境有组织、有条理、有利于灵活使用所学技能，强调在这样的情境中与儿童进行有意义的互动。还有一些现代干预策略，注重帮助个案发展共同注意、手势/肢体语言和共同情感等关键技能（即核心技能，对不同功能领域都会产生影响），因为这些技能对个案将来学习社交和沟通技能非常有利。自然主义干预策略，认为谱系儿童可能具备下列特点：

- 在自然情境中可以更好地学习技能并且泛化使用所学技能；
- 在喜欢的活动中会更有学习积极性；
- 更愿意和社交沟通对象（即老师、父母、同伴）一起共同控制活动或者互动过程，而不是一直接受指导；
- 更喜欢与自然后果相关的强化，而不是人为设定的不相关的奖励（例如：能够说出"火车"，正确归类，就可以得到食物强化，这就是不相关的奖励；而能够说出"火车"，就可以得到一个玩具火车玩，这就是自然后果强化）；
- 一旦某些行为得到强化，会更主动积极地发起这些行为；
- 使用各种不同的行为策略教授适合其发展阶段的技能，都能获得较好的反馈。

遵循自然主义干预理念，设计学习活动时需要讲究策略，力图使个案保持注意力集中，并且帮助他将新的学习体验和已有的知识体系联系起来。自然主义干预可以使教师按照儿童的发育发展规律和顺序安排教学，有计划、有步骤地增加学习任务的复杂度。下面举例说明如何运用现代干预方法，结合发展干预和行为干预，帮助个案学会使用眼神（Schreibman et al., 2015）。

在家里的自然场景中，家长先进行一段简单的、孩子比较喜欢的活动。爸爸挠孩子痒痒玩，这是孩子经常进行的游戏活动。爸爸想让孩子明白目标行为（比如目光接触）和强化（比如挠痒痒）之间是有关联的。孩子和爸爸进行目光接触时，爸爸马上就用挠痒痒这个自然后果给予强化，只要孩子跟爸爸（即社交对象）有目光接触，就立即给予强化，这样一来，就在这两个行为之间建立了关联关系，只有孩子跟爸爸有目光接触时，爸爸才会挠痒痒，同时，将提示（比如最开始叫孩子的名字，之后慢慢撤出提示）和强化（比如挠痒痒）这些行为干预策略结合在一起使用，让孩子继续练习这项技能，等到目光接触这项技能表现比较稳定之后，爸爸再加入第二项技能（比如眼神追随手势，看向手指的方向），并给予强化。孩子在活动中能够使用所学技能之后，爸爸继续使用强化策略，对沟通行为进行扩展、提高技能复杂程度、提高社交方面的要求、在常规活动中增加动作步骤。例如，可以将互动发展成为游戏，在游戏中，爸爸摸一下身体部位（比如鼻子、眼睛、嘴巴），孩子进行模仿，之后爸爸就挠她痒痒，然后两人击个掌，就这样，慢慢丰富社交互动的内容。

这些现代干预方法，利用了行为干预和发展干预的学习原理，有助于在自然场景中帮助儿童提升技能水平。很多现代应用行为分析干预模式，不管是在家还是在机构进行一对一教学，都会同时辅以同伴游戏支持，并且在融合教育环境中提供辅助。

这些干预模式，强调泛化活动，强调将学到的技能泛化使用到自然情境中。资料箱5.1中列出了一系列自然主义干预方法，这里列举的方法不是全部，但是基本包含了属于这一范畴的基于研究的干预实践。

研究表明，自然主义干预有助于促进社交能力发展，因为它强调儿童和社交对象（比如正常发展的同龄人）之间的互动交流（Morrier, McGee & Daly, 2009）。把干预融入日常生活安排和儿童喜欢的活动中去，这种自然干预的程序，既提高了学习体验的质，也丰富了学习体验的量（Schreibman & Koegel, 2005）。自然主义干预策略提倡儿童和社交对象共同参与儿童喜欢的游戏或者家庭日常活动，把这些游戏或者活动转化成学习过程。

另外，与高度结构化的干预策略相比，自然主义干预强调将不同发展领域（比如社交、沟通）所需的知识和技能整合起来，并且在整个干预过程中都注重帮助儿童泛化使用新学会的技能。实施自然主义干预，首先需要确立的干预目标，是学会在一个情境中使用一个发展领域（比如沟通）中的一项技能（比如在与一个人进行的一项活动中学会一个新词或者一个新手势），之后再将该项技能扩展到其他发展领域（比如社会化）和其他情境中（比如在与其他人进行社交活动时使用该词或者该手势）。

资料箱5.1：自然主义干预

- 随机教学法（Hart & Risley, 1982; McGee & Daly, 2007; McGee, Krantz, Mason & McClannahan, 1983）
- 沟通常规训练（Quill, 1995）
- 关键反应训练（简称PRT; Koegel & Koegel, 2006）
- 早期干预丹佛模式（简称ESDM; Dawson et al., 2010）
- 交互模仿训练（简称RIT; Ingersoll, 2010）
- 培训家长成为沟通老师计划（简称ImPACT; Ingersoll & Wainer, 2013）
- 共同注意、象征性游戏、参与和调控（简称JASPER; Kaale, Fagerland, Martinsen & Smith, 2014; Kasari et al., 2014）
- 早期成就（Landa & Kalb, 2010）

采取自然主义干预策略，不是在与外界隔绝的环境中教授单项技能，而是在日常互动、生活体验和常规安排中（比如就餐、洗澡、游戏时），利用各种各样的材料、由不同的人（比如父母、兄弟姐妹、同伴等）教授技能。如果儿童在不同的场景中、面对不同的人都能够泛化使用学到的技能，那就意味着他明白了这项技能是有意义的，使用该项技能可以得到他想要的自然后果。自然主义干预策略提供了一个整体框架，帮助儿童通过有意义的互动交流更加有效、高效地学习各种技能，以便实现日常生活中的各种功能，尤其是社交沟通功能。发展领域的有些知识和能力，已经证实是能够促进儿童发展的关键核心技能，比如共同注意和模仿技能，而自然主义干预策略就是针对这些知识和能力进行重点干预。

利用行为干预和发展干预两种模式中的优点，形成最佳干预模式，使用这样的干预方法，确实可以促进社交和沟通技能的发展，但是，在选择干预策略时，既考虑干预目标和社交情境的多样性，也考虑个案的性格特点，是非常重要的。因此，在帮助儿童发展某项技能时，必须要考虑这种干预策略是否适合个案情况。

选择干预策略

选择干预策略时，必须考虑个案的动机水平、注意力水平，还要考虑学习环境的安排是否有组织、有条理。确定干预策略之后，还需要进行实时评估，并且根据个案的行为表现和技能水平随时做出调整。要提高社交和沟通能力，选择的干预策略可以不拘一格，根据干预目标、社交情境和其他因素的不同，可以选择不同的干预方法，这才是最合理、最科学的干预思路。选择合适的干预策略，需要时时刻刻权衡利弊、进行决策，确定哪种策略最适合个案需求。本章提到了三类主要的干预策略，如果能够清楚地了解每类策略的优势和局限，将会对接下来的干预非常有帮助。要保证干预有效，就要设法增加谱系儿童的自发行为，创造机会让他们主动使用新技能，并且将这些技能泛化使用到不同的情境中，比如在不同的环境、使用不同的活动材料、面向不同的社交对象时都能够使用这些技能。

资料箱 5.2 中举例说明如何根据这三类干预策略、运用具体的干预方法，帮助个案学会模仿，这些干预方法按照其中成人指导从多到少的顺序排列。这些案例能够带来一些启示，帮助我们理解如何运用不同的干预策略帮助个案发展技能。

小结

本章介绍了孤独症干预领域的研究动态，并对某些提升社交和沟通技能水平的干预策略和循证实践进行了详细解读。究竟哪一种干预方法对孤独症谱系障碍人士最为有效、最有利于他们的未来发展，我们也在不断地学习、了解。随着这方面的研究越来越多，相信在不远的将来，将会出现更多富有成果的循证实践。本章讨论了三类非常重要的干预策略，即传统行为干预、发展干预和现代自然主义干预，总结了目前可用的循证实践，既包括针对孤独症核心障碍的综合干预模型，也包括专门针对某些单项技能的专项干预模型，除此之外，还介绍了选择干预策略的指导原则。

总体来说，选择干预策略帮助个案发展社交和沟通能力的时候，应该牢记下列几点：

- 应该首选循证实践方法进行干预。
- 应该理解干预策略其实是一个集合，包括下列各种方法，可以组合、综合、融合在一起应用到干预实践中去：
  - 行为干预理念，以成人为主导，需要精确化、结构化；
  - 发展干预理念，以儿童为主导、基于关系，强调在自然情境进行社交互动；
  - 自然主义干预理念，将上述两种理念相结合。
- 如何判断某种干预方法成功与否。如果认为一种方法对于谱系儿童有效，那就记录下来。例如，在社交和沟通能力发展这个方面，如果使用了某种干预方法之后，儿童不管是在熟悉的还是陌生的环境中都能自发使用社交和沟通技能，那么就可以说这个方法是有效的。
- 对于某种特定的干预措施，应不间断地评估其是否有效、为何有效，之前曾经见效的干预方法，现在未必管用。

最重要的一点，是应该牢记孤独症谱系障碍的复杂性，因此，指望某一种干预策略能够解决所有的社交和沟通问题，是不太可能的。对于不同的个案，干预策略和循证实践可能效果不同，所以应该灵活使用。哪种方法能够有效提升个案的社交沟通能力，这个答案可能是随时变化的，取决于当时的社交情境、想要教授的目标技能或者个案当时的需求和目标。干预决策的基础应该是循证研究和专业判断，最首要也是最重要的，是要考虑个案的性格、需求、偏好以及福祉。

资料箱 5.2：如何运用不同的干预策略帮助个案发展技能

下列案例围绕在简单的艺术类活动中教授动作模仿技能，提供了从行为干预到发展干预的不同策略，按照其中成人指导从多到少的顺序排列。

- 行为干预1：回合尝试教学法———指导个案重复做某个动作。和个案面对面在桌前坐好，吸引他的注意力，发出口头指令"这样做"，同时示范画出一条垂直线，之后提示他模仿这个动作，如果他照做了，就给予强化，重复这个回合尝试的教学过程，直到他听到指令后能够画出直线为止。
- 行为干预2：直接指导、辅以提示———在活动之前，先用视频给个案进行示范，之后在活动中系统化示范。做一个视频，详细示范模仿目标行为需要完成的所有动作步骤，如果教学目标是一步步模仿画出一棵树，那么根据教学任务分析，视频中就可以示范下列五步模仿步骤：(1)视频中做示范的人一边说"拿棕色蜡笔"，一边示范拿起棕色蜡笔这个动作。(2)一边说"像这样，向下画一条直线"，一边示范这个动作。(3)一边说"像这样，再向下画一条直线"，一边示范再画一条垂直线。(4)一边说"拿绿色蜡笔"，一边示范这个动作。(5)一边说"像这样，在顶上画个圆圈"，一边在两条垂直线的上方画三个圆圈。放完视频，把纸和笔在个案面前放好，与他面对面坐在桌前，和他各拿一套画画材料，示范画树的这五个步骤，一次示范一步，使用和视频中一样的简单口头线索，配合动作同步使用，如有需要，提示他使用目标技能，即模仿动作，每一步，只要他能成功进行模仿，就要给予口头强化或者实物强化。
- 行为–发展干预1：经提示后进行轮流———先用玩具建立一个轮流常规，之后在成人主导的结构化活动中辅助个案重复模仿一个或者多个动作。让个案在放好纸的画架前坐好，但不要给他铅笔，先吸引他的注意力，之后在纸上示范画垂直线，然后停下来，给他铅笔，提示他模仿这个动作，重复上述步骤，轮流画画。
- 行为–发展干预2：塑造———把个案发起的行为塑造为有目的的行为。给个案一支铅笔，让他在放好纸的画架前坐好，看看他会做什么，如果他在纸上涂鸦，那就顺着他的动作来，但是要把他的动作塑造成更有目的性的笔画或者是之前设计好的笔画。如果他是转着圈画，那就在他画完一圈之后让他停笔，给他画的东西命名（比如"这是一个圆圈""你画了一个圆圈"），接着，轮流画出圆圈。也可以利用声音效果，把他的涂鸦行为塑造成有目的的画画行为，把可以作为强化物的某种声音和某个动作关联起来，同时用一个"停止"式的声音效果让他停笔。例如，在他画圈的时候，把舌头卷起来，让他停笔的时候，发出刹车声。
- 行为–发展干预3：支架式扩展———模仿个案，以他的行为为基础，扩展出其他行为。给个案一支铅笔，让他在放好纸的画架前坐好，看看他会做什么，如果他在纸上涂鸦，那就顺着他的动作来，但是用示范的方法把他的涂鸦行为扩展成有意义的笔画（或者任何想教给他的笔画）。例如，如果他画了两条垂直线，那就模仿他画，然后在两条线顶上画出圆圈，画成一棵树，以此对他做出示范。行为塑造和支架式扩展之间的差别，在于后者是把一个行为扩展成另外的行为，而前者仅仅是把已经存在的行为塑造成目标行为。
- 发展干预1：轮流模仿———模仿个案的单个或者多个动作。给个案一支铅笔，让他在放好纸的画架前坐好，看看他会做什么，如果他在纸上画，那就一直等他画完停笔，之后一笔一划地模仿他，就这样，和他轮流在纸上涂鸦，除了评价他的动作以及指导者的动作之外，不要有任何其他的语言输入。
- 发展干预2：同步模仿———同步模仿个案发起的动作。给个案一支铅笔，让他在放好纸的画架前坐好，看看他会做什么，如果他开始涂鸦，那就一笔一划地模仿他，他停笔，指导者也随之停笔，就这样，始终与他保持同步，不要给他任何指令或者指导，整个活动都跟随他的主导，除了评价他的动作之外，不要有任何其他的语言输入。

第六章　提升社交和沟通能力的教学策略

本章主要内容

介绍如何运用教学策略，促进社交和沟通能力发展、满足谱系学生需求。

- 介绍如何布置学习环境、运用干预策略，才能把握最佳教学时机。
- 介绍如何设计教学活动，吸引学生积极参与社交互动和沟通活动，创造机会帮助学生学习技能。
- 介绍一系列基于行为分析的教学策略，帮助学生学习干预计划中列出的目标技能，帮助学生泛化使用这些社交和沟通技能实现社会性功能。

本章仔细分析了各种针对谱系学生的教学策略，重点研究如何帮助专业人员和家庭成员创造教学机会，帮助谱系学生学习社交和沟通技能。本章讨论的教学策略，实际上代表了一系列针对谱系学生的临床研究实践成果，是一个干预策略集合。将这个集合中的各种方法组合、综合、融合在一起使用，这是非常必要的，因为社交和沟通能力的发展非常复杂，而且谱系儿童和青少年的表现也是千差万别的。帮助谱系儿童提升社交和沟通技能水平，这是一项艰巨的任务，因此，本章提供的干预指南，仅供参考与借鉴，不能生搬硬套、照本宣科。

循证实践的干预策略和支持资源有很多，所有这些都可以整合到干预计划中，促进社交和沟通能力的发展。要确定选择哪些干预策略或者方法，必须仔细斟酌就某项技能来说，需要达到的远期干预目标和具体干预目标是什么（即初步掌握，还是已经掌握或者泛化使用）。另外，还要考虑个案的社交动机水平、技能整体情况，以及可能影响学习的问题行为。本章将详细论述在教学中需要考虑的关键因素，它们是：（1）教学设计应尽量保证把握最佳教学时机；（2）应遵循应用行为分析原理进行清楚明确的教学指导。

教学时机

教学设计应保证把握最佳教学时机，以便进行社交和沟通技能教学指导，这就需要科学布置学习环境、仔细选择教学活动。要做到这些，需要注意以下两点：（1）了解通用学习设计理念；（2）在教学中做出调适和调整以便顺应学生需求。只有这样，才能科学合理地安排社交情境、布置学习环境、选择教学活动，保证社交学习的最佳效果。

通用学习设计

通用学习设计，是一种科学有效的理论框架，用于指导教育实践，强调在教学中做出适当调整，以满足学习者的个性化需求。通用学习设计的优点如下：

- 在信息呈现方式、学生参与方式、知识技能表现方式等方面都非常灵活。
- 能够减少教学中的障碍，为学习者提供他所需要的支持，对包括谱系学生在内的所有学生都抱有期待，希望帮助他们取得优秀的学习成果。
- 为教学设计提供了一个基本框架，为所有学生提供了均等机会享有教育资源、参与教学过程、实现学习进步。

在美国特殊技术应用中心网站上，可以找到通用学习设计的相关信息资源（简称 CAST, 未注明发布日期；Myer, Rose & Gordon, 2014）。该中心认为，学习障碍的根源并不在于学习者本身，而是教学方法、学习材料以及评估方式不够灵活所致。如果教师能够遵循通用学习设计的理念布置教室环境、制订教学计划、选择评估方式，那么他们就会主动采取非常灵活的教学策略，为适应学生的个性化需求而做出调整，而不是固守同一种一刀切的教学方法。通用学习设计理念，强调三个方面的因材施教：（1）学生参与方式多样化；（2）信息呈现方式多样化；（3）学习成果表现方式多样化。例如，在通用学习设计理论框架的指导下，教师会以不同的方式呈现教学信息和内容，这样一来，不同的学习者就能够以不同的学习方式进行学习。教师可以事先设计一些方法，发现学习者在表达方式方面的差异。此外，还可以对学习者参与教学活动的方式进行设计，以确保他们不但能够参与活动，还能保持参与积极性。为谱系学生制订干预计划时，如果能够主动遵循通用学习设计理念，就可以创造各种教学机会满足所有学习者的需求。下面举例说明如何运用通用学习设计理念制订干预计划。

教师计划进行一个小组活动，为一名谱系学生提供社交机会。这名学生对火车特别感兴趣，他们小组分配到的任务是做有关日本的主题，教师布置任务时要求加上交通状况（比如子弹头列车），讲到日本这一课时，教师除了口头讲解，还结合了视觉信息，通过这种方式实现了信息呈现方式的多样化，教师让这名谱系学生完成一幅日本铁路路线图，以此代替口头报告，这就是学习成果表现方式的多样化。

顺应：调适与调整

这里所说的顺应，指的是在学习环境、课程设置、教学方式和评估手段等方面做出一些改变，目的是帮助学生更好地学习。顺应，可以帮助特殊学生和普通学生一样平等地享有环境和信息资源。顺应，是为适应特殊学生的个性化需求所做的调适与调整。有些顺应，并没有从根本上改变或者降低教学设计、活动参与以及评估方式等方面的标准和要求，这种顺应通常称为调适。而有些顺应，则改变或者降低了教学标准和要求，这种顺应称为调整。在教学过程中运用通用学习设计理论框架，从最开始时就在课程设计和教室布置方面考虑到学生的需求，这样可以减少甚至避免之后不得不做出的整改。

环境布置

通用学习设计的理念可以用来设计学习环境，为所有学习者提供支持。所有的社交情境、场景、活动以及教学时间中都有可能隐藏着提升儿童社交和沟通技能水平的契机（有关设计学习环境方面需要考虑的因素，详见表6.1）。因此，所有活动和社交互动都应该进行结构化设计，力求最大限度地创造学习机会。同时，在决定对环境设置做出整改时，还要考虑个案的性格特质（即感觉敏感度、重复刻

表6.1　布置学习环境的时候需要考虑的因素

布置学习环境	考虑因素
选择社交情境（人数规模）： 　　一对一 　　集体活动（人数较少） 　　集体活动（人数较多） 　　成人 　　同龄人	在一对一的互动中，社交沟通行为比较容易发生。 个体是否能够顺利参与活动，取决于集体对参与其中的个体的期望和要求（与人数多少无关）。 一般来说，儿童都是先在与成人互动时学会新技能，之后才在与同龄人互动时泛化使用这些技能。
选择场景类型： 　　感觉敏感 　　结构化 　　单一场景 　　多种场景 　　半结构化 　　单一场景 　　多种场景 　　自然情境 　　单一场景 　　多种场景	对环境布置做出调整，以便解决感觉敏感问题。 精心安排半结构化互动。 将学习融入最有可能自动泛化使用技能的自然场景中。 充分利用在学校、在家里以及公共场合的时时刻刻，每一分钟都是教学机会。
选择活动类型： 　　封闭式结尾 　　开放式结尾	所选择的活动应该： 能够调动学生积极性； 有意义； 适合学生年龄阶段。

板行为以及性情气质）。例如，如果学生触觉敏感，可以在教室安排方面做出调整以适应他的需求，如安排他坐得离老师近一点，离同学们远一点；和同学们一起排队时，排在最前面或者最后面；使用操作类材料时，让学生自己选择（比如写字或者艺术类活动）；分配学校储物柜时，给他一个合适的位置等。在环境设置方面做出小小的变化，就可以大大地减少学生的不适感，最大限度地增加社交和沟通机会。下面将详细讨论如何安排社交情境、场景和活动。

选择社交情境

由于社交理解能力和沟通能力的缺陷是孤独症谱系障碍的核心障碍，所以在帮助谱系儿童学习新技能时，必须考虑社交情境因素。为了帮助谱系儿童发展社交和沟通能力，安排社交情境时需要考虑下列两个问题：

- 干预应该在什么样的场景中进行？一对一，还是小组或者大组？
- 干预应该由谁来实施？成人？同龄人？还是既有成人又有同龄人？

针对社交沟通能力进行干预时，应该如何选择社交环境（即一对一、小组还是大组）和社交对象，根据需要教授的目标技能不同，下列原则可以帮助我们做出决定：

- 如果干预目标是参与社交活动（需要做和看的能力），那么就应该在一对一场景中选择成人作为社交对象进行技能教学。学生学会该项技能之后，与同龄伙伴在双人活动中练习该项技能，之后再在集体场景中泛化使用该项技能。最开始时，成人的角色是社交对象，等到学生与同龄伙伴进行互动时，成人转而提供支持、从中协调。
- 如果干预目标是沟通（需要听和说的能力），那么就应该先选择成人进行互动练习该项技能。学生与成人在一起学会该项技能之后，与同龄伙伴练习该项技能，之后再在不同的小组和大组社交情境中练习该项技能。最开始时，成人的角色是沟通对象，等到学生与同龄伙伴进行互动时，成人转而提供支持、从中协调。

活动不同，儿童学习新的社交和沟通技能的能力也会随之变化。如果儿童在某种场景中很难学会新技能，那么可以考虑按照在场景中所需支持的多少顺序安排这些社交情境，先是需要支持最多的，最后是需要支持最少的，这样可能会有帮助。图6.1中，各种用来教授和练习新技能的社交情境就是按上述顺序安排设计的。

选择社交情境用来教授和练习新技能时，应该注意的是，社交的动态发展和集体的动态变化会对谱系学生能否顺利参与活动以及是否有机会学习产生非常大的影响。能否顺利参与社交场合，影响较大的因素，不是小组人数规模，而是该社交场合对参与其中的个体的期望和要求。在所有的场景中，只要是超过一个人的场景，几乎都会有一些没有明示的社交潜规则，而这些规则对于很多谱系人士来说，是非常大的挑战。在谈话和活动时，需要等待或者轮流，这种规则对于他们来说很难理解或者让人困惑。个体能否参与社交或者集体活动并在其中学会新技能，取决于两个要素：对活动内容是否事先知情、是否比较熟悉以及该项活动在沟通能力方面的要求高低。因此，在设计教学时机时，应注意活动或者场景对于谱系学生来说是否足够清楚、明确，学生是否能够预先了解活动内容、熟悉活动场景。

- 如果学生常常搞不清楚社交活动对他的要求和期望是什么（应该做什么），那就应该对活动进行调整，确保集体中的每个人都同时做同样的事情，整齐划一，几乎不需要等待，还应确保他有自己的一套活动材料。
- 如果学生能够理解应该做什么，但是在等待或者轮流方面需要辅助（看什么），那就应该将活动进行结构化设计，让他比较容易预判需要等多久才能轮到自己。儿童在同伴小组中能否表现出共同注意，也会影响他在活动中的参与程度。要知道，小组规模越大、人数越多，在观察他人、等待轮流这些方面的要求就会越高。例如，如果一个活动是两人参加的（双人活动），每个人需要等待的时间可能各占活动时间的50%。但是，如果是10人的小组活动，需要轮流，那么极有可能每个人需要观察和等待轮到自己的时间会占到活动时间的90%。

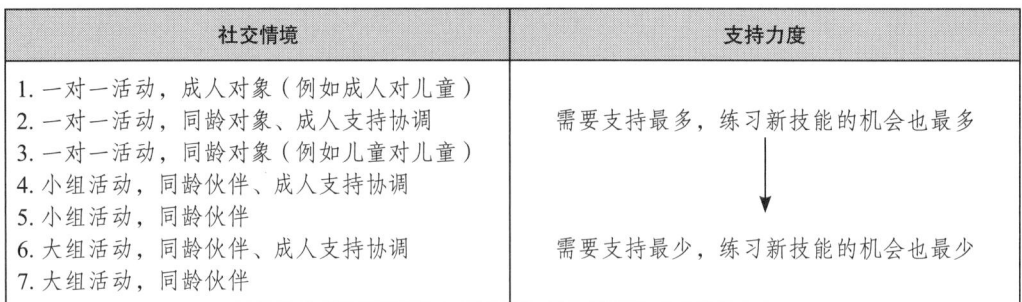

图 6.1　社交情境按所需支持多少排序表

不同的社交或者集体活动,对于沟通能力的期待和要求是不一样的。有的活动需要有语言理解能力才能参与,有的则不需要。选择活动时,应该分析该项活动在沟通能力方面的要求与儿童的沟通能力和语言理解能力是否匹配。

- **如果个案的语言理解能力(听的能力)有限**,那就应该选择那些虽然可能有对话发生但是不需要理解语言就能参加的活动(比如用餐时间)。在某个场景中教授目标沟通技能之前,需要确保个案知道到底应该怎么做。
- **如果个案有语言理解能力,并且知道应该怎么做**,那就可以选择需要进行讨论的活动(说的能力),以便让个案有机会练习沟通技能。

前文曾提到,集体活动的类型,按照从简单到困难的顺序排列,可以分为以下几种:(1)同一性活动;(2)合唱式活动;(3)不需要语言沟通、需要轮流的结构化活动;(4)需要语言沟通、需要轮流的结构化活动;(5)非结构化游戏;(6)讨论。注意观察个案在哪种活动类型中表现最好,在哪种情境中最需要接受社交和沟通干预。如果个案还不能参与任何集体活动情境,那么就从同一性活动开始。

最后,要判断某项活动是否适合作为学习情境,还需要考虑谱系学生的性格特点和能力水平。要经常分析评估数据(比如新量表评估数据),考虑个案在不同社交集体中的共同注意能力表现,还要考虑个案在自然情境中是否能够模仿一系列动作和/或语言行为。选择何种方法促进社交和沟通能力发展,很大程度上取决于个案是否具备这些核心技能。是否需要使用某种教学策略与支持手段,需要使用多少,取决于个案在不同场景中、面对不同社交对象时能否表现出核心技能。

- **个案没有表现出核心技能的情况**:如果个案没有表现出共同注意和模仿能力,在干预时就要安排更多的高度结构化的活动,物理环境安排要更加有组织、有条理,成人主导的活动需要安排得多一些,在活动中成人的指导需要更加明确。
- **个案表现出核心技能的情况**:如果个案具备共同注意和模仿能力,在干预时就可以安排结构化程度不太高的活动,多安排一些需要轮流的活动,还可以让成人和同伴更多地进行示范。

下面举例说明如何根据个案的核心能力表现和活动的动态要求判断这些活动是否适合该个案。

约瑟夫参加了一个专为孤独症儿童设置的训练课程。如果给他一套自己专用的活动材料,他就可以以共处模式参与活动,但是在活动中他不会观察同伴。如果集体活动中,所有人都整齐划一,同样的时间做同样的事情、不需要等待,那么他就能够参加这项活动。在同一性和合唱式活动中,他能够观察同伴,模仿其他儿童。他能否观察和模仿同伴,取决于他事先对这项集体活动在社交方面的要求是否有所了解。

瑟曼莎有半天的时间上融合学校。在结构化的艺术类活动中,以及学习知识类课程时,每个人在同样的时间都做同样的事情,她就能够观察和模仿同伴。她在午餐时还可以和同伴进行沟通,在结构化活动中也可以和一个朋友进行沟通。老师读故事或者讲课时她能够集中注意力,但是当同学集体讨论课程内容时,她的注意力就开始涣散了。小组讨论中,大家都是随机地轮流发言,这种时候她就会觉得比较难熬。另外,瑟曼莎在非结构化的自由活动期间,都是一个人待着。她能否与同伴进行互动,取决于她事先对这项集体活动在社交方面的要求是否有所了解,还取决于活动中所使用语言的复杂程度。

布置学习场景

要确定在什么地方进行干预，需要考虑想要教授的目标技能是什么，场景中都有哪些变量，还要考虑个案都有哪些特点。针对社交和沟通技能进行干预，想要获得成功的关键，是要认识到不管场景如何，生活中的每时每刻其实都是教学机会。

通常来说，在自然场景中学习社交和沟通技能，学得更快，学到的技能也更有意义。所有的场景都可以进行精心地结构化安排，为个案学习技能创造机会。有些儿童的状况或者想要教授的目标技能，要求环境高度结构化，才能有利于学习；而有些技能，则需要结构化程度不太高的自然场景。如果个案是在人为设计或者结构化的环境中学会某项技能的，那么就还需要在其他结构化场景、半结构化以及自然场景中再练习这项技能，以便保证能够掌握和泛化使用该项技能。

传统的行为干预方法，常常使用高度结构化场景，要求成人主导活动，给予明确的指导；而发展干预与自然场景互相匹配，把自然发生的事件和社交互动当作教学机会；行为发展干预模式则常常配合使用半结构化活动，强调把自然发生的事件和社交互动进行结构化设计，创造教学机会（详见图6.2）。学习场景的结构化程度越高，学生受到来自环境的干扰越少，得到的支持就越多。反之，自然场景中的干扰最多，如果儿童感觉敏感、社交注意力也有问题的话，就会造成困难。

社交场景	适用的干预策略	干扰因素
结构化环境	传统行为干预	最少
半结构化环境	行为—发展干预	↓
自然情境	发展干预	最多

图6.2 不同社交场景适用的干预策略

干预应该注意选择各种各样的场景（比如学校、家里、公共场合）。本书提及的所有技能，都需要进行持续干预，并且跟所有能有机会与儿童接触的人进行不断的练习。要确定什么场景才最适合教授新技能，需要始终注意考虑个案的性格气质特点和核心技能水平，下列因素是需要重点考虑的：

- 感觉敏感：如果个案有感觉敏感问题（比如对嘈杂、热闹的场景过于敏感），对他参与活动造成了困难，那就需要安排感官刺激少一些的环境（比如不太吵闹、不太杂乱的场景），选择那些能让个案感到平静、放松、行为有序、有条有理的场景。
- 焦虑情绪：需要保证所选场景不会引起个案的焦虑情绪。如果个案出现重复刻板行为，或者表现出焦虑状态，那就应该安排一个更加结构化的环境，让他感到周遭世界是可预测、可掌控的，让他觉得安心一些。如果可能的话，应该随时注意观察个案在哪些环境中不会出现重复刻板行为。
- 问题行为：如果个案出现问题行为，那么可以按照前面所说的先观察他在哪些环境中不容易出现这些行为，然后参照这些环境条件安排学习场景。注意观察个案在哪些环境中不容易出现问题行为，这样可以抓住机会，帮助他练习使用目标社交和沟通技能。
- 社交动机水平：如果个案具备观察、模仿能力，而且能从同伴交往中获得强化，那就通过同伴示范提高他在学习环境中的社交积极性。
- 分享式注意：仔细观察个案在结构化、半结构化以及自然场景中与成人、与同龄人互动时的注意力情况。如果个案在某些场景中能够表现出分享式注意，那么就可以选择这些场景教授社交和沟通技能。
- 模仿能力：仔细观察个案在结构化、半结构化以及自然场景中模仿一个或者多个成人和同龄人的能力表现情况。教授新技能时，需要高度结构化还是半结构化，这个程度取决于个案是否具备模仿能力。如果个案具备模仿能力，不管在什么样的环境，他都有可能获得学习机会。
- 行为组织能力：具备行为组织能力的儿童，通常比较平静，在活动中能够保持注意力，能够关注到他人，能够发起沟通、做出变通。通过评估（比如新量表），可以了解儿童的行为组织能力水平。行为组织能力的表现，因场景而异，因人而异。干预策略的选择，很大程度上取决于个案在干预当时的行为组织能力表现。例如，应该注意观察环境的结构化程度或者环境中的人员数量对个案有组织、有条理、有目的地使用社交和沟通技能的能力是否产生影响、影响有多大。如果个案不具备有组织、有条理、有目的地使用社交和沟通技能的能力，那么就需要给予他们额外的支持，以便帮助他们在该场景中获得学习机会。需要用到的组织化支持手段将在第七章中进行详细讨论。

下面举例说明如何根据个案的性格气质特点与核心技能水平（而不是认知或者语言能力）确定某个干预场景安排得是否合理。

汤米比较安静，不太主动，不具备大部分核心技能，并且表现出很多重复行为。他在分享注意方面有困难，也不太会对他人指示做出回应，并且缺乏运动模仿技能。他对声音非常敏感。他自己一个人时，会自言自语，自己活动时主要就是以他一成不变的方式摆弄东西。一般来说，他会使用简单的手势发出请求。和父母以及治疗师在家中进行一对一活动时，他能参与功能性游戏活动，而且开始有意识地提出要求。听着熟悉的、时常练习的歌曲时，他会随着模仿一些动作，也会和成人一起"看"书。可是，在融合学校里，老师却没办法吸引他参与游戏休闲活动，尽管都是他在家里已经学会也能顺利进行的活动。当周围环境比较喧闹时，他会时不时地爬到教室的柜子里去。教学团队决定让汤米和一个同龄伙伴进行安静活动，以此作为教学场景，针对社交技能进行干预。

卡罗琳不会说话。成人给她发出指令时，她经常会大发脾气，但是对自己的兄弟姐妹和邻居伙伴，她就比较愿意回应。她有分享式注意，也会观察同伴，但是不会模仿。她没有感觉敏感问题，也没有严重的重复行为。她以前是在单独的教室里上课，后来应家长要求，安排了一些融合机会，现在，她和助教老师一起上普通学校。在班级里，她会对同学的社交邀请做出回应；在结构化的课堂活动中，她也会模仿同学。当同学展示自己感兴趣的东西时，她会主动使用沟通板进行沟通，也不再有问题行为了。据她的父母说，自从上了普通学校之后，她的睡眠更好了，也显得更开心了。很显然，卡罗琳受益于融合环境，在这个环境中，她能和同龄人进行正常互动。与同龄人的社交互动特别能激发她的积极性，促进了核心技能、社交技能和沟通技能的发展。

菲利普能说会道，而且在学业功课方面能够举一反三。他会和别人就自己感兴趣的内容进行简单对话，但是，他很难理解普通学校的教学指令，也无法参加讨论。他喜欢自己一个人玩，游戏活动内容也总是与他喜欢的电影和书有关。他有严重的触觉敏感，所以物理环境发生变化时，他就很容易烦躁起来。有段时间，为他制订的教育计划是上午单独小班教学，下午进到融合教室。但是，努力坚持了4个月之后，他的父母决定不再继续融合。他在融合教室里会大喊大叫、情绪爆发，经常哭喊着说"我不喜欢这里"。他的饮食和睡眠也开始没有规律。他表示，周围有那么多人要打交道让他觉得特别紧张疲惫。和很多人待在一起，让他没有办法学习新技能。他更喜欢有一个或者两个小伙伴来他的资源教室或者来家里和他一起玩，因为资源教室或者家里比较安静。因此，在选择最适合他个性化需求的学习环境时，最需要考虑的就是他的焦虑水平和感觉敏感问题。

选择教学活动

考虑到社交和沟通能力发展的本质，其实所有活动都有可能成为提升社交和沟通技能水平的机会。不论在社交或者沟通方面的干预目标是什么，只要是在自然发生的、充满乐趣的、适合儿童年龄阶段的活动中学习这些技能，就能学得更快，也更有意义。但是，大多数活动都需要进行精心的结构化安排，才能为谱系儿童提供学习机会。另外，封闭式结尾的活动更容易满足个体的需求。无论何时，尽可能保证场景和活动都是有意义的，并且能够调动个案的积极性。有很多活动都可以融入提升核心技能、社交技能以及沟通技能这一教学目标。有关这些活动，将在第八章进行详细讨论。在自然环境中进行有意义的、能调动儿童积极性的活动，能够促进和提升他们自发使用社交和沟通技能的能力。

封闭式结尾活动或者开放式结尾活动

社交活动既有封闭式结尾的，也有开放式结尾的。如果活动是开放式结尾的，或者难以预料到活动中会发生什么，谱系儿童就会感到不知所措，所以这样的活动不太适宜用来当作教学机会、帮助他们提高社交和沟通技能水平。能否有目的地、灵活地参加开放式结尾活动，这种能力在谱系儿童中也是因人而异、相差很大。是否具备核心技能（特别是分享式注意、模仿和行为组织能力）会直接影响到他们能否顺利参与开放式结尾活动。因此，要确定某项封闭式或者开放式结尾活动是否适合作为教学机会，用来帮助个案提升社交互动和沟通能力，首先要考虑他的核心技能水平。

一般来说，封闭式活动有明确的活动目的、组织形式和最终结果，或者是明确的完成节点。与此相反，开放式结尾活动通常没有明确具体的规则，活动过程中可以创造性地使用活动材料，没有固定的活动步骤或者顺序，也没有表示活动终止的目标成果。

- 如果个案缺乏核心技能，或者不能变通，或者两者兼而有之，那么就适合让他参加封闭式结尾的活动。
- 如果个案具备核心技能，而且比较灵活、能够变通，那么就可以考虑开放式结尾活动。

开放式结尾活动，本身就是比较自由、缺乏组织的，对于大多数谱系儿童来说，都非常困难。不过，所有活动，不论结尾是开放式的还是封闭式的，都可以通过高度结构化设计和有组织、有条理的安排，让参与活动的人对活动中将要发生的事情有所预料、有所把握。下面举例说明参与封闭式结尾和开放式结尾活动的不同情况。

莫拉和贝莎是两名谱系孩子，课间休息时，两个人都很难跟其他孩子玩到一起，于是，教学团队为课间休息时间设计了干预计划。莫拉具备观察能力、模仿能力，也喜欢和同龄人互动，但是她和别人互动的方式就是谈谈自己感兴趣的电视剧角色，反复地问别人同样的问题，之后就走开了。为她设计的课间干预计划是由一名成人帮助莫拉参与一些开放式结尾的半结构化游戏活动，比如四方格传球游戏、跳绳以及"妈妈我能不能……"（问自己可不可以做某种动作或者向前走几步等，扮演妈妈的人要回答能不能，最先到达"妈妈"那里的人获胜）这种孩子们都喜欢的游戏。贝莎在休息时间总是一个人待着，自己重复某些行为，因此为她设计的计划与莫拉的不同。她不观察也不模仿同龄人，也不和他们互动。为她设计的干预计划是由一名成人帮助她和三名同龄伙伴进行封闭式结尾游戏。在课间

休息之前就招募好陪玩的小伙伴（即"今天谁想玩游戏？"），游戏小组玩的是分组接力游戏，中间利用各种道具，这样孩子们都很喜欢。

能够调动儿童积极性的活动

能够调动儿童积极性的活动，指的是有目的、有意义的活动，在这种活动中，更容易出现社交互动机会。社交动机与个体的兴趣之间存在着明显的关联，与个体是否理解活动目的也密切相关。如果谱系儿童能够理解在什么场合应该"做什么"，他就更有可能与他人进行互动了。社交动机与社交理解能力或者说是否理解如何与他人互动（看与听的能力）也是自然相关的。谱系儿童中，社交困难非常普遍，这些困难大部分源于他们对他人意图和行为的误解，这也影响了他们参与社交活动的积极性。因此，活动类型、社交对象以及社交互动的复杂程度都会影响个体的社交动机水平。干预计划选用的活动类型，应该是个案参与最为顺利的活动，以此作为培养社交和沟通能力的机会。另外，观察个案喜欢与哪些成人和同龄人互动，分析他们的风格模式，选择社交对象时，选择那些在互动风格和兴趣方面都与个案比较合拍的人是很重要的。最后，在活动过程中，要时刻关注个案的情绪状态，以便发现哪些活动和互动最能调动他的社交积极性。只有儿童和社交对象都觉得所处的社交环境有意义、有意思，才会产生社交动机，才会去参与活动。

如果活动能够调动个案的积极性，那就比较容易从中发现机会，让他参与社交活动，进行沟通。每个人的兴趣都是一扇窗，通过这扇窗可以看到他在乎什么，也就是说，个体愿意参与的活动，都是能够激励他、安抚他、让他觉得有意义的。时常列个目录，记下个案的兴趣爱好以及能够提高他积极性的东西（例如，通过类似新量表行为量表这种评估工具进行记录），比如他愿意参与的活动是什么、他的感觉偏好有哪些、他最喜欢和谁进行互动，这是非常重要的。选择活动调动个案学习积极性时，可以参考评估信息，并且思考下列问题：

- 在个案喜欢的这些活动中，有没有机会培养他的社交和沟通能力？
- 个案喜欢的活动是开放式结尾还是封闭式结尾？
- 活动的结构是否影响个案的社交参与度？
- 个案在哪些活动中互动状态会得到改善，是主

动活动还是被动活动？例如，运动是让他与别人互动更多了，还是让他变得更加涣散了？
- 在什么样的场合下，个案最愿意与他人互动？
- 那些与个案互动比较成功的社交对象，他们有什么共同的风格特点？

根据评估信息，可以对活动进行调整，还可以改变成人和同龄伙伴与个案的互动模式，以便提高他的社交积极性，这里需要考虑的方面有：
- 将个案的兴趣和爱好融入他不是特别喜欢参与的社交活动中。
- 把个案在独自游戏休闲活动中的兴趣，作为与他人进行社交互动的情境。
- 观察个案与成人在一起时已经掌握了哪些社交活动，利用这些活动，作为和同龄人进行互动的机会。
- 把个案喜欢的物品或者人引入新活动，提高他的社交积极性。

不同的谱系儿童，在各种各样的场景中保持情绪平稳的能力有很大不同，组织性、条理性也有很大不同。感觉敏感度和焦虑水平经常会影响个体在活动中的状态，是主动，还是被动？是焦虑，还是表现出重复刻板行为？还是兼而有之？个体的活跃程度以及重复刻板行为的严重程度，可能反映了他的舒适程度。在选择活动时，焦虑水平、感觉敏感度以及舒适程度，所有这些因素都需要考虑在内。想要确定哪些因素会影响个案的舒适程度、影响他抓住学习机会，可以参考评估信息，并且考虑下列问题：
- 个案喜欢什么感官刺激？不喜欢什么感官刺激？
- 个案在什么时候会表现出刻板行为或者重复自我刺激行为？这些行为什么时候出现得最少？
- 个案在什么时候会表现出重复或者刻板的社交互动行为？这些行为什么时候出现得最少？
- 个案通过什么方法让自己平静下来？

如果个案在注意力、行为组织能力以及自我调控能力方面需要帮助，那就应该使用各种各样的教学支持手段（比如组织化支持、社会性支持以及沟通支持）提高个案参与教学活动的积极性，这些支持手段将在下一章进行详细讨论。

最后需要注意的是，哪些是可以提高个案积极性的东西，哪些是他特别感兴趣、特别喜欢的东西，这两者之间还是有区别的。有时，个案特别感兴趣的东西，可能可以用来吸引他、提高他参与活动的积极性，但并不总是这样。个案沉浸在自己的兴趣当中时，要非常注意仔细观察他的情绪状态和行为表现，保证不能让他过于沉迷，以至于浪费了学习机会。如果个案能够做到：（1）以灵活的方式与他人分享自己的兴趣；（2）中断他特别喜欢的活动时也不会出现破坏性行为，那么就可以利用他的强烈兴趣作为教学机会，并且可以把这些兴趣融入不同的活动当中。但是，利用特殊兴趣作为干预计划的一部分，还是需要非常谨慎。下面的两个例子都是利用个案沉迷的东西调动其积极性，但是结果有好有坏。

罗伯特对机器人非常感兴趣，总是一刻不停地讨论这个话题。他的老师就利用了这种强烈的兴趣，取得了良好效果。她把机器人贴纸作为奖励。她每天都安排罗伯特和一名同学一起画一幅画，再写一个故事，主题就是各种类型的机器人。罗伯特和同学一起做这些时，互动和对话都非常好。学年结束时，全班共同编写了一本机器人百科全书。

唐对自动售货机非常感兴趣，在学校时，他会一刻不停地说这个话题。开始的时候，每天给他一次机会和朋友一起给售货机补货，但是，他老是等不及下次再去，等得越来越焦虑。他无法控制这个念头，越来越频繁地跑出教室去找售货机，直至最后升级成在教室里尖叫。所以，老师只能禁止他再接近售货机，也不允许他再谈论这个话题。老师给全班同学编了一个故事，说这个售货机是专供老师用的，在放售货机的房间门上贴上"不许进入"的牌子，另外又和唐重新约定行为守则，选择其他奖励方式。

有意义的活动

个体在某项活动中能否保持注意力、能否自发参与进去，与活动对他来说是否有意义有着很大关系。在有目的、有意义的活动情境中，社交互动更有可能会发生，所以设计有意义的活动，对社交和沟通的顺利进行非常重要。干预的难点在于需要选择适合个案年龄阶段的、有意义的活动，并且加入结构化元素，进行有组织、有条理的安排，尽可能让活动本身成为强化物。应该把活动进行结构化设计，做到有组织、有条理、在某种程度上比较重复，让个案比较容易预料到将会发生什么，要知道，这样的活动也可以做到既有意义又有意思。下面举例说明如何把需要进行干预的社交和沟通目标进行结构化设计，变成有意义、有意思的活动。第一个活动样例中的干预目标是帮助个案提升模仿技能水平；第二个活动样例中的干预目标是帮助个案提升沟通技能水平，具体来说，就是做出评述的技能。

体育课上，学生们开始做热身运动。埃德加正在练的是五个不同的拉伸姿势和动作，为他制定的干预目标就是通过参与各种各样有意义的活动学习模仿运动动作。这一大帮同龄人就相当于是他的示范老师，成人就负责提示他结合所处情境做出有意义的动作。

为了帮助谢尔顿学习沟通技能，老师对图书分享活动进行了结构化设计，先是选了一本适合他年龄的图画书，主题是他很感兴趣的东西，老师和谢尔顿轮流指着书里的东西，叫出这些东西的名字，这个活动内容、轮流顺序等都是可以预料到的。两个人先一起看完整本书，指出每一页上的物品并命名，然后，再从头看起，这次建立一个轮流的规则，老师和谢尔顿轮流对每一页的物品进行命名。例如，如果用的是一本动物书，老师就指着第一页上的动物，说"××（动物名）"，接着指向下一页的动物，等着谢尔顿命名或者做出评述。要发展出这一技能，老师需要在必要时进行提示。

总体来说，要实施干预，必须考虑场景设置、活动安排，考虑选择能让个案有良好社交体验的互动对象，同时，还应该把这些积极因素复制到尽可能多的社交情境中，以便提高个案的舒适程度，从而帮助他提高社交沟通能力。能够影响个体舒适感的场景因素包括：社交动态（例如活动小组的规模和人员构成）、物理环境（例如是封闭式结尾还是开放式结尾）以及活动安排（例如是活跃的还是安静的，是可预料到的还是有创造性的）。互动对象的性格特点也会对个体舒适感造成影响，比如互动的方式（例如互动中使用的语言是简单还是复杂，语调活泼还是平静，是否利用提示或者线索作为辅助）和节奏的把握（例如节奏快还是慢）。谱系儿童

在感到不舒服时更容易出现问题行为。如果个案在有些社交情境中不能集中注意力或者参与其中，通常是因为感到不知所措，可能是对活动本身摸不着头脑，也可能是不理解活动对自己的要求是什么。

指导和互动

教学团队已经找到了教学机会，也仔细考虑了如何对社交情境、活动以及合适的活动场景进行结构化设计，以便进行社交和沟通教学，接下来，最重要的就是使用已经证实有效的教学策略教授目标技能了。很多文献资源都详细探讨了基于行为干预的教学方法，都非常有用（全面论述详见 Alberto & Troutman, 2016）。本节将要总结的是：明确指导以及三种基本的行为干预策略，即线索、提示、行为后果。将基于应用行为分析原理的教学策略应用于谱系儿童教育，这方面的文献报道已有很多（NSP2, 2015）。这些基于行为干预的教学策略可以通过各种各样的方式应用到各种各样的场景中：自然互动、随机教学，或者是基于游戏活动的教学过程，都可适用。谱系儿童的学习模式很特别，所以，他们经常误读语言和非语言信息，或者关注社交环境中不相干或者不重要的信息，或者两者兼而有之，这些情况都是非常普遍的。因此，在教学过程中需要使用明确指导、线索、提示以及行为后果这些教学策略，这是非常重要的。

明确指导

在接下来的讨论中，用到明确指导和系统指导这两个术语时，指的是同样的意思，可以互换使用。明确指导中的"明确"，指的是简洁、清晰、具体。明确指导，要求教授新行为或者新技能时要给出直接指导，系统化使用线索、提示以及行为后果。使用这种教学策略，需要对一项技能进行明确定义，并给予直接教学，在学生使用该项技能时全程提供系统化指导，在练习时也要提供辅助，直到他能够掌握和泛化使用该项技能为止。

系统化使用线索

线索，可以是视觉、听觉、触觉的，或者是其

他刺激感官、可能引发反应的事物。线索可以是环境线索，也可以是社交线索；可以是自然发生的，也可以是人为设计的。自然的环境线索，指的是物理环境中任何能够引发反应的事物。例如，看到街道边上的路缘石，人们就会如此反应：停下来观察之后再过马路。要对自然环境中的线索发生反应，就必须观察周边环境，注意到哪些东西与此相关，并且理解这些自然线索的含义。但是，很多谱系儿童很难关注到哪些是相关的自然线索，也理解不了这些线索的含义。前面提到的路缘石的例子中，如果谱系人士在过街时没有停下来，那可能就是没有注意到这个东西，可能不理解设置这个东西的目的，也可能不知道在这里应该怎么办。

人为设计的环境线索，指的是为了能够帮助人们关注到相关信息并且能够理解环境设置的含义，人为地在物理环境中添加的东西。还是前面提到的路缘石的例子，如果在街角处设立一个"可以通过／不可通过"的信号灯，那就是一个人为设计的环境线索，人们看到它就会反应出这样的信息：我需要停下来观察之后再过马路。在物理环境中使用这种人为设计的线索，常常可以帮到谱系人士。

自然的社交线索，指的是人们所说的、所做的、能够引发他人反应的所有事物，包括自然互动中经常出现的语言、手势、触摸和面部表情。要对这些自然线索做出回应，就必须能够关注到他人、注意到哪些东西与此相关，并且理解这些自然社交线索所代表的含义。而孤独症谱系障碍的核心问题，恰恰就是无法关注到多重社交线索、无法理解他人行为的意图和含义，所以，谱系人士很难关注到相关的社交线索，也理解不了这些线索的含义。

人为设计的社交线索，指的是人们在语言或者动作方面做出调整，以便帮助儿童提高在社交方面的注意力和理解力，例如，夸张的面部表情或者手势、夸张的声音变化，这些都是人为设计的社交线索。

准确而系统地使用环境和社交线索，是设计教学和自然互动中非常重要的策略。是否需要为学生提供更加明确的环境线索和社交线索，取决于他是否能够在任何时候都把注意力集中在相关的自然线索上。

谱系障碍儿童很难关注到相关线索，他们常常会把注意力集中在错误的线索上，或者很难同时关注到多重线索，或者上述两种情况都有，下面几个例子就说明了这些特点。

诺亚走在学校的走廊上，他要去给办公室老师捎个口信，这时候前面来了一群学生，诺亚没有绕着人群走，而是直直地从人群中穿了过去，而且撞到了几个学生。看起来他好像没有意识到这群学生的存在，这些相关的社交线索对他来说好像并不存在。

多娜喜欢看电视里的动画片。动画片里有一个片段是着火了，剧中的人物说"真危险"。这下好了，不管什么情境，只要她看到水蒸气（比如炉子上做菜的时候）或者烟雾这个环境线索，她都会说"真危险"。她在理解"真危险"这个短语的含义时，关注到的是错误的线索信息，这是很危险的。

威尔特别容易分心，哪怕是社交情境已经非常结构化的情况下，也依然如此。让他进行独自游戏活动，在物理环境和活动安排都非常有组织、有条理的情况下，他还是会不断地走神儿。额外用了强化物，效果也还是非常有限。但是，如果从社交情境中剔除语言线索，让他只需要关注到一个相关线索（即他的玩具）时，他就有了明显的进步，在游戏活动中能够保持专注。从这个例子中可以看出，他目前还不能同时关注到多重线索。

系统化使用提示

提示，在线索之后给出，以便帮助个体理解社交情境的含义并做出合适的反应。和线索一样，提示也可以是社交提示，或者是环境提示。本节重点讨论几大类社交提示和环境提示，下面列举了五大类提示，根据能提供帮助的多少，按顺序排列：

- 肢体提示：动手指导（比如手把手地）引导个案做出合适的反应。
- 手势提示：用手势（比如用手指向某个物品、触摸等）引导个案做出合适的反应。
- 语言提示：用语言指导（比如口语）引导个案做出合适的反应。
- 示范：演示什么是合适的反应。
- 环境提示：使用视觉支持手段，引导个案做出合适的反应。

选择什么类型的提示，与个案的核心能力、灵活变通能力以及想要进行干预的社交或者沟通技能有很大关系。首先，选择使用什么样的提示，取决于个案是否具备两项核心技能，即分享式注意和模仿能力。

- 如果个案表现出分享式注意和模仿能力，那么在需要时就可以使用示范，同时配以环境视觉提示。
- 如果个案没有表现出分享式注意和模仿能力，那么在需要时就可以使用肢体、手势以及语言提示，同时配以环境视觉提示。

其次，选择提示类型时，也要考虑到有些谱系学生会比较容易依赖教学提示。依赖提示是教学中比较普遍的现象，指的是学生只有在某些特定条件下才能表现出已经学会的技能，这些条件包括：场景、活动、线索、提示（McClannahan, MacDuff & Krantz, 2002）。但是，谱系儿童都会不同程度地把线索、提示和相关反应之间教条地联系起来。因此，在教学中，应该注意以下几点：

- 只有在真正需要时，才能使用提示，而且要与延迟和强化等其他循证实践方法相结合（Cox, 2013; Neitzel & Wolery, 2009; Wong et al., 2013）。
- 除非个案必须经过提示才能使用技能，否则尽量少用干扰性的提示。
- 个案学会技能之后，不要每次都使用一模一样的提示。
- 个案单独一个人时，尽量少用语言提示。如果使用语言提示，应该每次都配以手势或者环境视觉提示。
- 为了保证个案将来能够顺利使用技能，也为了避免刻板模式和依赖提示的问题，应该慢慢撤出提示，从帮助最大的提示逐渐过渡到帮助最小的提示，从而找到最理想的提示方式。
- 尽可能使用环境视觉提示，慢慢减少个案对社交提示的依赖。

最后，提示类型的选择也取决于我们希望学生如何反应或者想要教授什么目标技能。希望学生做出的反应，可能是发出一个动作，或者是发起一个沟通，也就是说，是期待学生说点什么或者做点什么。提示学生在社交场合做出非语言回应（比如应该做什么）要比提示他们做出口头语言回应（比如应该说什么）容易得多。下面列举了一些建议做法，可用于提示学生通过口语或者扩大及替代沟通系统使用非语言社交技能和沟通技能。如果一名谱系儿童需要提示才能使用非语言社交技能，可以参考以下做法：

- 利用视觉注意力，确定何时给予提示（例如，个案不再看玩具，而我们想提示他继续玩，应该先停止活动，不要说话，等他重新集中注意力，之后再继续给予提示）。
- 少用语言提示，因为这样会使很多谱系儿童逐渐养成没听到语言提示就不行动的刻板行为。
- 提示要足以保证儿童不会做出错误的行为（例如，如果个案在玩橡皮泥，而且要把橡皮泥往嘴里放时，那就需要提示他如何正确地使用橡皮泥）。
- 要注意肢体提示可能会对触觉敏感的儿童产生影响。
- 要给儿童留出时间，足够他对线索以及提示信息进行处理和做出反应（即延迟）。
- 把社交提示逐渐替换成环境提示，以减少儿童对他人的依赖。

如果一名谱系儿童需要提示才能使用沟通技能，可以参考以下做法：

- 尽可能使用口头示范或者某些沟通系统。
- 少用提问式的语言提示。
- 通过肢体动作、手势和/或语言提示儿童在需要时可以使用扩大及替代沟通系统。
- 使用语言提示时，配以非语言提示一起使用，以便将来慢慢撤出语言提示。

应该逐渐地、系统化地撤出社交提示，以减少儿童对他人的依赖，培养其独立性。一开始时，给予儿童辅助以便他能成功地进行沟通、少犯错误，随后逐渐地减少提示，这种撤出提示的方式是最有效的。既然最终目标是让儿童能够自发使用社交技能和沟通技能，那么逐渐撤出社交提示，尽可能使用环境视觉提示，就非常重要了。下面举例说明需要考虑哪些重要因素。

亚历克斯一直在学习如何进行封闭式结尾的操作类玩具游戏活动。只有成人在场并且不时给出语言提示的情况下，他才能有目的地进行游戏。否则，他就开始扔玩具。为了让成人慢慢从场景中撤出，妈妈制作了一段视频，视频中给出语言提示，让他在游戏时能够听到。这种视频示范，再加上妈妈说一些鼓励的话，比如"你玩得真好""太棒啦，亚历克斯"，就足以让成人慢慢撤出了。果然，很快地，在只用视频辅助的情况下，亚历克斯就能不扔玩具、自己独立玩上15分钟了。

奈森和一个朋友玩棋盘游戏。他学会了这个游戏，但是每一步都需要语言提示。如果成人不给他语言提示，他就替成人说出提示（比如"奈森，转下骰子"），之后等着对方确认。对于奈森来说，提示是整个游戏活动中的一个程序，在没有听到提示之前，他就无法继续玩下去。为了解决这种提示依赖，成人先把游戏规则一条条地列出来，标注上不同的颜色，然后一边给出提示，一边手把手地帮他指向相应的规则条目。很快，成人撤出了语言提示，随后逐渐地也不再帮他指规则条目，就这样慢慢撤出提示，最终奈森能把游戏规则列表作为提示物，做到独立和朋友进行游戏。

老师通过一系列语言指令和语言提示，帮助卡伦学习如何邀请同伴一起游戏。老师先说："卡伦，请索菲亚一起玩。"之后使用语言提示："说，'（同伴的名字）'，你想玩吗？'"卡伦站在索菲亚和老师身边，模仿说出了这句话。老师表扬了她，说："索菲亚喜欢你请她一起玩。"但是，卡伦只有在有提示的情况下才能邀请同伴一起游戏。没有提示时，她就会看着老师，说："说，你想玩吗？"所以，卡伦明白了指令和提示这个先后关系，但是却没有理解这些话，也没有理解她说这些话和之后的行为后果之间的关系。要解决这个提示依赖的问题，老师对自己发出的指令和提示都做了一些改变。现在，老师给卡伦示范如何通过非语言方式即轻轻拍一下小伙伴获得小伙伴的注意。接下来，老师站在卡伦后面，用口头示范，同时指向一个用于提示的文字线索卡，上面写着"想玩吗？"卡伦把这个信息传达给小伙伴，小伙伴说"好的"，然后牵着她的手去玩了，卡伦的这个行为得到了来自小伙伴的强化。想要撤出成人提示，增加卡伦的自发沟通行为，老师是这样做的：一开始，先慢慢撤走口头示范，接着快速撤走视觉线索卡，然后再慢慢撤走成人的触摸动作，最后，小伙伴就成了自然线索，提示卡伦说出"想玩吗？"

行为后果

行为后果，指的是由于个体行为导致了直接反应，发生了环境或者社交方面的事件。传统的行为主义干预中，非常倚重使用行为后果，其形式就是针对个体行为做出反应，给予实物强化或者社会性强化。例如，通过给予实物强化（比如食物）或者社会性强化（比如表扬说"非常好"）强化儿童的正确行为。一般来说，实物强化和儿童的行为没有联系，和沟通行为的含义也没有联系。研究表明，在孤独症谱系障碍干预领域，使用强化，以及针对替代行为、不兼容行为或者其他行为的差别强化，这些做法都是有效的（Bogin & Sullivan, 2009; Kucharczyk, 2013a; 2013b; Neitzel, 2009b; Wong et al., 2013）。针对其他行为的差别强化，指的是忽略不适当行为，同时强化我们期待的替代行为、不兼容行为或者其他社交和沟通行为。

使用行为后果帮助儿童提高社交和沟通技能水平的时候，应该尽可能多使用自然后果，这是非常关键的。因为社交和沟通行为与社交动机以及兴趣爱好紧密相关，所以，应该靠动机和意义而不是靠人为设计的反应驱动社交行为。要提高自然强化的效果，可以参考下列策略：

- 把能够提高动机水平的实物创造性地融入活动中，而不是仅仅把它们用作完成活动之后的强化物，例如，在学生完成某项艺术类活动之后，不再把他最喜欢的玩具火车作为一个奖励给他，而是把火车贴纸作为这个活动的一部分，让他做个火车拼贴画或者给火车画涂色。
- 把语言强化和儿童正在做的事情自然地联系起来，例如，个案提出要求说"还要点饼干"，不再刻意回应说"说得好"，而是把口头表扬和后面这个信息联系起来："好的！再来点饼干！好吃！"
- 做好计划，把儿童在社交活动中的成功变成一种自然强化。

互动过程有组织、有条理

有些谱系人士很难从他人所说、所做和所想中提取到含义。有些时候，他们的能力达不到自然互动的要求。典型的社交互动都是动态的、不可预料的，而谱系人士身处其中会感到非常困惑。因此，他们对于社交沟通体验的理解都是碎片化的，使用社交沟通技能时也是重复刻板的，或者只有处于某种情境中时，他们才会使用某项与该情境相关的社交沟通技能。理解、尊重并且同理他们的这些困难，基于这个指导思想，就产生了第二组教学策略：有组织、有条理地安排互动过程。

有组织、有条理地安排互动过程，指的是通过结构化设计，提升儿童在社交活动中的理解能力、融入程度和参与程度。把明确指导中的所有元素融入所有的双向互动中去，这就是有组织、有条理地安排互动过程。这是一种很自然的做法，可以用来弥补谱系儿童所特有的社交和沟通能力缺陷。以下各节将讨论五种有组织、有条理地安排互动过程的方法：

- 理解沟通意图
- 建立双向互动常规
- 指导式和辅助式两种互动方式兼顾使用、合理平衡
- 调整互动模式
- 培训互动对象

理解沟通意图

沟通意图，指的是个体所发出的社交沟通行为的目的。非语言行为（比如眼神注视、面部表情、手势）、语言行为（比如口语、手语）都可以用来表达个人的意图。沟通功能，指的是个体的非语言或者语言行为在他人身上发生的实际效果，沟通功能的基础是正确解读个体的意图和含义。一般来说，普通儿童所表达的沟通意图与他人对这个沟通信息所进行的解读有清晰的关联。例如，在某个情境中，一个普通儿童发出了某个非语言行为（比如用手指向门），那么成人就可以将这个信息正确地解读为：孩子想出门。个体向他人发出沟通信息，该信息与正在发生的活动或者社交情境相关，个体等待沟通对象的回应，沟通对象对该信息做出回应，从这个过程就可以推断出个体的非语言和语言行为的意图。

然而，要解读谱系儿童的非语言和语言行为的意图与功能是极其困难的事情。有时候，他们的非语言和语言行为是有社交沟通功能的，而有时候没有。有时候，他们的非语言和语言信息是没有互动功能的，只是一种自我刺激的刻板行为，或者是一种自我调控的手段。即便有时候有些行为确实是出于沟通的意图，但是他所说的和他真正想表达的，可能差得很远。谱系儿童的非语言和语言行为经常会被他人误解，主要有以下几种原因：

- 他们使用非语言技能的方式比较特别，尤其是难以使用眼神注视、共同注意，难以在同一条信息中组合使用非语言和语言行为。
- 他们使用语言技能的方式也比较特别，尤其是存在即时仿说和延时仿说的情况。
- 他们对于社交信息的理解也比较特别，尤其是误读语言和社交含义。
- 他们把一些重复刻板行为用作实现沟通功能的手段。
- 他们把一些问题行为用作实现沟通功能的手段。

下面这些例子都说明要正确解读谱系儿童的非语言和语言行为背后的意图，是一件极为困难的事情。

安迪的非语言行为时常被人误解。例如，当他表示想要某种食物或者玩具时，他就看着这些东西。如果没有人能明白他盯着东西看就意味着想要这个东西的话，他就会开始哭。想要别人理解，需要一些非语言技能，而他恰恰欠缺这些技能，也就是说，他不会使用手势吸引他人的注意，也不会在他想要的东西和大人之间切换眼神表达他的要求。

劳拉把延时仿说当作沟通手段实现多种功能，但是她的意图很容易被人误解。以前她的教学团队没能理解她想用仿说表达什么，所以她总是为没人理解她感到挫败。例如，当她想问午餐是否可以喝牛奶时，她会说"今天有巧克力奶"，但这句话会被理解成一个陈述。如果从大人那里得不到想要的回应，她就会一直重复这个问题，越来越挫败，最后变成大发脾气。她想让小伙伴离开时，会用一种不安的声调说"你挺好的"。小伙伴无法理解她的话，所以没有走开，这个时候她就会重复同样的话，最后还会冲他们大喊大叫。

罗宾时常会说一些有趣的话，这是因为她把电影中的情节和她自己的社交体验联系了起来。例如，她感到害怕时会说："我会抓到你的，小可爱。"（电影《绿野仙踪》的台词）如果旁边没有能理解她这些话意图的大人或者同伴，大家就很容易误解她

的话。

尤金总是不停地说话。他反复重复着一些电视广告、书本和电影中的片段，这些都和他所处的社交场合没有关联。他还会在自己做事时自言自语。有时候，他说话是为了和别人互动，比如提出要求、分享兴趣、表达感受。他对自己的行为进行调控时，和他与别人沟通时，常常用的是一模一样的话。例如，他整理书包要回家时，会自言自语说"该回家了"，过了一会儿他想表示他已经做好了放学准备时，也会对大人说"该回家了"。

凯特琳有两个容易让人误解的问题行为，其中之一是对着镜子做鬼脸的刻板行为，现在已经发展成一种自伤行为。她也会盯着大人做鬼脸，而当别人把她的行为误解为一种社交沟通行为而去模仿她时，她就会做出自伤行为。另一个问题行为是背书的刻板行为，反复背她喜欢的书里的片段。每当大人想要和她一起背时，她就会尖叫。在上述两种情形下，她的意图不是互动性质的，所以如果他人对这些行为做出社交回应的话，就会引发她的行为问题。

想要帮助儿童顺利进行社交互动，就要搞清楚他的语言行为有什么样的沟通意图和功能，这是非常重要的。想要搞清楚他的沟通意图，首先要关注到当时的社交情境，还要关注到在发出沟通信息之前、发出沟通信息的过程中以及之后，他都表现出哪些非语言行为。想要判断个体的语言和非语言行为是否具备社交沟通功能，可以观察其行为，如果具备下列特点中的两项以上，就可以判断该行为具备社交沟通功能：

- 眼神、身姿或者手势，是朝向他人的。
- 行为或者发出的信息，与正在进行的活动或者对话是相关的。
- 等待他人回应。
- 发出的信息被他人误解时，会继续坚持发出信息。

儿童的沟通意图和信息功能能否被他人准确解读，很大程度上取决于他的非语言社交沟通技能水平。是否具备这些核心技能，决定了他的沟通意图和信息功能是否容易被他人理解和判断。因此，能否把自己的意图准确地传达给他人，非语言互动技能是关键。

建立双向社交互动常规

成人和儿童之间的互动常规，相当于一个框架，儿童最初是在这个框架内学会了语言和沟通技能。双向社交互动常规，指的是一种互动模式，它遵循一定的逻辑顺序，有一来一回的沟通交流，这种交流，可能是非语言的，也可能是语言的，由两个个体共享，交流内容对于双方来说可预料的，就所处情境而言是有意义的。社交常规使儿童能够通过有组织、有条理、可以预料、能够突出社交含义的示范学习社交和沟通技能。儿童在重复练习这些社交常规的过程中，会给这种互动中所用到的语言和沟通行为赋予一些含义。当他理解了这些社会常规的含义之后，就能够预料互动中将会出现哪些沟通信息，也可以自己在互动中加入一些沟通信息。当他能够熟练地使用一套已有的沟通常规之后，就可以在社交互动中进行扩展、灵活运用。这种持续的扩展（即支架式扩展）就在两个个体之间系统化地建立起了有意义的社交交流。资料箱 6.1 大致介绍了建立双向社交互动常规并进行支架式扩展的步骤和策略。

基本社交常规

为谱系儿童设计并让他们练习使用基本社交常规时，应该考虑以下几个方面的问题：
- 所选取的情境应该需要分享式注意和轮流。
- 所选取的情境应该能让儿童产生沟通动机。
- 建立一种语言及非语言沟通信息模式，在该模式中，个案可以预测在互动或者活动过程中的某些特定时间点会出现哪些信息。
- 对沟通信息进行有组织、有条理的安排，使得沟通对象所说、所做的，在同样的场合下，也适用于儿童来说、来做。
- 对沟通信息进行有组织、有条理的安排，使得儿童能够把信息和环境视觉提示相关联，目的是让他记住在这种特定的场合，应该怎么说、怎么做。
- 在相对固定的时间点，重复相同的沟通信息，让儿童容易预料什么时间会出现这些信息。
- 适当限制互动轮数和变化程度。

资料箱 6.1：建立双向社交互动常规的步骤

1. 设计一套互动常规
   - 着重选取需要分享式注意和轮流的情境，该情境要有利于调动个案的参与积极性。
   - 建立一套信息沟通模式，模式应该有一定套路，容易预测将要发生什么。
   - 对这些信息进行有组织、有条理的安排，这样个案就能够预判应该怎么说、怎么做。
2. 练习这个互动常规
   - 与个案保持亲近的距离。
   - 建立共同注意。
   - 在相对固定的时间点，重复相同的沟通信息，让个案容易预料什么时间会出现这些信息。
   - 让非语言线索更加明确。
   - 降低语言的复杂程度。
   - 使用延迟，给个案充足的时间做出反应。
   - 适当限制互动轮数和变化程度。
   - 如有需要，可以使用扩大及替代沟通系统支持。
3. 保持双向交流
   - 如果个案做出符合其技能水平的目的明确的行为，就要即时做出回应。
   - 如果个案成功发起沟通互动，就要对该行为进行模仿、塑造，并在此基础上进行扩展。
4. 支架式扩展
   - 当个案在互动中能够发起目的明确的非语言和语言行为时，就应该系统化地加进新的沟通信息。
   - 当个案能够理解并运用之前建立的互动常规时，就应该系统化地更新原有的已经熟悉的沟通信息。
5. 保证灵活性
   - 指导式和辅助式两种互动方式应该兼顾使用、合理平衡。
   - 成人主导和儿童主导两种互动形式应该交替安排、合理平衡。

支架式扩展

建立社交常规的价值，在于它提供了一个框架，利用这个框架可以在社交情境中系统化地增加新的元素。社交常规中最关键的一点，就是不断地扩展。什么时候需要对社交常规进行扩展，首要的判断标准就是儿童在互动中的参与状态。通常来说，只有他们具备互动动机，并且理解社交活动的目的和含义的时候，才会参与到互动当中。如果谱系人士无法理解在所处场景中这个沟通信息或者事件背后有什么含义，那么就需要先将互动常规进行简化。

一旦谱系儿童在互动中的参与度和自发性都提高了，就表明他们已经掌握了基本的社交常规，这个时候就需要对他们已经熟悉的沟通信息进行更新，加入新的沟通信息。这种支架式扩展的过程，以已经能够成功进行的互动为基础，用一种有意义的方式，把新信息和已经熟悉的信息联系起来，这个过程是帮助儿童发展沟通能力的核心关键。支架式扩展的方法包括：

- 一旦儿童能够理解之前建立的互动常规并且能够参与其中，就可以对已经熟悉的沟通信息进行更新。
- 一旦儿童能够自发运用之前建立的互动常规，就可以加入新的沟通信息。

下面举例说明不同的支架式扩展方式。第一个是艾迪的例子，说明如何建立非语言互动常规。第二个是贝茜的例子，说明如何对一个游戏行为进行支架式扩展。第三个是拉里的例子，说明什么是语言互动常规。最后一个是嘉瑞的例子，说明如何对对话进行支架式扩展，帮助他发展沟通能力。

艾迪经常躲在毯子下面，他妈妈就和他玩躲猫猫游戏，这个游戏分成四步：（1）把他的头盖上；（2）数到5；（3）揭掉毯子；（4）亲他一下。当艾迪能够自己把毯子盖上、揭开，提示妈妈来亲他时，这个游戏常规就建立起来了。之后，妈妈对这四步进行了一些改动，（1）把毯子盖在自己头上；（2）数到5；（3）提示他揭开毯子；（4）他揭开毯子，妈妈亲亲他。很快，这个游戏就可以来来回回地变着玩，妈妈给艾迪盖毯子，艾迪也可以给妈妈盖毯子，他能够和妈妈按照这种游戏常规进行游戏。这个社交常规建立之后，妈妈就加入新的元素：亲他脸上的不同部位。他们一起这样来回玩着，艾迪逐渐开始接受亲妈妈的鼻子、额头、耳朵和嘴唇。

贝茜正在学习模仿游戏动作。具体点说，她正在学习用橡皮泥模仿一系列相关动作，一次学一个动作：（1）把橡皮泥压扁；（2）用饼干模具切橡皮泥；（3）来回搓橡皮泥。她掌握了一个动作之后，老师就教她下一个，然后再教第三个。她所模仿的所有动作都是有关联意义的，如此一来，这个游戏就变成了模仿一套有逻辑、有顺序、有意义的动作。与这个过程相比，让儿童学会使用与情境无关的活动材料、模仿一系列彼此之间毫无关联的单个动作，这两者是有明显差异的。

拉里和妈妈一起拿着木偶唱歌，唱完歌之后，他和妈妈轮流把木偶放到盒子里，每次放进去时说的话都是一样的。妈妈放的时候，说"木偶放进去了"，然后挥手和木偶说"再见"。下一次，轮到拉里了，妈妈用手势提醒他把另外一个木偶放进盒子里，说"木偶放进去了"，然后挥手说"再见"。然后妈妈再做下一轮。之后再提示拉里说"木偶_____"，把木偶放进盒子里。他看着妈妈说"放进去了"，之后模仿妈妈挥手说"再见"。再下一轮，妈妈完成后，他自发地把木偶放进盒子里，妈妈等着他挥手说"再见"，他还是自发地向妈妈笑笑，说"木偶放进去了，再见"。这种基本社交常规建立之后，妈妈就不断地加入新词语，每次加一个，不停地扩展这个木偶游戏。这些词语都是和他们的动作相关的，和系统化的轮流游戏配合着使用。

对于嘉瑞来说，和老师一起读书是个好机会，可以对话，对话中一来一回的轮流顺序也是可以预料的。他们轮流描述书中的内容，老师说一页，他说下一页，依此类推。评述所用语言的复杂程度和丰富程度，根据嘉瑞目前的语言能力水平而定，并且一直注意帮助他多学一些能够实现评述功能的语言。与这个过程相比，让儿童就书中每一页的问题都给出具体回答，以此教会他回答有关本书内容的一系列问题，两者是有很大不同的。后者会让儿童变得被动，而且产生对线索的依赖，而嘉瑞通过现在这种互动常规，逐渐变得越来越主动、越来越灵活。

指导式和辅助式两种互动方式兼顾使用、合理平衡

谱系儿童在回应不同的互动方式时，社交和沟通行为表现有着很大的差异。指导式和辅助式是两种主要的成人互动方式，这两种方式的特点和效果在表6.2中进行了比较。对互动进行结构化设计，帮助儿童发展社交和沟通能力时，一定要注意兼顾使用、合理平衡指导式和辅助式两种互动方式。

表6.2　指导式和辅助式两种互动方式的比较

互动方式	特点	效果
指导式	成人发起互动。 成人对儿童的回应进行结构化设计。 成人提出问题、给出指导。 成人提示儿童如何回应。	让儿童更容易预料社交互动中将会发生什么。 增加简单轮流机会。 对他人发起的互动做出更多回应。
辅助式	儿童发起互动。 儿童主导互动方向。 成人进行模仿、细化和扩展。 成人在对话中停顿或者等待。	增加双向互动。 增加自发沟通行为。 提高维持对话的能力。

指导式互动方式

指导式互动方式，指的是在成人与儿童之间的互动中使用行为干预策略。使用指导式互动方式，是由成人控制社交互动的焦点和方向，并且把儿童在互动中要做的事情进行结构化设计。成人的语言互动方式，主要是采取提问、指导、命令和语言提示，引导儿童做出某种回应。另外，也会通过非语言手势或者肢体提示引导儿童做出特定回应。指导式的互动方式能够提高谱系儿童的注意力和行为组织能力，也能够帮助那些缺乏模仿技能的儿童做出更多的社交回应。

辅助式互动方式

辅助式互动方式，指的是在成人与儿童之间的互动中使用发展干预策略。使用辅助互动方式，是由谱系儿童控制互动的焦点和方向，并且鼓励他以多种方式推动互动进程。在这种互动方式中，成人需要做的主要是围绕谱系儿童发起的话题进行对话，在评述中对儿童的语言及非语言行为表示认同或者加以丰富。另外还需要注意的是，在互动过程中应该适当停顿，时间可以长一点，保持沉默不出声。辅助式互动方式，很大程度上要靠儿童参与目的明确的活动才能进行下去，因此，对于那些具备分享式注意和模仿能力的儿童而言，这种方式能够增加他们的社交行为。

指导式和辅助式这两种互动方式，都可以显著提高谱系儿童的社交参与度，对于那些具备语言能力的谱系儿童来说，对他们的沟通模式也会产生影响。使用辅助式互动方式，成人对儿童的沟通行为进行评述、加以丰富，以推动对话的继续。与采用提问形式进行对话的方式相比（即指导式互动），这些技巧能够更好地鼓励儿童发起沟通。下面举例说明两种互动方式的差异，第一个例子中，成人和儿童一起看一本书，采用指导式互动方式进行对话：

成人：这是谁？（指着书）
儿童：一个男孩。
成人：看，他在干什么？
儿童：积木。
成人：说"他在搭积木"。
儿童：他在搭积木。
成人：这是什么颜色？（指着书）
儿童：红色。
成人：说"红色的积木"。
儿童：红色的积木。

接下来的例子中，成人和儿童进行的是同样的活动，但是以辅助式互动方式进行对话：

成人：这是个男孩，这个是……（指这书）。
儿童：这是个女孩。
成人：他在搭积木，还有……（指着书）。
儿童：洋娃娃。
成人：在玩洋娃娃。
儿童：一个瓶子。
成人：对，吃东西，"呀呣呀呣"（表示吃得香）。
儿童：呀呣呀呣。
成人：（继续指）。
儿童：积木，1、2、3、4、5。
成人：五块积木，他搭积木。
儿童：他搭积木，1、2、3、4、5。

将指导式和辅助式互动方式相结合：互动舞蹈

虽然指导式和辅助式这两种互动方式代表了两种截然相反的做法，但是，把两者结合起来却能形成一种最为合理的互动方式。这种结合后的方式被称作"互动舞蹈"（Quill, 1995），这种方式提倡根据儿童的非语言和语言行为表现，随机应变地选择指导式与辅助式互动方式。大多数孤独症谱系障碍儿童在社交观察能力和模仿能力方面的表现都各不相同。如何兼顾使用、合理平衡这两种方式，需要首先考虑以下两个问题：

- 个案目前的核心社交沟通能力如何？
- 我们的具体干预目标是什么？是帮助个案学会给出某种特定反应，还是学会自发进行沟通？

决定运用指导式还是辅助式的互动方式，关键因素在于了解个案是否具备核心的语言及非语言社交互动技能，想要判断个案在这方面的技能水平，需要回答下列问题：

- 个案当时的社交观察技能水平如何？
- 个案当时的共同注意能力水平如何？
- 个案当时的模仿能力（动作模仿、语言模仿）水平如何？
- 个案的行为组织能力水平如何（比如能否保持情绪稳定）？

在社交互动过程中，谱系儿童的注意力、观察模仿能力、行为组织能力等方面的表现，会随时发生变化。他们在某一时刻的能力表现，会受到以下因素的影响：（1）在结构化程度不高的活动中是否容易感到挫败；（2）面对意料之外的社交沟通信息是否容易感到不知所措；（3）在某些场景中是否容易感到不舒服。其他影响专注力和行为组织能力的情境因素还包括：社交情境无法预料、活动转换令人困惑、任务难度太大、感官刺激太烦，还有些活动场景容易引发恐惧或者焦虑情绪。需要注意的是，如果个案缺乏核心技能，并且需要帮助才能集中注意力、保持良好的行为组织状态，那么使用指导式互动方式就会比较有效。反之，如果个案能够参与活动，并且能够保持注意力集中，那么辅助式互动方式就更加合适，尤其是干预目标是帮助个案进行更多的自发沟通时，就更为适用。

不管采用哪种方式，都需要考虑互动的目标是什么，是帮助个案学会给出某种特定反应，还是学会自发进行沟通。在很多社交场合，我们的目标是让儿童表现出某种特定的社交行为，比如，按照规则做游戏。有些时候，在有些教学场景中，我们的目标是让儿童回答一个特定的问题。如果是这样的干预目标，就比较适合采用指导式互动方式。但是，在很多社交场合，我们的目标是让儿童在所处社交情境中更具主动性和创造性，这个时候，提高沟通能力的首要目标是增加自发的沟通行为，而只有符合下列情况的语言及非语言沟通行为，才能够称为自发的行为：

- 个案在没有特定的情境线索或者社交线索的情况下，发出沟通信息（例如，在没有明确线索的情况下命名一个物品或者一个事件）。
- 个案对特定的场景线索做出反应，发出沟通信息（例如，一起读书时，把书中的一张图片命名归类）。
- 个案在对话出现延迟时，发出沟通信息（比如改变话题）。
- 个案在没有特定的指导性提示下发出沟通信息。

采用何种互动方式，是指导式还是辅助式，有下列一些原则可以参考：

- 如果干预目标是使儿童能够参与一问一答这种简单轮流活动，并对他人的社交发起做出更多的回应，那么就应该采用指导式互动。

- 如果干预目标是帮助儿童学会给出某种特定的反应，那么就应该采用指导式互动。
- 如果儿童行为组织能力欠佳或者缺乏分享式注意，或者不具备动作或语言模仿能力，或者上述几种表现都有时，那么就应该采用指导式互动方式。
- 如果干预目标是通过对话这种手段培养双向社交互动能力，那么就应该采用语言指导式互动方式，但需要注意不要频繁使用问句。
- 如果干预目标是使儿童更加积极地做出回应，就需要注意不能使用问句，因为问句会关闭或者结束互动过程，并且把儿童置于被动回应的角色。
- 如果在干预当时，儿童注意力集中、具备分享式注意的能力或者具备动作或语言模仿能力，或者以上能力表现都没问题，那么就应该采用辅助式互动方式。
- 如果干预目标是培养儿童的自发沟通能力以及维持更加丰富的对话交流的能力，那么就应该采用辅助式互动方式。

提高社交和沟通技能水平，其终极目标就是提高儿童的自发性，而这正是社会情感调控能力和沟通能力的关键。辅助式互动技巧，能够激发更多的自发互动行为，因此，应该抓紧一切机会，利用辅助式互动促进儿童的自发沟通。

采用互动舞蹈这种互动方式，首先必须理解每一个儿童都有其特别的互动方式，同时还必须具备灵活变通的意愿，尤其是要求成人必须做到以下几点：

- 成人主导和儿童主导两种互动形式应该交替安排、合理平衡。
- 如果个案做出符合其技能水平的目的明确的行为，就要即时做出回应。
- 如果个案发起的互动行为没有成功，就要对这个行为进行调整。
- 如果个案发起的互动行为成功了一部分，就要对这个行为进行塑造。
- 如果个案成功发起了互动行为，就要模仿这个行为并在此基础上进行扩展。

虽然这种互动方式非常复杂、千变万化，但是总体来说，成人还有下列三个选择：

1. 即时引导互动过程。
2. 如果个案发起的互动行为没有成功，那就把正在进行的互动过程转变方向，进行调整。

3. 如果个案成功发起了互动行为，可以通过模仿和支架式扩展的方式，把这个互动行为继续下去。

应该记住的一个要点是，如果儿童正在进行的行为是不合适的（不论是语言的还是非语言的），那就不要顺着他继续下去，应该始终教给他们进行有意义的、亲社会的替代性沟通行为。下面的案例中既有非语言互动，也有语言互动，都对上述原则进行了说明。第一个场景，一个孩子和一名大人在一起玩沙箱，这个孩子没有口语能力，这个例子示范了什么是非语言的互动舞蹈。

儿童：把沙子从指缝中漏下来。
成人：用动作示范儿童用铲子挖沙。
儿童：铲沙子。
成人：慢慢撤出提示，拿起另外一个铲子模仿儿童的动作。
儿童：铲沙子。
成人：一边铲沙子，一边说"铲到小桶里"，重复几遍。
儿童：扔下铲子，用手拍沙子。
成人：一边拍沙子，一边说"拍，拍，拍"。
儿童：把沙子从指缝中漏下来。
成人：再次提示用铲子来挖沙。

接下来的例子，在对话过程中采用了互动舞蹈方式。一个孩子和一名大人正在看一本图画书，大人穿插使用直接提问和辅助性评述的方式与孩子进行互动，同时不出声地指向书中的物品提示孩子分享更多的信息。这个孩子有口语能力，所以就发生了如下的对话：

成人：他们在干什么？
儿童：在玩。
成人：玩火车（指向书本）。
儿童：玩洋娃娃。
成人：玩拼图（指向书本）。
儿童：玩积木。
成人：搭积木。
儿童：（分神了）。
成人：看。
儿童：（回过神来看图片）。
成人：这是什么颜色的？
儿童：蓝色。
成人：这是一块蓝色的积木（指向书本）。
儿童：一块绿色的积木。
成人：这块积木是红色的（指向书本）。
儿童：红色。

调整互动模式

成功的互动需要在互动过程中不断、随时进行调整。成人要不断对互动模式进行微调，以便儿童能够理解，同时引导他们发出更多的互动信息。在与谱系儿童互动的过程中，成人（还有经过成人指导的同龄伙伴）在很大程度上需要承担起这些责任：他们需要调整自己的互动方式，以便增加和维系与谱系儿童的社交沟通交流，还需要根据谱系儿童的行为和回应模式不断调整自己与他们的互动模式。对互动模式进行调整，包括简化句子结构、重复说过的话、使用夸张的非语言线索，还包括借用当时所处环境中的物品、活动和事件。对互动模式进行这样的调整，可以提高儿童的理解能力，提高他们运用语言的能力，帮助他们更多地参与社交动态过程。资料箱 6.2 总结了对双向互动进行调整的方法。

资料箱 6.2：调整互动模式的方法

- 与个案保持亲近的距离。
- 建立分享式注意。
- 降低语言的复杂程度。
- 如有需要，可以提供一种沟通手段，如使用扩大及替代沟通系统。
- 让非言语线索更加明确。
- 使用延迟方式，给个案留出充足的时间做出回应。
- 在适当的时候，在语调中可以加点节奏韵律。
- 为个案充当"翻译"，向他人进行解释。

保持亲近的距离

和谱系儿童保持亲近的距离，才能进行最有效的互动。成人需要调整自己的姿势，与个案保持视线持平的高度。如果个案比较容易受到惊吓，就要慢慢地接近他，先不出声地观察一会儿他的行为，然后再发出沟通信息。

建立共同注意

提供帮助之前，应先确认个案已经尽了自己的最大努力建立共同注意但没有成功，在这种情况下再提供帮助。帮助个案建立共同注意时，需要考虑以下几个方面因素：

- 如果个案的注意力没有集中到物品、活动或者所处场景，要先分析他是分心了，还是不理解此刻正在发生的事情。
- 如果个案无法理解在所处场景中这些沟通信息或者事件背后有什么含义，那就需要对信息进行澄清和（或者）简化。

需要记住的是，如果能有一个具体参照物的话，那么建立共同注意就要容易得多了。另外还应该记住，建立对人、物品或者动作的分享式注意，比空洞的眼神重要得多。要建立起共同注意，可以参考下列做法：

- 不出声地指向一个具体的参照物。
- 把住个案的手指，指向一个参照物（即使用肢体提示）。
- 在用来指物的手指上，放上一个比较显眼的标识线索（比如一条带子）。
- 使用一个短语获取个案的注意力，这个短语应该是个案一听到就可以判断出是在提醒他注意的（比如叫他的名字）。
- 轻轻地碰碰个案，之后等一等。

降低语言的复杂程度

成人语言的复杂程度会影响谱系儿童在语言和沟通方面的表现。在儿童还无法理解全部或者部分沟通消息时，成人对他使用复杂的语言，会导致鹦鹉学舌式的仿说。成人语言的复杂程度，要和儿童的语言理解能力相匹配。在熟悉的活动中，使用熟悉的沟通信息，能够增进适宜的互动。对语言复杂程度进行调整时，可以参考以下策略：

- 如果个案在处理信息方面有困难，那就使用简单的、与活动相关的语言，以便帮助他更好地理解。
- 如果干预目标是提高语言理解能力，那就配合语言使用具体的参照物。
- 如果个案在理解有关过去或者未来的事件时需要帮助，那就可以使用相关的物品、照片、图片，或者文字信息。

比起复杂的句子形式，使用语法简单的句子呈现信息，能够引发个案做出更多的回应。另外，比起特殊疑问句（即谁、什么、哪里、什么时候、为什么这种句子）和"是不是"这种问句，使用补全句子的形式提出问题，可能会更容易得到个案的回应。例如，比起正式的问句"猫在哪里？"使用"猫在_____？"这样的填空式问句，更有可能得到正确的回应。简化语言包括下列做法：

- 使用简单句，而不是语法复杂的句式。
- 使用语法正确的短语和句子。
- 语言要具体。
- 语言要和正在进行的活动相关联。
- 在相似的情形下，使用个案已经熟悉的短语。
- 将信息和具体的参照物匹配使用。

使用扩大及替代沟通系统支持

所选用的语言系统，应该与个案的沟通和语言整体水平相匹配。在选用沟通手段时，可以考虑下列建议：

- 如果个案是用手势进行沟通的，那么就应该把非语言手势线索作为互动过程中最重要、最突出的部分。
- 如果个案能够使用语言，那么就应该将口语配合多种非语言线索一起使用，以便帮助个案提高语言理解和运用能力。
- 如果个案使用的是手语，那么就应该采用综合沟通法（即手语加口语）。
- 如果个案使用沟通板或者其他辅助沟通设备，那么就应该随时给他示范如何使用这些沟通系统。

让非语言线索更加明确

在与谱系儿童的互动过程中，成人应该努力将对话中各种细小而微妙的元素更加明确地呈现出来。对话过程中的非语言元素包括语调、面部表情、手势、情绪和节奏，要明确这些非语言线索，可以参考下列做法：

- 如果干预目标是帮助个案在互动中领会信息含义，那么就应该突出对话中的这些非语言元素，以便使语言信息更加清晰，有助于个案更好地领会其含义。
- 如果互动对象表现比较夸张，个案回应较好，那么在沟通和互动时就可以戏剧化一点。
- 如果互动对象表现比较平静，个案更愿意做出回应，那么就应该放慢语速、语调平缓，不要出现突然的变化，以免个案没有思想准备。

个案喜欢夸张的互动也好，喜欢平静的互动也好，不管是哪种互动方式，沟通中的非语言元素都是有助于理解的关键因素。总体来说，明确的非语言线索包括：

- 慢到夸张或者快到夸张的语速；
- 富有韵律的语调；
- 戏剧性的面部表情；
- 夸张的手势；
- 生动活泼；
- 配合音效；
- 适合当时当场条件的非语言的面部表情和手势；
- 适当停顿。

留出反应时间

在社交互动中，谱系儿童经常很难将社交情境、社交线索以及语言和非语言信息的潜在含义整合到一起。因此，给他们留出足够的时间理解这些沟通信息并且想好如何进行回应，是非常重要的。使用延迟方式为个案留出反应时间的时候，需要考虑到以下几个方面的策略（Fleury, 2013b；Neitzel, 2009d；Wong et al., 2013）：

- 如果干预目标是帮助个案厘清沟通信息的含义，那么在发出这条信息之后应该使用延迟方式和做出停顿。
- 如果个案需要时间对周遭信息进行加工和组织，那就不要急着在第一轮沟通之后就马上让个案融入互动过程。不要重复发出同一条沟通信息，特别是采用同义反复、变换形式的方式，这可能会让谱系儿童感到应接不暇、难以招架、迷茫困惑、不知所措。
- 如果干预目标是帮助个案学会如何发起交流，那么可以在对话中做出停顿，安静等待。

使用韵律化的语言

在互动过程中，使用韵律化的语言，并适当加以重复，对很多谱系儿童都有帮助，使他们参与到社交互动中来。韵律化的语言包括数数、背诵和音乐，可以参考下列方式运用：

- 当个案表现出焦虑不安时，唱一首他熟悉的歌或者重复一段他熟悉的话，可能会帮助他平静下来，重新集中注意力。
- 如果个案不喜欢某项活动，不想进行这项活动，可以用唱歌的方式标记这项活动的时间长度（例如，在他刷牙的时候，唱一首歌，歌唱完了就可以结束刷牙）。
- 如果个案在活动转换时需要帮助，可以用数数的方式表明目前正在进行的活动还剩多长时间结束。

指导同伴互动

研究表明，与和成人互动相比，谱系儿童在和同龄伙伴进行社交和沟通互动时，其频率和复杂性方面都有明显不同（Carter, Cushing, Clark & Kennedy, 2005; Garfinkle & Schwartz, 2002; Lee, Odom, Loftin, 2007; Neitzel, 2008; Owen-DeSchryver, Carr, Cale & Blakeley-Smith, 2008）。与同龄伙伴互动时，他们较少主动发起互动，而且互动方式也更加刻板。在非结构化的自然情境中，同伴互动和自发沟通行为减少得尤为明显。正如之前曾经强调过的那样，与成人互动时，谱系儿童更加容易预料到接下来会发生什么，这就可以提高沟通效果，而与成人相比，同龄伙伴一般不太可能去顺应谱系儿童的沟通方式。因此，想要通过干预促进同伴关系发展，就应包括下列做法：（1）同伴介入教学（即对同伴进行适当培训）；（2）示范互动步骤（即给谱系儿童做影子老师）。同伴介入支持策略，指的是由成人对谱系儿童的互动同伴进行培训，旨在帮助谱系儿童提高社交和沟通技能水平，增加同伴互动频率。

培训互动同伴

同伴介入干预方法，可以增进谱系儿童和同龄伙伴之间的互动。对互动同伴的培训重点，在于帮助他们理解谱系儿童为沟通所做的各种尝试和努力，教会他们如何发起、回应以及维持与谱系儿童的互动。根据个案的性格特质和特殊需求对互动同伴进行培训，并且教会他们如何应对可能发生的问题行为，这是非常重要的。培训互动伙伴时，应该注重以下几个关键点：

- 鼓励他们向谱系同伴发起互动，并且坚持继续已有的互动。
- 教会他们如何获得谱系同伴的注意力，如何维持一次互动。
- 实战之前，可以通过角色扮演课程示范这些活动，对他们进行培训。
- 为他们提供机会去练习怎么做，比如站在哪儿、怎么指东西、怎么分享东西。
- 教会他们怎么说，重点是让他们描述自己的动作，或者是评论谱系同伴的动作、重复他们自己所说的话、重复谱系同伴所说的话、要求谱系同伴说得清楚一些，等等。
- 给他们示范，如果他们的谱系同伴没有回应，他们应该如何继续坚持，如何等待回应，如何忽略他们的某些行为。
- 如果他们从谱系同伴那里几乎得不到任何反馈，那么应该随时对他们所付出的努力给予强化。

针对互动同伴的培训，其范围和复杂程度，应该符合针对个案情况所确立的社交和沟通能力干预目标。最终的目标应该是促进社交沟通互动，而这种互动应该让互动双方都觉得快乐，都能从中获益。

跟随谱系儿童并进行示范

另外一个帮助谱系儿童进行同伴互动的方法，是与他的同伴示范如何互动，以及提示谱系儿童应该如何互动。给谱系儿童做示范时，很重要的一点就是要非常明确成人所承担的角色，这样的话，谱系儿童才能够清楚他是在与谁互动。例如，如果成人是与谱系儿童面对面时提示他向同伴发出一个沟通信息的，那么谱系儿童可能会向成人而不是互动伙伴重复这个信息。相反，如果成人是站在谱系儿童身后，使用明确的非语言线索，让谱系儿童明白"我是来帮助你的"，然后用语言提示他向同伴发出信息，这样他就更容易理解他应该向谁发出这个信息了。下面举例说明上述两种做法的重要区别。

雅各布在玩火车玩具，他的老师坐在对面。这时候一个小伙伴过来玩，他拿起了一节火车，雅各布叫了起来。老师说："雅各布，说'这是我的'。"雅各布看着老师说："这是我的。"老师指着那个小伙伴说："雅各布，看。"雅各布朝着小伙伴手里拿着的火车看过去。老师用口头提示说："说，'这是我的'。"雅各布的目光又回老师身上，说："这是我的。"这个交流过程没能让小伙伴把火车还给雅各布，所以不是一个帮助他和同伴进行互动的有效手段。

几天以后，雅各布还是在玩火车玩具，老师还像以前那样坐在他对面。这时候一个小伙伴走过来，拿起一节火车，雅各布又叫了起来。老师站起来，走到雅各布身后，把手放在他的肩膀上，然后指向小伙伴。雅各布看向了小伙伴。接着，老师说："这是我的。"并且使用肢体提示，让雅各布伸出手去。雅各布向小伙伴伸出手，说："这是我的。"小伙伴把火车还给了他。站在雅各布身后做影子老师，并使用明确的提示，通过这种方式，老师成功地帮助他完成了一次同伴互动。

对于语言能力更好的谱系儿童，成人可以一边示范一边帮助他解读互动同伴的行为，通过这种方式，可以帮助他们更好地理解互动同伴的社交沟通行为，学会更多的沟通技能，示例如下：

- 指出同伴的社交行为是什么意思（例如："玛丽不懂这道数学题，所以她看起来有点蒙。"）。
- 提示如何对同伴的行为做出回应（例如："约翰没有听到你说的话，你再跟他说一遍。"）。
- 鼓励换位思考（例如："乔不喜欢这个，所以他做了一个鬼脸。"）。
- 认同感受（例如："马特把球拿走了，你很生气，告诉马特……"）。
- 说明同伴的感受（例如："黛比哭了，她膝盖疼。"）。
- 提示如何对同伴的感受做出回应（例如："迈克很害怕，给他这个小熊玩具吧，可能他会高兴一些。"）。

本章介绍的所有社会性支持都可以作为一种结构化手段，提升谱系儿童对社交沟通互动的理解能力、融入程度和参与程度。我们在社交方面所做的一些调整，是一种自然手段，可以用来弥补谱系儿童在社交和沟通能力方面的欠缺。当然，即便对周围的物理环境进行了有组织、有条理的安排，并且对社交环境也进行了调整，有些谱系儿童还是需要额外的提示和线索，才能进行社交互动。

小结

想要帮助谱系学生提升社交和沟通技能水平，首先应该发现教学机会，这需要谨慎选择、合理安排社交情境、场景和活动，这样才能帮助他们学习目标技能，达到最佳学习效果。应该记住，每时每刻都可能成为潜在的教学机会，用来帮助谱系儿童学习目标技能。教授社交和沟通技能，需要针对干预目标进行明确指导，需要对社交互动进行结构化设计，以便弥补谱系儿童在社交和沟通能力方面的欠缺，帮助他们成功进行互动。同时，应该认同谱系人士在社交和沟通方面做出的努力，还应该敏锐地意识到成人和同龄人的行为对于谱系儿童的社交和沟通能力发展有何影响。积极正面的情感体验，才是激励谱系儿童成功进行社交和沟通的根本原因。

谱系儿童的特质就是在社交、沟通和行为问题方面都有很多困难，尊重这些特质，意味着必须为他们提供很多特殊支持。下一章将讨论如何将组织化支持、社会性支持、沟通支持等几种支持方式结合使用，帮助谱系儿童进一步提升社交理解能力、社交技能水平以及社交沟通互动质量。

第七章 提升社交和沟通能力的支持手段

本章主要内容

介绍如何使用教学和行为支持手段，帮助孤独症谱系障碍儿童提升社交和沟通技能水平，满足他们的特殊需求。

- 阐述组织化支持、社会性支持、沟通支持以及行为支持在促进社交和沟通能力发展方面的重要性。
- 介绍如何进行决策，以便应对谱系儿童和青少年中存在的重复刻板行为。

对于谱系人士来说，他们每天都要面对的是一个充满了社交困惑、沟通困难和感官刺激的世界，再加上他们天生就有重复刻板行为的需要，又经常感到焦虑，简直就是雪上加霜。因此，所有的教育和干预，其指导思想都应建立在理解之上，理解他们面临的困难，考虑各种补偿辅助手段。这些补偿辅助手段的设计理念，其根本是尊重谱系人士为克服社交和沟通困难所做出的努力、所经历的挣扎。在教学中为他们做出的这些调适与支持，为谱系儿童架起了一座社交沟通的桥梁，为他们争取到更多的机会在提高行为组织能力和社交沟通能力方面取得更大的进步。

本章将要讨论的大部分教学支持手段都是前提性调整，也就是说，这些支持手段都是提前做出的一些调适与安排，其目的是将问题消灭在萌芽状态，保证谱系儿童顺利进行学习，减少发生问题行为的可能性。先行干预（简称ABI）包括对周遭环境进行各种各样的调整，其目的是改变或者塑造目标行为（Hume, 2013a；Neitzel, 2009a；Wong et al., 2013）。本章还将讨论如何制订干预计划，以便应对孤独症谱系障碍人士中常见的复杂重复刻板行为。如果谱系儿童的问题行为妨碍了他们的学习和社会性功能，那么就需要进一步理解这些复杂行为的根源，这在制订干预计划的各个方面都十分必要。

不同的谱系儿童，在社交和行为方面的需求都各不相同，在自然环境中所需要的支持力度也有所不同。遵循通用学习设计理念，很多教育工作者都可以采取主动，设计和营造出支持环境（比如课堂活动有一定规律可循，让谱系儿童对接下来的活动有所预料，还可以使用视觉支持和日程表），以保证所有学生都能够获得学习机会和足够支持，以确保他们能够顺利参与教学活动。如果按照通用学习设计理念进行教学安排，有些支持就会自然而然融入其中，但有些时候还是需要遵循先行干预理念对环境进行更加细致的调整（比如给谱系学生设计单独的活动日程表、准备用来降低噪音影响的耳机）。教学支持手段应该帮助学生弥补社交和沟通方面的欠缺，帮助他们提高社交和沟通技能水平，消除引发问题行为的导火索。本章将讨论以下四种调适和支持手段：

- 组织化支持：如果谱系学生很难在不同活动之间进行转换，或者很难理解语言和社交的含义，那么就应该使用组织化支持手段，使活动更加结构化，使语言和含义更加清晰。组织化支持手段，可以是设计安排物理环境，可以是划定明确的图形界线、制作清楚的标签，也可以是制作活动日程表或者根据情况调整座位。
- 社会性支持：如果学生在社交技能、社交理解或者社交互动方面有困难，那么就应该使用社会性支持手段，帮助他们提高社交理解能力、学习社交技能。为学生提供演练脚本、写社交故事、通过视频进行示范等都属于社会性支持手段，都可以对社交环境进行调整或者明确社交环境中的各种信息，或者兼而有之。
- 沟通支持：如果学生在一种以上的情境中表现出口语、语言或者沟通困难，那么就应该使用沟通支持手段，帮助学生提高语言理解能力、学习沟通技能。视觉支持、沟通板、对话书和扩大及替代沟通系统等都属于沟通支持手段，都可以对社交沟通进行调整或者明确沟通互动中的各种信息，或者兼而有之。
- 行为支持：如果个案在一种以上情境中表现出重复刻板行为，那么就应该使用行为支持手段，帮助他们减少问题行为的发生。不管是重复行为还是刻板行为，还是重复刻板行为，其原因都是神经抑制能力较弱，常伴有生理障碍、焦虑情绪、感觉调控功能受损或者社交认知受损，要修正和/或减少这些行为，就可以将行为支持手段列入干预计划。

组织化支持

谱系儿童很难理解社交和沟通方面的要求，组织化支持手段可以在这方面进行弥补。社交环境与物理环境之间的差异非常大（详见表7.1），这种差异，在一定程度上可以帮助我们理解为什么谱系人士在社交世界中这么容易感到无力招架、不知所措。谱系人士在学习方式上常常有一些习惯偏好，这与物理世界的本质特点是相符的。与社交环境不同，物理世界是可以预料的、有组织的、有条理的，而且是具体的，所以一般来说，在物理世界中，谱系人士可以把注意力集中在某些细节上，或者根据自己的需要花上足够的时间研究这个世界的方方面面。谱系儿童把注意力集中在一些物理细节上，通过这些理解他们的周遭环境。因此，想要帮助他们理解社交世界并且顺利进行社交活动，一个比较合理的办法就是提供一种有组织、有条理的环境，用来应对谱系人士中比较常见的执行功能困难。

组织化支持手段是非常必要的，这是由谱系儿童的特点决定的。表7.2对有行为组织能力和无行为组织能力的表现进行了对比，如果个案在某个特定情境中的表现符合表中所列无行为组织能力的表现，那么对他进行组织化支持，就会起到很大的作用。

表 7.1　物理环境和社交环境的对比

物理环境	社交环境
具体	抽象
有组织、有条理的	无规律、无头绪的
可以预料	无法预料
有序	灵活
模式化	随机性
静态－保持不变	动态－不断变化

尽管可能有些谱系儿童面临的困难非常复杂，大部分时间都是处于无行为组织能力的状态，但是我们应该明白这一点：对于所有人来说，保持情绪稳定、反应灵敏，观察他人、保持专注，有目的地沟通、有意识地变通等这些能力，也都是因人而异、千差万别的。大多数谱系人士的行为表现都是有时候有组织、有条理，有时候涣散而无序；在有些场景中能够表现出一定程度的内在组织能力，在有些场景中就没有。个体的行为组织表现好坏，与他是否感到舒适、是否理解社交事件、是否明白在特定情景下应该怎么做都直接相关。也就是说，如果某个体验是结构化的，或者有意义的，或者两项都具备，那么个体的行为表现就比较容易是有组织、有条理的。相反，如果某个事件带给个体的体验是混乱无序、应接不暇、无所适从或者令人不适的，那么他的行为表现就很有可能是无组织、无条理的。下面举例说明，个体行为组织表现各异，原因也各不相同。

进行非结构化活动的时候，佩里总是在教室里转圈跑，因为教室里到处都是让人兴奋的玩具材料

表 7.2　有行为组织能力和无行为组织能力的表现对比

有行为组织能力的人	无行为组织能力的人
独处的时候显得平和稳定	要么过于活跃，要么过于懒散
对某项活动能够有意识地保持注意力	容易分心走神
时不时观察他人的行为	缺少社交观察能力
能够主动与他人接触、进行互动	发起互动的方式比较特别
表现出沟通意图	表现出重复行为或者刻板行为，或者两者兼而有之，表现出重复刻板的互动模式
能够在指导下做出改变	表现出问题行为

和小朋友。但是在进行结构化活动的时候，他就表现得比较平静，注意力也很集中，也会观察同伴。活动安排的组织条理程度不同，佩里的行为组织表现也会随之变化。

亚当每天到校的时候，都要把书本、纸张、教室里的所有活动材料全部整理好。他能够专心做功课，也能够与同学互动，除非是有什么事情发生，即他所说的"乱糟糟"的状况出现，他就会分心走神。他所说的"乱糟糟"的状况，就是他丢了一支铅笔或者记号笔、日常安排有变化或者在早读会上错过和大家分享的计划，诸如此类。一旦出现这种"乱糟糟"的状况，他的行为表现就会变得没有条理、混乱无序，他就不能再继续平静而专注地与他人互动。

上述两个例子中，两名学生的行为组织表现都是不断变化的，这说明在不同的场景、不同的活动中，组织化支持手段也要随之变化。

对周围环境和物理场景进行有组织、有条理的安排

谱系人士总是会不自觉地关注物理环境中的各种细节，这样他们才能知道在某个特定的社交场合要如何自处、该做什么。因此，对物理环境进行有组织、有条理的安排布置，帮助他们理解在该场景中应该怎么做、应该学什么，这是最为重要的。本节中提供的信息是以结构化教学为基础的，所谓结构化教学，指的是由北卡罗来纳大学教堂山分校开发的一整套教学理念和教学方法（Mesibov & Shea, 2010; Mesibov, Shea & Schopler, 2005）。结构化教学的基本要素如下：（1）以学生可理解的方式对环境进行结构化安排；（2）利用视觉技能的相对优势弥补其他技能的弱势；（3）利用学生的特殊兴趣吸引他们参与教学活动；（4）支持学生自发地进行有意义的沟通。

结构化教学的基础是物理环境的结构化。物理环境结构化，指的是某一环境中（比如教室）各个区域的布置、活动材料的摆放都需要进行设计。例如，教室环境结构化，要求教室布置有组织、有条理，让学生、教员和来访者随时都能明白在某个时间每个区域将要进行什么活动。如果谱系学生很难理解周围环境，那就需要为他安排结构化场景，以便让他保持行为有序，完成目标行为。

有些谱系儿童有感觉敏感问题，因此会导致一些问题行为，对物理环境进行有组织、有条理的安排，可以有效避免或者缓解这种情况，这也是结构化的目的之一。物理环境中的所有方面都应该进行有组织、有条理的安排，这样才能尽量减少感觉问题给谱系儿童带来的困难（比如听觉、视觉、触觉）和干扰，避免他们分心走神。针对感觉问题可以采取的策略有：使用降噪耳机，合理安排谱系学生的座位以便减少视觉干扰，使用软垫座椅，提高舒适度。

对物理环境进行有组织、有条理的安排，还有一个目的，那就是帮助谱系儿童搞清楚应该做什么，让他们不必依赖社交信息做出判断。具体做法有：（1）清晰标明环境中的物理界线和／或图形界线；（2）明确规则、程序和常规，以便让他们了解在该物理空间中应该做些什么。

明确界线、划分区域

在教室里明确划分不同的区域，可以帮助学生了解每个区域可以用来干什么，建立清晰的界线。利用书架、挡板或者在地板上贴胶带这种简单的方法，就可以划分不同的活动区域。为谱系学生对环境进行结构化设计，主要是帮助他们了解有关谁、什么事情、什么时候、什么地方以及应该怎么做这些方面的信息。所有这些有组织、有条理的安排，可以融入所有的社交活动中去。在物理环境中使用组织化支持手段的时候，需要记住下列目标：

- 明确活动对参与成员的要求。
- 帮助个案关注到相关细节。
- 帮助个案更有目的性地参与活动。
- 提升个案的独立性。
- 提升个案观察他人的能力。
- 帮助个案更多地进行社交互动。
- 帮助个案了解将要发生哪些变化，并且能够灵活应变。

建立规则、程序和常规

对物理空间进行明确分区之后，应该把每个区域可以进行的活动、每个区域的规则以及在该区域应该遵守的程序要求都教给学生。每个区域都有自

己的规则和程序，这些规则和程序可以固定下来，成为非常有效的提示线索，有助于学生了解在这些区域应该做些什么。所有教室里面都应该张贴规则纪律，这就是视觉提示，帮助学生了解在社会生活中应该遵守的行为准则。把规则用可视化的形式表达出来，保证了对学生的要求明确清晰而且始终一致，这样会让学生感觉有章可循。这种明示社会性行为规则的做法，可以帮助学生重新集中注意力，或者在学生出现不当行为的时候给他一个简单明了的线索或者提示。明示规则，可以采用图片、符号、文字的形式。制订规则，应该以积极行为支持理念为基础，明确写出对学生的行为要求。这种方式可以单独使用，也可以和其他行为管理策略配合使用。使用视觉提示（比如张贴通知、布告牌），应该注意以下几点：

- 清晰明确地阐明适当的行为是什么。
- 规则数量适当，便于实施管理（比如大概三到五条）。
- 规则用语应该使用积极语言，措辞清楚、具体、简洁，描述能够观察到的行为。

下面举例说明什么是有效的视觉提示。

比利不太能够和同伴分享玩具，他在社交游戏活动中经常大喊大叫，抓着玩具不撒手。因此，老师给他做了一个用符号和文字组成的行为守则，上面列出了两条规则：（1）低声说话；（2）玩玩具要轮流。比利每天都复习这两条规则，并且和成人一起练习如何分享玩具。这个可视化的行为守则挂在游戏区，成人和小朋友都可以用它作为线索提示比利适当的行为是什么。

对环境进行有组织、有条理的安排，帮助学生学习社交技能

以下各节将讨论具体案例，解释如何对物理环境进行有组织、有条理的安排，才能帮助学生学习社交技能，尤其是以下几个方面的社交技能：（1）独自游戏休闲技能；（2）社交游戏休闲技能；（3）集体活动技能；（4）公共场合社交技能。有很多不同的方法，都可以用来对物理环境进行有组织、有条理的安排，提升谱系学生专注程度，吸引他们的注意力，帮助他们参与社交技能活动。

这些支持手段旨在帮助学生从各个方面理解将要进行的活动，比如：（1）要去哪里；（2）要用哪些玩具和材料；（3）要做什么；（4）要和谁进行互动；（5）该项活动需要进行多长时间；（6）什么时候算作完成该项活动。除此之外，还应该帮助学生学会灵活应变。所有这些有组织、有条理的安排，可以融入所有的社交活动中去，使学生在参与社交游戏休闲活动的时候不会再茫然不知所措。为了帮助学生更加积极地参与活动，可以对物理空间、活动材料、活动内容、活动时间、活动之间的转换以及活动对参与人员的要求等方面都进行有组织、有条理的安排。

不管活动类型是什么，要进行有组织、有条理的安排，第一步都是对物理空间或者地点进行设计（比如摆一张桌子、铺一块地毯，或者把院子用栅栏围起来），这些做法的目的就是帮助学生明白这个问题：我应该去哪里？如果学生很难待在同一个地点，那就设个边界出来。例如，在地板上画个X形用来提示学生应该站在哪里，或者放个垫子，提示他应该坐在哪里。第二步，是对活动材料进行有组织、有条理的安排，以便帮助学生明白以下几个问题：我有哪些选择？我可以用什么？我需要跟别人分享的是什么？如果谱系学生很容易发蒙或者崩溃，那就只给他准备进行某项活动必需的那些材料，或者给他有限的选择，这样就比较容易让他觉得有序。除此之外，还可以给活动材料贴上标签，准备活动清单。

接下来，是明确活动对参与人员的要求，帮助学生搞清楚要做什么。在活动指定区域放置特定数量的箱子，里面放上活动材料，或者给要做的事情列个清单。之后，是明确社交方面的要求，帮助学生搞清楚应该和谁进行互动。如果目标活动是独自游戏活动，那就选一个特定地点，来到这个地点就表明要进行独自游戏活动了。

所有的活动都应该对时间进行有组织、有条理的安排，这样可以帮助学生明白这项活动需要多长时间。想要做到这些，可以使用计时器、音乐，或者是以活动成果表示这项活动所需的时长。对于谱系学生来说，接受变化是比较困难的，所以在不同的活动之间进行转换的时候，进行有组织、有条理的安排，可以帮助他们了解正在进行的活动什么时候算是已经完成了。使用可视化日程表或者学生

熟悉的"转换歌"(在不同的活动之间进行转换的时候经常唱的歌),或者是倒数计时(比如10、9、8……),都可以帮助他们为进行下一项活动做好准备。表7.3到7.6按照社交技能发展顺序详细介绍了各种支持策略,帮助谱系学生在参与活动的时候理解有关谁、什么、什么时候、什么地方、怎么做的问题。以下各节还将详细举例说明如何运用这些策略对环境进行有组织、有条理的安排。

表7.3 对环境进行有组织、有条理的安排,帮助学生进行独自游戏休闲活动

对环境进行 有组织、有条理的安排	策略和手段示例
有组织、有条理地规定活动在地点或者空间方面的要求:要在哪里进行活动?	坐在豆袋椅(懒人沙发)或者某块地毯上活动。 可以用彩色胶带划定区域,进行活动。 在户外,可以用彩旗或者栅栏划定区域,进行活动。 在操场上,可以使用视觉标记划定区域,进行活动。
有组织、有条理地规定选择活动或者使用材料方面的要求:要用什么?	活动区域内的物品数量不要太多。 只提供进行该项活动必需的材料。 把进行该项活动要用到的所有材料放在单独的透明储物箱内。 把箱子放在架子上,架子上贴上标签,注明活动材料名称。 制作一个视觉化活动清单,上面写明某项活动一天当中最多可以玩几次(例如,看录像=一次;玩玩具火车=两次;用电脑=三次;看书=四次),学生可以勾选自己想要进行的活动。
有组织、有条理地规定活动程序或者活动对参与人员的要求:要做什么?	在指定活动区域放置一定数量的储物箱。 提供该项活动所需的一定数量的活动材料(例如,一个储物箱里有橡皮泥、四个饼干模具、一个擀面杖、一张步骤卡,上面有用橡皮泥做饼干的步骤)。 制作一个活动选项清单。
有组织、有条理地规定活动对参与人员在社交方面的要求:和谁玩?	在活动区域放上一张学生自己的照片,表明这个时间是独自游戏时间;相反,如果放的是他的小伙伴的照片,那就说明这个时间是社交游戏休闲活动时间。 划定一个特别的游戏区域,表示现在是独自游戏时间。
有组织、有条理地规定活动时间表或者活动在时间方面的要求:活动需要多长时间?	使用计时器,表示独自游戏休闲活动的时长。 使用音乐,表示独自游戏休闲活动的时长(即音乐放完时活动结束)。 通过活动材料数量的变化表示活动什么时候结束(比如串起20个珠子就算完成该项活动)。 通过最终完成的作品表示活动什么时候结束(比如完成一幅50片的拼图)。 如果无法用活动材料表示活动什么时候结束,那就使用视觉提示表示要做什么(例如,要看五页书,那就在这五页书的每一页上都贴个指示贴,表示这五页都要看)。 使用时间板进行视觉提示:准备一些数字卡,或者是组成学生名字的字母卡,或者是一套图片,图片内容能够表示这项活动是为这个学生准备的,再准备一长串魔术贴,把这些数字、字母或者图片一个个往魔术贴上贴,或者一个个从魔术贴上往下拿,通过这种方式,让学生理解活动时间在一点一点地过去。 用图片或者文字的形式表示"首先、接下来",通过这种视觉提示描述现在进行的是什么活动、接下来要进行什么活动,如果下一项活动是学生特别喜欢的活动,这种方法尤其适用。
有组织、有条理地规定活动转换对活动参与人员的要求:什么时候算作完成该项活动?下一步要做什么?	在每天的可视化日程表中,列入独自游戏休闲时间。 选择一个指定地点摆放学生在活动中完成的作品。 采用一首熟悉的歌当作"活动转换歌"。 使用倒数计时准备进行活动转换(比如倒数"10、9、8……")。 请学生展示在活动中完成的作品并进行描述。 为学生准备视觉提示,提醒他在完成活动的时候可以怎么说(例如,在活动时间板的最下面,放一个"我完成了"的卡片)。

表 7.4　对环境进行有组织、有条理的安排，帮助学生参与社交游戏休闲活动

对环境进行有组织、有条理的安排	策略和手段示例
有组织、有条理地规定活动在地点或者空间方面的要求：要在哪里进行活动？	可以参考表7.3中针对独自游戏休闲活动所采取的方法，明确规定活动在地点或者空间方面的要求： 在特定活动区域内限定同伴的数量（例如，把这些游戏同伴的名字卡挂在这个活动区里）。 在谱系学生的椅子上贴上他的名字，或者给他一个特殊的垫子。 使用彩色胶带，表明在活动中应该站哪儿，或者应该在哪儿等待。
有组织、有条理地规定选择活动或者使用材料方面的要求：要用什么？	可以参考表7.3中针对独自游戏休闲活动所采取的方法，明确规定使用材料方面的要求： 选择的玩具或者活动应该是学生在独自游戏休闲活动中已经掌握的。 选择的活动应该能让所有参与活动的学生都有相同数量的活动材料。 准备一个箱子，在里面放上活动用品，用来表示备选活动以及每项活动可接受的参与人数（例如：在箱子里放上四支画笔，就表示四名学生可以选择艺术活动；放上三块小积木，就表示三名学生可以选择去积木区活动；放上两枚书签，就表示两名学生可以选择去读书区活动；放上两顶帽子，就表示两名学生可以选择去换装区活动；放上四根粉笔，就表示四名学生可以选择课间休息时用粉笔在水泥地上写字）。 选择的活动应该能让每个参与活动的学生都有自己的一套材料。 最好是体育类活动、结构化游戏，或者其他能让学生以共处模式参与的活动。 选择的活动应该是有组织、有条理的，参与人员可以预料得到活动中将要发生什么（比如活动完成之后有明确结果）。 请谱系学生和活动同伴事先计划好要用什么、如何分享。 如果活动需要共享材料，应该在空间上划分出明确边界，用来表示哪些是个人拥有的，哪些是需要共享的（例如，在积木区进行活动的时候，用托盘进行区分，自己盘子里的积木是自己的，别人盘子里的积木是别人的，没放在盘子里的积木是可以共享的）。 如果活动需要共享材料，应该把活动同伴进行分组，以便限制需要共享的材料数量。 把活动材料装在不同颜色的储物箱里，分发给活动同伴，表示材料归属（例如，谱系儿童总是用蓝色箱子里的东西）。
有组织、有条理地规定活动程序或者活动对参与人员的要求：要做什么？	可以参考表7.3中针对独自游戏休闲活动所采取的方法，明确规定活动对参与人员的要求： 采用前文所列举的一些实物标志，在活动空间、活动选择、材料归属等方面对活动进行有组织、有条理的安排，帮助学生在社交游戏中进行分享。 选择的活动应该是学生在独自游戏中已经掌握的活动。 应该明确该项活动打算让学生做什么，是让他用自己的一套活动材料以共处模式参与活动，或是用共享的材料以共处模式参与活动，还是进行互动游戏。 如果是互动游戏，就应该选择轮流规则明确的活动（比如和一个同伴进行搭火车轨道的游戏）。 使用线索卡提醒所有参与活动的学生应该做什么、应该看谁。
有组织、有条理地规定活动对参与人员在社交方面的要求：和谁玩？	可以参考表7.3中针对独自游戏休闲活动所采取的方法，明确规定活动在社交方面的要求： 请谱系儿童在游戏休闲活动开始之前选择活动同伴。 请谱系儿童在一组照片中选择一个或者多个活动同伴。 对游戏休闲区域所容纳的人数进行规定限制（比如在指定区域放置一定数量的椅子和坐垫）。
有组织、有条理地规定活动时间表或者活动在时间方面的要求：活动需要多长时间？	可以参考表7.3中针对独自游戏休闲活动所采取的方法，明确规定时间要求： 如果在社交休闲游戏活动中需要等待，那么在学生等待时应该给他一样东西在手里拿着，或者给他一张卡片用来提醒他在活动期间需要等待。
有组织、有条理地规定活动转换对活动参与人员的要求：什么时候算作完成该项活动？下一步要做什么？	可以参考表7.3中针对独自游戏休闲活动所采取的方法，明确规定活动转换对参与人员的要求： 在当前活动结束的时候，请活动同伴对谱系儿童说"再见"，以表示将要进行下一项活动。

表 7.5　对环境进行有组织、有条理的安排，帮助学生参与集体活动

对环境进行有组织、有条理的安排	策略和手段示例
有组织、有条理地规定活动在地点或者空间方面的要求：要在哪里进行活动？	可以参考表 7.3、表 7.4 中针对独自游戏休闲活动和社交游戏休闲活动所采取的方法，明确规定活动在地点或者空间方面的要求： 针对所有集体活动划定活动场所。 在谱系学生应该待的地方，放上他的姓名卡。 用胶带纸在地上贴出"×"形，用来标示谱系学生在集体中应该站的位置。 请谱系学生自己选择一个同伴，在集体活动中和他站在一起或者坐在一起。 如果活动要求排队，那么让谱系学生排在第一个或者最后一个。
有组织、有条理地规定选择活动或者使用材料方面的要求：要用什么？	可以参考表 7.3、表 7.4 中针对独自游戏休闲活动和社交游戏休闲活动所采取的方法，明确规定使用材料方面的要求： 尽可能让谱系学生自己分发和收拾活动材料。 用不同颜色的档案夹表示每个活动主题（或者活动区域）。 用不同颜色的索引卡对应每项活动所需的材料清单。 用不同颜色的档案夹和盒子收纳每个主题或者每项活动的作品和材料。
有组织、有条理地规定活动程序或者活动对参与人员的要求：要做什么？	可以参考表 7.3、表 7.4 中针对独自游戏休闲活动和社交游戏休闲活动所采取的方法，明确规定活动对参与人员的要求： 列出集体游戏规则（比如：观察、等待、举手、分享、轮流、倾听）。 在集体中如有需要，应该为谱系学生提供线索。 如果活动需要等待，小组人数应该少一些（即五人以内）。 把谱系学生安排在小组中最利于他观察他人的位置。 为谱系学生指定一个同伴，关照他，以便及时提醒他该做什么。 为谱系学生提供视觉线索，以便帮助他弄明白应该看谁、应该听谁（比如让正在说话的成人或者同伴手里拿一个彩色棒）。 按顺序列出集体活动的所有步骤或者主要步骤。
有组织、有条理地规定活动对参与人员在社交方面的要求：和谁玩？	可以参考表 7.3、表 7.4 中针对独自游戏休闲活动和社交游戏休闲活动所采取的方法，明确规定活动对参与人员在社交方面的要求： 尽可能避免活动给谱系学生带来社交方面的困惑，尽可能减少随机轮流的情形。 用一个物品或者彩色线索物标记不同的活动小组（比如某小组在红色地毯区域内活动）。 在合作学习性质的小组活动中，如果需要参与人员分享观点和想法，则需要对这个环节进行明确规定，让学生围坐一圈，按顺序轮流发言，并且让发言者手里拿一件东西表示现在轮到他发言（比如拿一个塑料麦克风）。
有组织、有条理地规定活动时间表或者活动在时间方面的要求：活动需要多长时间？	可以参考表 7.3、表 7.4 中针对独自游戏休闲活动和社交游戏休闲活动所采取的方法，明确规定活动在时间方面的要求： 随着小组人数越来越多，小组活动对参与人员的要求越来越复杂，就要采用更多的实物标志将活动安排得更加有组织、有条理。
有组织、有条理地规定活动转换对活动参与人员的要求：什么时候算作完成该项活动？下一步要做什么？	可以参考表 7.3、表 7.4 中针对独自游戏休闲活动和社交游戏休闲活动所采取的方法，明确规定活动转换对参与人员的要求： 在小组活动转换时采取非语言线索（比如关灯，请所有人都举起手）。 如果在集体活动中需要等待，那么应该给学生们准备两种卡，上面分别写上"等待"和"轮到我了"。使用计时器，明确显示等待时长，还可以表示多长时间之后需要进行下一项活动。

表 7.6 对环境进行有组织、有条理的安排，帮助学生参与社区活动

对环境进行 有组织、有条理的安排	策略和手段示例
有组织、有条理地规定活动在地点或者空间方面的要求：要在哪里进行活动？	可以参考表 7.3、表 7.4、表 7.5 中针对独自游戏休闲活动、社交游戏休闲活动以及集体活动所采取的方法，明确规定活动在地点或者空间方面的要求： 事先了解活动地点和活动环境对参与人员的要求，以便制订计划为谱系儿童做好准备。 第一次去活动地点，只作短暂停留，之后每次去的时候逐渐延长时间，最终延长到活动所需的实际时长。例如，想去医院看病，那就在门诊挂个号，再看看大堂里的鱼缸等，之后就离开，慢慢地，延长到看病需要的实际时长。去理发店／美发厅也可以使用同样的策略。 去活动地点之前，给谱系儿童播放一段视频或者看一本书，视频或者书中突出描述活动场景，比如"去看牙医"和"去动物园玩"。 列出活动对参与人员的要求，以及在社区活动环境中，什么是适当的行为，什么是不适当的行为。例如，如果是去看表演，那就看看幕间休息时间表，再看看节目单上的有关规定，比如说看节目时不准喧哗。除此之外，还要让谱系儿童明白参加这个活动的要求是对号入座。 选择交通不是特别拥堵的时候去看看活动场地。例如，大家都喜欢的本地球队上电视的时候，我们就去百货店买东西，或者选择工作日下午去打保龄球。
有组织、有条理地规定选择活动或者使用材料方面的要求：要用什么？	可以参考表 7.3、表 7.4、表 7.5 中针对独自游戏休闲活动、社交游戏休闲活动以及集体活动所采取的方法，明确规定使用材料方面的要求： 有组织、有条理地安排社区活动，以便帮助谱系儿童理解哪些活动材料可以使用（或者不可以使用），哪些东西可以共享（或者不可以共享）。例如，需要教给他，社区公园里的秋千，如果上面没有人，那就表明现在可以玩。
有组织、有条理地规定活动程序或者活动对参与人员的要求：要做什么？	可以参考表 7.3、表 7.4、表 7.5 中针对独自游戏休闲活动、社交游戏休闲活动以及集体活动所采取的方法，明确规定活动对参与人员的要求： 有组织、有条理地安排社区活动，以便帮助谱系儿童理解要做什么。例如，要去动物园或者博物馆，那就在地图上标上数字顺序，计划好先看什么后看什么。去百货店买东西，让谱系儿童按照购物清单一项一项地拿东西。
有组织、有条理地规定活动对参与人员在社交方面的要求：和谁玩？	可以参考表 7.3、表 7.4、表 7.5 中针对独自游戏休闲活动、社交游戏休闲活动以及集体活动所采取的方法，明确规定活动对参与人员在社交方面的要求： 有组织、有条理地安排社区活动，以便帮助谱系儿童理解是和谁一起活动，在活动中如何保持情绪平稳、集中注意力。例如，帮助谱系儿童学会去服务台咨询要买的东西在哪里。
有组织、有条理地规定活动时间表或者活动在时间方面的要求：活动需要多长时间？	可以参考表 7.3、表 7.4、表 7.5 中针对独自游戏休闲活动、社交游戏休闲活动以及集体活动所采取的方法，明确规定活动在时间方面的要求： 有组织、有条理地安排社区活动，以便帮助谱系儿童理解该活动会持续多久。例如，去郊游的时候，下车之前会公布返程时间，这个时候就可以帮助谱系儿童在手表上设置闹钟，这样就能提醒他应该什么时候回到车上。
有组织、有条理地规定活动转换对活动参与人员的要求：什么时候算作完成该项活动？下一步要做什么？	可以参考表 7.3、表 7.4、表 7.5 中针对独自游戏休闲活动、社交游戏休闲活动以及集体活动所采取的方法，明确规定活动转换对参与人员的要求： 有组织、有条理地安排社区活动，以便帮助谱系儿童理解当前活动何时结束、下一步要做什么。例如，去商店买东西的时候，可以教会谱系儿童付款之后购物活动就结束了，下一步是回家，到家之后再把买来的东西放好。

对环境进行有组织、有条理的安排，帮助学生进行独自游戏休闲活动

如果干预目标是帮助学生进行独自游戏休闲活动，那么需要使用的组织化支持手段就是要帮助他理解使用活动材料做什么以及如何使用这些活动材料。另外，可能还需要指导学生如何选择自己喜欢的活动，如何保持专注或者独立，如何按照日程表进行活动，如何进行下一项活动。如表 7.3 所示，使用视觉线索和具体提示，可以有效帮助谱系学生有序地进行独自游戏休闲活动。

下面举例说明如何使用组织化支持手段帮助谱系学生独立参与教室活动并恰当使用活动材料。

克莱尔很难独立完成任务，当她觉得当前任务

（比如数学、写字）没意思的时候，也很难一直待在教室里她的工作区内。准备一张清单，上面写着她在每个工作区需要完成的任务，这样就不需要一直监督和提示她了。她喜欢画动物，所以她很喜欢艺术区。老师为她准备了一个用照片组成的选择板，以便她选择并按顺序安排她想使用的材料以及想要进行的活动。除此之外还准备了一个"先……然后……"的日程表，这样她就能明白她有时间去艺术区进行活动。她会把其他区域的标签带出来，带到艺术区去，因为她喜欢蓝色，担心等她到艺术区的时候蓝色标签就没了。为了缓解她在这方面的焦虑，老师在不同的透明盒子里分开放了不同颜色的标签，这样她就可以很清楚地看见蓝色标签是足够大家分的。

对环境进行有组织、有条理的安排，帮助学生参与社交游戏休闲活动

前文提到了很多策略，旨在对环境进行有组织、有条理的安排，以便帮助学生进行独自游戏休闲活动，这些策略也同样适用于社交情境。表7.4中概括了一些组织化支持手段和策略，可以帮助学生参与社交游戏休闲活动。针对社交游戏使用的组织化支持手段，可以是视觉或者实物线索，帮助谱系儿童与他所选择的同伴互动，帮助他理解休闲活动中必须要做到的事情，比如分享材料、进行轮流和耐心等待。对社交游戏休闲活动进行有组织、有条理的安排，应该注意逐渐增加游戏活动的复杂度和难度，可以先从共处模式活动开始，活动中给谱系学生一套他自己独享的活动材料，或者是从结构化程度比较高的活动开始，这种活动比较容易预料得到将要发生什么，活动中有明确的先后顺序或者清晰的整套规则。之后，当谱系学生学会如何进行这些活动之后，再进一步学习互动性更强的游戏活动。

下面举例说明如何使用组织化支持手段一点一点地帮助谱系学生学会与同伴一起游戏。

在自由活动时段，巴瑞总是在教室里漫无目的地跑来跑去。在家里的时候，他有很多感兴趣的独自游戏休闲活动，但是在学校自由活动的时候，他就不能独立做出选择，也不能保持注意力或者和同伴互动。巴瑞的老师为他做了两块活动选择板，一块板上写有活动选项，另一块板上有他喜欢的同学的照片。自由活动开始的时候，巴瑞选择两个活动伙伴（他们可以选择答应或者不答应）和两项社交活动。一开始的时候，这些活动都是操作类游戏或者是艺术类活动，可以让他们以共处模式参与活动，活动的空间、时间和材料的安排都是有组织、有条理的。渐渐地，巴瑞开始和小伙伴们进行需要分享和轮流的活动。为了使分享行为更加有组织、有条理，老师给了他一个蓝色的盒子，用来放那些他不想让小伙伴碰的东西，但是如果他偶尔用盒子的东西交换某个小伙伴的玩具的话，老师会对这个行为进行强化。为了使轮流行为更加有组织、有条理，老师给了他一张提示卡，用来提示他应该耐心地等着轮到自己。明确了活动的空间、材料、同伴以及活动对参与人员的要求，极大地改善了巴瑞的行为组织表现，帮助他更好地参与了社交游戏休闲活动。

对环境进行有组织、有条理的安排，帮助学生参与集体活动

前文提到了很多策略，旨在对环境进行有组织、有条理的安排，以便帮助学生进行独自游戏和社交游戏休闲活动，这些策略也同样适用于集体情境。表7.5中列举了参与集体活动的时候需要特别考虑的因素。我们常常需要使用实物标志对活动进行有组织、有条理的安排，以便帮助谱系学生，除此之外，还需要使用非语言线索和其他实物提示或者视觉提示，帮助他们理解在集体情境中应该做什么、应该看谁，尤其是集体人数比较多的情况下，因为人数越多，集体或者活动对参与人员的要求也就越复杂。这些组织化支持手段能够帮助谱系学生保持专注、处理社交问题，并且更好融入集体中去。

下面举例说明如何使用支持手段，帮助谱系学生在集体活动中专注自己的任务并且积极融入集体中去。

如果是同一性集体活动，也就是说，集体中的所有人在同一时间做同样的事情，泰米还是能够参加的，但是在集体场合，她很难理解轮流的规则，也不会观察别人。她能够理解语言信息，但是跟不上社交事件。在课堂上，她经常大声提问或者做出评述；自由活动时，她就漫无目的地东游西逛。为了帮助她，老师在教室里用了下列实物标志对活动进行有组织、有条理的安排：（1）集体讨论时，老

师把主要的讨论观点写下来;(2)安排她跟老师挨着坐;(3)老师和同学们发言的时候手里拿一支羽毛,这样她就知道应该看谁;(4)在黑板上放一张提示卡,上面写着"举手"。户外活动的时候,自由活动之前:(1)同伴帮助她计划好有组织、有条理的游戏活动;(2)她自己做个材料清单,上面列上她安排活动所需要的东西。她很喜欢写字,所以制作清单对于她来说是很有意义的活动。

对环境进行有组织、有条理的安排,帮助学生参与社区活动

一般来说,公共场合的物理环境,比如亲戚家、医院、饭店、体育馆、电影院或者博物馆这些地方,基本都比较缺乏组织性和条理性,谱系儿童尤其难以适应。尽管能够使用一些组织化支持手段有计划地进行干预,但是从谱系儿童的角度来看,周围环境依旧是嘈杂混乱的,要将公共场合的环境安排得有组织、有条理,是非常困难的,理解这一点非常重要。表7.6提出了一些指导原则和基本理念,能够有效地帮助谱系人士,让他们在社区活动场景中感到更加有序、平静。公共场所的性质本身就会带来很多挑战,常常会出现很多事先无法预料的社交场景,尽管如此,如果能够进行详细的准备和周密的计划,还是可以帮助谱系儿童顺利参与一些重要的社区活动。主要目标就是要帮助谱系人士理解在某个特定的公共场合中应该做些什么,在特定的地点或者空间如何自处,以及这个公共环境对身处其中的人有什么要求。

下面举例说明如何使用支持手段,对社区活动进行有组织、有条理的安排,以便帮助谱系儿童应对社区活动带来的挑战。

托比特别害怕去医院,曾经需要几个成人按住他才能做身体检查,所以为他制订了一个计划,对就医体验就行组织化支持,计划重点就落在该做什么、做多久、如何保持情绪平稳、检查何时结束等这些组织元素上。为了帮助他理解应该做什么,进行了下列安排:(1)使用视频示范,先制作一段去医院就诊的视频,每天放给他看;(2)让他每天去校医办公室演练如何就医;(3)给他一本他特别喜欢的粘贴书,他把书上的粘贴一张张贴在黑板上,这样可以表示时间在一点一点地过去;(4)演练如何就医的时候给他放他喜欢的音乐;(5)演练结束的时候,给他一个击掌,表示成功。之后,第一次实战的时候,整个过程是这样的:让他跟医生快速问声好,然后在候诊室里看粘贴书,之后和妈妈击掌,离开医院。慢慢地延长和丰富这个过程,最后他终于可以顺利地接受身体检查了。

在家里、在学校那种有组织、有条理的场景中,谢恩和同伴在一起的时候都能表现出很多社交技能,但是一到聚会的时候,他的自控能力就比较差了。其实他已经掌握了在活动中应该做什么、如何分享材料这些单项技能,但是如果社交场合中有陌生同伴在场,他就无法综合运用这些技能。针对这种情况制订的计划,主要集中在要在哪里进行活动、和谁待在一起、如何保持情绪平稳等这些组织元素上。计划具体包括下列方面:(1)在聚会开始前,先带他到现场看一看,列出在聚会不同阶段他可以待在什么位置;(2)让他看看参加聚会的同伴名单;(3)让他挑选两位在聚会中进行互动的同伴;(4)让他挑选一个安静的角落,聚会过程中提醒他要去冷静一下的时候,他可以在这个角落玩一会儿他随身携带的计算器。这些准备工作做好之后,第二次参加聚会的时候,他和朋友们就比较顺利了。

对活动日程常规进行有组织、有条理的安排

除了对物理环境进行有组织、有条理的安排,帮助谱系儿童发展社交和沟通技能的第二个支持策略,就是建立活动日程常规,方便他们事先对活动内容、先后顺序有所了解和把握。每天都有活动日程常规,这是干预计划中不可或缺的一个方面。谱系儿童在活动转换的时候会有困难,这些困难会妨碍他们的独立。但是,无论是在家、在学校还是在工作中,活动转换都是很重要的一部分,而使用日程常规,就能够帮助他们顺利进行活动转换。日程常规包括下列三项不变的组成部分:(1)开始;(2)事情的先后顺序;(3)结束。

可视化日程表有一个主要功能,就是把活动的先后顺序以及活动对参与人员的要求清晰地展示出来。可视化日程表可以通过各种各样的形式展示活动先后顺序,可以使用实物,也可以使用照片、象形符号(比如符号、图标)、文字,也可以把上述几种组合在一起使用。日程表中可以明确:(1)应该去哪里;(2)现在应该做什么;(3)之后应该做什么;(4)需要做多久。日程表一般都是按线性顺序排列的,可视化日程表旨在满足个性化需求,其长度和形式都可以灵活改变。日程表中的信息太多或者太少,都可能引起焦虑情绪,所以,根据个人需要进行调整是非常必要的。有些日程表中,一次只有一条信息,比如"首先……然后……"这种形式,有些则包含了一整天的活动安排。有些日程表是横着看的,以从左到右的形式列出信息,这跟我们读文章的习惯一致;而有些是竖着看的,从上到下列出信息。日程表放在哪里也是需要考虑的问题,除此之外,还应该考虑谱系儿童要如何操作、使用、核对日程表。有些人习惯随身携带日程表,而有些人喜欢把日程表放在一个固定的位置。使用日程表,能够帮助谱系儿童提高在独自游戏和社交活动中的独立性,日程表示例包括:

- 每日活动日程表(即每天的活动顺序)
- 用来提示将要进行下一项活动的物品(即某个特定物品,用来表示将要进行下一项活动,让谱系儿童准备好该去哪里)
- 活动或者任务列表(即活动或者任务的步骤顺序)
- 小组讨论或者课程的提纲或者清单
- 时间板或者时长图(即以视觉化方式按顺序表示时间)

下面举例说明如何使用日程常规为谱系学生提供帮助。

比利需要日程表,尤其是到了陌生环境中的时候。在学校的时候,他每天要花好长时间查看他自己的日程表。日程表确实帮助他理解了接下来会发生什么,但是,他很难理解时间概念。他已经学会看表,知道看时间。他的父母发现时间板或者时长图特别有用,能帮他厘清时间概念。他喜欢字母,所以给他做的时间板是一张卡片,还有组成他名字的字母,把字母都先粘在魔术贴上。时间过去一点,就从魔术贴上拿下一个字母放在卡片上。等到放过去的字母组成了他的名字的时候,就表示时间到了,该做好准备进行下一项活动了。

对于谱系人士来说,活动常规指的是他熟悉的或者比较稳定的活动,他在这种活动中能够明确理解应该做什么、需要做多久。熟悉的活动常规对谱系人士很有帮助,主要体现在以下两个重要方面:

- 首先,熟悉的活动常规可以让谱系儿童预料得到接下来会发生什么,如此一来,就会提高他们参加活动的目的性,让他们不那么不知所措。
- 其次,熟悉的活动常规可以使谱系儿童不那么依赖他人给予辅助提示。

但是,一般来说,大多数社交事件和社交互动的发生过程都是无法预料的,而且常常没有一个明确的结果,所以谱系人士注定要面对这样一个矛盾:他们希望事情能有规律可循,不要总是出人意料,但是,社交事件和社交互动本身就是动态的、不断变化的。建立日程常规,会带来一个难题,就是有可能会给习惯于这些常规的谱系儿童造成刻板问题。因此,应该保证要有计划地在日程常规中加入一些变化,让谱系儿童能够做到平静淡定、随机应变。随时注意谱系儿童在不同场景中的行为组织能力水平,以便确定在什么时候有必要使用这种活动常规,让他事先对将要发生的事情有所了解,这一点是非常重要的。

社会性支持

谱系人士的一大困难就是无法从他人所说、所做和所想中提取意义,社交互动是动态的,经常无法预料,谱系人士常常对此感到茫然不知所措,因此,他们对于社交体验的理解常常是七零八落、不成体系的。对他们的社交困难予以足够的理解、尊重和共情,在这个基础上,形成了第二组干预策略:社会性支持。社会性支持,指的是所有的调适和前提性调整,是一种结构化手段,用来提升谱系人士对社交互动的理解能力、融入程度和参与程度,接下来的各节将着重讨论使用视觉支持手段提升社交理解能力。

视觉支持手段

视觉支持手段,主要采用视觉信息,包括实物、照片、符号、文字、视频等方式,预习和复习社交互动对参与人员的要求,为谱系儿童做好准备,并对他进行提示,帮助他达到这些要求,顺利地参与社交互动(Quill, 1997)。视觉支持,作为循证实践的一种做法，指的是使用具体有形的参照物，帮助谱系儿童从社交场合中提取到相关的语言、社交以及情感信息（Hume, 2013b; Wong et al., 2013）。视觉支持手段能够帮助谱系人士在社交场合保持专注，保持行为有序，并且更容易理解他在社交互动中应该做些什么。表 7.7 总结了视觉支持的理念、用法以及好处。

表 7.7 视觉支持手段

理念	提供有形而具体的信息 突出相关社交信息 提供具体提示，提醒应该做什么、说什么 减少对语言以及社交提示的依赖性 提高独立性 使个案在需要的时候可以获得信息 掌握技能之后可以逐渐撤出支持
使用方法	准备（明确社交活动对参与人员的要求） 预习（在社交活动开展之前，教授所需技能） 提示（在社交活动期间提供指导性线索） 复习（在社交活动完成之后，通过复盘方式教授技能）
在什么情况下帮助最大	个案儿童属于视觉学习型 个案儿童行为组织能力较弱 个案儿童很难使用口语 个案儿童缺乏共同注意 个案儿童缺乏模仿技能 其他策略不奏效的情况

相比于语言和社交信息，谱系人士更擅长注意、处理并记住视觉空间方面的信息，因此，他们很难整合社交信息，而视觉支持正好可以弥补他们这个方面的弱势，发挥他们在视觉信息处理方面的优势。在关注图形信息方面，谱系儿童的能力可能和正常发育发展的同龄儿童相仿，但是，他们可能无法快速地切换注意力，所以就无法从转瞬即逝的社交线索和语言信息中提取意义。鉴于他们在处理线索方面的困难，建议在社交情境中使用视觉支持手段，因为目前看来，在社交情境中使用语言提示没有什么效果。具体的视觉线索能够使相关的社交信息和语言信息更加突出，从而提高谱系儿童对这些信息的关注程度和理解程度。例如，如果使用语言和示范进行社交互动指导都不奏效，那么就可以使用文字指令解决这一困难。

使用视觉支持手段，有利于帮助谱系儿童提升社交技能水平，培养其独立性，因为这些手段能够具体地提醒他们应该做什么、说什么，所以他们不必太过于依赖语言提示和社交提示，独立性自然也就提高了。在有些情境中，儿童已经习惯于依赖成人提示和辅助线索，这种情况下，依然可以采用不同形式的视觉支持手段。

在需要的时候，这些线索可以为他们提供帮助；随着儿童掌握了相关技能，这些线索又可以慢慢撤出。因此，这些视觉支持手段能够逐渐提高儿童的独立性。有些类型的视觉支持手段还在发展技能方面起到了重要作用。例如，使用社交故事，能够帮助有口语及阅读能力的谱系儿童理解社交场合，类似这种象形符号的指示，都有可能帮助谱系儿童学习、使用以及泛化使用独立技能。视频示范也是一种视觉支持手段，而且能够非常容易地调动学生积极性，有助于提升独自游戏休闲技能以及其他社交技能水平。

另外，如果有些社交情境容易引发谱系儿童的焦虑情绪或者问题行为，也可以考虑采用视觉支持手段帮助他们，因为在这些场合，儿童一般不太能够对语言提示和肢体提示做出反应。具体的、有形的视觉线索可以单独使用，也可以结合其他提示方式一起使用，与更加直接的成人提示相比，这些视觉线索通过间接方式让社交信息更加清晰。一旦儿童在某个特定的社交场合中的独立性提高了，舒适感也增强了，他就会自然而然地忽略这些视觉支持。

视觉支持手段适用于大部分儿童，不论其认知发展水平高低。使用视觉支持手段培养社交互动能力，建议遵循下列步骤：

- 清楚地列出社交活动对参与人员的要求，为谱系儿童做好活动之前的准备工作；
- 在社交活动开始之前，为谱系儿童预习、学习所需要的技能项目；
- 在教学过程中给予提示；
- 在活动结束之后，对社交场合进行回顾、复盘。

准备：使用视觉支持手段，有组织、有条理地列出活动对参与人员的要求。使用日程表、活动先后顺序表和任务清单，能够清晰地表示活动内容以及活动对参与人员的要求（Betz, Higbee & Reagon, 2008; Cihak, 2011）。这种视觉线索可以使谱系儿童不必总是进行社交方面的判断，也不必总是依赖社交线索。

预习：大部分视觉支持手段都可以用作教学工具，在谱系儿童进入社交场合之前，为他们提供指导。

社交脚本、社交故事、视频示范、对话读本、社交百科全书、社会性行为守则、视觉影像和一些放松技巧，所有这些方法都可以使谱系儿童有机会学习社交场合的相关特点，并且通过预习和演习的方式掌握社交和沟通技能（Fleury, 2013a; Hume, 2013b; Plavnick, 2013; Wong, 2013b; Wong et al., 2013）。对于很多谱系儿童来说，社交情景都是令人茫然、困惑、不知所措的，因此，比起临场实战的策略，可以进行事前演习的策略更容易奏效。

提示：有些视觉线索策略还结合了一些其他项目，这些项目可以用在社交场合作为视觉提示提供教学指导（Cox, 2013），在这种情况下，这些视觉线索的作用是提醒谱系儿童。例如，如果谱系儿童在对话中无法和同伴就同一个话题进行持续交流，当他跑题的时候，同伴就可以指向上面写着"紧扣主题"这个视觉线索，以示提醒。在社交场合中，这些非语言提示意义非凡。对于难以泛化使用技能的谱系儿童来说，现场提示比事先预演的方法更加有效。

复盘：视觉支持手段使谱系儿童有机会在活动之后回顾该活动对参与人员在社交方面的要求，这些具体的、有形的线索可以使活动信息更加清晰，还有助于谱系儿童对活动内容进行多次复习。同样的视觉支持手段，既可以用来就谱系学生正在学习的技能给予提示，又可以方便他们在活动之后进行自我评估，检视自己是否表现出该项技能。例如，与同伴进行对话之后，谱系学生可以回想自己是否做到以下几点：（1）跟同伴打招呼；（2）与同伴进行目光接触；（3）紧扣对话主题。这种复习非常重要，可以强化适当的社交行为，考虑用其他办法代替不适当的社交行为，并且教会个案使用替代行为。有很多社交决策策略都可以帮助谱系人士对社交场合进行复习，比如社交解析（LaVoie, 2005）和场合—选项—后果—决策—策略—模拟这种社交决策策略（简称SOCCSS；Myles, Trautman & Schelvan, 2004）。

视觉支持手段的种类

本节将简要介绍八种视觉支持手段，阐述其功能，并通过一些实践案例解释如何使用不同种类的视觉支持手段为谱系儿童提供帮助。关于如何使用视觉指导满足谱系儿童和青少年的需求，下列指导原则提供了一些基本思路：

- 如果个案很难从语言信息中提取意义，那么可以将语言信息和视觉支持搭配使用。
- 如果个案行为组织表现较差，不能对社交提示做出反应，那么可以考虑使用视觉支持。
- 如果个案缺乏共同注意和模仿能力这些核心能力，不太能够对社交提示做出反应，那么可以考虑使用视觉支持。
- 如果个案还处于前符号发展阶段，对图片形式的信息不感兴趣或者理解不了，那么可以使用实物线索，因为其他视觉支持手段可能都必须要求最基础的符号理解能力。
- 如果个案对图书或者电脑感兴趣，那么可以通过照片或者象形符号的方式帮助他们学习信息的意义，因为比起那些无法理解图形信息的儿童来说，能够对照片或者图片进行匹配和分类的儿童，更有可能从视觉指导中受益。
- 如果个案对视频或者电视感兴趣，那么可以使用视频示范的方式。
- 如果个案很难回应口头语言指导，那么使用视觉支持手段的时候，应该注意信息内容和复杂程度都要和他的口语理解能力相匹配。
- 如果个案对文字感兴趣或者能够理解文字，那么可以使用通过文字进行指导的策略。

牢记上述意见建议和指导原则，接下来就可以考虑使用某些种类的视觉支持手段了。能够提供社会性支持的视觉支持手段种类繁多，本节仅简单介绍几种最常见的可用于谱系儿童和青少年社会性干预的视觉支持手段，它们包括：

- 活动日程表
- 线索卡
- 社交脚本
- 社交故事
- 视频示范
- 社会性行为守则
- 自我调控视觉资料
- 放松线索
- 社交决策策略

活动日程表

视觉化的活动日程表，主要功能是清晰地呈现社交事件的先后顺序，帮助谱系学生了解活动在社交方面的要求，提高其在独自游戏活动和社交游戏活动中的独立性。本章"对活动日程常规进行有组织、有条理的安排"一节中讨论过这个方面的案例，下面举例说明如何使用视觉化的日程表。

克莱伦斯不愿意按照班级日程表进行活动。他喜欢赛车，于是老师把每天的活动写在赛车画上面，一张画上写一项，然后把日程表做成赛车道的样子，设置了起点线和终点线。克莱伦斯总是盼着能再贴一辆车到赛车道上，所以他现在就愿意按照日程表进行活动了。

社交线索卡

线索卡的主要功能是提醒谱系儿童应该做什么。视觉化的线索卡包含一条或者多条信息，能够代替语言或者其他形式的社交提示。使用线索卡，可以不用发声就让人重新集中注意力，与其他形式的提示相比不容易对人造成干扰。在个案行为组织表现比较混乱无序并且（或者）感到焦虑的情况下，线索卡尤其有用，线索卡的实例包括：

- 卡片，上面用符号或者文字的形式呈现一条信息。
- 小白板。
- 腕带，上面写有关键指令，由成人佩戴。
- 提示信息列表。
- 社交规则索引卡（社交规则可以是分享、轮流、等待）。

下面举例说明如何使用社交线索卡。

布莱恩在普校上学，他有一名助教，助教经常用线索卡对他进行提示。例如，在集体讨论的时候，助教就把关键词写在小白板上，用来对他进行视觉提示。在这些提示的无声帮助下，布莱恩在集体活动中的注意力提高了。给他准备的另一张线索卡是挂在教室门上的，一面写着"停"，一面写着"行"。还没开始使用这张线索卡的时候，他老是从教室里跑走，去看图书馆那里的鱼缸。现在老师通过线索卡教给他，什么时候可以走出教室（即线索卡写有"行"的那面朝外的时候），什么时候不能走出教室（即线索卡写有"停"的那面朝外的时候）。另外，在教室里面也用上了这种线索卡，用来提示他哪些事情是可以做的、哪些是不能做的。

社交脚本

社交脚本，主要功能是为谱系儿童就一项技能或者一种场合进行详细的解释（Fleury, 2013a; Wong et al., 2013）。这些解释起到示范的作用，或者能够明确在某种社交场合下可以选择做些什么。社交脚本提供的选项是有限的，比如，在某种社交场合下可以做些什么，有两项或者几项选择，这样一来，就可以把开放式结尾的社交互动变得比较简单。和日程表一样，社交脚本也可以用照片、图片、符号、文字制作。但和日程表不一样的是，社交脚本提供了更多的灵活性，而且社交脚本中描述的信息不一定是按线性顺序呈现的。从左到右的排列、数字编号的列表以及活动概况，通常都是提示人们按规定的顺序完成活动，而社交脚本就没有这么严格了，顺序都是可以变化的，示例如下：

- 选项圆盘：上面写有独自游戏或者社交游戏休闲活动中的不同选项。
- 游戏脚本：把开放式结尾活动中的不同选择，用可视化的方式呈现出来，画在不同的卡片上，再把这组卡片用钥匙链串在一起。
- 活动清单：上面列出各种不同的活动，顺序随机。
- 故事：把即将发生的事情编成一个故事，里面包含"可以怎么做"的不同选项。

下面举例说明如何使用社交脚本。

社交脚本帮助兰斯学会了更多游戏休闲技能，使他能够参加玩橡皮泥和换装游戏这种开放式结尾活动。他有一组卡片，上面写着可以做的各种事情，用钥匙链串在一起，例如，有关橡皮泥的游戏脚本包括八张卡片，描述了如何用擀面杖和饼干模具，如何用橡皮泥做出皮球、小蛇、姜饼人等。他经常复习这些选项，练习每项游戏方法，玩游戏的时候就把这些社交脚本带在身边。当他不知道该怎么办的时候，小伙伴就用这些脚本提示他。

社交故事

社交故事，主要功能是明确某个特定的社交场合对于参与其中的人都有哪些要求，帮助谱系儿童进行换位思考，提高社会认知。社交故事能够描述在某个社交场合发生了什么、为什么会发生这样的事，同时指出这个场合中的相关特征，列出适当的社交行为，并且描述该场合中其他人的反应（Collet-Klingenberg & Franzone, 2008; Wong, 2013b; Wong et al., 2013）。社交故事中的句子应该是描述性的、指导性的，能够呈现他人角度（Gray, 2010），故事中的信息复杂程度应该符合谱系儿童的语言理解能力。除了帮助谱系儿童进行换位思考、学习社交技能外，社交故事还可以用来缓解恐惧情绪。如果个案没有阅读能力，还可以把社交故事制作成音频或者视频，也可以选择附上解释说明，社交故事的呈现形式包括：

- 文字；
- 填空；
- 清单；
- 连环漫画；
- 故事书；
- 幻灯片（比如 PPT 文档）；
- 视频；
- 音频；
- 备忘录；
- 电子邮件。

下面举例说明如何使用社交故事。

泰勒已经学会了在集体活动中需要举手，但是没有轮到他的时候，他就会感到很烦躁，经常会情绪激动、大声说话。老师给他做了一本简单的讲情绪的故事书，他每天都预习这个故事，每次难过之后也会复习这个故事。老师在集体活动中，会用和故事里一模一样的话对他进行口头提示。逐渐地，在他感到生气的时候，就能用故事里的话调整自己的行为。他会说："有时会轮到，有时不会轮到，我挺淡定的。"

视频示范

视频示范可以用来帮助谱系儿童学习某些特定的社交技能（Buggey, Hoomes, Sherberger & Williams, 2011; Franzone & Collet-Klingenberg, 2008b; Plavnick, 2013; Wong et al., 2013）。通过视频示范，他们可以学会"做看听说"。视频中可以突出呈现社交线索与特定的社交和沟通行为。这种教学方式可以让人反复观看同一段一模一样的自然社交事件，因此，有些谱系人士很喜欢这种使用视觉支持手段的活动。自然发生的社交互动不可能重复出现，而视频能一遍一遍地再现完全一样的场景。使用视频帮助谱系儿童预习和复习社交事件非常方便简单，这种教学方式还可以和其他视觉策略结合使用。观看视频可以让人对一模一样的社交情节和互动行为进行反复回顾，喜欢视频的谱系儿童也有可能通过这种方式寻求他们对社交活动的掌控感，因为视频中将要发生的事情对于他们来说都是意料之中的。通过视频示范的方式进行教学指导，可以帮助谱系儿童提升社交理解能力和沟通能力。视频示范可以适用于任何场合，这里仅举几例：

- 帮助儿童学习动作模仿（例如，观看自己或者其他人随着音乐做动作或者运动）。
- 帮助儿童学习独自游戏休闲活动（例如，观看自己或者一个小朋友按照特定的顺序进行某种独自游戏休闲活动项目）。
- 帮助儿童学习社交游戏休闲活动（例如，观看自己或者小朋友们在某项活动中进行轮流）。
- 帮助儿童了解社区活动中对参与人员的要求（例如，观看自己或者一个小朋友去看牙医的经过）。
- 帮助儿童学习替代行为，消除问题行为（例如，观看自己或者其他小朋友的亲社会行为）。
- 帮助儿童学习使用特定的沟通信息（例如，观看自己或者其他人在不同的情境中如何表达信息）。
- 帮助儿童学习语篇对话技能（例如，观看自己或者小朋友们进行简单对话）。

制作社交或者沟通技能的教学视频，可以遵循以下步骤：（1）确定社交场景；（2）确定需要学习的社交行为或者沟通信息；（3）录制某人、家庭成员或者同龄伙伴做出该行为或者发出该信息的视频；（4）视频中着重突出社交线索、需要学习的社交行为或者沟通信息；（5）视频中不要出现太多语言信息。视频示范包括下列几种基本类型：

- 基本视频示范：其他人示范目标技能的视频。
- 自我示范视频：谱系学生自己学习或者表现出目标技能的视频。
- 学习者视角示范：以学习者的视角拍摄视频，视频中不拍摄示范目标技能者的脸。
- 视频提示：将目标行为拆解，分步骤录制，每一步中间需要停顿下来，给出提示。

使用视频示范进行教学指导的时候，应该记住以下基本思路：
- 定期播放视频（即每天播放，如果儿童感兴趣的话，还可以更频繁些）。
- 在进行实际活动之前，选择适当的时候给儿童预习视频内容。
- 把视频示范方式和另外一种视觉线索结合使用（如日程表、线索卡、社交脚本等）。
- 在自然社交场合，使用另外一种视觉线索作为提示。
- 对能力掌握情况进行评估。
- 根据实际需要，通过使用视频和其他视觉线索，不断练习目标社交技能。
- 逐渐降低进行视频预习的频度，直到儿童掌握该项技能。

下面举例说明如何使用视频示范：第一个例子通过视频示范，辅助谱系儿童比较顺利地完成看牙过程；第二个例子通过视频示范，帮助学生学习沟通技能。

安妮不喜欢看牙医，每次一接近医院大楼，她就开始尖叫，反抗得特别厉害，需要两个成人才能按住她完成常规检查。她不允许任何人碰她的牙齿，因为她把牙医和牙疼联系在一起。于是，给她做了一段关于看牙医的视频，内容是她姐姐去做牙科检查的过程，视频不但没做成默片，还配上了她最喜欢的音乐。视频里，医生使用仪器慢慢地检查了安妮姐姐的牙齿和牙龈，整个过程姐姐都很安静，离开医院的时候，作为奖励，姐姐还得到了安妮最喜欢的东西。配合视频使用的还有一个活动日程表。安妮每天都看这个视频，看了两个星期。接着，她带着活动日程表和这段视频去了口腔医院。从此，就诊过程就顺利多了。

罗杰不喜欢同学们借走他课桌上的东西，时时刻刻都警惕地保护着自己的"财产"，这让他根本无法专心做作业。有小朋友真要借什么东西的时候，他就会尖叫起来。他妈妈也做过很多努力，提醒他要用其他适当的沟通方式和同学沟通，但是都没有用，后来妈妈想到了视频示范的方法。在视频里，他的同学们表演了有小朋友来借东西的不同情形，并且示范说出来："不借，这是我的。"视频中出镜的有三位小朋友，模拟了四种不同的场景。无论是在家还是在学校，罗杰都很喜欢看这个视频，两天之内，他在教室里就能够很好地使用这个方法进行沟通了。

社会性行为守则

社会性行为守则，主要功能就是明确规定行为规范、明确规定适当的社交行为是什么。老师可以列出一系列的课堂守则，明确规定在表达沟通需求的时候必须遵守的社交方面的行为要求。使用视觉化的方式呈现这些要求，可以保证成人在执行规则的时候清楚明确、前后一致；在儿童出现不当行为的时候，这样的展示方式还能够让儿童重新集中注意力，并且提供一个简单明了的提示。展示中可以描述一条或者多条行为规范，可以采用图片、符号、文字等形式呈现出来。这种方式可以单独使用，也可以和其他行为管理策略配合使用，下面举例说明如何使用社会性行为守则。

爱丽在课堂上老是打断老师的讲话，同学们对这种行为很是头疼。贴在教室前面的社会性行为守则中，有一条就是视觉化规则，表示"安静"。爱丽在课堂上再次打断老师的时候，老师就会指向那条规则，用来提示她保持安静。

自我调控视觉资料

视觉化的自我调控干预，主要功能是帮助儿童提高自我意识、学习自我调控策略。视觉影像和自我调控视觉支持等很多策略都属于这个范畴，这些类型的干预策略都是建立在认知行为训练的基础上。视觉影像策略，主要针对那些令谱系儿童感到紧张、容易引发问题行为的事情，并且帮助他们学习使用替代性的自控策略。影像教学，指的是通过以视觉方式呈现社会性事件的方法反复练习适当的社交行为。视觉影像经常用来训练内省与冥想，这些训练，强调自我意识的心理状态，强调内心平和地认同、接纳和调节自己的情绪、思想以及感受。视觉策略可以用来帮助谱系儿童学会自我调控，学会使用刻度尺、度量计或者使用分区的方法评估自己的情绪状态，具体示例如下：
- 神奇五级情绪量表（Dunn-Buron, 2012）。
- 情绪调控分色区（Kuyper, 2011）。
- 情绪温度计和分等量表（McAfee & Attwood, 2013）。

- 视觉影像或者图片演练:如果某一场合让谱系儿童感到紧张,那就用一系列的图片刻画出这个场景,再配以简单的语言脚本(Baron, Groden, Groden & Lipsitt, 2006)。最后一张图片的场景表现的应该是适当的行为或者是正面结果。每天都要复习这些图片场景和语言脚本。儿童对这个场景熟悉之后,在实际进入令他紧张的真实场合之前、期间和之后都要就图片中的场景进行演练。使用这种方法的最终目标就是将视觉和语言作为线索,用来帮助儿童在自然场景下表现出适当的行为。

下面举例说明如何使用自我调控视觉策略。

莱斯利特别害怕校车。经观察发现,出现这个问题主要是因为校车上很吵闹。于是老师做了五幅图片,连起来就是这个令她感到紧张不安的场景,同时也描述了在这种场景中她可以怎么做:(1)莱斯利上了车;(2)莱斯利坐在校车上;(3)车上的小朋友们大声说笑;(4)莱斯利戴上耳机听音乐;(5)莱斯利下了校车,妈妈拥抱她。在比较吵闹的场合,她都会练习着戴上耳机应对。每天,在安静的时候,她都会复习这个图片场景,坐校车之前、之后也都会练习。渐渐地,她在校车上的问题行为逐渐换成了她的自控方式:听音乐。

放松线索

放松线索,主要功能是使用视觉线索的形式提示谱系儿童放松下来。在儿童感到紧张的时候,放松线索是一种有效的非语言提示,这些线索还能够以非语言方式有效地提醒儿童不要进行重复刻板行为。这些线索的形式可以是实物、图片、符号和文字,用来代表可以放松情绪的地点、用于放松的物品、行为和步骤。教室里面的一个特定区域、一盒感到紧张时可以把玩的玩具、一张可选活动项目表或者是一张放松活动的清单,都是放松线索的实例。可以采取线索卡或者社交脚本的形式呈现出这些信息。放松线索可以为谱系儿童提供视觉线索,让他可以:

- 走到一个特定的区域稍事休息。
- 使用一个特定的物品让自己放松下来。
- 选择一项合适的活动让自己放松下来。
- 采取一系列步骤让自己放松下来。

下面举例说明在家里和学校如何使用放松线索帮助谱系儿童缓解焦虑情绪、减少重复刻板行为。

艾利克斯常常有延迟仿说行为,没有沟通目的。他会重复他喜欢的电影里的场景,如果所处环境让他紧张,这种表现就会更加明显。现在给他提供了两种方法进行放松:首先,在学校,教室里图书阅读区有一把摇椅,在家里,他的卧室里也有一把摇椅。这两把摇椅被选中为让他放松的地方。做一张画有摇椅的图片,用来提示他去那儿放松一下。渐渐地,他学会了把这张图片递给成人,要求休息一下。其次,帮助他学习一系列放松技巧,包括深呼吸和数数。这些放松活动也用卡片描述出来,随身携带,随时随地都能使用。

社交决策策略

社交决策策略,主要功能是帮助谱系儿童理解社交场合。这些工具既可以用于解读社交情境,又可以用于教学指导。例如,这些工具可以帮助谱系儿童对某个社交场合进行复盘,发现自己的错误,并且选择合适的方式回应社交互动,也可以提前使用这些工具为谱系儿童进入社交场合做好准备。大多数视觉策略都是一步步地帮助谱系儿童学习对社交场合进行分析,并选择在某个特定场合下如何做出回应。对于很难在不同的场合和环境中泛化使用技能的谱系儿童来说,这个技巧非常有帮助。还有一些策略,也是视觉化的社交决策策略,包括连环漫画对话(Gray, 1994)、社交解析(LaVoie, 2005)、把问题消灭在萌芽状态(Garcia-Winner, 2015)以及场合—选项—后果—决策—策略—模拟这种社交决策策略(简称 SOCCSS, Myles et al., 2004)。社交决策策略能够将社交场合以视觉化的方式呈现出来,帮助学生理解因果关系,并在此基础上,选择如何进行回应。

SOCCSS 是由简·鲁萨(Jan Roosa)提出的社交场合分解策略,共分为六步(Myles et al., 2004)。首先应该鼓励谱系学生独立完成这些步骤,如果不能,则需要辅助,这六步分别是:

- **场合**:确定谁处在这个场合之中,这个场合发生了什么事情,什么时候发生的,在哪里发生的,为什么发生了这样的事情。
- **选项**:仔细想想,想出至少一种在这个社交场合进行回应的办法,只是想出来办法即可,不必对这些办法进行评估。

- **后果**:针对每一种办法,都推演出一种后果:如果用这种方法的话,你觉得接下来会发生什么呢?
- **决策**:把上述办法及其后果按恰当程度或者符合预期程度进行排序,既可以用数字序号排列,也可以用是或者否进行标注,选择实际可行的、最有可能获得预期后果的办法。
- **策略**:制订计划,下次再碰到同样的社交场合,如何使用之前选定的办法,对当前所处场合进行修正或者补救。
- **模拟**:练习之前选定的办法,可以通过多种方式进行:(1)写下计划;(2)与他人讨论这个计划;(3)以视觉化方式想象一下这个计划;(4)在不同的场合进行角色扮演,演习计划中的步骤。

下面举例说明如何使用社交决策策略。

亚伯拉罕想要玩滑梯,但是前面的小朋友动作有点慢,他就把小朋友推下去了。他滑下去的时候,小朋友还在滑梯底端,两个孩子撞上了,都大哭起来,还受了伤。老师使用社交决策策略,给他复盘了这个社交场合,这样他就"看到了"在那种场合之下,他还有其他办法。他跟小朋友道了歉,决定下次再碰到这样的情况时说:"请快点滑下去好不好?"他还学会了在小朋友后面滑滑梯,先数到十再滑下去。

在教育和互动过程中,无论使用上述哪一种视觉支持手段,很重要的一点都是要让环境信息和社交信息尽量清晰。是否需要提供更明显的环境线索和社交线索,应该取决于谱系儿童在当时是否能够把注意力集中在相关的自然线索上面。必须注意的是,通常来说,谱系人士很难关注到相关线索,他们常把注意力集中在无关线索上,而且(或者)很难同时关注到多重线索。

沟通支持

如果谱系人士缺乏动机或者缺乏有效的沟通手段,那么就应该考虑对他们进行沟通支持,扩大及替代沟通系统支持手段的种类及其适用对象在表7.8中有详细介绍。

可供谱系人士选用的扩大及替代沟通系统支持手段种类很多,有传统形式的,也有采用了新技术促进功能性沟通的。沟通是一个很广泛的领域,本节仅就孤独症谱系障碍干预领域最常用的扩大及替代沟通系统支持手段进行简单介绍,它们是:

- 图片交换沟通系统(Bondy, 2012; Bondy & Frost, 2001);
- 手语;
- 互动沟通板;
- 沟通线索卡;
- 对话书;
- 使用技术的沟通辅助设备(比如语音输出沟通辅助设备,语音生成设备)。

表7.8 扩大及替代沟通系统支持

如果个案有以下表现	则考虑使用下列扩大及替代沟通系统支持
没有口语	图片交换沟通系统(PECS; Collet-Klingenberg, 2008; Frost & Bondy, 2002; Wong, 2013a)
缺乏语言模仿技能	手语
需要依赖提示才能进行沟通	互动沟通板
难以进行自发性沟通	沟通线索卡
	对话书
在感到紧张的时候难以进行沟通	使用技术的沟通辅助设备:语音输出沟通辅助设备(VOCA);语音生成设备(SGDs)(Franzone & Collet-Klingenberg, 2008a; Odom, 2013; Wong et al., 2015)

图片交换沟通系统

图片交换沟通系统由弗斯特和邦迪（Frost & Bondy）共同开发。使用该系统，可以帮助谱系人士学习沟通过程，帮助他们发展出口语。作为一种循证实践，目前公布的使用效果包括：谱系人士能够发展出口语，能够使用图片符号，能够将口语和图片符号结合使用提出要求、命名物品（Collet-Klingenberg, 2008; Wong et al., 2013）。使用该系统，能够鼓励有口语的谱系儿童进行自发性沟通，帮助那些依赖仿说或者缺乏功能性沟通能力的谱系人士学习沟通技能，还可以用来帮助谱系儿童学会在发出沟通信息之前通过非语言方式获取沟通对象的注意力。除此之外，该系统还有助于谱系儿童更多地使用眼神交流、使用手势沟通。

图片交换沟通系统将沟通分为六个阶段。第一阶段，让使用者明白沟通是一种一来一回的交流过程，帮助使用者发展自发性沟通，帮助使用者理解：想要发起沟通，先要发出一张图片信息。要达到这一目的，使用者要把图片交给互动对象，以换取一件他想要的物品或者进行一项他喜欢的活动。这个教学过程实施之初，是利用使用者极其感兴趣的东西（比如玩具、食品或者活动）培养提出请求的能力，进而扩展到命名物品的能力。本阶段的使用训练过程，也可以帮助谱系儿童扩展其他的沟通功能。

第一阶段掌握之后，就可以进入第二阶段，开始练习逐步扩展词汇和句型，提高在不同场景中提出请求和命名物品的能力。正如前文提到的那样，儿童需要掌握大量的单词（即语言符号），并能使用这些单词表达多种沟通功能（即表示请求、表示拒绝、做出评述、表达情绪、进行亲社会沟通等）之后，才能够扩展句型。图片交换沟通系统的最大益处，在于帮助儿童（不管是有口语的还是无口语的）学会向成人传递符号，用来表达需求。比如，想要休息一会儿，表示很沮丧、很恐惧（如用表示"太吵"的符号），提出问题，表示感谢，而这些是无数的社会性功能中非常重要的部分。使用图片交换沟通系统，其余四个阶段如下。

- 帮助儿童学会基本的交流过程，不要使用口头提示。需要两位成人，一位负责提供肢体辅助（即提示），教会儿童如何在设备上发出信息，另一位（即沟通对象）负责接收沟通信息。
- 儿童需要找到沟通对象，之后才能发出沟通信息，系统化地逐渐拉大儿童与沟通对象之间的距离，让他需要走得越来越远才能找到沟通对象。
- 儿童需要耐心坚持，等到获得沟通对象的注意之后，才能发出沟通信息，系统化地逐渐延长这个等待时间，让他需要等得越来越久才能获得沟通对象的注意。
- 系统化地帮助儿童学会区分两张或者多张视觉沟通符号，以帮助他学会更多的可用于实现沟通功能的单个词语。

下面举例说明如何使用图片交换沟通系统帮助无口语儿童学习沟通技能、减少问题行为。

杰西有很多问题行为。针对他的情况，曾经确立的干预目标是学会使用手语，但效果并不理想。他仅仅学会了两个手势："还要"和"吃"。考虑到他的匹配能力很好，所以决定尝试使用图片交换沟通系统。只用了三个月，他的词汇量就增长到了50个，还学会了表达八种沟通功能：要求获得食物、要求得到帮助、要求进行喜欢的活动、表示"都做完了"、表示"不"、表示"是"、表示需要休息、表示非常生气。随着沟通能力的进步，他的问题行为也减少了。

手语[①]

手语的主要功能是提供一个沟通体系。美国手语（简称ASL）是一个完备的语言体系，有自己的语音体系、词法、语义和句法。手势英语（Signed Exact English）这种语言体系，则是将口语、书面语的语法特点匹配起来、结合使用。但是，谱系人士在动作计划和模仿能力方面都有困难（Ming et al., 2007; Provost, Heimerl & Lopez, 2007; Schurink, Hartman, Scherder, Houwen & Visscher, 2011），所以对他们来说，学习手语并不容易。不过，也有研究表明，有些谱系人士确实通过学习掌握了手语（Bartman & Freeman, 2003; Scattone & Billhofer, 2007）。

教授手语的时候，教学人员应该使用综合沟通策略（即采取口语和手势相结合的教学方式）。综合沟通策略，是以口语和手势两种形式向谱系儿童示范同样的语言结构。针对没有口语的儿童，在教授

---

① 编注：中国聋人使用的手语与美国手语有较大的不同。有关手语词汇的学习可参考《国家通用手语词典》（华夏出版社，2019）。

其学习手语的过程中，在所有的场景都应该使用综合沟通策略进行教学，这一点需要家庭、学校等群体的共同努力。对一些有口语能力的谱系儿童来说，综合沟通也是一种有效的扩大及替代沟通系统支持手段。手势，既可以作为一种视觉参照，用来突出语言的含义，帮助他们理解这些语言；还可以作为社交情境中的提示手段，促进社交注意力的发展。作为一种线索，手势还能够提醒儿童应该说什么，从而提高他们的表达沟通能力。然而，既然最终的干预目标是自发性沟通，那么，很重要的一点就是应该系统化地逐渐撤出语言提示和手势提示。使用手语体系，应该遵循下列基本指导原则：

- 在最初阶段，选择教给儿童哪些词汇时，需要考虑手势位置和动作的复杂程度，与动态的手势或者要求双手做出不同动作的手势（如"跳""做完了"）相比，静态的手势（比如"吃""还要"）更容易学会。
- 在使用综合沟通的时候，要把动作放慢点，手势夸张一点，保持姿势不变的时间长一点。
- 如果儿童不能模仿动作，那就需要通过肢体提示提供辅助，需要两位成人辅助，一位负责提供肢体辅助，另一位负责接收信息，系统化地逐渐撤出肢体辅助。
- 避免通过综合沟通的提示方式引导儿童发出请求，这样容易导致仿说性手势。
- 要始终记住最终的目标是自发性沟通。

下面举例说明如何使用手语增加自发性沟通行为。

蒂凡尼的社交注意力和肢体模仿能力都很好。她的家人觉得，跟她沟通的时候用手语比其他扩大及替代沟通系统要舒服一些。通过在学校和在家的综合沟通模式训练，她在沟通的时候，已经从原来的仿说式手语发展到用手语表达短语了。现在，她成功地掌握了一系列手势变化，可以自发地实现多种沟通功能。

互动沟通板

互动沟通板，是根据特定主题把一系列视觉符号（图片、符号、文字等）组织在一起的沟通工具。根据活动内容和活动环境不同，可以制作大小不一、形式各异的沟通板。沟通板可以和其他便携的辅助沟通系统结合起来使用，或者通过组织化形式规定好，一个地点只使用其中一种沟通板。一旦选定互动沟通板作为扩大及替代沟通系统，就需要成人和同伴时时刻刻给谱系儿童示范如何使用这种沟通系统，互动沟通板的使用实例如下：

- 把一系列单条的沟通信息串在一个圈上。
- 把多条沟通信息放在一个钱夹里。
- 把多条沟通信息或者字母表放在一块板上。
- 把多个主题沟通板装订成一个文件夹、一本书，或者一个活页夹。

沟通板应该是便携的、耐用的、随时都能带在手边的。如果儿童比较好动，那么他所用的沟通板要便于携带、随时都能用上，可以用个背带连起来，挂在衣服上，放在手提箱里、口袋里或者夹在书里。如果沟通板上的内容比较有限，儿童就无法有效表达出他们所有的要求和想法，因此，选择沟通板以及沟通符号的时候，应该注意既要紧凑又要全面。

沟通符号的选择和组织方式，应该有利于提高儿童的沟通积极性以及功能性沟通能力。一般来说，沟通板都是根据主题（即场景和活动）制作的。沟通词汇的选择，要便于儿童在此类场景下提出要求、做出评述。这样的话，儿童才能用它和他人进行互动。如何组织安排沟通板上的词汇，有一个基本形式，就是从左到右排列，以便儿童和他人能按照"人—动词—描述性名词"的模式组织短语或者句子。代词和人名放在左列，动词放在第二列，以此类推。其他各种各样的词汇，比如"是""不是"或者表示"我的沟通板上没有这个词"这类短语的符号，都要放在最右列。随着时间的推移，可以慢慢增加沟通板上的词汇量，但是最开始还是要使用基本的组织形式。

有些儿童没有口语能力，但懂得如何通过获取别人的注意以便发出沟通信息，并且能够理解沟通符号的含义，不管是图片、符号、字母或者文字，这种情况就可以使用沟通板。有些儿童有口语能力，也可以使用互动沟通板作为一种扩大及替代沟通系统支持手段，有效地帮助他们扩展语言表达，因为这些视觉符号能够提醒他们应该说什么。还有些儿童虽然有口语能力，但是语言模仿能力不稳定，或者需要依赖语言提示，缺乏自发性沟通，这种情况也可以使用沟通板。使用图形符号形式的沟通板，有助于增加自发性沟通和自发性评述，减少仿说行为。使用沟通板，应该遵循下列基本指导原则：

- 在和儿童互动的时候，一边说话一边用手触摸沟通板上的关键词语，如果儿童没有表现出对沟通板的分享式注意，就要手把手地指给他看。
- 少用语言提示，以便引导儿童使用沟通板进行沟通。
- 如果儿童在分享式注意方面的能力比较欠缺，那就鼓励他抓住你的手指向沟通板。
- 模仿他发出的沟通信息，并在此基础上进行扩展，通过这种方式，认可他为沟通所做的尝试和努力。例如，当儿童指向"泡泡"的符号，成人就要指着说"泡泡，吹泡泡"，以此强调沟通板上"吹"这个符号的含义。
- 要始终记住最终的目标是自发性沟通。

下面举例说明如何使用沟通板帮助儿童增加功能性沟通。

文斯有口语能力，但是他的口语大部分都没有沟通意义。他的语言模仿能力不太稳定，时有时无。通过图片交换沟通系统，他懂得了沟通的目的。虽然他能够找到别人表达语言沟通信息，但沟通的内容还仅限于提出简单要求。为他设计的沟通板上有一系列可选话题，用了一段时间以后，他与别人沟通的时候，除了提出要求之外，也会做出评述，还能实现其他社交功能了。在能够使用沟通板的场合，他的自发性沟通行为明显多了很多。

沟通线索卡

线索卡，也是一种扩大及替代沟通系统支持工具，主要适用于有口语能力的人士，其主要功能有：（1）提醒使用者应该说什么；（2）提供一种替代性沟通方式。线索卡包含一种或者多种沟通信息，信息形式为图片、符号或者文字，可以代替语言提示，尤其适用于那些依赖提示才能进行沟通的儿童。

线索卡可以用来帮助谱系儿童实现某些沟通功能，比如在熟悉和不熟悉的社交情境中需要表达沟通信息。图形符号卡片可以用来帮助谱系儿童学会对某人的行为做出评述，以及提出"谁""什么""什么时候""哪里""为什么"之类的问题。当儿童感到紧张，却又无法用语言表达，可能需要扩大及替代沟通系统表达自己的需求和感受时，线索卡就非常有用。例如，用"我不想要这个"这条信息表示拒绝，用"我想休息放松一会儿"表示想要中断正在做的事情，用"我感到＿＿＿"表达情绪感受，这些信息都可以用语言表达出来，或者通过指向线索卡表达出来。线索卡还可以用来提高对话能力、促进同伴互动。下面举例说明如何使用线索卡帮助谱系儿童与同伴进行更多的互动。

克拉克经常和同伴互动，但互动方式总是显得有些笨拙幼稚，所以老师使用线索卡给他预习、复习以及提示对话规则。老师为他准备了三种颜色的卡片，分别用于开始、维持和结束对话。用于开始对话的卡片上面写着"嗨""你好""过得怎么样"。用于维持对话的卡片提示他回答问题，或者说"我不知道"，或者是听对方说，然后时不时地说"噢""真的呀""嗯"。用于结束对话的卡片上面写着"再见""我要走了""回头见"。他用这些短语和大人进行对话练习。这些对话线索卡给了他很大的帮助，特别是在那些他会感到紧张的场合下，这些卡片让他和同伴的互动多了起来。

对话书

对话书包括以图片、符号或者文字形式总结出的对话主题，可以用来提升谱系儿童的对话能力。这些对话主题可以做成一本真书（小一点）。如果没有时间真地做一本书，也可以放在钱夹、盒子或者书包里，或者采取其他可以随身携带的方式。对话书，可以用作谱系儿童与成人或者同龄伙伴的对话主题，无论是有口语能力还是没有口语能力的儿童都可以适用。

针对谱系儿童设计和使用对话书的时候，首先要选择适合其年龄阶段的对话主题。话题要有意义，可以选择照片、图片以及他喜欢的人或者事的相关文字短语，也可以选择最近发生的事情。要注意，随着儿童的经历和兴趣的变化，对话书的内容也应该与时俱进，适用于大部分谱系学生的对话书和话题的示例如下：

- 一套照片、图片，主题是最近发生的事件或者外出活动。

- 一套照片、图片，主题是对学校里一天的活动（例如与家人分享）进行小结。
- 在钱夹里放上家庭成员和朋友的照片。
- 在钱夹里放上照片，照片上是他在玩他喜欢的玩具。

对话书提供了一种具体的、可视化的方式与他人分享和维持话题，通过这种方式，帮助谱系儿童组织对话。要鼓励成人和同龄伙伴向谱系儿童提议让他跟别人一起看看他的对话书，由此引发互动。没有口语能力的儿童也可以和同伴一起看对话书，用手指向其中的照片、图片和配图的文字短语，借此机会将对话交流持续进行下去。对于有口语能力的谱系儿童来说，对话书可以给他更多的提醒，让他知道应该说什么。除了前文所列举的内容方面的例子之外，对于那些社交沟通能力较好的谱系儿童来说，对话书还可以包括其他方面的提醒，具体例子如下：

- 列出一般对话规则。
- 建议如何发起、维持和结束对话。
- 列出身处特定场景时可以选择的话题（比如，在图书馆可以谈论什么话题）。
- 列出面对特定的人时可以选择的话题（比如，对医生可以谈论什么话题）。

下面举例说明没有口语能力的谱系学生如何使用对话书与他人分享信息。

亚历克莎用对话书和家人分享她一天的学校生活。老师给她做了一张单页表格，上面有同学和学校里玩具、活动的照片。在学校的时候，每个活动结束之后，老师都和她一起看这个表格，把相应的活动圈起来，不同的活动用不同的颜色圈；然后画条线把活动照片和与她一起参与活动的同伴连起来。她把这个表格带回家，和父母分享。通过照片、图片和颜色这些线索，她可以"告诉"父母今天在学校里干了什么，和谁玩了什么游戏。

使用技术的沟通辅助设备

目前可供谱系人士选用的高科技沟通设备多种多样，示例如下：

- 语音生成设备（简称 SGDs）；
- 语音输出沟通辅助设备（简称 VOCAs）；
- 各种从低科技到高科技的辅助技术设备；
- 数字平板应用程序和计算机程序。

语音输出设备的好处，在于它们能够给没有口语能力的儿童赋予"声音"。技术不断进步，这类设备也在不断更新换代，变得更加新颖、更加迅捷、更加小巧、更加轻便。因此，很多设备很快就会被淘汰。可选设备种类繁多，而谱系儿童也是千差万别，因此，在对各项技术进行评估的时候，一定要咨询辅助技术的专业人士。选中最适合的沟通辅助设备之后，教育团队需要制订计划，计划应该包括词汇的选择、符号的大小、布局格式、组织方式，还要包括选择最佳方法、建立合适场景、鼓励儿童利用沟通系统实现各种各样的沟通功能。这个过程应该是动态的，需要灵活调整，因为儿童也是在不断成长变化的。

如果个案比较多动，那么所选设备就要小巧、轻便。如果所选设备比较大、比较重，那么可能就不太适合在公共场合使用，而更适合在教室里使用。本节将会介绍一些辅助设备，但是科技变化日新月异，因此，作为干预专业人员还是应该经常去搜索有关沟通辅助设备的最新信息。

想要使用这些沟通辅助设备，至少需要理解因果关系才行，但是，仍然有些简单的沟通辅助设备可以适用于不理解视觉符号的谱系儿童。儿童可以学会按一个开关或者按钮，激活一条预设的信息，可以考虑请另一个同龄、同性别的同伴录制这些信息。这些沟通辅助设备包括专做单条信息的语音生成设备，这种设备可以录制单条信息（如 AbleNet 生产的 BIGmack），也包括小型的音频采集设备。单条信息的沟通辅助设备，可以帮助儿童获得他人的注意，比如它可以发出"请过来"这样的信息。而预设好的语音信息，可以用在特定的社交场景，比如它可以发出"生日快乐"这样的信息。

现在还有越来越多的可编程的语音输出设备以及语言输出技术，适用于能够理解视觉符号（不管是图形还是文字书面语言）的人群。语音输出系统中还可以将互动沟通板整合进来。沟通辅助设备多种多样，有些设备可以生成的信息比较有限而且比较简短（比如 Enabling Devices 公司生产的 Cheap Talk），有些设备非常智能，完全电脑化操作，信息数量不限，允许键盘输入（比如 Tobii Dynavox 公司生产的 Dynavox）。还有很多电脑软件以及平板电脑和手机可用的应用程序（比如 Text to talk），也能帮助人们进行沟通互动。选择哪一种沟通辅助系统，最重要的是考虑个案的能力和兴趣，就像选用所有其他的扩大及替代沟通系统一样，个案要使用这个设备实现功能性沟通，这一点是需要考虑的首要因素。

谱系儿童使用语音输出系统，还有一些需要考虑的方面。第一，如果个案有问题行为，那么需要考虑设备的耐用性，很多设备不太耐用，却又很贵。第二，如果随时都要用到这个沟通系统，那就要考虑设备的便携性，因为有的系统（比如基于计算机技术的设备）并不是便携式的。第三，如果有些儿童沉迷于使用这些设备，只是因为想反复去听设备发出的某种声音而没有沟通意图，那么就应该给他们示范如何使用这些设备，实现这种设备的正常功能。下面举例说明语音输出系统的优势和问题。

伊恩对电脑非常在行。他虽然没有口语能力，但是沟通欲望却很强。他的语言和沟通能力发展很快，图片交换沟通系统和沟通板已经无法满足他的沟通需求了，所以，给他选用了一种语音输出系统，用来和家人、同伴对话，但是，这个系统对他来说也存在一些问题，伊恩喜欢用非常大的音量，尤其是他要强调自己观点的时候。

不管为谱系儿童或者学生选用了哪一种形式的扩大及替代沟通系统，生活在他们周围的每一个人，都有责任为他们示范如何使用这种系统，并支持他们使用这种系统实现沟通功能。成人和同龄伙伴使用这种系统与他沟通，谱系儿童每天看到这些示范，才会逐渐学会如何沟通。同样重要的是，需要明确不同的社交情境在沟通方面有哪些不同的要求。如果儿童同时使用不止一个沟通系统，例如：同时使用手语和互动沟通板，那么就要确定什么样的沟通信息（即手语还是图片）适用于什么样的情境、可以达到什么样的沟通目的。例如：在用餐和桌面练习的时候，使用互动沟通板就比较方便；而在游戏休闲活动中，就比较适合使用手语。但是，表达同一条信息的时候，只需要使用一种符号沟通方式就够了。例如，如果谱系儿童已经掌握了一些手语和图形符号进行沟通，当他要喝饮料的时候，就不必既用手语表示"喝"，又在沟通板上指向"喝"的图形符号。试图让儿童使用多种沟通方式表达同一条沟通信息，会给他们增加不必要的负担，也会使他们感到非常困惑。

行为支持

不管是组织化支持，还是社会性支持以及沟通支持，所有的支持手段都应因人而异，因环境而异。在选择干预方法和支持手段的时候，必须考虑个案的特点，并且认识到他的能力可能会因为社交情境的不同而发生变化。在制订干预计划、选择支持手段的时候，有一个必须考虑在内的关键因素，那就是个案的问题行为、重复刻板行为对于学习造成的妨碍有多严重，需要提供什么样的支持才能保证个案顺利地学习。

问题行为

有些谱系儿童的问题行为非常复杂，对于专业人士和家庭成员来说，也造成了极大的困惑。问题行为通常反映了儿童在社交和沟通方面的缺陷以及在行为组织方面的困难。虽然有些问题行为源于其他的原因（例如病理原因），但是大部分问题行为都能反映出他们在社交或者沟通方面的挫败感，也能反映出他们有焦虑情绪，或者是对某些事情有着极度的沉迷或强烈的兴趣，还有行为组织方面的困难以及某种物理环境带来的不适感。大多数问题行为都表明了儿童在下列方面存在困难：
- 不理解将要发生什么。
- 不理解应该怎么做。
- 不理解社交场合。
- 不知道应该说什么。
- 能够使用某项技能，但是却不明白其意义。
- 觉得所处的情境不舒服。
- 感到焦虑或者压力过大。
- 感到控制不了的分心走神。

本书的目的，不是讨论如何直接干预问题行为，而是认为大多数问题行为其实是儿童进行社交沟通互动的一种手段或者形式，或者是他们在混沌无序的社交情境中寻求秩序感和舒适感的一种努力和挣扎。基于这一前提，为了发展社交和沟通技能所采取的所有干预策略，都应该着眼于改善这些问题行为。

学习社交和沟通技能，将会有助于减少问题行为，而帮助儿童发展这些技能的干预策略，将对他们的自控能力和情绪状态产生积极的影响。然而，重复刻板行为虽然也是问题行为，但是作为孤独症谱系障碍的标志性行为，是需要给予特殊考虑的。很多专业人士和家庭成员都努力想去了解重复刻板行为并对其进行干预，接下来将要讨论的就是针对重复刻板行为的干预策略和干预方法。

重复刻板行为

与正常发育发展的儿童相比，孤独症谱系障碍儿童的社交和沟通模式受到重复刻板行为的影响是非常巨大的。重复刻板行为的表现形式多种多样，本书讨论的主要是谱系儿童在游戏休闲活动中表现出来的重复刻板的社交和沟通行为，以及重复刻板语言问题。有关重复刻板行为的介绍请参见本书前几章内容。重复刻板行为可能反映了儿童不太理解应该做什么、说什么，也有可能是他们把这些行为当作连锁事件中的一部分记住了、习惯了。兴奋、焦虑、无聊和困惑等心理状态，都有可能引发重复刻板行为。另外，这些行为也有可能反映了儿童有一些潜在的病理性问题。

因此，要对重复刻板行为进行干预，就必须考虑这些行为的功能（即原因），而行为功能也是因人而异的。干预目标应该是：在仔细观察重复刻板行为模式的基础上，帮助儿童学会尽可能地使用替代性的社交和沟通技能。资料箱 7.1 中总结了针对重复刻板行为进行干预的三个主要步骤，每一步都列出了需要慎重考虑的因素。这三大主要步骤是：（1）评估这些行为都有哪些功能；（2）根据行为功能，制订干预计划；（3）根据行为功能，采用不同的策略引导儿童。

如果重复刻板行为已经严重妨碍了学习以及社交和沟通能力发展，那么确定行为功能之后，就需要制订干预计划对这些行为进行修正和调整。有些重复刻板行为具备互动沟通功能，有些则是用来调节自己的行为，还有些只是情绪反应，不具备沟通功能。针对重复刻板行为，我们可以立即做出反应，比如进行制止、转移注意力，对这些行为进行塑造或者使用替代行为，也可以直接忽略，但是，不管采取什么对策，针对物理环境或者社交场景进行先行干预、做出一些改变，都是应该做的（Hume, 2013a; Neitzel, 2009a）。

资料箱 7.1：重复刻板行为的干预

1. 首先需要进行评估，以便确定重复刻板行为的功能。
- 为什么会出现该行为（即可能的原因）？
- 该行为出现之前发生了什么事情（即前提）？
- 伴随重复刻板行为出现的，还有哪些行为？
- 儿童出现该行为时的情绪状态如何？
- 该行为出现之后发生了什么事情（即行为后果）？

2. 根据行为功能，制订干预计划。
- 将重复刻板行为塑造为替代性技能。
- 帮助儿童学会可以实现同样功能的社交或者沟通技能。
- 对物理环境进行有组织、有条理的安排，让儿童不至于茫然无措。
- 对前提进行操控，对环境进行调整，让儿童感到舒适安心。
- 调整互动方式，比如语气更加温和，或者使用非语言方式转移注意力。
- 儿童如果表现出替代性技能，应及时给予强化。
- 如有需要，应辅以医疗手段。

3. 采用某些策略，将儿童的注意力从重复刻板行为中引开。

使用组织化支持手段，明确对他们的要求，让儿童不至于困惑茫然，从而减少非互动性质的重复刻板行为。在处理重复刻板语言的时候，很重要的一点就是应该针对语言行为的真实功能进行回应，而不是针对该信息的字面意义做出应答，因为儿童可能理解也可能不理解该信息的意义。重点是要教会儿童怎样才能在这些情景中进行更有效的沟通。下面举例说明重复刻板表现可能有很多种功能，同时介绍针对这些情况可以采取哪些干预方法。

有些重复刻板行为让人兴奋。 厄尔喜欢转东西，只要发现圆形、闪亮的东西，他就要去转，转的时候，他会旁若无人地高声大笑。如果儿童能从重复刻板行为中找到乐趣，那么就可以把这种行为塑造成其他适当的、能给他带来相似感官刺激的游戏休闲技能。

有些重复刻板行为是由于儿童感到不舒服。 迈克尔喜欢捻绳子或者带子，在教室里比较吵闹的时候，他就更容易表现出这种行为，虽然他这样做的时候总是尽量找个别人看不见的地方，但是他会看着大人。他这种行为其实是在向大人表达：自己感到不舒服。如果重复刻板行为是儿童感到不适或者恐惧的表现，那么就应该就把儿童的注意力引到让他感到舒服的玩具上，并且调整周围环境，同时少用语言互动。如果重复刻板行为是儿童感到焦虑的表现，那么就应该把儿童带到一个安静的场景或者活动中，同时也要少用语言互动。

有些重复刻板行为是由于儿童感到困惑、茫然。 雷纳喜欢自己背诵书里的片段，每当活动中出现意料之外的变化时，她就会开始这种刻板语言，她旁若无人，一边背书，一边把桌子上的物品重新摆一遍。如果重复刻板行为是由于儿童感到困惑、茫然，那么就要予以组织化支持以便帮助他们理解周围环境或者事物，同时少用语言互动。

有些重复刻板行为是由于儿童缺乏相关技能。 萨利很喜欢和同伴互动，但是，她发起互动的方式就是反复问同一个问题："你家房子是什么颜色的？"如果小朋友没有回答这个问题，她就会特别生气，反反复复地追着问，越问语速越快，越问声音越大。另外，她掌握的口语词汇量也不太大。如果重复刻板行为反映了儿童在某些能力方面有局限，那么就应该帮助他们学习各种技能实现同样的功能。

有些重复刻板行为是一种习惯了的行为模式。 罗丝学会了一种游戏休闲活动，学会以后，每次再玩的时候都坚持要用一模一样的方式使用那些游戏材料。如果她能事先知道活动下一步要干什么，她就很开心，而且跟别人互动也很好，然后每次跟别人玩的时候都按照这个顺序进行。如果重复刻板行为本质上是循环周期性的，那么就应该引导儿童进行别的活动或者把他带到比较安静的场景中，并且针对这种行为模式进行一段时间的观察。

有些重复刻板行为是一种习惯了的对话模式。 罗伊斯喜欢地图，和别人互动的时候，他总是问别人："你住哪儿？"别人回答以后，他就会说起那个镇的道路情况。他把每个人都对应一个地址，如果有人搬家了，他就很恼火。他坚持要按照固定的问答模式和先后顺序进行对话。如果儿童像罗伊斯一样是在使用重复刻板语言与他人互动，那么就应该对他做出回应，以示明白他的沟通意图，同时提示他使用其他沟通信息达到同样的目的。如果重复刻板语言不具备沟通性质，那么就应该通过非语言方式引导儿童进行别的活动或者把他带到比较安静，安排更明确、更有序、更熟悉的场景中。

有些重复刻板行为是源于生理原因。 亨利总是拍打胸口，这种行为没有明确的环境前导因素，但每隔一段时间就会发生，有一定的周期性，每几个月，都会有几个星期出现这种行为。出现这种行为的时候，他的专注力就不像平时那么集中，就连熟悉的活动也不例外。他的父母也说，他的睡眠规律、饮食规律和脾气好坏，也都随着这个周期变化。如果重复刻板行为可能是由于生理原因导致的，那么家庭成员应该寻求专业医生的建议，以便确保将教育手段和医疗手段相结合。

重复刻板行为干预计划

制订干预计划，必须考虑个性化因素，必须参考下列信息：（1）评估信息；（2）医疗信息；（3）功能性行为评估（详见图7.1）。

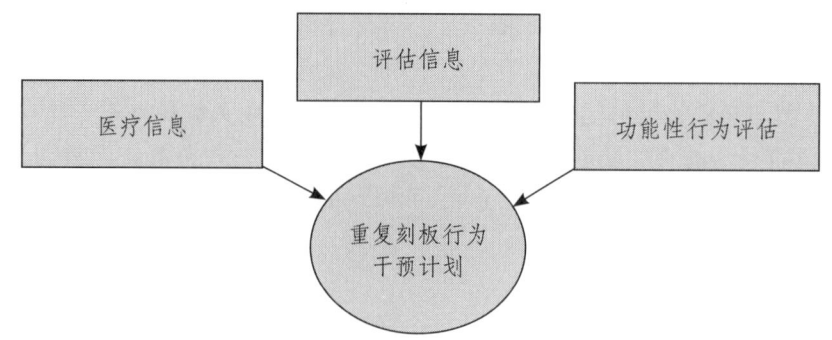

图 7.1　重复刻板行为干预计划来源

表 7.9　重复刻板行为：干预中的关键性因素

干预要点	具体内容
尽早干预。	趁该行为还没有形成习惯和常规，抓紧时间对该行为进行塑造，或者找到替代性行为。
在感觉方面提供支持。	提供适合其年龄阶段、能够实现同样功能的物品或者活动。
提供组织化支持。	提供具体的视觉化工具，明确规定应该做些什么、应该待在哪里、需要多长时间。
帮助儿童学会能够实现同样功能的社交技能。	根据行为功能评估数据，确定需要教授的社交技能。
帮助儿童学会能够实现同样功能的沟通技能。	根据行为功能评估数据，确定需要教授的沟通技能。
帮助儿童学会能够实现同样功能的自我调控技能。	根据行为功能评估数据，确定需要教授的自我调控技能（比如放松活动）。
如果要去的场合可能会给儿童造成紧张情绪，应该提前做好准备。	通过一些干预手段（比如视频示范、社交故事、视觉支持等），为儿童做好准备，应对令他感到紧张和困惑的场合。
如果儿童通过其他非问题行为实现重复刻板行为的功能，应该及时给予强化。	通过应用行为分析方法改变行为模式。
可行的情况下，让儿童无法进行重复刻板行为。	建立规则和界线，改变行为模式。

首要目标应该是：通过教授替代性技能和提供各种支持，让儿童感到更加舒适，同时提升其社交理解能力，最终达到降低重复刻板行为的频率和／或强度的目的。干预计划中，应该综合考虑下列策略：（1）采取医疗手段；（2）实施积极行为支持计划；（3）教授替代性技能；（4）找到一些工具或者办法，帮助儿童放松，帮助儿童理解社交方面的要求。表 7.9 中，突出了一些关键性因素，在针对重复刻板行为制订干预计划时应该注意考虑在内。

尽早干预

重复刻板行为持续的时间越长就越难改变，因此，应该尽早干预。需要注意的是，有些重复刻板行为出现在年龄尚小的儿童身上可能不算失当，但如果年龄较大，可能就不一样了，而一旦该行为已经持续了很长的时间，要改变起来就更加困难。例如，一个小男孩没完没了地聊迪斯尼公主，在他这个年龄的小伙伴可能也有喜欢迪斯尼电影的，这没什么不妥，但是，如果长到十几岁时，还在和同龄人聊这个话题，就显得不合时宜了。

在感觉方面提供支持

提供让儿童感到舒服的、适合其年龄阶段的物品或者活动。选择在各种社交场景中（比如家里、学校、教堂、公共场合）都比较容易接受并且能够进行的感官活动，例如，听音乐、用电子产品看视频、带一件表面粗糙的物品或者一个水瓶。

提供组织化支持

使用组织化支持手段，提高社交体验活动的结构化程度，让儿童事先对活动有一定了解，知道下一步会发生什么。使用视觉支持手段（比如照片、图示、简单文字、视频示范），让儿童清楚地了解活动在社交方面的要求是什么（比如做什么、看什么、听什么、说什么）。对于开放式结尾的活动，人为地进行组织化设计，有组织、有条理地安排各个环节，例如，将"先……然后……"这种要求做成视觉化提示，这样就可以不让个案反复地问"接下来要干什么？"

帮助儿童学会能够实现同样功能的社交和沟通技能

帮助儿童学会能够实现同样功能的社交和沟通技能，以便减少或者改变重复刻板行为。有些重复刻板行为模式其实是儿童在社交方面感到困惑茫然的表现，当儿童学会并且能够泛化使用技能（比如新量表中所列的技能项目）之后，这些行为自然就会减少，例如，如果发现儿童在某些场合表现出重复刻板行为，那么就教给他在这个场合应该做什么、说什么。

帮助儿童学会能够实现同样功能的自我调控技能

有些重复刻板行为可能是焦虑情绪的一种表现，帮助儿童学会能够实现同样功能的自我调控技能，可以减少这类行为，例如，教会儿童做三次深呼吸动作，而不是反复地说"烦死啦"。

帮助儿童提前做好准备，应对紧张场合

如果要去的场合可能会给儿童造成紧张情绪，应该提前做好准备。也就是说，如果估计到要去的场合可能比较容易引发严重的重复刻板行为，那么就可以使用一些循证实践方法（比如视觉支持、社交故事、视频示范）帮助儿童提前做好准备。困惑减少了，焦虑缓解了，接下来，那些因社交方面的困惑所导致的行为可能就自然而然地减少了。例如，在新学年开始的时候做一本日历，上面标注好火警演习计划的日期，这样学生就不会每天都问"今天有火警演习吗？"

强化替代性行为

如果儿童通过其他非问题行为实现重复刻板行为的功能，应该及时给予强化。也就是说，对儿童使用替代性行为的表现进行系统化地强化。除了社交和沟通方面的替代性技能之外，如果可以发现一些替代性行为，能够让儿童得到相似的感觉体验，有时也是很有帮助的。例如：如果一名儿童总是摇晃身体，那就给他一把摇椅，如果他能坐上椅子摇，那就给予强化；如果一名儿童总是嚼不能吃的东西，那就让他嚼口香糖，如果他这样做了，就给予强化。

可行的情况下，让儿童无法进行重复刻板行为

如果重复刻板行为是源于感觉需求或者实现社交功能，那么可以规定什么时候、在哪里以及如何进行重复刻板行为。例如：有的学生想要拿很多很多红色的物品，那就规定只能带三个，如果他可以做到，就给予强化；有的学生想要反复看同一部电影，那就规定只看 30 分钟，如果他可以做到，就给予强化；有的学生喜欢来回转带子，那就规定只有在家的时候可以这样做；有的学生总是重复问一个问题，那就在他问完第二遍的时候引开他的注意力，如果他不再坚持问，就给予强化。

重复刻板行为的支持策略

理解了重复刻板行为的原因，就可以进一步采取措施对儿童进行积极的支持、吸引他参与活动。本章之前讨论过的组织化支持、社会性支持、沟通支持，绝大部分都可以用来降低重复刻板行为的频度和强度。如果儿童在游戏休闲活动中表现出重复刻板行为或者是有重复刻板语言，那么在和他进行互动的时候，还有其他一些原则和策略可以遵循，列举如下：

- 对儿童的意图（不管是以语言方式表达的还是非语言方式表达的）表示认同和理解。
- 通过非语言方式转移注意力（即保持不出声是关键）。
- 简化并放慢互动的节奏。
- 引导儿童参加其他能够调动其积极性的活动，

以便中断重复刻板行为，或者分散其注意力，让他平静下来。

- 如果儿童表现出重复刻板行为，那么可以建立一种处理模式，让儿童能够预料到接下来会发生什么，通过这种方式将他的注意力从重复刻板行为上引开，或者让他做好中断重复刻板行为的心理准备（比如一边数数一边抓住儿童的手指头，数一个抓一个，数到五，之后引导他进行别的活动）。
- 模仿儿童的重复刻板行为，建立起共同注意，然后引导他进行别的活动，或者把这种行为扩展成为更加恰当的社交或者沟通互动。
- 建立轮流的互动模式，把重复刻板行为融入互动过程，然后把这种行为扩展成为更加恰当的社交或者沟通互动。
- 针对游戏休闲活动中的重复刻板行为，可以先把游戏物品拿走，然后通过语言、视觉和手势提示的方式，提醒儿童要"先……然后……"（才能得到想要的游戏物品）。
- 如果重复刻板语言不具备沟通性质，那么就应该明确规定，在何时何地可以使用这种语言（比如，通过视觉提示表明在何时何地允许儿童谈论某个刻板话题）。
- 建立合理的规则，解释为什么要停止这种重复刻板行为（例如，如果儿童总是没完没了地翻沙发垫玩，那就给他看织物标签，同时规定"沙发垫标签应该在后面"）。
- 建立明确的规则，解释为什么要停止这种重复刻板行为。例如，如果儿童总是翻来覆去问同一个问题，那就明确规定：只能问一遍。但是，如果这种行为实际上是儿童感到不适、困惑或者焦虑的一种表现，那么这种方法就可能不会奏效。
- 示范能够实现同样功能的活动方式或者沟通行为，如果儿童能够照做，就给予强化，注重帮助儿童学会替代性技能。
- 有些重复刻板行为可以有选择地给予回应，有些可以忽略。

下面两个例子解释了如何使用这些干预策略和引导策略应对重复刻板行为。

珍妮喜欢把书按照特定的顺序排列，只要有人碰这些书，她就会尖叫以示抗议。为了停止这种行为模式，以便和珍妮进行更多的互动，老师采取数数的方式让她做好心理准备停止这种行为。老师先拿走其中一本书，接着马上提示珍妮通过手势表达"这是我的书"，然后把书还给她，以示奖励。老师时不时地拿走一本书，提示她使用适当方式进行沟通，然后把书还给她。渐渐地，珍妮不再用尖叫表示抗议，取而代之的是手势和"这是我的"这样的语言。到了这种时候，互动就取代了她一个人的重复刻板行为，而且，通过与他人一起进行活动，这个互动还能得以进一步的扩展。

康纳喜欢以重复刻板的方式给乐高积木排队。于是，他妈妈引入了一种新活动，但并没有把积木拿走。她坐在康纳旁边，玩弹珠轨道游戏，不过她没有给康纳任何指令，只是给了康纳一个弹珠，康纳把弹珠放到轨道上，然后继续给他的乐高排队。渐渐地，康纳和妈妈开始轮流往轨道上放弹珠了。妈妈对这个活动发表一些意见和看法，慢慢地把这个活动从积木旁边挪开，如此一来，一起活动的模式就建立起来了，康纳终于停止了这种给乐高积木排队的重复刻板行为。

应该记住一点，重复刻板行为可能反映了儿童的情绪状态。有些重复刻板行为可能是对外界事件的一种情绪反应，而有些可能反映了内在的心理状态，与环境因素并无关系。越来越多的医学研究表明，孤独症谱系障碍与焦虑障碍、强迫障碍、运动障碍以及其他神经性缺陷之间是有关系的（Russell et al., 2013; South, Ozonoff & McMahon, 2005; White, Oswald, Ollendick & Scahill, 2009）。想要通过干预减少重复刻板行为，就必须对这些干预策略的效果进行仔细监测。有时候，针对重复刻板行为所做的努力，比如回应、中断、转移、替代或者停止，反倒可能会使问题恶化。下面的例子就说明了这一点，如果重复刻板行为与情绪状态有关，那就需要慎重考虑。

奥利弗突然开始了一种重复刻板行为，就是把东西捡起来之前要拍三下。如果有人试图转移他的注意力以便终止这个行为，他就会开始发脾气，出现攻击性行为。对这个行为进行仔细评估之后发现，他的父亲换了一个新的工作，每天晚上都不在家，他对这个变化感到非常焦虑。于是给他准备了一张视觉化的日程表，还有其他视觉线索，表示他还是能够再看到爸爸的，渐渐地，他就停止了这种重复刻板行为。

约翰老是谈论"芝麻街的故事"，没完没了地说，而且没有互动目的。针对这种情况制订的干预计划是：跟他约定每天有几次机会可以和他选择的一个大人谈论"芝麻街的故事"，但是在其他时间里就不能谈。他理解了这个要求，努力地控制自己的重复刻板语言。但是，他为了努力控制自己，最终导致了哭闹、用手使劲捂嘴甚至打嘴巴的自伤行为，所以干预计划无法继续，而要寻求医疗方案解决这个问题。

约翰的例子说明，干预计划通常需要和医生进行不断地讨论。要针对重复刻板行为进行干预，必须先认同孤独症谱系障碍的复杂性，并且尊重谱系儿童的心理、生理以及社交沟通需求。

小结

要为谱系学生提供支持，帮助他们发展技能，必须首先确定他们需要哪方面的支持，组织化支持、社会性支持、沟通支持还是行为支持，合理利用这些支持手段，尽最大可能提高他们的学习效果。把所有这些类型的支持手段结合起来使用，才能改善环境，才能帮助谱系儿童发展社交理解能力、社交技能、社交互动技能以及沟通技能。必须以灵活的方式在各种各样的社交情境中帮助他们发展多种技能，才会真正从质上提高他们的社交和沟通技能水平。下一章将讨论如何利用各种各样有趣的、有意义的、有利于调动儿童积极性的活动，将其作为教学情境，帮助谱系儿童学习和泛化使用社交和沟通技能。

第八章　促进能力发展的活动

本章主要内容

　　介绍如何设计和开展有创意、有意义并能够调动学生积极性的活动,满足个性化的干预目标。
- 介绍如何将系统化教学融入自然发生的活动和日常生活的情境中。
- 介绍如何在活动中促进谱系人士与成人和/或同龄人进行双向社交互动。
- 介绍如何在活动中使用明确线索、系统化提示、支架式扩展和强化策略帮助谱系人士。
- 介绍如何促进谱系人士的自发行为、帮助他们泛化使用所学技能。

　　是否能够组织有创意、有意义以及能够调动学生积极性的活动,在一定程度上可以反映干预是否成功。本章介绍可以用来帮助孤独症谱系障碍儿童和青少年学习社交和沟通技能的各种活动,除此之外,针对新量表中核心、社交、沟通技能检核表列出的所有技能,都提供了相应的活动手册。

　　帮助儿童学习技能的教学方法多种多样,有基于行为分析的,也有基于发展心理学的,很长时间以来,这两种方法都是泾渭分明的。理论上来讲,这两种传统方法大相径庭,但在实践中,把这两种方法结合起来,往往会获得更好的效果。因此,本章介绍的活动都是基于更为先进的自然主义发展行为干预方法。只要是有意义的、能够调动学生积极性的自然场景,都可以用来作为教学情境。将系统化教学融入自然发生的活动和日常生活的情境中,这样更有可能进行有意义的互动。一般来说,社交沟通互动是时时刻刻都在发生的,行为组织技能、社交技能以及沟通技能也是绝大多数情境都需要用到的。因此,每时每刻都是发展能力的机会。

　　本章介绍的这些活动,仅仅是抛砖引玉,读者可以根据这些建议,设计全天候的社交和沟通干预活动。根据个案情况选择合适的活动,在各种各样的活动和场景中练习目标技能,以保证能够泛化使用这些技能,这是非常必要的。

活动设计策略

　　本章提供的活动样例都是采取行为教学策略,在半结构化自然场景中进行教学,帮助谱系儿童提升社交和沟通技能水平。除此之外,针对如何通过活动帮助学生泛化使用目标技能,也提供了一些建议。泛化使用目标技能,需要在自然场景中采取支持策略,活动手册中介绍了一些活动案例,说明如何对互动过程进行调整,如何开展行为干预教学,如何采取组织化支持、社会性支持和沟通支持策略,以及如何促进谱系人士的自发行为、帮助他们泛化使用所学技能。本书第五章、第六章、第七章已经对这些教学策略和支持手段进行了详细的介绍,这里简单总结如下(在某项活动中、某个时间点,采取哪种策略才最有益,最终取决于谱系儿童的整体状况)。

互动策略

　　促进双向互动,可以考虑采取以下策略:
- 经常吸引儿童注意力,以便发起和维持互动。
- 在活动中系统化地建立互动常规。
- 和儿童保持亲近的距离。
- 降低语言的复杂程度。
- 根据当时情况,使用夸张的语调,强调所处情境中的关键词。
- 在活动中给儿童留出处理信息、做出反应的时间。

教学策略

　　在活动中对谱系儿童进行指导的时候,可以采取下列行为策略:

- **提供明确线索**：使用视觉、语言或者手势线索，明确活动要求，提示儿童做出合适的回应。
- **系统化使用提示**：如有需要，可以另外使用肢体提示、手势提示、语言提示、示范或者视觉符号辅助儿童做出回应。
- **有计划地进行支架式扩展**：在儿童做出合适的回应的基础上，进行支架式扩展。
- **强化积极行为**：对积极行为给予自然的社会性强化。

使用信号线索，提示谱系儿童应该做什么。一定要记住的是：清楚、简单的指令和信息有助于儿童关注到最相关的信息。

在活动中对儿童进行提示的时候，一定要尽最大可能地提供支持帮助他获得成功，最终目标是尽可能少用干扰性的提示，以提高儿童的独立性。另外，必须计划好如何撤出所有提示，这样儿童才能最终学会在没有提示的情况下做出回应。

儿童成功参与活动，应该给予强化，进行强化时，应该注意使用能够调动儿童积极性的物品、事件和社交活动。自然的社会性强化，最终目的应该是提高谱系儿童的积极性，因此，在最开始的时候，应该将实物强化和社会性强化搭配使用，最终慢慢撤出实物强化，突出自然的社会性强化和回报。充分利用儿童的兴趣偏好，并以此为基础，将他熟悉、感兴趣的东西巧妙融入他不熟悉的社交活动。

支持策略

社交互动本质上就是复杂的、难以预料的，为了在这方面进行弥补，需要采取组织化支持、社会性支持和/或沟通支持等支持手段对活动进行调整，以适应谱系儿童需求（详见表8.1）。如果儿童在活动中无法保持专注，下列问题可以帮助我们确定什么时候需要为他提供额外的补偿性支持手段：

- 活动是否经过了组织化设计，进行了有组织、有条理的安排？
- 对于儿童来说，活动对于参与人员的要求容易理解吗？
- 环境中是否有分散注意力的因素？
- 活动对儿童来说是否具有吸引力？

如果发现谱系儿童很难融入活动，那么需要考虑下列问题：

- 是否需要对活动进行预习？
- 是否需要根据儿童的情况对互动模式进行调整？
- 活动中所用的语言是否超出了儿童的理解能力？
- 在活动中，儿童有没有一种能够实现功能的沟通方式？

促进自发行为的策略

自发性并不一定是可以教得会的技能，它取决于个体是否能够识别和使用所处环境与场合中的相关线索，并根据这些线索的提示，决定自己在该活动情境中应该做什么或者应该说什么。培养自发性的策略包括：

- 突出环境中的相关线索。使用视觉线索，提醒儿童应该做什么或者应该说什么。
- 通过提示，配合适当的停顿，示意儿童做出回应，之后慢慢撤出提示，以便促进自发行为。
- 注意儿童什么时候最有可能自发地表现出某项技能（比如参加什么活动时、和谁在一起时以及什么时间），把这个社交互动过程和不同的成人、同龄人，在不同的场景中进行练习（比如在家里、在学校、在公共场所）。

表 8.1　活动中可用的补偿性支持手段

支持手段的类型	示例
组织化支持	使用视觉和/或听觉计时器提示时间长短。 数到 10 表示活动结束。 用不同颜色标记活动材料，以便区分哪些材料是需要共享的。 划定空间边界，明确个人空间。
社会性支持	制作社交脚本，以供预习和复习。 写作社交故事，以供预习和复习。 使用视频示范，以供预习和复习。
沟通支持	提供视觉线索，有助于语言表达和理解。 提供扩大和替代沟通支持系统。
行为支持	帮助儿童学习放松和自我调控技巧和步骤。 如果儿童能够使用替代性技能和行为，就及时给予强化。

促进泛化使用所学技能的策略

本章提供的活动，其中大部分是双人（即成人和谱系儿童）活动以及与一名或者几名同龄伙伴一起进行的小组活动。使用技巧能够帮助儿童将目标技能泛化使用到同龄伙伴身上，现将这些技巧列举如下：

- 对同伴进行培训，帮助他们理解孤独症谱系障碍的特点。
- 教会同伴如何解读谱系儿童的行为，如何对谱系儿童发起的行为做出回应。
- 通过互动对这些同伴进行训练。
- 将成人和谱系儿童之间成功沟通的策略示范给这些同伴。
- 在谱系儿童身后做影子老师，不出声地辅助他做完这些活动，在他与同伴的沟通互动全过程中给予支持。

活动手册使用方法

本章所介绍的互动活动，都只是帮助谱系儿童学习技能的建议，而不应该原样照搬。最终要形成什么样的互动模式，要根据个案的具体情况，而不是某项活动的任意界定。在计划进行什么游戏活动、采取什么干预策略、使用什么支持手段的时候，要尊重个案的喜好、动机和兴趣。

活动手册中提供了一些有创意的想法、建议以及策略，可以吸引谱系儿童参与活动，帮助他们提高社交和沟通技能水平。根据教学中需要实现的远期干预目标以及具体干预目标，有些活动表单提供了可以融入和训练某些技能的具体活动建议，还有些活动表单提供了一些适用范围更广的干预策略和补偿性支持手段，以便帮助谱系儿童以最佳状态参与游戏活动、进行日常生活。活动手册中，所有活动表单都是类似的格式。针对新量表的核心技能检核表、社交技能检核表、沟通技能检核表中的每个技能领域，都有一张活动表单。表单最上方是总的技能领域（比如共同注意、动作模仿），下面是两套活动建议和/或干预策略以及支持手段，第一套活动是为成人主导的一对一互动设计的，第二套活动是为同龄伙伴以及小组互动设计的。应该记住的是，一般来说，大部分技能都是先在成人发起的互动中学会的，然后才会出现在和同龄伙伴的互动或者集体场景中。

本书中的活动样例以及建议，都是抛砖引玉，希望读者在此基础上，发掘出更好的干预办法。活动手册的设计，旨在开发出更多有助于训练目标技能的办法。大部分活动都注重趣味性，并且鼓励谱系儿童和互动对象之间的交流。这些活动都强调需要利用谱系儿童的兴趣，这应该是互动中的必要强化因素。使用活动手册和互动技巧作为参考的时候，需要考虑如何将最初由成人辅助才能够进行的活动在同龄伙伴中进行泛化。每份活动表单最后都会提供一些建议，有助于将目标技能扩展到新情境中以便促进技能的泛化使用。

提升核心技能水平的活动以及支持手段

核心技能活动手册部分提供的活动建议，主要针对下列领域的技能：（1）**非语言社交互动**；（2）**模仿**；（3）**行为组织**；（4）**自我调控非语言互动技能和模仿技能**。活动表单中所给出的活动样例，其理论基础综合了行为干预和发展干预两种策略。行为组织技能和自我调控技能活动表单，格式稍有不同，这两部分仅就干预策略和补偿性支持手段提供一些建议，可以用来帮助谱系学生参与活动。这些策略能够帮助儿童理解他应该待在哪里、这个活动是什么、他自己选择了什么、活动需要多长时间、什么时候算是完成活动、他应该做什么或者应该说什么、活动材料都是谁的，以及如何保持情绪平稳、如何集中注意力。

提升社交技能水平的活动

社交技能活动手册部分提供的活动，主要针对社交能力发展的三大方面：（1）**游戏休闲技能**；（2）**集体活动技能**；（3）**换位思考能力**。针对新量表的社交技能检核表中所有领域的技能，活动手册中都提供了一套相应的活动表单。游戏休闲技能活动表单列举了一些活动和策略建议，用来提高儿童的独自游戏休闲技能和社交游戏休闲技能。集体活动技能包括三个领域的技能：（1）**在集体中保持专注**；（2）**轮流**；（3）**跟从指令**。换位思考能力包括两个领域的技能：（1）**情感理解**；（2）**友谊**。

针对社交技能活动的干预方案，是基于"做看听说"能力框架进行设计的，该框架的理论前提就是认为谱系儿童首先学会如何做，然后学会该看谁，之后学会怎样和他人互动。例如，谱系儿童在学会进行独自游戏休闲活动的过程中，都是先在封闭式结尾活动中使用单个玩具进行简单游戏动作，而后发展到在开放式结尾活动中进行多种游戏动作。在社交游戏休闲活动中，谱系儿童首先学会的是通过共享活动空间观察别人，之后学会轮流，而后学会和他人合作。在集体活动中，谱系儿童首先学会关注到集体中的某个人，然后学会观察集体中的其他人，最后学会在结构化和非结构化的场合中与他人互动。

提升沟通技能水平的活动

沟通技能活动手册部分，重点是通过干预发展三大领域的技能：（1）*基本沟通技能*；（2）*社会情感技能*；（3）*基本对话技能*。这套活动表单与新量表的沟通技能检核表中的每个分项都是对应的，使用这套表单的时候，需要注意考虑儿童通过手势和语言方式表现出目标技能的时候，想要表达的沟通信息可能是什么。下面举例说明沟通信息的各种表达方式：

- 非语言方式：靠近别人、看向别人、摇晃别人的手或者动别人的脸、伸出手去、拉别人的手、把物品给出去、把物品往自己身边拉或者往外面推、指东西（接触或者朝远处指）、摇头、点头、摊开手掌要东西、挥手、耸肩、摸自己、做出各种动作。
- 语言方式：口语、手语、照片、图形符号、语音生成设备、语音输出系统，或者用来表达或传递沟通信息的文字，刚开始是单字信息，之后发展到多字信息。

帮助儿童学习更多的基本沟通技能、社会情感技能以及基本对话技能，这是非常重要的，怎么强调都不过分。与其学会使用比较复杂的句子结构仅仅达成一种沟通功能或者仅仅完成一次对话交流，还不如学会实现多种沟通功能。换句话说，比起能够说出完整句子但只能实现一种沟通功能的儿童来说，能够使用单个词语发出请求、做出评述、表达情绪、对他人做出回应的儿童，在沟通方面更为成功。

活动手册内容

核心技能活动手册内容

1. 非语言社交互动技能：共同注意
2. 非语言社交互动技能：非语言手势
3. 模仿技能：社会性意识
4. 模仿技能：动作模仿
5. 模仿技能：语言模仿
6. 行为组织能力：有组织、有条理地安排使用活动材料
7. 行为组织能力：有组织、有条理地进行选择
8. 行为组织能力：有组织、有条理地安排利用时间
9. 自我调控能力：在不同活动之间进行转换
10. 自我调控能力：情绪调节

社交技能活动手册内容

1. 游戏休闲技能：独自游戏休闲技能
2. 游戏休闲技能：结构化活动中的社交游戏休闲技能
3. 游戏休闲技能：非结构化活动中的社交游戏休闲技能
4. 集体活动技能：在集体中保持专注
5. 集体活动技能：在集体活动中轮流
6. 集体活动技能：跟从集体指令
7. 换位思考能力：情感理解能力
8. 换位思考能力：建立和发展友谊的能力

沟通技能活动手册内容

1. 基本沟通技能：提出要求
2. 基本沟通技能：基本回应能力
3. 基本沟通技能：回答问题
4. 基本沟通技能：做出评述
5. 基本沟通技能：提出问题
6. 社会情感技能：表达简单情绪
7. 社会情感技能：表达复杂情绪
8. 社会情感技能：做出亲社会表达
9. 基本对话技能：双向交流
10. 基本对话技能：话题
11. 基本对话技能：非语言交流

核心技能活动手册内容

1. 非语言社交互动技能：共同注意

远期干预目标：促进共同注意的发展。

具体干预目标样例：在个案熟悉的活动中，观察个案能否自发地在互动对象和物品之间来回切换眼神，眼神注视时间持续 1 分钟以上，80% 的时候能够做到。

活动样例：与成人进行一对一活动

活动情境：个案熟悉的、能够调动其积极性的游戏休闲活动。

活动材料：个案喜欢的物品（比如玩具火车、玩具轨道、列车员玩偶）。

活动步骤：

1. 成人需要调整自己的姿势，与个案保持视线持平的高度。
2. 呼唤个案的名字，吸引他看向成人。
3. 在熟悉的活动期间自然地停顿一会儿，拿起个案正在使用的、能够调动其积极性的物品（比如玩具火车）。
4. 把该物品举到个案脸前，再慢慢移到成人脸前。
5. 等待个案视线追踪到该物品，吸引他的眼神看向成人。
6. 如果个案看向成人，那就把该物品给他，以便强化这一行为。
7. 发出声音（比如模仿火车鸣笛、打响指、拍手、吹口哨）作为强化手段，以便继续互动，个案循声看过来的时候，应该注意吸引他的眼神。
8. 成人把自己的手指放在个案脸前，之后指向他感兴趣的物品（比如列车员玩偶），以便对互动进行扩展。

- 用活泼的语调发出口头指令（比如"看哪！"）。
- 提示个案看向物品，之后对该物品进行命名（比如说"那是个列车员"）。
- 如果个案能够看向物品，之后再看向成人，那就把他想要的物品给他，以便强化该行为。

活动样例：与一个或者几个同龄人进行小组活动

活动情境：结构化的社交休闲游戏活动。

活动材料：将个案喜欢的物品先藏起来，之后再作为奖品给他（比如糖、棒球卡）。

活动步骤：

1. 告诉个案和同伴（们），现在要玩一个藏宝游戏，给个案和同伴（们）看一下能够调动个案积极性的物品，把该物品作为游戏奖品。
2. 成人指着自己的眼睛，告诉他们要跟随自己的视线才能找到奖品。
3. 让他们捂住眼睛或者转过身去。
4. 把奖品藏起来。
5. 让他们睁开眼睛。
6. 成人以夸张的姿态看向藏奖品的地方，边看边说："我找啊找啊找宝啦！"
7. 鼓励他们跟随成人的视线，看向藏宝的地方。
8. 让他们和成人进行目光接触，以便获得藏宝线索。
9. 如果有人跟随成人视线，猜对藏宝线索，就及时表扬。
10. 如果有人讲出或者指出藏宝地点，就把奖品给他。
11. 让获胜者给其他儿童看奖品，同时进行目光接触。
12. 藏宝寻宝，来回多进行几次，让每个人都有机会赢得奖品。

如何泛化使用这些技能

- 玩"看看说说"游戏，让个案给大家展示一件物品并对该物品进行描述，看该物品，再和同伴进行目光接触。
- 间餐时间，让个案看点心，再和老师进行目光接触，从老师手里领取点心。
- 在双向轮流活动中，来回扔球或者踢球之前，让个案先称呼同伴的名字以便获取注意并进行目光接触。
- 打游戏，通关之后，让个案和同伴进行目光接触。

- 在商店买东西的时候，让个案把要买的东西交给收银员，付款的时候进行目光接触。

2. 非语言社交互动技能：非语言手势

远期干预目标：提升使用非语言手势的能力。

具体干预目标样例：在结构化的互动活动中，个案有机会自发地使用对话手势（比如指着东西提出要求、打招呼、挥手再见、摇头表示不）的时候，四次中有三次能够做到，所使用的对话手势达到两种。

活动样例：与成人进行一对一活动

活动情境：能够调动个案积极性的游戏休闲活动。

活动材料：活动材料中，有个案喜欢的物品，也有个案不喜欢的物品。

活动步骤：

活动建议1：活动开始的时候，跟个案挥手打招呼。鼓励个案也挥手打招呼以示回应。让个案在两个物品中进行选择，其中一个是他非常喜欢的（比如乐高积木），一个是他不太喜欢的（比如普通积木），让个案把他想要的那个物品指出来。如果个案指的是他不太喜欢的物品，那就拿给他；如果个案选中了他喜欢的物品，那就让他在进行自己喜欢的活动时用上这件物品，例如，在搭塔的时候，给他递上乐高积木。

活动建议2：个案使用乐高积木进行活动的时候（其他喜欢的活动也可以，视个案的兴趣偏好而定），让他停下来，等他看向成人的时候，拿出两块不同颜色的乐高积木给他看，让个案指出他想要的那块，然后递给他。

活动建议3：成人假装找不到个案喜欢的那件物品，鼓励个案指出来该物品在哪里。

1. 成人把个案喜欢的某件物品放在一个地方，比如自己头上。

2. 用夸张而生动的语调问个案："乐高积木哪儿去啦？"

3. 让个案指出该物品在哪里，他照做以后，就拿给他。

4. 还有一种方法可以帮助个案学习如何做出选择，让个案使用视觉沟通板，上面列出"不是""是"或者"我不知道"这些选项。

5. 如果想要对这项活动进行扩展，可以问个案一个简单的问题，提示个案来回摇头表示"不是"，上下点头表示"是"，或者耸耸肩表示"我不知道"，配合每个选项，都教他一种手势。

6. 活动结束的时候，跟个案挥手表示再见。

7. 鼓励个案也挥手表示再见。

活动样例：与一个或者几个同龄人进行小组活动

活动情境：间餐时间。

活动材料：个案喜欢的食品。

活动步骤：

1. 唱一首改编版的"如果感到快乐你就拍拍手"，歌词是"如果喜欢这个你就指指它"。

2. 让个案在两种食品中进行选择，其中一种是他非常喜欢的（比如金鱼形状的饼干），一种是他不太喜欢的（比如葡萄干）。

3. 成人示范唱歌、然后指自己想要的食品这个过程。

4. 唱歌，让同伴示范指自己想要的食品。

5. 在需要的时候，提示个案模仿同伴的动作。

6. 把个案所指的食品递给他。

7. 每次有人需要再拿食品，就重复唱歌、指东西这个过程。

如何泛化使用这些技能

- 在艺术类活动中，让个案用手指向他想要的颜料，给个案和同伴准备艺术类活动材料。示范用手在画纸上指不同的地方，让个案在之前指过的地方都画上一笔。然后，互换角色，让个案用上述方法指挥同伴画画。这个互动过程节奏要快一点，滑稽一点，在画纸上指定地方的时候语调要夸张一点、指令要简单一点，比如说"这儿"。变换不同的声调，吸引个案参与活动。

- 在自然场景中结构化设计一个教学场景,帮助个案学习用手指向他想要但是够不着的东西。例如,玩吹泡泡,然后把泡泡水瓶放到一个高一点的架子上,看得见但是够不着。个案想要拿到泡泡水瓶,就必须表示求助,求助的时候就必须用手指向瓶子。

3. 模仿技能:社会性意识

远期干预目标:提升社会性意识。

具体干预目标样例:在个案熟悉并且喜欢的活动中,观察个案是否能够和别人待在一起,并且能够观察别人5分钟以上,80%的时候能够做到。

活动样例:与成人进行一对一活动

活动情境:能够调动个案积极性的游戏休闲活动。

活动材料:个案喜欢的物品(比如农场动物玩具、农舍、火车和卡车玩具)、可视化计时器和隔板。

活动步骤:

1. 对活动环境进行一定的布置,方便个案近距离观察活动。例如,使用隔板,一方面排除环境中让人分心的干扰,一方面表示这是进行活动的区域。如果个案无法坐到地板上,那就让他坐在旁边的椅子上。

2. 根据个案的兴趣,安排一些熟悉的、能够调动其积极性的活动。例如,如果个案喜欢动物,那么活动就可以围绕动物主题。

3. 使用计时器,可以让个案清楚地知道他需要在这里待上多长时间。

4. 由个案主导,随着他一起玩动物和农舍玩具,直到建立起分享式注意。

5. 在活动中,使用夸张而生动的语调,模仿各种农场动物的声音(比如哞……),吸引住个案的注意力。

6. 根据个案所做的动作,使用熟悉的线索提示他模仿与新情境有关的新动作。例如,如果个案会把奶牛放到农舍里,那就可以在此基础上进行扩展,教他模仿挤牛奶的动作。如果个案喜欢火车玩具,那就分两个箱子装活动材料,这样个案和成人可以各建各的火车轨道,以共处模式进行游戏活动。开始的时候,唱一首关于火车的歌,提示个案模仿铺设铁轨的动作。

7. 在活动中,使用夸张而生动的语调或者做出各种有趣的动作,吸引住个案的注意力。

8. 为了让个案继续进行模仿和互动,要对游戏活动进行支架式扩展。如果个案会推着火车沿着轨道跑,那就可以在此基础上进行扩展,教他模仿到站停车。成人先用自己的火车示范到站停车、旅客上车。提示个案模仿这个新动作,之后再恢复他之前熟悉的活动。用成人自己的火车,再用个案的火车,来回进行几次这个模仿动作。

活动样例:与一个或者几个同龄人进行小组活动

活动情境:结构化的社交休闲游戏活动。

活动材料:个案喜欢的物品和方块地毯。

活动步骤:

1. 把方块地毯放在地板上,这样个案就会明白他应该待在哪里,也方便让他和同伴待在一起。

2. 玩一个"复制动作"的游戏,就是一个人模仿前一个人的动作,除此之外再加上点自己的动作,再让下一个人模仿。

3. 先让个案看同伴示范第一个动作。

4. 让个案模仿同伴的动作。

5. 再加上第二个动作。

6. 再在第一个和第二个动作之后加上第三个动作。

7. 继续往上加动作,直到有人无法模仿完成全套动作为止。

如何泛化使用这些技能

- 天天玩"小组说天气"的游戏,每天玩的时候,都让个案加点新词(比如说天气变化的词)。
- 让个案和小组同伴坐在一起,老师读一本个案熟悉的书,读到重复词语的时候,让个案填空。
- 在公共场合听音乐会,让个案和别人坐得近些,每个节目结束的时候都模仿别人鼓掌。

4. 模仿技能：动作模仿

远期干预目标：提升动作模仿能力。

具体干预目标样例：向个案示范一个动作，让他模仿，四次中有三次能够做到。

活动样例：与成人进行一对一活动

活动情境：午餐时间和教室活动。

活动材料：自助餐盘和视觉支持手段。

活动步骤：

1. 在个案熟悉的、自然的常规活动情境中，融入需要模仿的一系列动作。
2. 进行任务分析，确定想要完成该常规，每一步需要做什么。
3. 每次只教一步，例如，教个案模仿拿餐盘的动作。
4. 在教个案模仿这一系列动作的时候，需要清场，只留下和目标活动相关的活动材料。
5. 个案掌握了这个动作系列之后，布置好这个场景，让他独立模仿这些动作，把活动材料留下，作为提示帮助个案完成这个常规活动。
6. 教给个案一些使用动作请求帮助的方法，以备不时之需，这些动作主要是身体动作，比如在教室场景中可以举手请求帮助。示范选择适当的时机举手，让个案模仿这个动作请求帮助。

活动样例：与一个或者几个同龄人进行小组活动

活动情境：能够调动个案积极性的游戏休闲活动，比如讲故事或者听音乐。

活动材料：个案喜欢的物品（比如书、小道具）。

活动步骤：

活动建议1：让大家读熟悉的书，或者唱熟悉的歌。从配合书或者歌做的系列动作中，挑出一个动作，让小组里所有儿童都做这个动作。等到故事或者歌曲进行到对应该动作的时间点时，让全组都模仿该动作。

活动建议2：唱"如果感到快乐你就拍拍手"这首歌，或者玩类似"你说我做"这种游戏，里面有模仿动作。

活动建议3：玩假扮游戏，准备各种各样的图片，图片可以是书上的，也可以是闪卡，图片中有各种动物或各种职业，让大家模仿每种动物或职业的一个肢体动作。一旦个案能够重复已经掌握的单个动作，就可以示范第二个动作。新动作应该是发生在第一个动作之后的比较合理的动作，例如，让一名同伴示范假装成家长，先是抱着玩具小宝宝轻轻摇，然后把它放在床上，让个案模仿这些动作。

活动建议4：玩一个有趣的游戏，提示大家跟着做一个两步动作，同时使用简单的口头指令，提示这个目标动作（比如"跳上来，跳下去""放进去，拿出来"）。示范的时候，动作要夸张一点，语调要生动一点，像唱歌一样。

如何泛化使用这些技能

- 先给个案看社区场景中的一个系列动作的视频示范，之后让他模仿。
- 做饭的时候，让个案模仿烹饪视频教程里的简单步骤。
- 戏剧朗读活动中，让个案模仿故事书里的一些动作。
- 进行障碍跑的时候，让个案模仿身体动作。
- 在教室里，让个案模仿他熟悉的动作。例如，老师举起两根手指示意同学们安静，学生们不再讲话，安静地举起两根手指模仿老师。

5. 模仿技能：语言模仿

远期干预目标：提升语言模仿能力。

具体干预目标样例：向个案进行语言示范，让他模仿发声、音效和／或一个或者几个口语单词的发音，四次中有三次能够做到。

活动样例：与成人进行一对一活动

活动情境：结构化的、能够调动个案积极性的沟通活动。

活动材料：个案喜欢的物品。

活动步骤：

活动建议1：吸引个案的注意力，如果他发出"喔"的声音，成人也模仿他发出一样的声音。一来一回这种轮流常规建立起来之后，加入新的声音，比如"咿",提示个案模仿"喔咿"。

活动建议2:在个案熟悉的活动中,给他看一件他喜欢的物品,并给这件物品命名。命名的同时,配上一个标志或者图形符号,表示"说_____",再配上一张图片,上面提示个案应该如何回应。使用这个视觉支持手段,提示个案口头模仿这个物品命名的发音。撤出提示的时候,先撤出表示"说_____"的标志或者图形符号,之后再撤出提示如何回应的图片。如果个案能够模仿这个物品命名的发音,那么就要及时强化这个行为,把他喜欢的这件物品给他玩一会儿。

活动建议3:如果个案喜欢积木,那就让他用积木搭一座塔。他把塔推倒的时候,配合他的动作,加个简单的音效(比如"哗啦")。示范该活动中可能会用得到的其他词,提示个案模仿这些词的发音。

活动建议4:和个案玩一个对他来说相当于强化物的动作游戏,在游戏中,只要他模仿了某个词的发音,成人就马上做出相当于强化物的那个动作。例如,说"起来",如果个案模仿了这个词,就马上把他举高。

活动建议5:在个案看书或者视频的时候,用简单的动词短语命名其中的动作,并且使用相同的措辞和个案一起模仿这个动作,让个案模仿这些单词的发音。

活动建议6:在操场上,模仿"摇"或者与其类似的这种动作词,如果个案模仿着说出了这个词,或者类似的发音,那就帮他摇秋千。

活动样例:与一个或者几个同龄人进行小组活动

活动情境:有意义的、能够调动个案积极性的沟通活动。

活动材料:个案喜欢的物品(比如泡泡)、百宝箱或者摸彩袋。

活动步骤:

活动建议1:让全组成员玩吹泡泡,吹出泡泡的同时,说"泡",吹出泡泡的时候,让全组成员都模仿这个声音。

活动建议2:读个案喜欢的书,或者唱带有重复音效的简单歌曲,比如"王老先生有块地"这种歌,让个案模仿。

活动建议3:做个百宝箱或者摸彩袋,里面装上个案熟悉的和不熟悉的物品,每样物品都有与之相关的动作。拿着百宝箱或者摸彩袋绕圈走,让每个儿童都从里面拿出一件物品(比如球),告诉小组所有人"这个是球",示范与这件物品有关的动作(比如拍球),让全体成员命名这件物品,并且模仿这个动作。

活动建议4:和大家玩"鸭子,鸭子,鹅"这种熟悉的游戏(类似于丢手绢的游戏,几个人围成一圈,一个人在外面绕圈走,一边走一边说"鸭子鸭子……"一边拍围成圈的那些人的后背,最后说"鹅"的时候被拍到的人就要站起来抓之前绕圈走的人,而后者要使劲跑上一圈跑回抓他的人原来的位置上坐好,如果在跑到之前被抓住了,则继续进行下一轮,如果没被抓住,就换成抓他的人继续进行下一轮),每转一圈都换一个新提示词,轮到个案的时候,提示他进行游戏,并模仿新提示词的发音,例如,可以说"鸭子鸭子,灰鸭子"或者"花生酱花生酱,果冻"。

如何泛化使用这些技能

- 找个自然场合,让个案在不熟悉的场景中模仿之前在熟悉的情境中已经学会的单词。
- 找一首个案喜欢的歌,中间每隔一段就有可以模仿的地方让个案填空,比如唱:"祝你生日快_____",让个案模仿"乐"的发音。

6.行为组织能力:有组织、有条理地安排使用活动材料

远期干预目标:提升有组织、有条理地安排使用活动材料的能力。

具体干预目标样例:在提供视觉支持手段的情况下,观察个案是否能够有组织、有条理地安排使用自己的活动材料,四次中有三次能够做到。

活动支持手段和教学策略:与成人进行一对一活动

活动情境:日常活动,活动中需要经常提示个

案有组织、有条理地安排使用自己的活动材料。

活动材料：组织化工具（比如盒子、文件夹）和视觉支持手段（比如标签、照片、清单）。

活动步骤：

1. 以下列方式在教室中划分不同区域：（1）清理杂物、收纳整齐；（2）物品放置有序，容易识别判断（比如把不同的盒子、文件夹、柜子、抽屉全都贴上标签）；（3）划分不同区域，明确区域功能；（4）每次只拿出一件物品或者一个设备，或者每次只完成一项活动。

2. 教会个案将个人物品和备用品放到指定地点和存储空间，上面应该标注个案的照片或者名字，或者两者兼而有之。

3. 每次活动之前，让个案看一下清单，上面列有下一项任务所需的物品照片（比如写字用的纸、笔）。

4. 让个案自己找到活动所需的材料。

5. 教会个案有序放置自己的活动材料。例如，在书桌里放上一个可以提供视觉提示的东西（比如照片），上面是各种东西的正确摆放位置。

6. 让个案学会自己负责照看和保管个人物品（比如课间休息时穿着外套出去的，应该记得穿回来）。

7. 活动结束后，让个案自己收拾好所有活动材料，并放回正确位置（比如贴有标签的架子上）。

活动支持手段和教学策略：与一个或者几个同龄人进行集体活动

活动情境：日常活动，活动中需要经常提示个案有组织、有条理地安排使用自己的活动材料。

活动材料：组织化工具、视觉支持手段（比如遮蔽胶带、禁止标志）、方块地毯。

活动步骤：

- 在地板上放好方块地毯，每人一块，坐在上面，以此划分出各自的"领地"。
- 玩改编版的"听音乐抢椅子"的游戏，音乐停的时候，人面向哪个坐垫，哪个位置就变成自己的新"领地"。
- 把所有人的架子、盒子、箱子、抽屉都贴上标签，上面贴上标识信息（比如图片、文字），用来表示这里放的是哪些物品。
- 在教室地板上贴上彩色遮蔽胶带，用来划分不同区域，区域不同，颜色不同。
- 在游戏物品上贴上不同颜色的标记，应该放在哪个颜色的区域就贴上相应颜色的标记，同时把盒子、文件夹、架子、柜子、抽屉也贴上不同颜色标记，音乐停的时候，人在哪个颜色的区域，就要去架子、盒子、箱子、抽屉里找到这个颜色的物品，收纳到相同颜色的盒子、文件夹、架子、柜子、抽屉里，然后摆到同样颜色的区域里。
- 把暂时不用的物品盖上，或者摆上一个禁止标志，表示这些物品现在不得选用。

如何泛化使用这些技能

- 就餐的时候，给个案用个性化餐具垫（比如特别的颜色、上面有名字或者照片），上面有放置位置的大致图形，这样他就可以知道食物放在哪里、物品放在哪里。
- 在公共场合参加集体活动的时候，让个案完成分配给他的任务。例如，有人去拿书，有的人去拿纸，有的人去拿笔。
- 和同伴玩需要轮流的游戏之前，让个案选择游戏地点和游戏项目。让个案把所有游戏所需材料都放在桌面上。游戏结束后，让个案把游戏材料放回相应的箱子里，再把箱子放回相应的架子上。

7. 行为组织能力：有组织、有条理地进行选择

远期干预目标：提升有组织、有条理地进行选择的能力。

具体干预目标样例：在熟悉的常规活动开始前，给个案提供两个选项，让他根据自己的偏好做出选择，80%的时候能够做到。

活动支持手段和教学策略：与成人进行一对一活动

活动情境：有意义的、能够调动个案积极性的活动，活动中需要进行选择。

活动材料：两件物品（一个是个案偏爱的，另

一个是个案不太喜欢的）和视觉支持手段（比如照片、图形符号、文字）。

活动步骤：

1. 给个案两件物品，一个是他偏爱的，另一个是他不太喜欢的。选项要明确清晰，一旦已经提供给个案进行选择，就不要再另加选项。例如，把可供选择的物品在架子上排成一列，把架子上的其他东西用布遮起来，不让个案看见，或者在其他东西上放一个禁止标志或者一个"×"，表示不可选用。

2. 还有一个办法可以提供选项，那就是用选择板或者图形符号、照片代表可供选择的物品，同时在备选物品上加上文字标签进行标注，把备选物品直线排列或者排成一个圆圈，把选择板挂在门上，或者放在抽屉、柜子、储物箱里，或者把这些选项输入电子设备中。

3. 询问个案想要哪一件物品，1还是2。

4. 如果需要的话，提示他进行选择，指一指他想要的物品或者摸一摸都行。

5. 想要把选择活动继续下去的话，在使用代币或者其他强化支持体系的时候，可以让个案选择他想要进行的活动。

6. 想要进一步扩展进行选择的能力的话，可以给个案两个必须要完成的活动，让他进行排序，按照优先级别，安排完成这些活动的顺序。

7. 使用"先……然后……"示意图，配上口头提示，让个案既能看见又能听见这些备选活动。

活动支持手段和教学策略：与一个或者几个同龄人进行小组活动

活动情境：有意义的、能够调动个案积极性的活动，活动中需要进行选择。

活动材料：个案喜欢的、能够调动其积极性的物品，视觉支持手段、轮流游戏、照片和游戏卡。

活动步骤：

1. 做一个小组成员板，上面贴上大家的照片，如果下一项活动有可能需要选择同伴，那么在活动转换之前，让个案从这个照片板上选择一个同伴，把选中的儿童的照片移到照片板上的"已选择"或者"不可选"区域。

2. 和同伴玩轮流游戏之前，让个案在两项活动之间进行选择。

3. 玩一个"你愿意……还是愿意……"的游戏，给个案和同伴看游戏卡上的图片，问"你愿意……还是愿意……"的问题（比如："夏天的时候，你愿意穿圆领衫还是T恤？"）。

如何泛化使用这些技能

- 给小组所有成员一人一把钥匙，上面带有他们自己的名字和照片，指导他们使用钥匙做出选择。例如，把自己的钥匙挂在活动区域的挂钩上，表示在自由活动时间里，自己选择了这项活动或者这个区域。也可以用不同的钥匙代表可选的活动区域或者活动项目，挂在选择板上，供大家挑选。不管用哪种方法，都要在所有活动区域设置一组挂钩用来挂钥匙。当某个区域的所有挂钩上都挂满钥匙的时候，就表明这块区域已经满员，不能选了。

- 去饭店就餐的时候，可以让个案根据菜单点一种自己喜欢的食品。

- 在百货店买食品（比如花生酱）的时候，可以让个案选择一个自己喜欢的品牌。

8. 行为组织能力：有组织、有条理地安排利用时间

远期干预目标：提升有组织、有条理地安排利用时间的能力。

具体干预目标样例：观察个案在收到活动指令之后是否能够做到主动开始、保持专注，并且在规定时间内完成已经熟悉的活动，四次中有三次能够做到。

活动支持手段和教学策略：与成人进行一对一活动

活动情境：个案已经熟悉并掌握的封闭式结尾活动，活动应该能够调动其积极性，并且有常规套路。

活动材料：能够调动个案积极性的物品、电子时钟、便签卡、打散的字母或者拼图、操作类游戏。

活动步骤：

1. 围绕熟悉的活动，建立固定不变的、可以预料得到的常规套路。

2. 针对该活动，给出清晰明确的口头指令，同时配合使用视觉支持手段。

3. 让个案按顺序写下或者说出活动步骤（比如"先……然后……"）。

4. 每完成一步，都在活动清单上划掉这一步，以便明确活动进展情况。

5. 明确规定活动截止时间点，或者需要做完什么才算活动结束（比如完成五道数学题）。

6. 活动要能充分调动个案积极性，吸引他一直参与（比如在作业单上使用贴纸，贴纸图案是他感兴趣的东西）。

7. 明确规定活动时长，让个案知道应该什么时候开始，需要进行多长时间。

8. 最好不要用时间单位表示（比如分钟）时间，而是用一系列活动表示。

9. 使用电子时钟，让个案自己做一个时间标记卡，教他明白，当时钟显示时间与时间标记卡上的时间一致的时候，就是开始或者结束活动的时候了。

10. 想要表示一段特定的时间（比如 5 分钟）在慢慢过去，有很多方法，可以让个案把数字从板上一个个拿下来（比如 3、2、1，最后完成），还可以把字母一个个加上去拼自己的名字，或者把拼图块一块块拼上去，所有的数字都拿完了，或者名字拼全了，或者拼图拼完整了，就表示任务完成了。

11. 活动中还没轮到个案或者需要等待的时候，可以使用上面写着"等待"的视觉提示卡，只要个案参与活动或者能够等待，哪怕一分钟，也要给予强化，调动其积极性。

12. 需要等待的时候，允许个案手拿或者摆弄一件物品（比如玩具或者操作类游戏玩具）。

活动支持手段和教学策略：与一个或者几个同龄人进行小组活动

活动情境：个案已经熟悉并掌握的活动（从封闭式结尾活动开始），活动应该有常规套路。

活动材料：视觉支持手段（比如日程表、清单）、可视化计时器或者闹钟、黑板或者白板，方块地毯。

活动步骤：

1. 贴上一张班级日程表以提供视觉参照。

2. 用电子设备把该项活动需要完成的所有步骤做一个清单，或者写在黑板或者白板上。

3. 做一个任务表，每完成一项，就划掉一项，这样大家能够清楚地看到还有多少事情需要完成。

4. 给出线索以示活动开始。

5. 活动进行和等待期间，使用可视化计时器或者闹钟，或者两种都用。

6. 活动中，下一步要进行什么，都要给出口头指令和视觉提示。

7. 让个案和同伴配合，一起完成活动。

8. 需要个案等待的时候，放一块方形地毯，指定一把椅子或者在地上画个圈，用来规定排队应该站的地方。

如何泛化使用这些技能

- 把一项活动中的所有步骤都做出图示，用"1、2、3、完成"的方法标记这些步骤，让个案根据这个图示独立完成该项活动。完成文件夹或者盒子里标注的活动，完成之后把它放到"完成"区（比如篮子里）。

- 如果要进行的活动是类似过节、度假、去医院这种不太经常发生的事情，那就需要做一个社交脚本，让个案知道事情的先后顺序以及对他的要求，活动中有些部分如果可以提前演习，那就反复练习（比如模拟"不给糖就捣蛋"的活动、扮演医生）。

9. 自我调控能力：在不同活动之间进行转换

远期干预目标：在活动转换的时候能够顺利过渡。

具体干预目标样例：观察个案在收到指令之后是否能够停止当前活动，进入下一项活动，四次中有三次能够做到。

活动支持手段和教学策略：与成人进行一对一活动

活动情境：活动转换。

活动材料：个案喜欢、能够调动其积极性、在活动转换的时候可以拿着的物品，视觉支持手段（比如图形符号、文字、社交故事、"先……然

后……"提示标志）

活动步骤：

1. 在可视化日程表中清楚地呈现出每日活动常规（比如活动先后安排），如果个案不认字，就用图形符号表示，如果个案认字，就用文字表示。

2. 在什么时候进行活动转换，需要建立一个固定的常规，前一项活动结束的时候，个案可以在日程表上的相应位置拿掉活动图片或者打个对钩做标记。

3. 清楚地说明接下来要做什么，以便为活动转换做好准备。

4. 把活动照片和口头指令用"先……然后……"的形式做成一个提示标志，把个案更加喜欢、更能调动其积极性的活动放在后面。

5. 准备的活动、物品或者提示方式在整体上应该保持不变，尽管先后顺序或者常规套路可能会有不同。例如，有些活动可能会有变化，但是休息时间总是不变。

6. 始终使用同样的线索提前通知个案将要进行活动转换，例如，可以指着可视化计时器说"现在这个活动 5 分钟后就要结束了哦"，同时，伸出五个指头强调所说的话。

7. 选择一个能够调动个案积极性的和/或能对他起到安抚作用的物品，在转换活动和变换场地的时候让他拿着。

8. 如果事先知悉会有一些意外变化，应该通过口头和视觉的方式让个案知道，给他时间处理和消化（比如如果要换老师，应该提前通知）。

9. 针对一些会打乱生活常规的突发事件，可以编写社交故事（比如防火演习、下雪、生病、公交车晚了、网络出故障了）。

10. 加上一句发生意外变化时可以说的话（比如"变化也是可以的"）。

活动支持手段和教学策略：与一个或者几个同龄人进行小组活动

活动情境：活动转换。

活动材料：个案喜欢、能够调动其积极性、在活动转换的时候可以拿着的物品，视觉支持手段和听觉提示。

活动步骤：

1. 在活动之间穿插进活动转换的常规套路，例如，等待期间或者将要进行下一项活动的时候，就让小组全体数数或者唱歌。

2. 进行下一项活动之前，让大家回到固定的位置，按顺序做一套固定的动作。

3. 让大家在指定的等待区等待，直到轮到自己，或者到时间该进行下一项活动。

4. 使用固定不变的听觉提示（比如铃声、"都做完了"的歌、口哨、查对日程表等）表示当前活动结束了。

5. 定期与大家谈话，提醒他们意外变化总是难免的。

6. 演习一下，意外可能会是什么样的，碰到意外时感觉会是什么样的。

如何泛化使用这些技能

- 给个案准备一张家庭接送视觉提示图，上面放上要去学校接他的亲人的照片，这样的话，他就可以对从学校回家这个转换做好准备。
- 开车去不同的地方旅行的时候，给个案准备一些目的地的照片和常去的地方的照片。
- 外出参加社区活动的时候，给个案准备一个日程计划，纸质版的也可以，在电子设备上做的也可以。

10. 自我调控能力：情绪调节

远期干预目标：提升情绪调节能力。

具体干预目标样例：在个案容易感到焦虑的场合，给他提供视觉支持手段，观察个案是否能够体察自己的焦虑水平，是否能够进行有助于缓解情绪的活动应对压力，而不会出现问题行为，80% 的时候能够做到。

活动支持手段和教学策略：与成人进行一对一活动

活动情境：容易让个案感到沮丧挫败、紧张焦虑的活动，或者容易造成感觉超负荷的活动。

活动材料：视觉支持手段（比如图形符号、文字、社交故事）和能够缓解感官不适的物品。

活动步骤：

1. 在个案比较平静的时候（比如情绪平和状态），向他解释紧张情绪看起来是什么样子的，感觉如何。

2. 利用视觉支持手段（比如曲线图、量级表、分区图、温度计），教会个案如何体察自己的负面情绪水平、如何识别自己的焦虑情绪是不是越来越重。

3. 示范自我调控技巧，并对这些技巧命名（比如"我觉得很失败、很沮丧，所以我要伸个懒腰"）。

4. 教会个案一些特定用语，用来提醒他注意自己的情绪（比如："一级是平静，三级是觉得沮丧，你现在是哪一级了？""你现在感到焦虑，是什么级别？低级、中级还是高级？"）。

5. 让个案实验各种各样的缓解情绪的技巧，列出他认为对自己有效的有助于缓解情绪的策略（比如三到五次深呼吸）。

6. 提示个案可以口头提出要求，或者使用休息卡，申请使用"安静空间"，"安静空间"里一般放有可以缓解情绪的物品（比如缓解感官不适的物品、豆袋椅、摇椅、枕头、秋千）。

7. 利用先行干预，减少环境刺激。例如，荧光照明不要太刺眼，墙纸花色不要太热闹，采用柔和的照明和中性的颜色。

8. 允许个案佩戴耳机降噪，也可以听听白噪音或者他喜欢的音乐。

9. 听觉信息和语言不要太复杂，语音、语调要清楚明确、不带情绪。

10. 如果个案表现出感觉超负荷的状态，就改用手势或者图片线索。

11. 当个案开始表现得无所适从、茫然无措的时候，应该明确指出可做的事情，尽量不要采用问答式的交流方式。

12. 使用简单的评述和简短的指令，以便让个案集中注意力。

13. 一天当中，合理穿插安排大运动和体育类活动。

14. 为个案提供触觉刺激（比如挤按压力球、揉搓小块布料）。

15. 利用社交故事和社交决策视觉支持手段，帮助个案理解那些容易让他感到焦虑的活动，明白可以采取哪些行为代替问题行为。

活动支持手段和教学策略：与一个或者几个同龄人进行小组活动

活动情境：容易让个案感到沮丧挫败、紧张焦虑的活动，或者容易造成感觉超负荷的活动。

活动材料：个案喜欢的物品和视觉支持手段（比如图形符号或者文字）。

活动步骤：

1. 个案感到沮丧挫败的时候，让同伴使用休息卡，或者直接提出要求休息，或者两种方法都用。

2. 个案觉得焦虑的时候，让同伴提示他可以选择一项有助于缓解情绪的活动。例如，和同伴进行需要轮流的游戏的时候，个案如果觉得有点挫败，同伴就可以指指休息卡，或者建议他进行有助于缓解情绪的活动，比如"站起来、伸个懒腰、深呼吸几下"。

3. 进行有助于缓解情绪的活动的时候，让同伴陪在个案身边。

如何泛化使用这些技能

- 教会个案一些有助于缓解情绪的策略，把这些策略列出来，当他在人数比较多的活动中感到焦虑的时候，让他在其中选择一种。
- 在社区活动中，感到沮丧挫败的时候，让个案做几次深呼吸动作。

社交技能活动手册内容

1. 游戏休闲技能：独自游戏休闲技能

远期干预目标：提升独自游戏休闲技能水平。

具体干预目标样例：在结构化活动中，观察个案是否能够独立使用游戏休闲活动材料实现功能，80% 的时候能够做到。

活动样例：与成人进行一对一活动

活动情境：独自游戏休闲活动。

活动材料：选择个案喜欢、可以用常见的方式使用的物品和材料，材料和物品的选择，应该符合个案的探索方式、爱好兴趣和感觉偏好。

- 如果个案的探索方式是视觉型的，那就可以教他玩蘑菇钉或者需要用手操作的电脑游戏。
- 如果个案的探索方式是听觉型的，那就可以教他演奏一种乐器或者听音乐。
- 如果个案的探索方式是触觉型的，那就可以教他用橡皮泥做饼干或者做彩砂瓶画。
- 如果个案的探索方式是运动知觉型的，那就可以教他玩蹦床或者跳格子。

活动步骤：

活动建议1：先确定符合个案兴趣偏好、能够调动其积极性的东西都有哪些，当个案不是特别配合的时候，可以在活动中把这些东西和他不太熟悉的物品结合起来，例如：

- 如果个案喜欢迪斯尼卡通人物，那就可以教他看迪斯尼的故事书。
- 如果个案喜欢火车玩具，那就可以就教他给火车铺设轨道。
- 如果个案喜欢某部电影，那就可以教他玩拼图，拼图的图案就是他喜欢的电影角色。
- 如果个案喜欢跑步，那就可以教他玩轮滑。

活动建议2：有些自我刺激行为是为了满足感觉需求，针对这种情况，所选择的活动应该能够提供相似的感官刺激，满足这个感觉需求，例如：

- 如果个案喜欢扔东西，那就可以教他扔沙包或者投篮。
- 如果个案喜欢转东西，那就可以教他玩轮盘发声玩具（指针指向箭头，发出对应声音的玩具，比如费雪发声转盘玩具）或者旋转彩绘。
- 如果个案喜欢自己转圈，那就可以教他跟着视频做运动或者跟着音乐跳舞。

活动建议3：有组织、有条理地安排使用活动材料，按照活动设计的步骤顺序，玩玩具火车。

- 把一些玩具火车和轨道部件整齐有序地放进一个盒子里，除了希望个案使用的活动材料，其他东西不要放进去。
- 对活动过程进行有组织、有条理的安排，以便让个案知道活动何时结束。例如，可以为活动配一首歌，一首关于火车的歌，唱也行，放录音也行，歌曲结束，活动也就结束。
- 使用示范和提示。例如，可以示范如何连接铁轨，重复示范这些步骤，直到个案学会。
- 使用实物强化或者社会性强化，对个案进行间歇强化，以吸引他的注意力。例如，慢慢地往上加铁轨，延长轨道长度。轨道铺设完毕，把个案喜欢的玩具火车递给他，鼓励他沿着轨道推火车玩。
- 在游戏中，随着个案的独立性慢慢提高，系统化地减少提示。
- 鼓励个案按照自己的方式继续独立进行该项活动。

活动建议4：用乐高积木搭东西。

- 根据个案的兴趣，做一个乐高模型，例如，个案有个非常喜欢的棒球队，那就根据这一兴趣，做一个棒球场的模型。
- 每一步指令都给出视觉提示。
- 随着个案独立性的提高，逐渐撤出成人辅助。
- 使用可视化计时器，提示个案进行该项活动的时间长短，逐渐延长要求他进行活动的时间。

活动建议5：让个案进行他喜欢的艺术类活动，比如准备一幅画，画上是一个小孩准备出去玩，让他给这幅画上色。

- 先在手套、衣服和鞋的轮廓图上标注好都用什么颜色，比如绿色、红色、黑色等不同颜色。
- 提示个案沿着轮廓线上色。
- 逐渐减少需要标注使用什么颜色的部分，让个案发挥灵活性和创造性。

活动样例：与一个或者几个同龄人进行集体活动

独自游戏休闲活动，也可以是在同伴身边进行的活动，不过不需要和同伴进行互动。

如何泛化使用这些技能

- 艺术类活动：让个案做点连线拼图（一种画画游戏，把所有的点按顺序连起来，就可以看出是什么图案）、刻纸印花游戏，用彩色铅笔画画，或者用橡皮泥模具做饼干这些假装能吃的东西。
- 建构类活动：让个案串珠子、铺设铁轨、做乐高模型，用玩具锤子钉钉子、搭积木塔或者使用操作类游戏材料搭建东西。

- 戏剧类活动：让个案按照社交剧本装扮起来（比如选择一个角色，收集服装和道具，然后穿上戏装），或者在厨房区假装摆桌子、洗碗碟。
- 探索类活动：让个案把土豆头先生玩具（一种拼装玩具，可以给土豆头先生装上鼻子、眼睛、耳朵、帽子、胳膊等）的部件装上，在米池（类似决明子沙池）中找到字母磁力贴，玩水桌玩具的时候把塑料鱼舀到水桶里，或者用沙箱玩的时候把积木当车开。
- 游戏类活动：让个案玩乐透纸牌、套圈或者多米诺牌。
- 读写类活动：让个案读故事或者听故事，用小玩偶演出一个故事，把自己喜欢的故事讲出来、录下来，或者用字母磁力贴拼单词。
- 操作类活动：让个案拼拼图、按照示意图组装玩具车模型、搭建乐高模型、按照模型做手工或者做串珠首饰。
- 音乐类活动：让个案看视频，跟着音乐跳一段精心编排的舞蹈，跟着歌曲演奏乐器，或者听迪斯尼歌曲。
- 体育类活动：让个案骑自行车、滑轮滑，跟着视频做锻炼，跳格子，打高尔夫球，进行障碍跑，练习投篮或者打篮球。

2. 游戏休闲技能：结构化活动中的社交游戏休闲技能

远期干预目标：提升结构化活动中的社交游戏休闲技能水平。

具体干预目标样例：在结构化小组活动中，个案需要和同伴轮流的时候，四次中有三次能够做到。

活动样例：与成人进行一对一活动

先从与成人一对一的场合开始，教会个案进行结构化的社交游戏休闲活动。与成人在一起掌握了某项技能之后，再教他与一名或者两名同伴进行活动。与一名或者两名同伴在一起掌握这项技能之后，再增加同伴人数，扩大小组规模。

活动样例：与一个或者几个同龄人进行集体活动

活动情境：结构化的社交游戏休闲活动（比如电脑游戏、需要轮流的游戏、拼图）。

活动材料：电脑、图形符号、棋牌类游戏、两个空白拼图板和一盒拼图块。

活动步骤：

活动建议1：利用电脑游戏帮助个案学会等待和轮流。

1. 在电子设备工作台旁边放两把椅子。如果用的是电脑的话，准备一个鼠标和两个鼠标垫。
2. 在电子设备上开始进行游戏。
3. 使用"等待"的图示表明谁是等着玩游戏的那个人，如果用的是电脑的话，把鼠标放在先玩游戏的那个人的鼠标垫上，同时在另一个人的鼠标垫上放一张"等待"的图示。
4. 把带闹铃的可视化计时器放在个案和同伴都能看见的地方。
5. 用计数器设定5分钟，让第一个人先玩。
6. 如果另一个人等得不耐烦了，就用简单的语言提醒他"现在是轮到＿＿＿＿在玩，你要等一等哦"。让他看"等待"的图示，或者让他看到计时器在计时。
7. 计时器闹铃响起来的时候，说"＿＿＿＿的时间到啦，该轮到＿＿＿＿啦"。
8. 把"等待"图示换给前一个人，重新设置计时器，还是5分钟。如果用的是电脑，就让个案把鼠标换给同伴。
9. 等到他们熟悉了这个常规之后，成人就可以走开，只要回来重新设置计时器就可以了。
10. 提示他们自己独立设置计时器。
11. 根据个案能力水平的不同，设置的时间可长可短。
12. 预先设定一个不同的玩法，用到这种方法的时候，就表明整个活动结束了。

活动建议2：需要轮流的游戏

1. 如果活动目标是在集体游戏中能够预料得到轮流顺序，那么可以这样设计活动：找个没有干扰的地方，放一张小桌子，周围放四把椅子。
2. 准备三张"等待"图片和一张"轮到我"图片。

3. 把这些图片放在桌子上，每个座位前面放一张。

4. 把游戏规则做成视觉提示，用来提醒大家遵守游戏规则。

5. 开始游戏，把大家叫到桌旁。

6. 让大家拿起自己前面的图片，拿到"轮到我"图片的人先来。

7. 他按照游戏规则的视觉提示进行游戏，之后和坐在他边上的儿童交换一下手里的图片，把"轮到我"的图片换成"等待"。

8. 继续游戏，直到游戏结束。

活动建议3：拼图

1. 在一张小桌子两边各放一把椅子。

2. 在一个座位前面放两个空白的拼图板，另一个座位前面放拼图块。

3. 提示个案选择一个同伴。

4. 鼓励前面放着拼图块的儿童把拼图块递给坐在对面的同伴，一次递一块，直到完成第一幅拼图。

5. 两人交换角色，按上述程序，完成第二幅拼图。

如何泛化使用这些技能

根据个案的具体情况确立干预目标，并在此基础上，帮助个案泛化使用所学技能，为了达成这一目标，选择结构化活动的时候应该注意以下几点：

- 所选择的活动应该是个案在独自游戏和／或一对一场景中已经掌握的活动。
- 所选择的活动应该允许个案在成人或者同伴边上使用自己的一套玩具材料独立进行游戏。
- 所选择的活动应该包括个案已经掌握的使用共享材料进行的共处游戏。
- 所选择的活动应该是封闭式结尾活动。
- 所选择的活动不一定必须共享活动材料。
- 所选择的活动应该允许但不强求个案进行观察和模仿。
- 在所选择的活动中，应该有组织、有条理地安排玩具和活动材料，以便明确什么时候需要轮流、如何轮流。
- 所选择的活动应该强调个案对他人做出非语言回应的能力。
- 所选择的活动应该无需进行太多的语言互动。

结构化的游戏休闲活动建议包括：

- 艺术类活动：让个案用自己的材料装饰一幅画；按一定顺序和同伴一起轮流玩橡皮泥；和他人共用画笔，在自己的纸上装饰一幅艺术作品；按照视觉提示的轮流顺序，在大组成员共同创作的一幅画上添加装饰物，一次加一个。

- 建构类活动：让个案用自己的积木搭建东西；按一定顺序和同伴一起轮流推玩具火车，推到终点为止，再让同伴推回来；和他人共享乐高积木，玩过之后收回到标有记号的盒子里；按照预先约定的时长跟小组同伴一起来来回回地推小汽车玩具；和大家一起轮流开车下坡。

- 戏剧类活动：让个案给自己的盒子里选道具服装；在生日聚会上与他人共用糖霜，在自己的托盘上装饰饼干；在共享区里（比如玩具农舍）玩自己的玩具（比如农场动物）；从共享盒子里挑选装扮用品；玩买东西游戏，游戏完毕把东西送回指定区域以供他人将来使用。

- 探索类活动：让个案在水桌玩具或者沙箱前面使用自己的一套玩具（比如水桶、铲子）；玩吹泡泡，吹过之后把泡泡圈和泡泡水递给同伴；给机械玩具上发条，玩过之后再递给同伴让他上发条；和大家一起玩吹泡泡，共用一个大泡泡圈、一大桶泡泡水。

- 游戏类活动：让个案和大家一起进行同一性活动，比如听音乐转圈游戏①或者转圈舞；玩需要轮流的游戏，比如托球游戏②；轮流玩"你说我做"游戏③。

- 团体类活动：让个案与全体成员一起齐声回答问题；齐声背诵诗歌；一起做同样的手指游戏；使用自己的日程表和数字印章模仿老师做事；坐在自己的椅子上或者用不同颜色、照片或者各自名字标记的方块地毯上；对着麦克风说出

---

① 译注：模拟舞会的游戏。
② 译注：一种轮流游戏，一个透明管子，管壁上有很多孔，里面放上海洋球，用小棍或者吸管透过不同的孔插进去支撑住这些球，管子底座上有四个托盘，每个人轮流抽出一根小棍或者吸管，尽量不要让球掉到自己的托盘上，最后托盘上球最少的人获胜。
③ 译注：一种电子游戏，模仿"你说我做"游戏设计，设备先自动发出一系列不同的光亮和音乐，玩家需要操纵设备，再现这个系列的光亮和音乐，再现成功则进入下一轮，再现不成功或者超时则视为出局。

自己的名字，再把麦克风传给下一个人。
- 读写类活动：让个案看自己的书；在读书活动中齐声回答问题；从储物箱里拿自己的故事道具用；看书的时候和同伴配合翻页；轮流对着麦克风讲故事；戴着自己的耳机和同伴一起听同一本有声书；读到自己熟悉的故事的时候和大家一起填空；在小组中进行轮流，拿到表示轮到自己发言的小棒时才能发言或者按座次分配就座。
- 操作类活动：让个案坐在不同颜色标记的餐具垫前完成拼图；使用自己的操作类游戏用品盒子玩数学游戏；在大家共用的米池（类似决明子沙池）中找土豆头先生玩具（一种拼装玩具，可以给土豆头先生装上鼻子、眼睛、耳朵、帽子、胳膊等）的部件；在大家共用的盒子里放上多套拼图的拼图块，让他按不同的拼图成套分开。
- 音乐类活动：让个案和大家一起齐声唱歌或者齐奏乐器；一起听音乐或者看音乐视频；从不同颜色、照片或者各自名字标记的盒子里找到音乐资料，戴上耳机听。
- 体育类活动：让个案用自己的篮球练习投篮；玩"跟我做"游戏（一种游戏，大家模仿选中做带头人的人的动作）；在体育馆和大家一起参加活动（比如游泳）；帮同伴推秋千，按预先约定推多少下，之后两人互换；和同伴一起轮流玩滑梯；和同伴一起轮流投篮；打棒球练习接球；和大家一起在海洋球池玩；轮流按步骤完成障碍跑。

3. 游戏休闲技能：非结构化活动中的社交游戏休闲技能

远期干预目标：提升非结构化活动中的社交游戏休闲技能水平。

具体干预目标样例：在非结构化、开放式结尾的游戏休闲活动中，个案需要与同伴进行合作游戏的时候，四次中有三次能够做到。

活动样例：与成人进行一对一活动

先从与成人一对一的场合开始，教会个案进行结构化的社交游戏休闲活动。与成人在一起掌握某项技能之后，再教他与一名或者两名同伴进行活动。与一名或者两名同伴在一起掌握这项技能之后，再增加同伴人数、扩大小组规模。

活动样例：与一个或者几个同龄人进行集体活动

活动情境：非结构化的社交游戏休闲活动、艺术类活动、集体游戏。

活动材料：壁纸、颜料、画笔、发光类的小饰物、小粘贴、刻纸印花和视觉支持手段。

活动步骤：

活动建议1：集体做一幅壁画。

1. 在桌子上用胶带固定好一大张壁纸。
2. 准备好各种艺术类活动材料，比如颜料、画笔、记号笔、发光类的小饰物、小粘贴和刻纸印花等。每一种材料都不要准备太多，这样大家就必须进行分享和轮流使用。
3. 准备好几碗温水或者湿纸巾，给那些不愿意把手弄脏的儿童使用。
4. 每个人发一件罩衣。
5. 给壁画指定一个主题，或者提供一些想法思路（比如六一儿童节、春天、自己、农场）。
6. 要求大家分享活动材料，一起合作完成壁画。
7. 一直画到预定的结束时间（比如下课铃响，所有材料都用完，或者把画布画满）。
8. 要求大家一起把材料归位，并打扫干净。

活动建议2：玩一个改编版的"你说我做"游戏。

1. 让大家站成一个圈。成人需要站在模仿能力比较弱或者需要辅助才能保持专注的儿童后面。
2. 准备一个"做"的图示，需要用的时候就不出声地指一下。
3. 选一名儿童站在圈中间。
4. 向大家解释游戏玩法，圈中间的人边说边做一个动作，其他人模仿。
5. 另外还有要求，圈中间的人做了动作之后，其他人都要为他鼓掌加油。
6. 把游戏口令中的名字换成个案的名字，每轮游戏开始的时候都说"＿＿＿＿说要鼓掌"。成人说这个指令的同时也要做出动作。

7. 轮到个案站在圈中间的时候，如果他做了动作，就要鼓掌表扬他。

8. 重复下一轮，换成新动作。

9. 换个人站在圈中间。

10. 继续这个游戏直到预定的结束时间（比如做完五个动作）。

11. 可以改变游戏的复杂程度，从静态动作到动态动作，或者从单个动作到动作组合。

12. 让每个儿童轮流担当发出指令的角色。

如何泛化使用这些技能

根据个案的具体情况确立干预目标，并在此基础上，帮助个案泛化使用所学技能，为了达成这一目标，选择需要合作的活动时应该注意以下几点：

- 所选择的活动应该是个案在独自游戏和／或一对一场景中已经掌握的活动。
- 所选择的活动应该包括个案已经掌握的使用共享材料进行的共处游戏。
- 所选择的活动应该是开放式结尾活动。
- 所选择的活动可能需要等待、轮流，需要与所有人共享活动材料。
- 所选择的活动应该能让个案表现出观察和模仿能力。
- 所选择的活动中，应该有共同关注的焦点和材料，或者应该能让个案和同伴一起合作实现一个共同目标。
- 所选择的活动应该强调个案对他人做出非语言回应的能力，不一定需要语言互动。
- 所选择的活动，应该需要下列一种或者所有能力：个案必须明白怎么做、怎么看、怎么听，以及怎么回应他人，语言回应、非语言回应都可以（其实就是怎么说）。

需要合作的游戏休闲活动建议：

- 艺术类活动：让个案和大家一起用橡皮泥为班级聚会做点"食物"；和同伴一起，用一大张纸和其他共享的艺术材料做一幅艺术作品。
- 建构类活动：让个案和同伴一起铺设铁轨；和大家一起搭一个汽车坡道；和大家一起玩层层叠游戏；和大家一起在工具台上做东西。
- 戏剧类活动：让个案和同伴一起根据之前熟悉的剧本演出角色（比如百货店收银员、店员）；和大家一起用小玩偶再现故事情节；装扮成自己喜欢的人物角色，和大家一起演出熟悉的故事；和大家一起演出木偶剧。
- 探索类活动：让个案和同伴轮流往水车玩具上倒水；和大家一起在沙桌上玩寻宝游戏，根据藏宝图找到藏起来的物品；和大家一起在水桌旁玩，用自己的网舀起塑料鱼，把它们放进自己的小桶里。
- 游戏类活动：让个案玩双人游戏，比如四子棋或者井字棋；玩集体游戏，比如优诺牌、纸牌配对游戏、问问题猜物品游戏、敲冰块游戏[1]、弹跳蚂蚁进裤子游戏[2]、托普塔游戏、多米诺骨牌、乐透纸牌游戏，等等。
- 团体类活动：让个案和大家坐一起围成一个圈玩游戏；玩捉迷藏游戏，老师把晨会活动需要的物品（比如点名册、课程表）藏起来让大家找。
- 读写类活动：让个案和大家一起玩十字填词游戏[3]；和大家一起用小道具讲故事；和大家一起编写年刊；和同伴一起做课堂报告；和同伴一起去商店，他念购物清单，同伴照着拿东西；和大家一起按照图片菜谱做饭。
- 操作类活动：让个案和同伴一起完成地板拼图；和大家一起完成大型地板拼图；和同伴一起共用操作类游戏材料完成数学题目。
- 音乐类活动：让个案和大家一起玩"听音乐抢椅子"的游戏；一起玩"击鼓传花"的游戏；在乐队里演奏乐器。
- 体育类活动：让个案和同伴踢足球，学会抢断球；和同伴玩跷跷板；和大家一起玩踢球游戏或者接力游戏；和大家一起扯起降落伞不让上面的球掉下去；每天和同伴一起去办公室送点名册。

---

[1] 译注：类似中国的扒沙堆游戏，在沙堆顶部竖起一根棍，两个人轮流从底部扒沙，先把棍弄倒的为输。
[2] 译注：类似投掷游戏。
[3] 译注：在游戏板上拼字，横竖都能组成词。

4. 集体活动技能：在集体中保持专注

远期干预目标：提升在集体中的专注程度。

具体干预目标样例：在需要语言能力的集体活动中，个案需要保持专注的时候，四次中有三次能够保持专注 5 分钟。

活动支持手段和教学策略：与成人进行一对一活动

集体活动是需要和同伴一起进行的，但先从与成人一对一的场合开始学习集体活动技能，是非常重要的。在这种场合下，掌握该项技能之后，再教他与一名或者两名同伴进行活动。与一名或者两名同伴在一起，掌握该项技能之后，再增加同伴人数，扩展到一个小组。在讨论活动中保持专注，对孤独症谱系障碍儿童来说通常是很困难的，需要采取各种各样的组织化支持、社会性支持、沟通支持和行为支持手段。

活动支持手段和教学策略：与一个或者几个同龄人进行集体活动

活动情境：有意义的、需要语言能力的集体活动。

活动材料：视觉支持手段。

活动步骤：

1. 为个案参加集体活动做准备的时候，需要考虑下列问题，并就必需的组织化支持、社会性支持、沟通支持和行为支持手段做好安排：

- 对将要进行的集体活动内容，个案在一对一的场景下是否已经掌握？
- 个案是否理解他在这个集体活动中要做什么，持续多久？
- 个案是否理解活动中使用的语言？
- 个案在集体中是否能够模仿同伴？

组织化支持：

- 对活动空间进行有组织、有条理的安排，以便让个案清楚地知道自己应该待在哪里。
- 对活动材料进行有组织、有条理的安排，以便让个案清楚地知道自己需要用什么东西。
- 对活动材料进行有组织、有条理的安排，以便明确哪些材料是个人使用的、哪些是需要共享的。
- 对活动材料进行有组织、有条理的安排，以便配合该项活动的每一个步骤。
- 对活动内容进行有组织、有条理的安排，以便让个案清楚地明白他要做什么、持续多久。
- 对活动内容进行有组织、有条理的安排，以便让个案清楚地明白什么时候算是完成活动。
- 给个案安排的座位，要确保他能够看到活动的主持人（比如老师）。

社会性支持：

- 给个案选择一个同伴教练，这样他就可以通过观察同伴判断和想起自己应该做什么。
- 让个案积极参与到集体活动中来（比如让他发东西、收作业等）。

沟通支持：

- 把集体规则（比如观察、等待、倾听、举手、轮流）做成可视化清单。
- 把集体活动中会发生的事件按先后顺序做一个视觉提示。
- 如果个案分心跑神了，使用非语言的方式让他重新集中注意力（比如吹哨子、滑稽的声音）。
- 使用激光笔等教具让个案把注意力集中在图表、图片或者词语上。
- 说话时配上夸张的表情和有节奏感的语言。
- 用一些小道具吸引住个案的注意力（比如滑稽的帽子、小丑鼻子）。
- 引导个案关注佩戴彩色带子或者拿着"发言棒"或者麦克风的同伴。

行为支持：

- 针对可能妨碍活动的重复刻板行为或者问题行为，筹划一些先行调整措施。

2. 在需要语言能力的集体活动中，为个案提供支持的时候，可以考虑下列策略：

- 列出活动的集体日程表。把日程表贴在教室前面，这样的话，在教室里进行结构化集体课程期间，活动主持人在给出指令的时候，可以用激光笔之类的工具指向日程表上的相关信息。
- 在个案旁边放一个专门给他准备的可视化的活动步骤顺序表。
- 对于什么情况算开始讨论，什么情况算结束讨论，先建立一个可以预料得到的常规。如果是个案之前不熟悉的常规，那就用一个"这是新内容"的符号表示，让个案做好准备。
- 如果该项活动需要个案在集体中倾听他人，那就应该确保活动中所用语言的复杂程度和个案的理解能力相当，这样才能提升他在集体中的专注程度。
- 利用照片、图形或者图表突出显示讨论或者故事中的某些信息，如果需要的话，把所有的语言信息都以视觉方式呈现出来。
- 利用常规的集体指令（比如"同学们，_____"）获取并且吸引住所有人的注意力。
- 活动进行的每一步，都要用语言给这一步命名。
- 慢慢延长个案参与活动的时间，最终让个案参与活动全程，参与活动一段时间之后，如果个案有需要的话，允许他离开集体。
- 制作一段视频，用来帮助个案预习不熟悉的活动，再做一个社交脚本，用来提示活动的先后顺序。在进行该活动之前，让个案看几遍视频，在集体场合真正进行该活动的时候，碰到和视频中一样的情况，尽量使用和视频中相同或者相似的语言和措辞。
- 轮到个案的时候，利用线索卡辅助他进行沟通。
- 在班级讨论的时候，让个案选择一个相关主题和集体分享，和个案一起制作一些文字或者图形线索卡，方便他记起他想说的东西，和个案一起在一对一的场景下多次练习这个脚本。
- 制作一个可视化的图表，让个案明白哪些同伴将会进行评论、按照什么顺序进行，在个案加入集体活动之前就给他看这个图表，参照这个图表，帮助个案做好准备。
- 轮到发言的人，手里要拿一支"发言棒"，提示个案注意看拿着发言棒的人。
- 在活动中帮个案找个好朋友，让两到三个同伴在衣服上戴上彩带，代表他们是个案的好朋友，提示个案找到戴有彩带的同伴，加入他们。

如何泛化使用这些技能
- 让个案一直待在集体里，直到就餐时间结束。
- 采用具体形象的方式明确活动时间长短，表示活动结束。例如，可以用带有可移动数字的时间板（例如，等到数字全部拿走，就表示用餐时间结束），还有可视化计时器，闹铃响了就表示用餐时间结束，或者其他能够表明时间长度的组织化支持手段。

5. 集体活动技能：在集体活动中轮流

远期干预目标：提升在集体中进行轮流的能力。

具体干预目标样例：在集体活动中，需要用举手表示要求轮流机会的时候，四次中有三次能够做到。

活动支持手段和教学策略：与成人进行一对一活动

集体活动是需要和同伴一起进行的，但先从与成人一对一的场合开始学习集体活动技能，是非常重要的。在这种场合下，掌握该项技能之后，再教他与一名或者两名同伴进行活动。与一名或者两名同伴在一起，掌握该项技能之后，再增加同伴人数，扩展到一个小组。

活动支持手段和教学策略：与一个或者几个同龄人进行集体活动

活动情境：有意义的、能够调动个案积极性的集体活动。

活动材料：个案喜欢的物品和视觉支持手段。

活动步骤：

1. 为个案参加集体活动做准备的时候，需要考虑下列问题，并就必需的组织化支持、社会性支持、沟通支持和行为支持手段做好安排：
- 对将要进行的集体活动内容，个案在一对一的场景下是否已经掌握？
- 个案是否理解他在这个集体活动中要做什么，持续多久？
- 个案在集体中是否能够观察同伴？个案在集体中是否能够模仿同伴？
- 个案是否理解活动中使用的语言？
- 个案是否能够跟从用于提示大家注意的集体指令？

- 活动步骤、先后顺序是否安排得有组织、有条理，是否比较容易预料得到？
- 个案是否能够观察别人进行轮流？个案和成人在一起的时候，是否表现出进行轮流的能力？
- 怎样才能对活动进行有组织、有条理的安排，使活动更加结构化和组织化？

组织化支持：
- 给个案一个特定的、在活动转换的时候可以拿着的物品，表示他需要等待（比如排队）。
- 用一个计时器表明需要等待的时间。
- 在等待的过程中播放音乐。
- 给个案安排一把椅子，等待的时候可以坐下。
- 在教室门口放上脚印、数字或者名字的标识，辅助他排队。
- 让个案负责开门或者把门，或者两者都负责。
- 让大家牵着同一根绳子排队。
- 允许个案排在队伍最前面或者最后面。
- 事先在名单上安排好每个人的轮流顺序。
- 按照大家的座次进行轮流。
- 利用可视化计时器或者闹钟规定每次轮流的时间长度。
- 用某种形式的成果表示完成一个轮次（例如，在讨论活动中分享了两个观点、在阅读活动中朗读了一段课文、一轮可以荡秋千50下）。
- 用倒数的方式表示完成一个轮次（例如，"10、9、8、……"）。

社会性支持：
- 给个案选择一个同伴教练，这样他就可以观察同伴、参照同伴，知道自己应该做什么。
- 指定一个同伴辅助个案。
- 在活动转换的时候，让个案和同伴手拉手或者待在同伴身边。
- 指导大家排队，每个人都把手搭在前面人的肩膀上。
- 在非结构化的活动中，给个案找一个好朋友。
- 为负责给个案做示范的同伴提供培训和提示，让他们知道应该如何帮助个案完成轮流。
- 为负责给个案做示范的同伴提供培训和提示，让他们知道应该如何使用个案熟悉的常规词语帮助个案理解别人说的话。

沟通支持：
- 给个案准备一张便携式的视觉线索卡，上面明确显示"先……然后……（下一个活动的图片）"。
- 列出所有为个案专门制作的线索卡，卡上明确显示集体规则（比如观察、等待、倾听、举手、轮流）。
- 预习和复习关于集体活动规则的社交故事。
- 针对特定的集体活动场合，专门列出一组简单的先导式套话，就固定用在这些场合，比如："到时间了，该_____（做某事）了！""看这里！""打扫干净。""同学们……""准备好。""孩子们……""现在听好。"
- 活动转换的时候，说话可以辅以夸张的手势和生动的语调。
- 使用某一首固定的歌曲吸引大家的注意力进行排队或者准备进行下一项活动。
- 使用视觉图表明确显示现在轮到谁、下一个该轮到谁。
- 还没有轮到个案的时候，让他拿一个"等待"的线索卡。
- 轮到个案的时候，让他拿一个"轮到我了"的线索卡。
- 写一个关于轮流的社交故事。

行为支持：
- 针对可能妨碍活动的重复刻板行为或者问题行为，筹划一些先行调整措施。

2. 在集体活动中为个案提供支持的时候，可以考虑下列策略：
- 准备一个视觉线索规则卡，上面说明"举手争取轮流机会"的规则，老师可以把这个线索卡挂在脖子上，或者在所有学生的桌上都粘上这样一张线索卡。
- 每次叫到一个人，都要表扬他举手的这个行为，然后指一指举手这个图形符号。如果有人只是喊叫却没举手，不要给他们任何关注，但是指一指举手这个图形符号。如果需要的话，让另一个成人或者同伴提示个案需要举手。一旦个案举手，马上叫到他并表扬他，同时指指提示板。
- 有时候，个案需要坐下来或者需要等待，那就可以做一个图形时间板,上面有"等着"的符号和一个"该我了"的符号,把时间板给个案看,指着时间板说:"等着、等着、等着,轮到了。"
- 个案坐在集体中时,要把视觉支持放在他面前,等到了事先约定的时间之后,就把第一个"等待"符号擦掉,指着时间板说:"等着、等着,轮到了。"如此重复继续,直到所有的"等着"的符号全部擦掉,这个时候,允许个案举手请求轮流机会。开始的时候,擦掉两个符号中间间隔的时间应该短一些,之后逐渐延长间隔时间,延长个案待在集体中的时间。
- 预习有关规则和轮流的社交脚本。

如何泛化使用这些技能

- 在需要随机轮流的集体活动中,使用的词语应该是在一对一场合已经学会了、固定不变而且容易预料的(比如"到时间该_____了")。
- 在不同的集体活动中,都要使用固定不变的、清楚明确的先导式短语吸引大家的注意、指导大家的动作。
- 在不同类型的集体讨论中如果需要进行活动转换,都可以辅以非语言线索(比如拍手)或者视觉线索(比如摇一面小红旗)。
- 有些集体活动需要举手争取轮流机会,而有些则不需要(比如课间休息、集会),不管是否需要,都要使用线索卡预习活动内容。

6. 集体活动技能:跟从集体指令

远期干预目标:提升跟从集体指令的能力。

具体干预目标样例:在熟悉的集体活动中,需要跟从常规集体指令的时候,四次中有三次能够做到。

活动支持手段和教学策略:与成人进行一对一活动

集体活动虽然是跟同伴一起进行的,但还是应该先从与成人一对一的场合开始教起。在这种场合下,掌握了该项技能之后,再教他与一名或者两名同伴进行活动。与一名或者两名同伴在一起,掌握了该项技能之后,再增加同伴人数,扩展到一个小组。

活动支持手段和教学策略:与一个或者几个同龄人进行小组活动

活动情境:有意义的、能够调动个案积极性的集体活动。

活动材料:视觉支持手段。

活动步骤:

1. 为个案参加集体活动做准备的时候,需要考虑下列问题,并就必需的组织化支持、社会性支持、沟通支持和行为支持手段做好安排:
- 个案在集体中是否能集中注意力(比如关注成人)?
- 个案在一对一的场合是否能够跟从指令(语言或者非语言,或者两者兼而有之)?
- 个案是否理解集体活动中使用的指令(语言或者非语言,或者两者兼而有之)?
- 个案在感到困惑的时候,会不会照着同伴做?
- 个案在新场景下是否感到舒服?

组织化支持:

- 提供视觉提示(比如打开或者关上灯)。
- 提供听觉提示(比如设定闹钟或者打铃、拍手或者有节奏地打响指)。
- 提供肢体提示(比如让大家举起手来或者把手指放在嘴唇上)。
- 使用活动日程表描述活动中各个事件的先后顺序。
- 有组织、有条理地安排活动材料,以便明确活动的每一步都需要用到什么。
- 允许个案带上一件让他感到舒服的物品。
- 利用视频帮助个案预习不熟悉的情境。

社会性支持:

- 给个案选择一个同伴教练,这样他就可以观察同伴、参照同伴,知道自己应该做什么。
- 指定一个同伴辅助个案。
- 让个案在活动中与同伴练习如何回应那些先导式短语。

沟通支持:

- 全天下来,不管是非语言集体指令,还是用来提醒大家注意的集体指令,应该保持大致相似。
- 使用夸张的手势和生动的语调。

- 更多地使用明确的非语言手势提示。
- 制定关于集体规则的视觉清单（比如观察、等待、倾听）。如有需要，对所有人进行提示。
- 专门为个案制作线索卡，上面明确集体规则。
- 预习和复习关于集体规则与跟从指令的社交故事。
- 正式发出指令之前，使用一组简单的先导式套话，这些套话就固定用在某些特定的集体场合，比如："到时间了，该_____（做某事）了！""看这里！""打扫干净。""同学们……""准备好。""孩子们……""现在听好。"
- 正式发出指令之前，数数进行预备（比如数到3再发出指令）。
- 语言指令不能太复杂。
- 如果需要重复发出指令，先停顿几秒钟再重复。

行为支持：
- 针对可能妨碍活动的重复刻板行为或者问题行为，筹划一些先行调整措施。

2. 在集体活动中为个案提供支持的时候，可以考虑下列策略：
- 写一个有关跟从集体指令的社交故事，故事中需要描述一种或者多种非语言指令，并解释应该如何做。例如，灯一亮一灭的时候，就要停下来、看老师。每天都把这个故事给全班读几遍。
- 每次准备发出集体指令的时候，就不出声地打开灯，等着所有的人都停下手头的事情、看向老师，之后再发出语言指令。如果大家没有停下来，要有另一个成人不出声地让他们停下来，指示他们往发指令的人那边看。注意尽早撤去这些不出声的肢体提示。
- 使用个案已经习惯的、能够预料得到的、在一对一的场合下已经能够理解的那些短语套话获取个案的注意力，这样可以帮助个案更好地跟从集体指令，在集体活动中按同样的方式使用这些短语，例如，清晰地要求"现在该站队了！""同学们起立！""过来！"或者"孩子们"。
- 可以利用有趣的游戏教集体指令，可以从结构化小组游戏开始，比如玩"你说我做"，然后随机地把这个游戏用到课堂上，比如"我说，大家把手放头上"。表扬那些跟着指令做的儿童，提示没有做到的儿童跟着做，等到大家都能比较一致地做出回应的时候，就可以把"你说我做"用在自然场景中，作为吸引大家注意力的方式，比如"我说，大家都到阅读区"。如果需要的话，可以让另一个成人不出声地提示。
- 配合这些常规的语言指令，同时使用非语言提示（比如拍手）或者视觉线索（比如摇一面小红旗）。
- 制作一张活动日程表或者示意图，说明活动中需要完成的每一个步骤及其先后顺序，这样可以帮助个案在熟悉的集体活动中更好地跟从集体指令。把这个表或者图挂在教室前面，给整个小组成员看，在个案前面也放一份，提示他如果在活动中没有弄明白老师的指令，就可以参照这个图表来做。

如何泛化使用这些技能

需要注意的是，不熟悉的活动对于孤独症谱系障碍儿童来说通常是很困难的，需要采取各种各样的组织化支持、社会性支持、沟通支持和行为支持手段。想要帮助谱系人士学会在不熟悉的集体场景中跟从集体指令，可以考虑下列支持手段和教学策略：

- 在不熟悉的集体活动中，给个案指定一个辅助同伴，让这个同伴戴上一条彩带（即作为具体线索），这样个案就可以参照这个同伴跟从语言指令。教会个案先观察同伴，然后模仿他，提示个案照着同伴做。
- 在个案不熟悉的场景中，要使用他熟悉的语言指令。在不熟悉的集体活动中，要先使用类似"同学们，_____"这样的先导式短语，之后再发出集体指令。
- 要保证个案已经在熟悉的情境中练习听这些套话短语很多次了。
- 使用列有集体规则的视觉线索卡，对个案进行非语言提示，让他跟从这些常规指令、模仿同伴。在不熟悉的活动中，每次个案需要辅助的时候，都使用这种线索卡。

7. 换位思考能力：情感理解能力

远期干预目标：提升情感理解能力。

具体干预目标样例：给个案看各种不同表情的图片，观察他是否能够识别出常见的情绪，四次中有三次能够做到。

活动样例：与成人进行一对一活动

活动情境：社交游戏休闲活动。

活动材料：个案喜欢的电子设备、镜子、闪卡和视频片段。

活动步骤：

活动建议1：评估个案目前能够识别哪些情绪（比如开心／快乐、难过、抓狂／生气，恐惧／害怕／紧张、兴奋、厌倦、惊讶、疲倦、不友好、友善、抱歉、骄傲、嫉妒、戏谑、平静／放松、困惑、羞愧），确定需要教会个案识别哪些情绪，利用电子设备或者闪卡，让个案进行情绪识别活动。

活动建议2：成人和个案并排站在镜子前面，做出夸张的面部表情，告诉个案这些都代表什么情绪，让个案看成人的脸，可能需要把个案的手放在成人的脸上，加上声音或者使用图片线索。做出一个难过的表情，提示个案也做出同样的表情，等他做出这个表情之后，成人再换成一副开心的表情，来回切换表情，在需要的时候进行提示，个案掌握之后，继续加进新表情。

活动建议3：除了面部表情之外，加上动作，用来教会个案识别"抓狂"和"难过"的面部表情，先给个案看一张抓狂的脸，然后加上使劲跺脚的动作。等到个案模仿同样的动作和表情之后，换成一张难过的脸，加上低头向下看的动作。如果是教"兴奋"这样的情绪，可以加上跳上跳下的动作。

活动建议4：给个案播放刻画常见情绪的视频片段，中间做出暂停，让个案识别这些是什么情绪，或者也可以给他看他喜欢的视频，着重关注其中某个角色的面部表情，当他表现出不同情绪的时候，就按暂停，指出能够表示各种情绪的不同面部特点。

活动建议5：准备一些图片，上面有个案喜欢的某位卡通人物，表现出不同的面部表情，给个案指出不同图片中这个人物脸上的不同特点，告诉他这个人现在是什么心情，通过示范把情绪和感受联系在一起。

活动建议6：示范各种情绪，把内心的感受说出来，通过这种方式告诉个案这些都是什么情绪，比如可以说"我今天没睡好，所以觉得特别累"。配合不同的情绪，使用不同的例子。

活动建议7：通过参照他人，帮助个案学会识别情绪，比如"约翰摔倒了，弄伤了膝盖，所以看起来有点难过"。鼓励个案去问约翰是否需要帮助。

活动建议8：给个案看一个情节场景，让他识别里面人物的感受，学习如果看到别人表现出这些情绪的时候，应该做出什么样的反应。

活动建议9：让个案生活中比较熟悉的人（比如老师、同伴、兄弟姐妹、父母）表现出不同的情绪，拍成照片，与个案讨论这些照片中的不同表情，讨论某种情绪在脸上的不同部位是如何表现出来的。

活动建议10：活动建议9中熟悉的人表现出不同情绪的照片，可以用来和个案玩游戏，请一位教学团队成员示范与照片中一样的面部表情，让个案根据这个表情找出对应的照片。

活动建议11：除了个案已经能够正确识别的不同情绪的照片之外，再准备一些照片，里面有各种各样不同种类的东西，比如蜘蛛、蛇、冰激凌、闪电、书和火车，与个案一起把这些照片和情绪照片配对，个案在这项活动中提高能力之后，再加上语言要求，教会个案对这样的话做出回应："看见这个，我会觉得_____。"

活动建议12：准备一张带有问号框的桌面游戏板，个案走到问号框的位置时，让他拿起一张问题卡，卡上面描述一个情节，比如"你摔倒了、膝盖破了，你会有什么感觉？"鼓励个案说出"我摔倒了、膝盖破了，我觉得难过"。

活动建议13：选一项个案喜欢做的简单任务，成人来做，但是故意做得很差，然后请求个案帮助，例如，努力想把玩具火车放到铁轨上，但是假装放不上去，脸上表现出沮丧难过的表情，再转向个案请求帮助。这样进行几次之后，换一个不同的任务，换成个案不是那么喜欢或者稍微难一点的任务。如果个案不帮忙，那就让另外一位教学团队成员这样提示他："我想我们能帮_____做点什么，她看起来有点沮丧。"

活动建议14：写一个故事，故事里有不同的人，经历了不同的事，让他们感到难过、开心、生气、伤心和不舒服，让个案做故事中的主角，根据这些人的感受做出回应，想办法让他们感觉好点。

活动建议15：准备一些图片，图片里不同的人有不同的感受，还有个案可以采取哪些不同的办法能让这些人感觉好点，让个案把这些感受和办法配对。

活动样例：与一个或者几个同龄人进行小组活动

活动情境：有意义的、能够调动个案积极性的集体活动和游戏活动。

活动材料：视频、作业单、照片、桌面游戏。

活动步骤：

活动建议1：在墙上贴上一张情绪海报，上面有各种各样的情绪，活动开始的时候，让大家感受自己的情绪，对照海报，把自己的名字贴在相应位置，围成一个圆圈，让大家按顺序说说他们为什么有那样的感受。

活动建议2：读一个故事，故事中人们经历各种各样的情绪，读的时候时不时停下来，识别这些情绪。

活动建议3：让个案和一个同伴一起合作，共同完成情绪作业单。

活动建议4：让个案和同伴们一起集思广益，想象某位同伴需要帮助以及他们如何提供帮助，列出十种此类情况。

活动建议5：按照与成人一对一活动建议8中的步骤，完成"对照情节场景识别情绪感受"的活动。

活动建议6：轮流玩"我感觉"的桌面游戏（游戏中玩家需要扔骰子，骰子掉落的方框中有不同的表情，玩家根据这个表情说出相应的感受）。

活动建议7：做一副不同表情图案的纸牌，用来玩"钓鱼"（一种纸牌玩法）。传统的钓鱼玩法是根据数字要牌，这里换一种玩法，根据表情要牌，也就是说，要牌的人需要做出表情牌上的表情给别人看，才能要到别人手里这张表情牌。例如，有人想要个案手里的"难过"表情牌，就要做出难过的表情。

活动建议8：玩一个类似"跟我做"的游戏（一种游戏，大家模仿选中做带头人的人的动作），但是这里不是做动作让大家跟着做，而是做表情，让大家跟着带头人做一样的表情，轮流当带头人，这样大家都有机会。

活动建议9：准备一些面具，上面是不同的卡通人物做出不同的表情，让个案和同伴一起轮流戴上不同的面具，说出上面表现出的情绪。

活动建议10：准备一张改编版的宾果游戏板，上面有不同的图片，图片中是不同人物的各种表情，这些人物和表情会出现在一部电影里，播放这部电影，出现这些人物表情的镜头时，大家就要在游戏板上划掉相应的照片。

活动建议11：大家一起玩一个改编版的"看动作猜字谜"游戏，每次上来一个人，做出一个表情，让大家说出这是什么表情。

活动建议12：玩一个游戏，让大家用小杯子把一个大水箱里的水运到另一个大水箱里，选一个人开始，让他通过表情示意别人，他需要帮助，以便把水运得快一点。

活动建议13：告诉个案和同伴，今天他们在学校里要当侦探，他们的任务就是观察别人，看他们是否需要帮助，讨论一下：当人们感到沮丧的时候，脸上会是什么表情，具体什么情况下人们可能需要帮助（比如搬运很沉的东西、开门、组装东西）。这一天中，使用暗语或者手部动作，或者说"当侦探"，提示同伴互相帮助，个案帮助别人的能力提升以后，逐渐撤出提示。

活动建议14：玩一个角色扮演的游戏，一个人表演自己感到难过、开心、生气、伤心或者不舒服的情节场景，让个案表演看到别人这种情况的时候，应该如何反应。

如何泛化使用这些技能

- 把在一对一场景中学会的技能泛化使用到小组环境中。例如，如果个案说有很大的噪音让他害怕，那就观察看看在集体场景中出现很大的噪音时，他是不是也能这样表达。

- 同伴表现出不同的情绪时，让个案识别他是什么感受（例如，"克拉拉笑了，因为她看到妈妈了，很开心"）。
- 帮助个案练习换位思考，当别人不喜欢某些东西的时候，让他识别出他们是什么表情（例如，"你看乔的脸，他不喜欢这个东西"）。
- 讨论一下一天里发生的各种各样的事情，这些事情会让同伴有什么样的感受（例如，"你的朋友玩游戏输了，他感觉怎么样？"）。
- 个案表现出某种情绪的时候，要始终如一地认同这些感受（例如，"你不喜欢这个，所以把它推开了"）。

8. 换位思考能力：建立和发展友谊的能力

远期干预目标：提升交友技能水平。

具体干预目标样例：经过提示，四次中有三次，个案能够邀请同伴加入自己正在进行的活动。

活动样例：与成人进行一对一活动

先从与成人一对一的互动开始，教会他们使用某些特定技能。在与成人一起进行的社交游戏休闲活动中掌握这项技能之后，再与一名或者两名同伴一起在同样的活动中练习该项技能。与一名或者两名同伴在一起掌握这项技能之后，再增加游戏休闲活动中的同伴人数。在一起进行活动，并且双方都喜欢这项活动，在此基础上，才有可能建立社交关系、发展友谊。

活动样例：与一个或者几个同龄人进行小组活动

活动情境：个案熟悉的、能够调动其积极性的社交游戏休闲活动。

活动材料：个案喜欢的物品和视觉支持手段。

活动步骤：

活动建议1：玩一个打招呼的游戏，每个人都轮流走一圈，跟其他人说"你好"。每次有人成功打招呼了，都要为他加油。个案观察一两轮之后，让他也照样转圈跟同伴打招呼。

活动建议2：自由活动时间里，安排一些个案非常感兴趣的活动。其他同伴先玩，让个案看，然后问他"你也想玩吗？"让个案走到该活动区域，提示他通过说话、图片或者符号让同伴和他玩，提示他允许同伴加入他的活动，提示他说"是的"，或者是用点头表示可以，或者用动作表示请同伴一起玩，或者递给同伴一张图片卡。等他进行得越来越顺利的时候，慢慢撤出提示；等他掌握这项技能之后，再加入新活动，帮助他泛化使用。

活动建议3：大家一起玩追人游戏，让个案先看大家玩一会儿，之后鼓励他加入游戏，先提示他问"可以带我一个吗？"再提示他加入游戏，等他能够独立加入游戏，慢慢撤出提示。

活动建议4：设计一项活动，让个案和同伴一起用乐高或者积木搭东西，让个案先放上一块积木，然后让同伴也放上一块，两个人建立一种轮流模式。

活动建议5：让个案和同伴一起画一幅画，鼓励他们告诉对方自己画的是什么。

活动建议6：让个案和同伴一起写一个故事，两个人可以一人写一页，轮流往下接，也可以一人写一句，哪种方式更好操作，就按哪种方式进行。

活动建议7：如果个案有不适当的摸人、摸东西的行为，或者寻求感官刺激，那么可以让他和同伴玩击掌游戏，让个案先问"可以来个击掌吗？"再让同伴同意跟他击掌。

如何泛化使用这些技能

- 在个案进行他感兴趣的各种活动的时候（最好不是那种很特别的、很难跟人产生共鸣的兴趣），鼓励他允许同伴加入。

沟通技能活动手册内容

1. 基本沟通技能：提出要求

远期干预目标：提升提出要求的能力。

具体干预目标样例：观察个案在完成活动以后是否能够通过某种方式（详细说明沟通方式）表示做完了，80%的时候能够做到。

沟通方式示例：

- 沟通手势：靠近别人、看向别人或者物品、伸出手去、把别人或者物品朝着自己拉或者往外推、伸手够东西或者指东西（接触或者朝远处指）
- 初步掌握的技能：能够使用某些发音、口语、符号标志、照片、图形符号、语音输出设备或者书面语言，表达简单信息（比如表示做完、给、要）
- 语言方式：能够使用口语、手语、照片、图形符号、语音输出设备或者书面语言，表达多个词组成的信息（比如"我做完了""我想要＿＿＿"）

活动样例：与成人进行一对一活动

活动情境：一对一活动，活动中创造机会，促使个案主动提出要求。

活动材料：个案喜欢的物品、串珠、盒子、线、垫子、弹珠、视觉支持手段（比如"我做完了"或者"我想要＿＿＿"的视觉提示），如有需要，可以使用扩大和替代沟通系统。

活动步骤：

1. 有组织、有条理地安排活动材料，把四颗珠子放在盒子里，在桌子左边放一颗珠子和一根线，右边找个地方放完成的作品，在中间的工作区放一个"我想要＿＿＿"和一个"完成"的视觉提示符号，可以铺上一张垫布表示这是工作区。

2. 示范把珠子串在线上，提示个案串第一颗珠子，然后让个案提出要求，要装珠子的盒子。

3. 成人使用自己的一套活动材料，和个案面对面坐得近一点。成人串好五颗珠子之后，说"我做完了"。注意控制自己的速度，以便和个案同步完成。

4. 如有需要，指着视觉提示符号，提示个案模仿成人的说法，或者表示自己也做完了，视情况逐渐减少提示次数。

5. 当个案表示做完了的时候，成人用语言回应这个沟通信息，说"太好了，你做完啦"。慢慢撤出语言示范，使用视觉提示符号提示个案进行沟通。

6. 渐渐地，停下来等个案串好之后，自己表达出"做完了"的信息，不管他使用哪一种沟通方式，都要给予强化。

7. 在其他类型的活动中，也重复上述步骤，同样的方式，同样的顺序，多重复几遍。

8. 为了针对该项技能进行扩展，让个案把弹珠放在跑道上，看着弹珠沿着跑道滚下，让他从中得到强化，通过夸张的面部表情、声音效果、语音语调以及生动的动作，让这个过程变更加有趣，互动过程中，重点突出想让个案学会的单词（例如，说"再来一个"而不是"再来一个弹珠"）。每次把弹珠放上去滚下来的时候，都要说"再来一个"，同时配以手势。让个案提出要求，之后再给他弹珠。

活动样例：与一个或者几个同龄人进行集体活动

活动情境：课间以及自由时间游戏休闲活动，活动中创造机会，促使个案主动提出要求。

活动材料：视觉支持手段（比如表示"做完了"的视觉提示符号），如有需要可以使用扩大及替代沟通系统。

活动步骤：

1. 和同伴一起玩"你说我做"，个案、同伴、成人轮流当领头人，使用计时器或者声音信号表示个案这一轮结束了。

2. 向个案示范，说"我做完了"，表示该轮到下一位了。如果需要的话，说的同时配以手语、手势和图片提示。

3. 个案做完之后，等着看他是否能够表示"做完了"。

4. 轮流当领头人，这样个案可以有多次机会练习该项技能。如果个案做对了，大家为他鼓掌以示鼓励；如果做得不够合适，根据当时情况让同伴给予提示。

5. 同样的方式，同样的顺序，多重复几遍。

6. 随着时间的推移，慢慢减少提示次数。

如何泛化使用这些技能

- 培养日常生活技能（比如刷牙、吃饭、理发）的时候，让个案练习要求结束活动。
- 让个案练习在结束一项任务之后（比如读完最后一页书）要求使用电脑一段时间。
- 在操场上荡秋千的时候，让个案练习要求别人再多推几下。
- 在个案做作业或者进行他不喜欢的活动的时候（比如做数学作业），让他练习请求别人帮助。
- 在饭店吃饭的时候，让个案要他喜欢吃的东西、喜欢喝的饮品。
- 出去度假的时候，让个案要邮票，寄明信片。
- 个案想用电脑的时候，让他请求别人帮助接通电源。

2. 基本沟通技能：基本回应能力

远期干预目标：提升基本回应能力。

具体干预目标样例：给个案一件他不喜欢的物品，80%的时候，他能够自发地通过某种方式（详细说明沟通方式）表示"不要"。

沟通方式示例：
- 沟通手势：靠近别人、看向别人或者物品、伸出手去、把别人或者物品朝着自己拉或者往外推、给东西、指东西（接触）、摇头、点头或者挥手。
- 初步掌握的技能：能够使用某些发音、口语、符号标志、照片、图形符号、语音输出设备或者书面语言，表达简单信息（比如表示啊、嗯、不、当然、好的）。
- 语言方式：能够使用口语、手语、照片、图形符号、语音输出设备或者书面语言，表达多个词组成的信息（比如"怎么样""我想要""我不想要"）。

活动样例：与成人进行一对一活动

活动情境：自然互动以及结构化互动，互动中创造机会，促使个案主动做出回应。

活动材料：能够调动个案积极性的物品（比如他喜欢的书）、视觉支持手段，如有需要可以使用扩大及替代沟通系统。

活动步骤：
1. 把个案喜欢的书放在架子上，让他看得见但够不着。
2. 如果个案没有以语言方式做出反应，那就喊他的名字进行提示，问他"你想要什么？"如果需要的话，说的同时配以手语、手势和图片提示。
3. 等着个案提出要书。
4. 对个案的请求迅速做出回应，但是给他一本完全不相干的、他不感兴趣的书。
5. 等着看他是否会拒绝这本书。
6. 如果个案没有反应，那就根据当时情况提示他拒绝这本书，配上夸张的面部表情和语调，把拒绝这个行为做得夸张一点。
7. 个案照做之后，马上把他喜欢的书给他。
8. 同样的方式，同样的顺序，多重复几遍。
9. 视情况逐渐减少提示次数。

活动样例：与一个或者几个同龄人进行集体活动

活动情境：自然互动以及结构化互动，互动中创造机会，促使个案主动做出回应。

活动材料：个案喜欢的游戏（比如乐透棋牌游戏，一种含配对操作的棋牌游戏）、视觉支持手段，如有需要可以使用扩大及替代沟通系统。

活动步骤：
1. 在小组活动中玩乐透棋牌游戏，根据个案的情况，选择能够调动其积极性的棋盘（比如动物图案、交通工具图案）。
2. 呼唤个案的名字，等着看他如何回应。
3. 如果个案没有反应，让同伴根据当时情况给予提示。
4. 问："你想要什么？"
5. 一旦个案做出选择，让同伴立即做出回应，把他在游戏中选中的那张图案牌递给他。
6. 然后，让同伴给个案一张他没要过的、与他棋盘里的东西毫无关系的一张牌，等着看他是否会拒绝这张牌，如果他没有做出反应，就让同伴提示他。
7. 一旦个案表示拒绝这张牌，那就撤回这张牌，并且马上给他正确的牌。
8. 通过夸张的面部表情和语调，让游戏更加有趣。
9. 要时刻关注个案，根据他的情绪状态，决定给他错的牌还是跟他棋盘搭配的牌。如果感觉他情绪尚可，那就给他错的牌；如果发现他感到沮丧挫败了，那就给他对的牌。
10. 同样的方式，同样的顺序，多重复几遍。

11. 视情况逐渐减少提示次数。

如何泛化使用这些技能

- 在商场里，有人呼唤个案名字的时候，让他练习如何在公共场合回应别人的问候。
- 个案在等饮品，这个时候递给他一把勺子，让他练习如何表示拒绝。
- 放学的时候，把不是个案的外套或者书包递给他，让他练习如何表示拒绝。
- 把个案完全不感兴趣的一件物品递给他，让他练习如何表示拒绝。
- 问个案想听什么音乐，让他说出几首自己喜欢的歌。
- 个案骑车上学，碰到车胎漏气的时候，劝他走到学校。

3. 基本沟通技能：回答问题

远期干预目标：提升回答问题的能力。

具体干预目标样例：成人问个案问题的时候（"你叫什么名字？""你住哪里？""你多大了？"），四次中有三次，他能够通过某种方式（详细说明沟通方式）回答。

沟通方式示例：

- 沟通手势：出示写有个人信息的卡片。
- 初步掌握的技能：能够使用某些发音、口语、符号标志、照片、图形符号、语音输出设备或者书面语言回答问题。
- 语言方式：能够使用口语、手语、照片、图形符号、语音输出设备或者书面语言，表达多个词组成的信息（比如"我住在某某街道"）。

活动样例：与成人进行一对一活动

活动情境：结构化互动以及自然互动，活动中创造机会，促使个案主动回答问题、提出问题。

活动材料：视觉支持手段（比如一些卡片，上面有"你叫什么名字？""你住哪里？"之类的问题或者"是""不是"之类的回答；还可以使用彩色卡片，用同一种颜色表示问题，用另外一种颜色表示正确），如有需要可以使用扩大及替代沟通系统。

活动步骤：

1. 允许个案自己选择能够调动其积极性的强化物。
2. 准备一块"1、2、3、完成"的时间板，让个案明白，需要回答三个问题之后才能得到强化物，根据个案实际情况增减问题数量。
3. 问个案一个问题，如果需要的话，说的同时配以手语、手势和图片提示。
4. 等着看他如何回应。
5. 如果个案没有反应，那就根据当时情况提示他回答这个问题，视情况逐渐减少提示次数。
6. 同样的方式，多重复几遍，期间注意观察个案的情绪状态，看他是否表现出沮丧挫败。
7. 适当休息，以便保持其积极性。
8. 使用视觉支持手段，上面标明谁、什么、什么时候、什么地方以及为什么，让个案指着示意选中哪种类型的问题。
9. 划掉已经选中并练习完毕的问题，下次需要选择另外一种类型的问题。

活动样例：与一个或者几个同龄人进行集体活动

活动情境：社交和集体活动，活动中创造机会，促使个案主动回答问题、提出问题。

活动材料：简单访谈的视频、假想的麦克风、小道具、视觉支持手段，如有需要可以使用扩大及替代沟通系统。

活动步骤：

让个案和同伴进行一场访谈，先看一段视频，里面是简单访谈的场景，边看边解释，视频中一个人在问问题，另一个人在回答。使用不同颜色标识问题卡和回答卡，给同伴问题卡，给个案与这些问题对应的回答卡，让同伴向个案问问题。

1. 先让同伴称呼个案名字。
2. 让个案答应。
3. 让同伴对个案表示欢迎。
4. 让个案对问候表示回应。
5. 让同伴问第一个问题：你叫什么名字？
6. 准备各种各样的问题，比如基本的"是"或者"不是"的问题，还有谁、什么、什么时候、什么地方以及为什么的问题。问的问题应该是个案必须表示同意或者不同意的，必须说出喜欢什么、不喜欢什么的。

7. 等着看他如何回答这些问题。

8. 如果个案没有反应，那就提示他回答这个问题，视情况逐渐减少提示次数。

9. 同样的方式，多重复几遍，需要练多少遍就练多少遍，适当的时候逐渐减少提示。

10. 如果个案做出合适的回应，就使用代币进行强化。如果个案回答或者问出指定数量的问题，就让他选择一项喜欢的活动。

11. 访谈期间，如果需要的话，可以边说边配以手语、手势和图片提示。

12. 为了让这个游戏更加有趣，可以让他们拿个东西当麦克风，在游戏中再加进一些小道具。

13. 个案和同伴进行访谈的时候，给他们录下视频，之后放给他们看。

如何泛化使用这些技能

- 个案每天在学校都会碰到不同的工作人员（比如老师、校医、校车司机、餐厅工作人员），设计一系列跟这些人打交道时可能被问到的问题，让个案回答。
- 让个案回答警察问的问题。
- 把糖果等个案喜欢的东西作为强化物给他，问他要不要，让他说"要"。
- 让个案和别人（比如奶奶）通电话，回答个人问题（比如谁、什么、什么时候）。
- 放学的时候，让个案回答他要去哪里、和谁一起去。
- 问个案"什么时候做_____？"让他回答。
- 问个案"你今天为什么带了雨衣"，让他回答"可能会下雨"。

4. 基本沟通技能：做出评述

远期干预目标：提升做出评述的能力。

具体干预目标样例：通过视觉方式呈现各种各样的活动，观察个案是否能够就最近完成的活动做出评述（比如"我午餐吃了个汉堡包"），80%的时候他能够做到。

沟通方式示例：
- 沟通手势：靠近别人、看向别人、摇头、点头、挥手、耸肩、指东西（接触或者朝远处指）、伸出手去、摸自己、把别人或者物品朝着自己拉或者往外推。
- 初步掌握的技能：能够使用某些发音、口语、符号标志、照片、图形符号、语音输出设备或者书面语言，表达简单信息（比如表示"噢喔"、"我的"、"里面"、颜色词、事件名）。
- 语言方式：能够使用口语、手语、照片、图形符号、语音输出设备或者书面语言，表达多个词组成的信息（比如"我玩积木""我和爸爸吃早饭"）。

活动样例：与成人进行一对一活动

活动情境：教室活动和学校日常活动，活动中创造机会，促使个案主动做出评述。

活动材料：每日活动小结表（上面每项活动旁边都有"是"和"否"），如有需要可以使用扩大及替代沟通系统。

活动步骤：

活动建议1：边走边说"我们在走路"，问个案"我们在干什么呀"，提示个案描述自己的动作。边跳边说"我在跳"，提示个案也跳，等他描述自己的动作。

活动建议2：指着个案的外套问"你穿的什么"，如果需要的话，说的同时配以手语、手势和图片提示，等着看他是否能够回答"衣服"；接着再问"谁的衣服"，等着看他是否能够回答"我的"；脱下自己的衣服，同时示范说"我在脱衣服"，等着个案也描述这个动作，如有必要可以提示他；把衣服扔在地上，等一会儿，给个案留出反应时间，看他是否能够发表看法，如有需要，说一声"哎哟"，把他的注意力引到地板上的衣服上，如有必要，提示个案就此发表看法。

活动建议3：仔细检查一下个案熟悉的日常活动安排表，如果有意外变化的话，就宣布一下，比如说"噢喔，音乐老师生病了"，同时把一张上面写着

"噢喔"的卡片放在日程表中音乐课的位置，让个案也说"噢喔"，如有必要可以进行提示。

活动建议4：一天活动结束的时候，让个案做一张每日活动小结表，根据他这一天参与活动的实际情况，在对应项目上标示出来（在"是"或者"否"上画圈）。如果他参加了某项活动，就在旁边空白处描述出活动情况（比如和谁一起玩的、做了什么东西），可以通过视觉方式给出一些多项选择，如有必要可以进行提示。把这张活动表复制一份带回家，这样个案也可以向家人描述他这一天的活动。每天都进行这样的练习，视情况逐渐减少提示。

活动样例：与一个或者几个同龄人进行集体活动

活动情境：教室活动和学校日常活动，活动中创造机会，促使个案主动做出评述。

活动材料：各种各样能够调动个案积极性的游戏活动、视觉支持手段，如有需要可以使用扩大及替代沟通系统。

活动步骤：

活动建议1：在椅子上贴上名字，让个案找到自己的椅子，坐下，说"这是我的椅子"。

活动建议2：给大家看一段滑稽视频，出现滑稽场面的时候，示范如何做出评述（例如说出"哎呀妈呀"）。

活动建议3：把一系列问题列在墙上（比如：这个周末你干什么了？你出去了吗？都去哪儿了？跟谁去的？），让个案选定一名同伴，两个人练习互相问这些问题。准备一个视觉提示，上面列出可以回答这些问题的多项选择。

活动建议4：让个案和同伴完成各种各样的动作，拍下照片或者视频，给他们看，并针对视频里小伙伴们正在做的事情做出评述。放完每个动作之后，如有必要可以进行提示，问个案"＿＿＿＿做了什么"。如果需要的话，说的同时配以手语、手势和图片提示，等着个案描述这个动作，比如"某某在做什么"和"某某在什么下面"，视情况逐渐减少提示次数。

如何泛化使用这些技能

- 把不是个案的午餐拿给他，让他评论说："啊，不会吧？"
- 去百货店，让个案对照购物单说出各种食品的名字。
- 找人举着个案的一件东西问："这是谁的东西？"让个案回答："我的。"
- 小组开会，到了分享新鲜事的时间，让个案想想家里发生的事情。
- 做一本相册，里面放上家庭成员的照片以及个案喜欢的活动的照片（比如去公园），让个案看着这些照片叫出熟悉的人的名字，描述过去发生的事情。
- 把进行完的活动做成系列连环画，让个案根据连环画描述刚刚完成的动作。
- 让个案根据美食菜谱描述一种食品是怎么做的（比如烤饼干）。
- 生日聚会上玩寻宝游戏，让个案给同伴提供藏宝地点的线索，方便同伴知道应该去哪儿找宝物。

5. 基本沟通技能：提出问题

远期干预目标：提升提出问题的能力。

具体干预目标样例：给个案看不认识的人的照片或者图片，80%的时候，他能够问："这是谁？"

沟通方式示例：

- 沟通手势：靠近别人、看向别人。
- 初步掌握的技能：能够使用某些发音、口语、符号标志、照片、图形符号、语音输出设备或者书面语言，表达简单信息（比如询问什么、谁、哪里、什么时候、为什么）。
- 语言方式：能够使用口语、手语、照片、图形符号、语音输出设备或者书面语言，表达多个词组成的信息（比如询问"是什么""是谁""在哪里""什么时候""为什么"）。

活动样例：与成人进行一对一活动

活动情境：社交游戏休闲活动，活动中创造机会，促使个案主动了解更多信息。

活动材料：能够调动个案积极性的物品（比如对讲机、书、玩具）、其他成人、视觉支持手段，如有需要可以使用扩大及替代沟通系统。

活动步骤：

活动建议1：使用对讲机，示范问问题："谁在讲话？"找一个个案看不见跟他玩游戏的成人的位置，让他过去，用对讲机说话，等他问问题。

活动建议2：跟个案一起读书，时不时地问："（这个角色）在干什么？"指着书上的图片，等着看他是否能够问出"什么"的问题。

活动建议3：把个案非常喜欢的物品放在一个袋子里，拿出一件来，问"是"或者"不是"的问题，比如："这是托马斯小火车吗？"然后，让个案也从袋子里拿一件物品出来，等他提出"是"或者"不是"的问题。

活动建议4：把个案喜欢的物品放在不同的地方，例如，放在成人的衣服口袋里，问："某某东西在哪儿呀？"玩的过程中，把物品藏得越来越远，等个案问："某某东西在哪里？"

活动样例：与一个或者几个同龄人进行集体活动

活动情境：游戏休闲活动，活动中创造机会，促使个案主动了解更多信息。

活动材料：音乐、大罐子、假装是饼干的东西或者其他有趣的物品、适当的视觉支持手段。

活动步骤：

活动建议1：在自粘标签上写上大家的名字，贴在各自的胳膊上，播放音乐，让大家转来转去，音乐停止的时候，让大家停下来，轻轻拍拍同伴的胳膊，念出标签上的名字。这个游戏可以让人学会如果想要得到他人注意并且询问信息，要先称呼人家的名字。

活动建议2：每人发一块假装是饼干的东西，让一名儿童坐在圆圈中央，蒙上眼睛，把他的饼干放在身后。另一名儿童偷偷地上前，把饼干拿走，藏在大罐子里面。大家一起唱"谁把饼干放进了饼干罐？"让坐在中间的儿童猜是谁拿走了他的饼干，轮到个案坐在中间的时候，让同伴根据当时情况提示他问大家"谁把饼干放进了饼干罐？"同样的方式、同样的顺序，多重复几遍。

活动建议3：让一名儿童背对着大家，把眼睛闭上，大家唱"如果感到快乐你就拍拍手"，让另一名儿童表演动作，闭上眼睛的儿童问："他做的什么动作？"大家给他一些提示，他猜这是什么动作，等他回过头来睁开眼睛，大家一起做这个动作。

如何泛化使用这些技能

- 让个案在电话里与人交谈，先称呼对方的名字，再问一个问题。
- 点名的时候，让个案问："谁没来？"
- 和个案一起看立体翻翻书，翻起之前，让他问："这是什么？"
- 在轮流当记者的班级活动中，让个案问有关"什么"的问题。
- 服务员过来的时候，让个案问："可以给我点水吗？"
- 打牌，比如玩钓鱼的时候，让个案问："你有某某牌吗？"
- 玩五指歌游戏，让个案问有关"在哪里"的问题。
- 有人说要过生日的时候，让个案问"什么时候"的问题。
- 有人说要休假的时候，让个案问"为什么"的问题。

6. 社会情感技能：表达简单情绪

远期干预目标：提升表达简单情绪的能力。

具体干预目标样例：个案觉得不舒服的时候，观察他是否能够通过语言或者沟通卡表达需要"放松一下"，80%的时候能够做到。

沟通方式示例：

- 沟通手势：靠近别人、看向别人、让别人或者物品移动。
- 初步掌握的技能：能够使用某些发音、口语、符号标志、照片、图形符号、语音输出设备或者书面语言，表达简单信息（比如表示休息、放松、抓狂、开心）。
- 语言方式：能够使用口语、手语、照片、图形符号、语音输出设备或者书面语言，表达多个词组成的信息（比如表示"我需要休息""想来个深呼吸""我要气死了""我很难过"）。

活动支持手段和教学策略：与成人进行一对一活动

活动情境：让人紧张的社交环境，个案身处其中表现出非常不适或者极其挫败。

活动材料：放松活动（比如视觉资料、深呼吸、数数、伸懒腰）、视觉支持手段（线索卡，上面提示可以进行前面所说的放松活动），如有需要可以使用扩大及替代沟通系统。

活动步骤：

- 每天的活动安排中，专门留出一段放松时间，在个案平静的时候教会他一些放松活动，然后在焦虑不安的时候泛化使用这些技能。使用线索卡，提示他通过某种活动进行放松。
- 写一个社交故事或者做一本社交书，描述一些可能会让人感到紧张的活动。看这些故事或者书的时候，把这些活动和放松活动线索卡搭配起来，配合图片，使用简单的语言，比如"我觉得有些事情让我不舒服的时候，可以甩甩手，做个深呼吸"，每天都看几遍。注意，个案确实感到不舒服的时候，要用和书上一样的语言和他沟通。
- 教会个案如何运用视觉影像和自控方法应对让他觉得紧张的场景，把这种场景做成一个图片连环画，配以简单的语言脚本。要保证所有的放松活动，最后都应该是积极行为和正面结果。
- 每天都复习几遍这些放松活动，在正式进入这种场景之前、期间和之后，都要进行演练，目的就是通过视觉支持和语言图像等手段提示个案在自然场景下表现出合适的行为。

活动样例：与一个或者几个同龄人进行集体活动

活动情境：能让个案主动表达简单情绪的体育类游戏和活动。

活动材料：瑜伽视频、镜子、视觉支持手段（比如线索卡），如有需要可以使用扩大及替代沟通系统。

活动步骤：

活动建议1：鼓励个案和同伴对着镜子做出各种表情，例如，成人先示范，一边做着抓狂的表情，一边说："气死我了！"然后让大家轮流对着镜子做表情，让他们自己决定要做什么样的表情，等着看个案做出什么表情、表达什么情绪，把镜子放在那儿，这样个案全天任何时候都可以练习做不同的表情。

活动建议2：不同的活动给个案带来的感受可能各不相同，根据这些不同把日程表上的活动标上不同的颜色。例如，把间餐时间或者课间休息这种个案喜欢的活动标上黄色，并且注明"让我觉得开心！"

活动建议3：和大家一起看一段瑜伽视频，练习至少两个瑜伽动作，把这些动作和"放松"线索卡配对，每天都和大家一起复习几遍这些放松活动。个案熟悉了这些活动之后，在正式进入让他紧张的场景之前、期间和之后，都要演练这些瑜伽动作，目的就是通过视觉支持和语言图像等手段提示个案在自然场景下表现出合适的行为。

如何泛化使用这些技能

- 如果个案在动物园感到不舒服（比如觉得味道不好闻），让他提出休息要求。
- 同伴赢了游戏，或者拿走了某件物品，个案感到沮丧的时候，让他提出要求进行有助于缓解情绪的活动。
- 某个环境中需要处理的感知觉信息太多，个案感到难以承受的时候，让他表示需要进行放松活动。
- 亲人病了，个案感到难过的时候，让他表示想要别人抱抱。
- 同伴推了个案一下，让个案表达自己生气了。
- 同桌微笑的时候，让个案说"她看起来很开心"。
- 电视里有人在哭的时候，让个案说"他很难过"。

7. 社会情感技能：表达复杂情绪

远期干预目标：提升表达复杂情绪的能力。

具体干预目标样例：在容易引发某种情绪的场合，观察个案是否能够自发地通过语言方式或者使用沟通卡表达情绪（比如"我很害怕""我不喜欢这个"），80%的时候能够做到。

沟通方式示例：

- 沟通手势：靠近别人、看向别人。
- 初步掌握的技能：能够使用某些发音、口语、符号标志、照片、图形符号、语音输出设备或者书面语言，表达简单信息（比如表示喜欢、讨厌、平静、困倦、自豪、害怕）。

- 语言方式：能够使用口语、手语、照片、图形符号、语音输出设备或者书面语言，表达多个词组成的信息（比如表示"我喜欢体操""我觉得很平静""我肚子疼""我自己做的""那个声音让我紧张""我不知道怎么回答"）。

活动样例：与成人进行一对一活动

活动情境：能让个案体验各种情绪并且主动进行沟通的活动。

活动材料：打雷或者闪电的音频、恐怖故事书、手电、毯子、视觉支持手段，如有需要可以使用扩大及替代沟通系统。

活动步骤：

活动建议1：小声播放恐怖的声音（比如万圣节音乐、打雷声），给个案演示如何调节音量的大小，让他明白他可以控制这个音频。每次他调大音量的时候，成人都对他说："我害怕，这个声音太可怕了，我好紧张。"

活动建议2：关上灯，拉上窗帘，让房间里暗下来，然后读一本恐怖故事书（比如鬼故事），可以用上手电和毯子，让这个互动更好玩，说"我害怕"，一边读故事，一边说一些让人害怕或者紧张的事情，等着看个案是否能够表达恐惧或者紧张。

活动建议3：把要教给个案的情绪编成一个社交故事，首先，把他体验或者表现出这些情绪的场景拍成照片，把照片粘在书页上，然后用文字加以说明，比如"当我（做完某件事情）的时候，我感到很害怕（自豪或者开心）"，每页一张照片，配一段文字，多看这本书，能看多少遍就看多少遍。

活动建议4：在某种情绪体验确实发生的时候，先等着看个案是否能够表达出相应的感受，如果他没有，可以进行提示。要帮助他建立起具体的关联，比如"秋千荡完了，所以你不高兴了"。

活动样例：与一个或者几个同龄人进行集体活动

活动情境：能让个案体验各种情绪并且主动进行沟通的活动。

活动材料：有关各种情绪的书、视觉支持手段，如有需要可以使用扩大及替代沟通系统。

活动步骤：

活动建议1：给大家读一本有关各种情绪的书，让每个人都表达一下自己的感受，然后把自己的照片贴在情绪数字尺（比如神奇的5级量表）或者情绪颜色图（比如黄色、绿色、蓝色）上，如果需要的话，说的同时配以手语、手势和图片提示，向个案示范："我觉得难过，所以我把自己的照片贴在蓝色这里了。"如果个案不能表达他的感受，就让同伴进行提示。

活动建议2：把学生们在课堂上的表现拍成视频，注意抓拍不同的情绪，静音播放视频，用语言或者视觉方式说出其中不同的情绪。刚开始的时候，示范回答这些都是什么情绪，然后成人不再说了，而是等待个案说，如果他没有反应，就让同伴提示他。

活动建议3：准备各种各样的图片，上面都是大家比较熟悉的东西或者事情，再准备两个盒子，标上"我喜欢"和"我不喜欢"。给大家看图片，一次看一张，让个案和同伴说出每张图片里面是什么，然后根据喜好把它放进相应的盒子里。

如何泛化使用这些技能

- 亲戚过生日的时候，让个案送一张贺卡，上面签上"爱你"（或者表达感情的词语）。
- 老师没来上班，让个案表示他能够平静地接受这一变化。
- 个案滑了一跤，让他表示自己觉得很疼。
- 看到小孩抱着泰迪熊，让个案说出相关情感（例如，"他喜欢泰迪熊，所以老是抱着它，我也这样"）。
- 赢了跑步比赛之后，让个案展示自己的奖牌，表达自己的骄傲（比如"我跑得很快"）。
- 电闪雷鸣的时候，让个案认同自己的恐惧（比如"声音太大了"）。
- 不懂作业怎么写的时候，让个案表达"我不知道怎么做"。

8. 社会情感技能：做出亲社会表达

远期干预目标：提升做出亲社会表达的能力。

具体干预目标样例：在结构化社交活动中，个案有机会自发地邀请同伴玩的情况下，80% 的时候能够发出邀请。

沟通方式示例：

- 沟通手势：靠近别人、看向别人、把别人或者物品朝着自己拉或者往外推、伸出手去、摇头、点头或者拥抱。
- 初步掌握的技能：能够使用某些发音、口语、符号标志、照片、图形符号、语音输出设备或者书面语言，表达简单信息（比如表示"再要点""再来一次""嗨""击个掌""玩""这里""请""不""对不起"）。
- 语言方式：能够使用口语、手语、照片、图形符号、语音输出设备或者书面语言，表达多个词组成的信息（比如表示"我想再要点""我想再来一次""我想要抱抱""能跟我玩吗""我能要块饼干吗""你想要块饼干吗""那是我的"）。

活动样例：与成人进行一对一活动

活动情境：社交游戏休闲活动，活动中创造机会，促使个案主动做出亲社会沟通行为。

活动材料：视觉支持手段，如有需要可以使用扩大及替代沟通系统。

活动步骤：

活动建议 1：和个案面对面坐着，手拉手，前后摇晃，边摇边唱"拉大锯扯大锯，姥家门口唱大戏"，变换不同的动作幅度和歌曲节奏，最终确定个案喜欢的玩法，停下来，等着个案表达他还想要玩这个游戏，问问题的时候尽量多用语言示范，少用语言提示。

活动建议 2：写一个社交故事，描述个案可以请别人玩的场景，如果需要的话，可以加上音频和插图，语言要具体而简单，符合个案的语言理解能力，每天都读这个故事，复印一份，带回家里，让父母也跟他一起读。

活动建议 3：使用视频示范，录下个案请同伴玩的场景，在游戏休闲活动之前，给个案播放这个视频。

活动样例：与一个或者几个同龄人进行集体活动

活动情境：社交游戏休闲活动，活动中创造机会，促使个案主动做出亲社会沟通行为。

活动材料：视觉支持手段，如有需要可以使用扩大及替代沟通系统。

活动步骤：

活动建议 1：准备一件对个案特别有吸引力的东西，交给同伴，让个案先获取同伴的注意力，以便要到这件东西。

活动建议 2：把个案送到一个活动区，这里的活动是某位同伴非常喜欢的，个案决定在这里玩之后，成人就说"（同伴的名字）在那边玩，你可以请他一起玩"，等着看个案是否能够请同伴玩，如果他没有做出反应，就给予提示。再安排一些必须有同伴才能玩的场合，让个案邀请同伴一起玩。同样的方式多重复几遍，视情况逐渐减少提示次数。

活动建议 3：玩"鸭子，鸭子，鹅"的游戏（游戏玩法详见提升核心技能水平的活动"5. 模仿技能：语言模仿"部分，活动样例中"与一个或者几个同龄人进行小组活动的活动建议 4"），教个案说："你要玩吗？"如果需要的话，说的同时配以手语、手势和图片提示，等着看他是否能够邀请同伴一起玩，如果个案没有反应，那就根据当时情况对他进行提示，同样的方式，多重复几遍，视情况逐渐减少提示次数。

如何泛化使用这些技能

- 在商店的时候，让个案模仿如何跟收银员打招呼。
- 与同伴玩完游戏之后，让个案说"谢谢你跟我玩"。
- 课间在操场上活动的时候，让个案邀请同伴一起玩。
- 如果个案不喜欢同伴在沙箱扔沙子，让他说"不要这样"和"我不喜欢"。
- 有人邀请个案去参加生日会的时候，让个案说"谢谢"。
- 不小心撞到别人的时候，让个案说"对不起"。

9. 基本对话技能：双向交流

远期干预目标：提升双向交流的能力。

具体干预目标样例：在个案非常了解将会发生什么的情况下（比如打电话问候别人、传个信息、放学回家），再辅以视觉支持手段（比如扩大及替代沟通系统、线索卡），观察个案是否能够自主进行四轮对话，80%的时候能够做到。

沟通方式示例：

- 沟通手势：靠近别人、看向别人、伸出手去、摇头、点头或者拥抱。
- 初步掌握的技能：能够使用某些发音、口语、符号标志、照片、图形符号、语音输出设备或者书面语言，表达简单信息（比如表示打招呼、再见）。
- 语言方式：能够使用口语、手语、照片、图形符号、语音输出设备或者书面语言，表达多个词组成的信息（比如表示"我得走了""我看见某某东西了""我昨天去游泳了"）。

活动样例：与成人进行一对一活动

活动情境：一对一活动，活动中创造机会，促使个案主动进行双向语言沟通。

活动材料：视觉支持手段（比如线索卡），如有需要可以使用扩大及替代沟通系统。

活动步骤：

活动建议1：制作线索卡，写上可以发起对话的信息，比如"嗨""你好""这是谁？"根据个案实际情况，可以使用图片、图形符号或者文字制作适合他的线索卡，使用线索卡提醒个案应该怎么说，或者是向他提供另一种沟通方式，在学校和社区、在与成人发生自然互动的时候预习和练习使用这种线索卡。

活动建议2：制作一张线索卡，上面给出打电话的脚本，比如"您好，您找谁"，文字旁边可以配上图片，在个案用得到的所有电话旁边，都用魔术贴粘上这样的线索卡，电话响起的时候，提示个案拿起线索卡，摘下听筒，照着卡片说，个案喜欢跟谁聊天，就做一个跟谁聊天用的电话对话脚本，送一份给他，放在电话旁边，基本的脚本是这样的：

朋友或者亲戚：嗨，（某某）。
个案：嗨，（某某），你怎么样。
朋友或者亲戚：很好，你怎么样？
个案：我也很好。
朋友或者亲戚：你今天在学校干什么了，挑一件事跟我说说呗。
个案：我在学校吃午饭了。

如果个案没有回应，或者没有完成电话脚本，在必要的情况下对他进行提示。同样的方式、同样的顺序，多重复几遍。请这位朋友或者亲戚帮忙，经常打电话找个案聊聊天。

活动样例：与一个或者几个同龄人进行小组活动

活动情境：小组活动，活动中创造机会，促使个案主动进行双向语言沟通。

活动材料：日记、视觉支持手段（比如社交故事），如有需要可以使用扩大及替代沟通系统。

活动步骤：

活动建议1：写一个社交故事，里面包括班上所有的学生。每一页写一个例子，比如：凯蒂和朋友聊天的时候，说"嗨，你好"；约翰和图书馆管理员说话的时候，说"嗨"；艾利克斯给办公室送点名册的时候，说"打扰了"。每天都给大家读这样的社交故事。把大家的照片绑在棍上，装作真人，演出这些场景。在相似的真实生活场合中，也用社交故事里的语言。

活动建议2：如果个案和同伴难以完成开放式结尾的任务，那就写日记，日记里列出几项回应方式以供选择。每天约定一个时间，让个案完成日记，如果需要的话可以让成人辅助。设计日记的格式，加上提示，比如"今天，我（做了某事）；昨天，我（做了某事）；明天，我想（做某事）"。根据个案实际情况，可以使用图片、图形符号或者文字写日记，写完之后，把两个能力相近的儿童分成一组，让他们分享日记，提示他们轮流分享各自日记中的内容。等到他们熟悉了这种日记格式之后，让他们脱离日记本，这样就更像是真正的对话交流。例如：

同伴：今天，我坐公交车到的学校。

个案：今天，我妈妈带我来的。
同伴：昨天，我去游泳了。
个案：昨天，我去公园了。
同伴：明天，我想玩电脑。
个案：明天，我想去麦当劳。

如何泛化使用这些技能

- 在自然情境中，活动发生转换的时候，让个案先获取同伴的注意，再说"嗨"或者"再见"。
- 去学校办公室传话的时候，让个案跟办公室工作人员说"您好"或者"再见"。
- 如果对话话题是个案不感兴趣的，让他根据脚本在对话中分享信息。
- 在车上进行对话的时候，让个案对别人的话给予反馈（比如"嗯哼""啊哈""好的"），表示他在听对方说话。

10. 基本对话技能：话题

远期干预目标：帮个案找到更多的话题。

具体干预目标样例：在提供沟通支持手段的情况下，观察个案是否能够主动进行双向对话，可以谈论两个自己不感兴趣的话题，进行四轮以上的交流，80%的时候能够做到。

沟通方式示例：

- 沟通手势：靠近别人、看向别人、摇头或者点头。
- 初步掌握的技能：能够使用某些发音、口语、符号标志、照片、图形符号、语音输出设备或者书面语言，表达简单信息。
- 语言方式：能够使用口语、手语、照片、图形符号、语音输出设备或者书面语言，表达多个词组成的信息。

活动样例：与成人进行一对一活动

活动情境：自然互动以及结构化互动，互动中创造机会，促使个案主动进行对话。

活动材料：相册、视觉支持手段（比如用来提示个案问问题的线索卡），如有需要可以使用扩大及替代沟通系统。

活动步骤：

活动建议1：为个案准备一个相册，里面有最近发生的事情的照片。翻看相册，每看到一张照片，都让他说说与此有关的一件事情，如果他说了，成人就要做出评述，或者就照片问一个问题。就这样轮流进行，看完之后，再给看成人自己的相册，指着其中的照片，讲讲其中的故事，等着个案问问题，或者就这些照片做出评述，如果他没有反应，就用线索卡提示他。就这样轮流进行，同样的方式多重复几遍，视情况逐渐减少提示次数，逐渐丰富对话内容，这样根据每张照片可以多进行几轮对话。

活动建议2：在教室墙上做一面单词墙，用上面的单词引出新对话，尽可能多用语言示范，同时给个案留出反应时间，如果他没有反应，可以提示他轮到他说了。同样的方式多重复几遍，视情况逐渐减少提示次数。对这种对话进行结构化设计，示范简单的句式，比如：

- "某人做某事"
  示范：凯西玩积木。
  个案：爸爸看报纸。
- "某人在某处时说什么"
  示范：泰在操场上荡秋千时说很好玩。
  个案：爸爸在办公室电脑上打字时说太难了。

活动样例：与一个或者几个同龄人进行小组活动

活动情境：自然互动以及结构化互动，互动中创造机会，促使个案主动进行对话。

活动材料：制作一个对话本所需要的材料（比如纸、笔）。

活动步骤：

1. 把能与同伴交谈的话题有组织、有条理地安排好，做成一本书，根据个案实际情况，可以使用图片、图形符号或者文字制作适合他的书，就个案喜欢的话题，列出详细的清单（比如电视、体育、食品）。书里的设计可以是这样的：

- 话题：体育队
- 个案：我喜欢某某队，因为……
- 同伴1名字：她喜欢某某队，因为……
- 同伴2名字：他喜欢某某队，因为……

2. 在进入社交场合之前，看看这本书，复习一下同伴们的兴趣爱好，这样可以帮助个案在与同伴互动的时候找到合适的话题。例如：
- 我可以问同伴 1 有关……的事情。
- 同伴 1 和我可以聊……
- 我可以问同伴 2 有关……的事情。
- 同伴 2 和我可以聊……

如何泛化使用这些技能
- 与小一点的孩子讲话的时候，让个案选择适合其年龄的对话主题。
- 就一个话题谈论一段时间之后，让个案转换话题。
- 坐校车的时候，让个案在对话中注意轮流，以免自己说个没完。
- 与同伴在一起的时候，让个案参与自己兴趣领域以外的话题。
- 在课堂上涉及比较复杂的专业词汇的时候，让个案请老师解释清楚。
- 与陌生人在电话中交谈时，让个案通过合适的话题保持对话。

11. 基本对话技能：非语言交流

远期干预目标：提升非语言交流的能力。

具体干预目标样例：与他人进行对话时，观察个案是否能够坐在或者站在离沟通对象 30 到 60 厘米之间，80% 的时候能够做到。

沟通方式示例：
- 沟通手势：靠近别人、面朝说话人、看向别人、摇晃别人的手或者动别人的脸、解读别人的表情、点头或者抚摸。
- 初步掌握的技能：调节音量。
- 语言方式：调节音量。

活动样例：与成人进行一对一活动

活动情境：自然互动以及结构化互动，互动中创造机会，促使个案主动进行对话。

活动材料：录像机或者有录像功能的手机、视觉支持手段（如线索卡）。

活动步骤：

活动建议 1：拍段视频，主角是个案熟悉的成人和同伴，重点突出他们夸张的非语言行为（比如肢体语言），不管是合适的还是不合适的行为（比如站到沟通对象 60 厘米开外或者离人太近），帮助个案识别视频中出现的非语言技能，在进行社交互动之前，预习这些视频，并且使用线索卡进行教学辅助。

活动建议 2：制作一本社交百科全书，帮助个案"看见"社交行为之间的关系。

活动建议 3：通过角色扮演的方式，展示对话过程中哪种类型的接触方式可以让人接受，互动过程中夸张一些、生动一些，让个案觉得有趣。鼓励他自己也来表演一些类似场景，提示他描述一下哪种类型的接触方式是适合的（例如，"轻轻地拍拍别人肩膀是可以的"）。同样的方式多重复几遍，视情况逐渐减少提示。

活动建议 4：制作一张线索卡或者量级表，上面显示：1= 小声耳语；2= 室内合适音量；3= 大声喊。把不同音量的说话声都录下来，和他一起听，等到个案能够分辨他在音频中的音量大小是否合适的时候，就可以通过线索卡在自然情境中提示个案调节自己的音量。

活动样例：与一个或者几个同龄人进行小组活动

活动情境：自然互动以及结构化互动，互动中创造机会，促使个案主动进行对话。

活动材料：呼啦圈、社会性行为守则（用于明确什么是合适的社交行为）。

活动步骤：

活动建议 1：让个案和同伴站在自己的呼啦圈里，呼啦圈相当于视觉提示，让他们明白自己应该跟沟通对象保持多远的距离。

活动建议 2：玩一个游戏，大家两个人一组背靠背站好，用生动的语调说："准备好了吗？开始！"这时候大家都转过身来，做出滑稽的非语言行为（面部表情、手势、身体姿势），然后再互相模仿对方的行为。

活动建议 3：根据个案实际情况，使用图片、图形符号或者文字制作社会性行为守则，用来帮助个案在社交场合中重新集中注意力。守则中，应该明确描述希望个案做到的行为，措辞应该正面、具体、简洁，比如：

- 我应该看着和我说话的人。
- 我可以轻轻地碰碰别人的胳膊。
- 我应该用适合室内说话的音量。
- 首先，我发起一个对话。然后，我要看着对方。
- 如果他愿意和我谈话，他会看着我，向我微笑或者点头。
- 如果对方表示愿意和我谈话，我就可以继续说下去。

如何泛化使用这些技能

- 沟通对象使用手势线索表示"不要靠太近"的时候，让个案向后退一步。
- 给个案看照片，里面是人们站着对话的场景，让他分辨哪些人和沟通对象的距离是合适的。
- 在社区活动中，有人问个案问题的时候，让个案注意并且转向说话的人。
- 给个案看一段视频，让个案分辨对话过程中哪些接触方式是合适的、哪些是不合适的。
- 在图书馆的时候，让个案根据场景调节自己的音量大小。
- 个案发起对话之后，让他等待沟通对象的确认（例如点头、微笑）再继续说下去。

第九章 数据收集与效果评估

本章主要内容

介绍如何收集年度数据和动态数据,以便评估个案在实际生活中的进步情况(即是否能够泛化使用社交和沟通技能实现功能)。

- 介绍如何监测个案在社交和沟通技能方面的年度发展状况,以便评估个案在一段时间内是否取得进步。
- 介绍如何监测个案在社交和沟通技能方面的实时发展状况,以便评估干预计划是否有效,以及个案在某些方面是否达到了干预目标,还有哪些差距。

目前,教育领域的整体环境,强调循证决策,强调监测学生的全面发展状况。根据《残疾人教育法》(简称 IDEA, 2004)的规定,为满足残疾儿童的特殊教育需求,应该制订个别化教育计划(简称 IEP),计划中应该确立可以量化的年度教育目标,这样才能将学生纳入整个教育课程体系中,并帮助他们取得进步(§ 300.320)。《残疾人教育法》还规定,学校必须定期评估学生的进步情况,明确是否达到年度目标、还有哪些差距,并将评估结果形成阶段性报告,交给个案家庭。因此,在教育过程中,必须收集学生在学业方面、功能方面以及行为方面的数据,并对此进行评估,形成报告。这些数据能够影响干预决策,帮助我们确定需要帮助学生发展哪些技能(比如社交和沟通技能)、减少哪些行为(比如妨碍学习的重复刻板行为)。

想要成功进行干预,最基本的工作就是要确定个案是否取得了进步、确定干预措施是否有效。因此,作为干预专业人员,必须熟练掌握数据收集和发展监测的方法。发展监测,指的是对个案的技能发展状况进行动态监测、年度回顾,同时对实施的干预措施进行效果反馈。这样做的原因有两个,其重要性不分先后:

- 以年为单位,评估与测量个案的总体表现和发展情况。
- 量化技能发展情况和干预实施效果,以便进行实时监测,在此基础上,了解个案在某些方面是否达到了干预目标,还有哪些差距。

年度发展监测,主要依据正式和非正式评估的数据(比如孤独症谱系障碍人士社交和沟通能力评估量表修订版,简称新量表),用来监测个案在一段时间内的发展变化,为制订个别化教育计划提供依据。与此不同,实时发展监测(比如每天或者每周),主要通过采集各种数据,监测个案是否达到了具体的干预目标,还有哪些差距。两种发展监测手段都服务于同一重要目的:确定针对该个案所实施的干预措施和教学手段是否有效。

本章将探讨各种定期监测个案技能发展情况的方法,介绍不同的数据采集方法,同时提供一些数据采集表样例,用来解释如何使用这些表格监测个案是否掌握了某项技能、是否能够泛化使用该项技能。监测社交和沟通能力的发展情况本身就是非常复杂的,因此,需要同时进行定量和定性评估。

发展监测概述

新量表这样的评估可以用来针对社交和沟通发展进行年度监测。正如前文所说,通过一些评估(比如新量表)所获得的信息,不管是定性的还是定量的小结,都可以看出个案每一年的发展以及变化。一些积极的变化,比如参加社交游戏休闲活动更多、在不同的集体场合社交更多、在公共场合自控能力更强等,都能反映个案的进步。个案是否掌握更多的沟通功能、更多的双向对话技能,这些方面的数据也可以量化,反映其进步幅度。除此之外,通过评估,还可以获得其他方面的数据,比如个案的动机水平、应变能力,在各种活动中的参与情况以及在社会情感方面的感受,反映个案在社交、情感以及行为方面的进步。

如果想要实时监测个案在某些特定技能方面是否取得了进步,除了正式或者非正式评估之外,还需要使用其他数据采集工具。很多教育工作者都很擅长收集学业方面的数据，但是要收集社交和沟通技能方面的数据就比较困难了，因为这不但需要测评个案对于某项技能的掌握情况，还需要测评个案在不同场景中使用这些技能的时候是否有所进步，两者同等重要。对个案进行社交和沟通方面的教学指导，归根结底的目的是帮助他先在教学场景中掌握社交和沟通技能，之后在自然的非教学场景中泛化使用这些技能。因此，在技能发展的三个阶段（即初步掌握/学会、已经掌握、泛化使用）都需要严格精确地收集数据，这样才能采取适当的教学策略、保证帮助个案使用这些技能实现功能。

如何监测社交和沟通技能发展状况

想要监测社交和沟通技能发展状况，必须先了解如何观察和记录个案在某一具体干预目标方面都有哪些进步、还有哪些差距，这包括五个基本步骤。

1. 明确具体干预目标：首先，需要仔细研究评估数据（比如新量表的评估结果），还需要了解这些目标分别针对哪些需要优先干预的技能项目。为了提高监测数据的信度，每个远期干预目标都应包括几个具体干预目标，针对一些个案需要掌握的技能项目，优先进行干预。撰写具体干预目标的时候，措辞应该清楚明了，并且能够观察得到，也就是说，我们到底希望个案做什么。例如，如果远期干预目标是提升沟通技能水平，那么，就可以写出三个具体干预目标，分别是：在集体中跟从语言指令、用语言对别人表示赞赏、用语言表示需要休息。

2. 规定技能水平标准：明确具体干预目标之后，还需要说明个案应该在什么情况下表现出具体干预目标中所规定的技能项目。然后，需要规定技能表现都有哪些标准，同时将这些标准写进具体干预目标。这些标准具体如何规定，取决于选择进行干预的技能项目水平应该发展到哪个阶段。

- 初步掌握：初步掌握或者学会，指的是在可控的教学场景中、面对至少一个互动对象的时候，能够表现出该项技能。也就是说，个案在某一教学场景中或者面对至少一名成人或同龄人的情况下，或者前两种情况同时出现的时候，能够表现出该项技能。初步掌握技能的标准就可以写成：在教室里进行集体活动的时候，个案能够用语言对别人表示赞赏（比如表示出来或者说出来）。

- 已经掌握：已经掌握，指的是在不同的教学场景中、面对不同的互动对象的时候，能够表现出该项技能。也就是说，个案在三个以上的教学场景中、面对不同的成人或者同伴的情况下，都能表现出该项技能。已经掌握技能的标准就可以写成：参加熟悉的学校活动的时候，个案能够跟从对整个集体发出的语言指令。

- 泛化使用：泛化使用，指的是在不熟悉的、没有经过教学设计的场景中、面对不同的互动对象的时候，都能表现出该项技能。也就是说，个案在三个以上不熟悉的非教学场景中，不管面对的是成人还是同龄人，都能表现出该项技能。泛化使用技能的标准就可以写成：不管是在家还是在学校，碰到任务难以进行的时候，个案都能提出要求休息，无需成人提醒（即提示）。

3. 提出需要获取数据的问题：规定技能水平标准之后，下一步就是确定如何进行测评，就某一具体干预目标来说，个案都有哪些进步，还有哪些差距，这些数据应该如何获得，以及需要收集哪些类型的数据。评估团队可能需要针对下列问题收集数据：

- 该项技能出现频率如何？
- 该项技能表现能够持续多久或者个案在什么时候会表现出该项技能？
- 个案需要什么支持手段才能表现出该项技能？
- 与同龄人水平相比，个案的技能水平如何？
- 个案在什么地方会表现出该项技能？

确定了需要观察的问题之后，就要把这些数据收集标准写进具体干预目标，下面举例说明如何在具体干预目标中体现数据收集标准：

- 按照＿＿＿＿（标准）进行测评，在教室里进行集体活动时，碰到应该用语言对别人表示赞赏（比如表示出来或者说出来）的情况，80%的时候能够做到。

- 按照＿＿＿＿（标准）进行测评，参加熟悉的学校活动时，需要个案跟从对整个集体发出的语言指令的情况下，四次中有三次能够做到。

- 按照＿＿＿＿（标准）进行测评，不管是在家还是在学校，碰到任务难以进行的情况，80%的时候，个案都能提出要求休息，无需成人提醒（即提示）。

4. 确定使用何种数据收集形式回答上述问题：如表9.1所示，收集的数据可以是定量的，也可以是定性的，需要收集什么类型的数据取决于需要回答什么类型的问题。

- 定量数据，其本质是数字，能够回答"出现频率""什么时候""持续多长时间""需要多少支持"这类的问题。
- 定性数据，本质上更加主观，能够回答"在哪里""与……相比，如何"这类的问题。

表9.1 需要获取数据的问题以及数据形式

需要获取数据的问题	数据形式
该项技能出现频率如何？	定量数据：频率和/或百分比
该项技能表现能够持续多久或者在什么时候会表现出该项技能？	定量数据：持续时间、反应时长、时间取样和/或百分比
需要什么支持手段？	定量数据：任务分析
与同龄人相比，个案该项技能水平如何？	定量数据：泛化使用技能情况调查 定性数据：评估量表
个案在什么地方会表现出该项技能？	定性数据：评估量表和/或轶事记录

使用什么类型和形式的数据监测个案在一段时间内的进步情况，取决于需要回答什么类型的数据问题。参考上述具体干预目标的例子，如果规定技能水平标准的时候，用的是百分之多少的时候或者发生频率（比如80%或者5次中有4次），那么这个数据就应该是定量数据，也就是说，需要注意观察个案表现出或者没有表现出该项技能的次数。如果规定技能水平标准的时候，强调的是在家里、学校和社区场景中是否能够泛化使用该项技能，那么这个数据就是定性数据，需要记录都是在哪些自然场景中观察到该项技能的。

5. 确定所收集的数据是否真正反映了个案的真实进步情况：最后也是最重要的一步，就是确保所收集的数据必须反映个案的真实进步情况。这里收集的数据，需要能够评估个案能否泛化使用之前在教学设计场景中学到的技能并实现功能。也就是说，这些数据如何反映出个案能够使用所学到的技能实现功能？要记住，干预的最终目标就是使用社交和沟通技能实现社会性功能，必须要有数据证明这一点，才能确定干预目标已经充分实现。

以下各节将讨论如何使用定量与定性数据评估个案的社交和沟通能力发展状况，两种类型数据的对比情况请参见表9.2。

定量数据的收集

社交和沟通技能多种多样，决定了所使用的直接测量形式也各不相同。要针对社交和沟通技能水平进行评估，收集数据的时候，不能仅仅止步于根据个案表现出目标行为的次数抓取频数数据，例如，要测评个案在某项技能方面是否取得了进步，还有很多其他的方法，能够揭示很多宝贵的信息，帮助我们了解个案对该项技能的掌握程度、能否自发使用该项技能，或者个案所掌握的几项技能都有哪些本质特点。要获得频数数据，评估团队需要记录个案自发使用某项技能的次数，个案在多少种场景中表现出了该项技能，或者还需要记录个案使用不同的技能进行回应的次数（比如个案使用多少种不同的沟通方式实现同一种沟通功能）。或者，如果干预目标是帮助个案学会独立使用某项技能，那么还有可能需要进行任务分析收集信息。了解个案在使用该项技能的每一个环节是否需要提示、需要多少提示，这也是非常重要的。收集数据的时候，需要考虑在人为设计场景和自然场景中应该如何记录数据。直接测量收集数据，可以采取下列多种形式。

表 9.2　发展监测的定量记录和定性记录

定量记录	定性记录
直接测量包括多种形式： 频数 个案自发使用某项技能的次数 个案在多少种场景中表现出某项技能 个案使用不同的技能进行回应的次数（比如个案使用多少种不同的沟通方式实现同一种沟通功能） 时间取样 注意力持续时间（比如在独自游戏休闲活动、集体活动中保持注意力的时间） 检核表 个案需要多少提示才能使用某项技能 对某些技能（比如参与社区活动）以及分项技能（比如对话）进行任务分析	个案档案可能包括： 日记描述（比如对观察到的事情进行记述） 轶事记录（比如观察记录） 列表（比如列出一些游戏休闲活动、列出个案能够表现出某项技能的所处场景） 自然样本（比如沟通情况） 音频记录（比如对话录音） 视频记录（比如社交游戏休闲互动） 评估量表（比如评估技能使用情况或者重复刻板行为严重程度） 生态评量（比如社区活动技能）

频数数据

这种数据收集方法，主要用于记录个案在有可能表现出某项技能的时候真正表现出该项技能的次数。频数，也称事件记录，需要在不止一个场景中进行记录。例如，需要收集不同场景中的数据，包括一对一场景、结构化场景、非结构化场景、人为设计和自然场景。

持续时间、反应时长、时间取样

这种数据收集方法，主要用于记录时间概念。

- 持续时间，指的是某种行为出现的时长。
- 反应时长，指的是对个案进行指导或者提供条件以便其表现出某项技能之后，他开始行动并表现出目标行为所需的时长。
- 时间取样，主要用来测量在整个观察期间和个案有可能表现出某种行为的时候，多久会表现出一次该行为或者多久未表现出该行为，既可以记录在整个观察期间（即反应期）个案是否表现出该行为，也可以记录在某一时间点（比如 5 分钟这一段时间过去之后）个案是否表现出该行为。

下面举例着重说明在教室场景中如何收集定量数据，同时也说明，每名个案的干预目标以及教育需求不同，收集的数据类型也应有所不同。

一名教师在一天之内实时记录了班上三名学生的相关数据。例如，音乐课上，她的记录如下：（1）使用频数数据表，记录某位学生多少次跟从老师以语言形式发出的集体指令；（2）观察某位学生在集体活动保持专注的时长，每 5 分钟观察一次，并在时间取样数据表上进行标记，保持专注记为"＋"，否则记为"－"；（3）准备一张表，表上列出班上学生在课上需要完成的基本任务（即任务分析），在这张表上记录某位学生什么时候需要提示辅助。仅靠纸、笔和电子数据表，她就可以在不影响正常上课的情况下，对这三名学生进行观察，同时记录数据。

定性数据的收集

定性数据，体现了个案能否在实际生活中使用之前学会的技能实现社会性功能，因此，这些数据最为真实地反映了个案的社交和沟通能力发展状况。建议为个案建立一份个人档案，用于监测他在社交和沟通方面的进步情况。个人档案中可以积累很多有意义的信息，记录一段时间内个案的表现，能够用来验证就某一具体干预目标来说个案是否取得了进步。可以按照个人档案中的项目，每季度收集一次数据，同时出具一份发展报告。档案可以包括（但不限于）下列项目：

- 事件记述：包括观察日记、轶事记录或者列表，比如记录个案在什么地方能够使用之前学会的技能，或者列出个案每天都参与了哪种类型的游戏休闲活动。
- 自然样本：包括沟通样本，列出个案所说的话及其沟通功能，比如描述个案在不同的场景中如何使用沟通技能提出要求、做出评述、提出问题或者表达情绪。

- 音频和视频记录：包括通过音频或者视频记录一对一活动和/或同伴集体互动，以便确定个案是否使用某项技能，这种记录可能包括个案的沟通样本或者进行游戏休闲活动时的表现。
- 评估量表：包括各种量表，用来评估个案在不同场景中是否使用某项技能以及技能水平。例如，教学团队可以使用这些量表评估个案在家里、学校或者公共场合的集体参与情况、动机水平、探索欲、灵活性、参与活动的表现以及自我调控能力表现。
- 生态评量：包括各种评估，用来确定个案在家里、学校和公共场合独立使用某项技能的水平，例如，评估个案是否能够完成类似在快餐店点餐这样的活动。

监测某项技能的掌握和使用情况

泛化使用社交和沟通技能尤其困难，考虑到这一点，同时利用定量数据和定性数据收集体系，将初步掌握技能、已经掌握技能这两种情况和泛化使用技能情况分开进行评估，这是非常重要的。

在技能掌握的不同阶段，收集数据的时候，需要考虑下列因素。

初步掌握阶段

在这一阶段，目前最为常见的数据收集形式，是记录个案在一项活动中对于直接指导的反应情况，通常是在经过设计的教学情境中（比如人为设计或者自然场景），让个案反复练习某项技能，或者引导其使用该项技能。在这个初级教学阶段，收集到的数据是最为精确的。

已经掌握阶段

个案已经在各种各样的活动中学会了一些特定技能，他在使用这些技能方面是否取得了进步，能够反映这一情况的数据也是非常重要的，通过这些数据可以判断个案是否已经掌握该项技能。想要证明个案已经在不同的教学条件下（比如进行不同的活动、使用不同的活动材料、面对成人以及同龄人等不同的人）学会了某项技能，就需要这些数据。如果是在自然场景中进行教学指导，就很难收集到这方面的数据，但是，这是发展监测中非常重要的一部分。

泛化使用阶段

个案是否能够泛化使用某项技能实现社会性功能，这方面的数据最为关键，因此，必须保证这一阶段的数据收集工作，这是非常重要的。很多时候，干预人员评估个案是否能够泛化使用某项技能，是为了检验个案是否还拥有或者记得之前学会的技能，但是他们做这种检验的时候，所设计的场景都跟之前个案学习或者练习该项技能的场景一样。但本书中所说的泛化使用阶段的数据与此不同，这里需要记录的是个案在不熟悉的情境中，在没有直接指导的情况下，自发使用社交或者沟通技能的情况。这些方面的数据能够表明个案在不熟悉的场合、在没有成人支持的情况下是否能够使用新技能，能够泛化使用技能，说明个案可以自然而然地使用之前学会的技能。泛化使用阶段的数据，与初步掌握和已经掌握阶段的数据一样，都有定量和定性两种。定量数据记录的是个案在面对不同的新刺激和不熟悉的人以及处于陌生情境之中的时候，能够使用技能实现社会性功能的次数。定性数据通过收集个案使用技能的样本，或者邀请养育者和专业人员对个案在自然场景中的能力进行评估，总结个案使用技能的整体情况。

数据收集表

本节介绍的几种数据收集表样例，都可以用来记录技能掌握情况，是初步掌握、已经掌握还是泛化使用。这里提供的模板，既有定量数据也有定性数据，还包括案例研究，以及一些已经填好了一部分的数据收集表，用来说明如何使用这些表格。空白数据收集表在本章附录部分可以找到。

这些空白表格可以复印以及打印使用。除此之外，还可以使用电子设备进行发展监测，现在有很多应用软件都可以在掌上电脑和平板设备上使用，提高了数据收集的便捷性和有效性。有些电子设备甚至可以让使用者设计自己的数据收集体系，还有些程序可以让干预人员通过移动技术提高数据收集的效率。人们可以如此快速地享受到新技术和新应用带来的便利，因此，监测个案发展状况的方法将会不断更新换代，让这个过程更加简单便捷。

定量数据收集表

本书提供的几种不同定量数据收集表模板，都可以用来监测个案是否初步掌握、已经掌握还是泛化使用下列几种技能：（1）单项技能；（2）多项技能；（3）一系列关联技能。

技能学习情况数据表

这种表格（附录表1A）用于记录个案在某项特定活动中经过反复练习是否能够表现出某项目标技能。使用这种类型的数据收集方式，是为了监测个案是否初步掌握了目标技能，使用过程中，关于如何进行教学指导需要严格规定，并且反复重复，个案反应记为正确、需要提示、不正确，提示方式记为听觉提示/语言提示、视觉提示、手势提示或者肢体提示。设计这个表格是为记录并且计算出个案在每次课程或者活动中正确反应所占百分比，以及所需要的提示。这种记录数据的方法，非常适合记录刚开始学习某种技能时的情况，尤其是在个案对新技能学得比较慢的情况下，记录这种数据非常有用。下面举例说明如何使用技能学习情况数据表。（填好的表格样例详见图9.1）。

查理接受融合教育，有助教，为他制定的干预目标是在集体活动中更加独立。他不会跟从集体指令，总是要等成人或者同伴直接告诉他要怎么做。针对这种情况，具体干预目标就是：在活动中，比如活动转换的时候，能够跟从常规集体指令。这些指令由老师发出，每天都是相同的，最开始的几个星期，每次活动转换，一名老师发出集体指令的时候，另一名老师都记录下查理的反应，以及所使用的提示方式，如果查理不能独立跟从这些指令，也要记录下来。坚持使用视觉支持手段（比如在桌上放一张线索卡），同时在需要的时候辅以听觉/语言提示和肢体提示，查理逐渐学会了这项技能。

技能掌握情况数据表

这种表格（附录表2A）用于记录个案在不同的教学活动中是否能够表现出已经掌握某项目标技能。利用不同的自然场景专门针对某项技能进行教学，引导个案使用该项技能，观察个案在这些场景中的反应，并使用该表格记录在案。用来进行教学的活动可以是结构化的，也可以是非结构化的，个案反应记为正确（即独立使用该项技能）、需要提示，或者不正确/没有反应，另外还要标明所使用的提示方式。使用该表格可以记录个案在不同的自然场景中接受直接指导的时候，是否能够表现出目标技能，并且计算出正确反应的百分比，以便判断个案是否已经掌握该项技能。下面举例说明如何使用技能掌握情况数据表（填好的表格样例详见图9.2）。

本在学校能够接受有同伴在身边和他一起参加游戏休闲活动，但是，有些活动材料本来是需要大家共享的，他却不让别人碰。一旦有人从他这边拿走什么东西，他就会大喊大叫，因此，对他来说，首要的学习目标就是分享。他的教学团队想出一个办法，有组织、有条理地安排活动材料，这样他就可以看到哪些东西需要与大家共享。首先，在一张红色垫子上放上需要共享的东西，把这张垫子放在本和同伴之间，然后鼓励同伴向本要一件在红色垫子上的东西。团队选择了不同的游戏休闲活动（比如乐高、橡皮泥、积木）进行直接指导，同时进行发展监测，老师们鼓励同伴向本要求分享东西，每天好几次，如果需要的话，还对本进行提示，引导他做出正确回应。同时使用技能掌握情况数据表，记录本对直接指导的回应情况，进行每项活动的时候，都要在表格中记录这些数据，所有活动轮流记录，这样每周都会有一天进行该项活动。从图9.2中可以看出，按照教学程序进行三周的直接指导之后，本的自发分享行为比以前有所增加。

技能泛化情况数据表

这种表格（附录表3A）用于观察并记录个案在没有直接指导的情况下，是否能够将刚刚掌握的社交或者沟通技能独立地应用到各种各样的新活动或者新场景中，如何使用该表格监测个案是否能够泛化使用某项目标技能，详见图9.3。设计这个表格，是为记录个案在没有直接指导的情况下，在不同的自然场景中是否能够泛化使用某项技能，评估其独立使用该项技能的能力。下面举例说明如何使用技能泛化情况数据表。

安德烈上融合学校，有助教老师为他提供支持。过去几年里，他越来越依赖教学辅助，其中一部分原因是他很少自发进行沟通。针对这种情况，首要的具体干预目标就是让他学会请人帮他整理个人物品、完成学校作业。老师选择了三项活动进行直接指导，在这些活动中，他都学会了怎样请求帮助。为了评估他是否能够使用该项技能实现社会性功能，决定在其他没有直接指导的学校活动中收集有关数据。这些数据能够表明：（1）安德烈是否使用了该项技能；（2）他在什么时候需要额外辅助指导。在教室里进行其他活动的时候，他可以泛化使用该项技能，但是碰到困难的时候，他就很难想到使用刚刚学会的新技能了（详见图9.3）。根据这些数据，决定选择他碰到困难的场合进行直接指导，最终使他在所有情境中都能知道怎样自发地请求帮助。

多项技能掌握情况数据表

前文介绍的数据表，其目的都是了解个案掌握单项技能的情况，而多项技能掌握情况数据表，则是用来监测个案能否学会同时使用多项技能（详见附录表4A和5A）。第一个多项技能掌握情况数据表，可以用来收集不同的教学活动中不止一个具体干预目标的相关数据。第二个多项技能掌握情况数据表，将与成人和同龄人的互动情况分开测评，主要用来比较个案在与成人和同龄人进行社交互动的时候，技能发展有何差异。

使用多项技能掌握情况数据表（附录表4A），可以监测个案在不同的、没有直接指导的活动或者场景中，就两到四个不同的具体干预目标而言，是否取得了进步。这种类型的数据表，可以用来记录个案在同时学习以及使用多项技能时的表现情况。可以选择各种各样的结构化或者非结构化活动，每天进行直接指导。与前文介绍的用于监测单项技能的数据表相似，多项技能掌握情况数据表的设计，也可以记录一个星期的数据，还可以记录一天之内在应该表现出目标技能的情况下个案的技能表现实际情况。把这些数据汇总起来，计算出个案独立正确使用技能次数所占的百分比。下面举例说明如何使用多项技能掌握情况数据表同时监测多个具体干预目标。

马库斯在上学前班，教学团队希望帮助他在两项游戏活动实现三个社交和沟通目标，团队使用多项技能掌握情况数据表，掌握了下列情况所占百分比：（1）成人或者同伴要求马库斯分享玩具的时候，他同意分享的次数；（2）与成人或者同伴评论自己的游戏活动的次数；（3）在游戏活动中成人提出有关"什么"的问题的时候，他做出回答的次数。成人在与儿童互动的过程中填写这张数据表，记录马库斯是否表现出某项技能、是否需要提示才能表现出该项技能或者在第一次提示的时候是否做出回应。马库斯的数据样例详见图9.4。教学团队仔细研究了这些数据，发现马库斯大多数时候依赖语言提示，根据这些数据，他们改变了对他的提示方式，以便提高他的独立性。

评估技能掌握情况，还有一种方法，就是分别监测个案面对成人和同龄人的时候的技能表现情况。附录表5A中的多项技能掌握情况数据表，将与成人和同龄人的互动情况分开测评，专门用来监测个案在不同活动中是否掌握两种不同技能，着重对比其与成人互动和与同龄人互动时的不同反应。下面举例说明如何使用这种方法收集数据，了解乔治使用多项技能的情况。

乔治上学，有助教，为他制订的干预计划包括针对两项不同的沟通技能进行直接指导，并且引导他在大多数活动中练习这两项技能：（1）感到困惑的时候能够表达"我不知道"；（2）能够做出评述。乔治的干预团队想要确保他在面对成人和面对同龄人的时候都会使用这两项沟通技能。为了实现这一目标，他们使用了附录表5A的数据表，监测他的沟通技能发展状况，同时在阅读、数学、合唱和社交集体等各种各样的教学活动中对比他在与成人和与同龄人互动的时候使用上述沟通技能的表现差异。如图9.5所示，比起同龄人，乔治在与成人互动的时候使用沟通技能更多。根据这些数据，干预团队增加了乔治与同龄人沟通的机会，并且调整了对同伴互动中所使用的提示方式。

多项技能泛化情况数据表

使用这种数据表，可以监测个案在不同的、没有直接指导的新活动中，面对不同的社交互动对象的时候是否能够泛化使用两项以上新学会的技能。附录中包括两种表格，都可以用来观察和记录个案能否独立使用新掌握的技能。第一种表格（详见附录表6A），用来监测个案在没有直接指导的活动或者场景中泛化使用技能的情况；第二种表格（详见附录表7A），将与成人和与同龄人的互动情况分开测评，专门用来对比个案与成人和与同龄人互动时对新掌握技能的泛化使用情况有何不同。这些表格的格式和使用方法与前文介绍的用于监测多项技能掌握情况的表格基本相同，唯一的区别是，收集泛化使用技能情况的数据，应该是在没有直接指导的自然情境中进行的。有些学生在可控的教学活动中可能很快就能学会新技能，但是却很难把这些技能泛化使用到新场景中去，针对这样的情况，这些表格尤其有用。下面举例说明如何使用这些表格监测个案在不同环境、面对不同互动对象时泛化使用技能的情况。

语言治疗师每周给安德莉亚上一次个训课，在课上，她能够学会新的沟通技能，但是无论老师还是家长都反馈，在学校、在家里从来没看到过她使用那些在语言治疗课上所谓"已经掌握了"的技能。这就说明她不能泛化使用这些技能，为了解决这一问题，教学团队开始系统化地在学校里应该能够用得到这些沟通技能的场合进行观察监测。在她不熟悉的场景中进行观察，得到了一些数据，给了团队两项重要启示：（1）她确实使用了很多新学会的技能，但只是在与成人互动的时候才会这样；（2）老师和家长在家里、在学校都需要与她练习这些技能，练习的时候应该使用与个训课上相似的教学线索和提示。根据这一信息，教学团队帮助安德莉亚学会了泛化使用这些新学会的技能。有关安德莉亚泛化使用技能情况的数据，详见图9.6和图9.7。

社交任务分析

"做看听说"社交任务分析，以任务分析为基础，加以修改和调整，可以用来评估和监测个案独立完成一项任务的能力。任务分析的过程就是把一项技能分解成一个个更小的、更容易把握的单元。在这个过程中，首先应该确定想要完成一项动作任务（比如自理技能或者工作技能）需要完成哪些步骤、先后顺序是什么，之后需要评估哪些步骤是个案能够独立完成的，哪些是个案不能独立完成的（Szidon & Franzone, 2009）。进行任务分析，最简单的方法就是亲自操作一下这个任务，每一步都用语言表达出来，然后按顺序写下这些步骤。写完之后，就可以用来评估个案是否能够完成这项任务或者活动的所有步骤。在首次评估的时候，应该尽量少提供辅助。使用任务分析清单，记录个案在完成每一步时所需要的提示，根据这些信息，再来确定什么时候、如何对个案进行指导和支持。除此之外，还可以系统化、分时段地使用任务分析清单监测个案在独立性方面是否取得了进步。

"做看听说"社交任务分析表中（附录表8A）留有空白，可以在此列出参与某项社交活动所需要的认知（做的技能）、社交（看的技能）、语言（听的技能）和沟通（说的技能），然后分别评估个案是否能够独立使用每项技能。与常规的任务分析一样，社交任务分析也需要先走一遍这项社交活动的全部流程，了解任务需求。只是，社交任务分析不一定遵循固定的步骤顺序，"做看听说"社交任务分析的特别之处，在于单独描述了活动在认知、社交、语言和沟通几方面的要求，这样就可以更好地了解到底是哪些方面的技能缺陷限制了个案的独立性，使他难以参与活动。使用"做看听说"任务分析表，可以分析清楚需要哪个系列的技能及其种类，以及需要怎么做、要看谁（怎么看）、什么时候回应（怎么听）、沟通什么（怎么说），才能积极地参与到社交活动中去。图9.8中是一个社交任务分析样例。使用"做看听说"任务分析表，可以记录个案是否表现出清单上所列的技能，以及所需要的提示。同样的清单还可以用于监测个案在一段时间内有无进步，每周或者每两周进行再次评估。下面举例说明如何使用社交任务分析表收集数据。

在学校里进行非结构化活动的时候，尤其是课间休息的时候，卡姆登的问题行为就会特别突出。针对这种情况制订干预计划，就需要评估课间休息的时候需要哪些社交技能，卡姆登在哪些方面还有欠缺。教学团队推测他很难进行活动转换，因此，在开始课间休息和休息时间结束的时候，他就比较容易出现行为问题。首先需要进行任务分析，观察和记录同龄人在课间休息的时候需要哪些基本技能，列出这些技能，并根据"做看听说"技能框架进行归类。对卡姆登的技能表现进行评估之后，发现他在课间休息期间能够进行游戏（具备做的技能），但是在社交方面需要一些提示（欠缺看的技能），在沟通方面需要很多提示（非常欠缺说的技能），需要沟通技能的时候，他就比较容易出现问题行为。根据社交任务分析所得的数据，制订了干预计划，着重帮助卡姆登学习沟通技能（说的技能），这样的话，在课间休息的时候，他就可以更多地参与活动，也就间接地减少了问题行为的发生。

定性数据表

使用定性数据表模板，可以：
- 列出自然场景中需要用到的技能。
- 使家庭成员或者熟悉个案的专业人员评估个案在家里、在学校或者在公共场合使用技能的情况。

核心技能发展监测表

使用轶事记录法，可以详细描述观察者感兴趣的行为（Cooper, Heron & Heward, 2007），列出个案在自然环境中掌握和泛化使用各种技能的情况，这是一种有效的发展监测形式。第九章附录中包括两种核心技能发展监测表（附录表1B和2B），都可以用来收集核心技能样本，专门用于监测动作和语言模仿技能的泛化使用情况。使用动作模仿技能发展监测表（附录表1B）和语言模仿技能发展监测表（附录表2B），可以对个案自发模仿语言信息和运动动作的能力进行定性描述，还可以对比个案在与成人和与同龄人互动的时候使用技能方面的表现差异。下面举例说明如何使用这些模板收集数据。

在结构化课程中，老师直接进行教学指导的情况下，肯特能够模仿简单动作，比如拍手、拍膝盖，但是在自然场景中他就很少模仿这些简单的运动动作。老师想要在自然场景中对他进行直接指导，于是就使用了动作模仿技能发展监测表（图9.9），列出他在自然场景中已经学会模仿的一些动作，这种形式更为实用，能够记录他使用这些模仿技能的情况。根据这些信息，老师很快发现，小组活动中，所有人都在同一时间做同样动作的时候，肯特能够模仿同伴。

肯特的教学团队发现，在结构化课程中，老师直接对他进行教学指导的时候，他很难模仿发声和单词发音，但是在运动的时候，他就比较容易做到。为了获得这方面的数据，老师使用语言模仿技能发展监测表（图9.10），列出肯特在自然场景中能够模仿的一些单词发音。这种形式更为实用，能够记录他使用这些语言模仿技能的情况。

社交技能发展监测表

连续记录个案所表现出来的社交技能，能够积累丰富而可靠的资料，反映个案在不同的社交技能领域的发展情况。第九章附录中提供了三种表格（见附录表3B、表4B、表5B），用来报告个案在独自游戏休闲技能、社交游戏技能、集体活动技能方面的发展情况。这些表格可以用来记录个案在一段时间内、在各种各样的活动和场景中的技能表现情况。独自游戏休闲技能发展监测表（附录表3B）用来记录个案使用独自游戏休闲技能的情况；社交游戏休闲技能发展监测表（附录表4B）列出一些特定的社交活动，并使用代码记录个案在面对成人和同龄人的时候是否能够独立使用观察、分享、轮流以及回应等社交技能；集体活动技能发展监测表（附录表5B）列出一些特定的集体活动，并使用代码记录个案在每项活动中是否能够保持专注、等待、轮流以及跟从指令。这些数据表能够帮助我们了解个案使用游戏技能和集体技能的情况，有助于系统性地评估个案在社会性方面的进步，并对干预计划做出调整。除了记录个案掌握和泛化使用社交技能实现功能的情况之外，建议每隔一段时间就对个案在不同的社交情境中的表现进行录像，以丰富存档资料内容。下面举例说明如何连续记录威廉姆使用独自游戏休闲技能的情况（详见图9.11）。

威廉姆的家长想要让他学会更多在家独自游戏的技能，他在户外的时候具备自己玩荡秋千的能力，但是在室内的时候就没有什么感兴趣的活动。他的教学团队和家长教会他进行各种各样的封闭式结尾活动，列出了一些他能独立进行的活动。针对威廉姆的干预目标就是能够不需要辅助自己一个人玩。教学团队帮助威廉姆家里有组织、有条理地安排了他的玩具，对他的游戏时间也像在学校那样进行了结构化设计。通过这些方法，让他在家的时候有事可做并且可以独立做事。随着时间推移，教学团队和家长还会加上一些新的玩具和活动。

下面举例说明如何使用社交技能发展监测表收集数据。

为玛利亚制定的首要学习目标就是社交游戏技能和集体活动参与技能，她所在的学校很重视发展游戏，所有的学习活动都是以发展游戏作为学习情境的。干预团队使用社交游戏休闲技能发展监测表和集体活动技能发展监测表记录她的技能表现情况。根据这些数据，团队在每项日常活动中都选择了一些教学时机。团队每个月都会跟她的家长分享这些数据。玛利亚的社交游戏休闲技能发展监测表详见图9.12；集体活动技能发展监测表详见图9.13。

沟通技能发展监测表

想要了解就某一具体沟通目标来说，个案是否取得了进步，还有一个有效的方法，那就是将个案表现出沟通技能的所有场景和经过连续记录下来。使用沟通技能泛化情况监测表（见附录表6B），可以记录个案在多少种社交情境中能够表现出某项技能，据此了解个案使用某种沟通技能实现社会性功能的情况。下面举例说明如何通过日志形式监测个案使用某项沟通技能的进步情况。

约翰年纪很小，不会说话，能够使用扩大及替代沟通系统设备提出要求，现在正在学习觉得沮丧的时候如何表示请求帮助。先从如何在间餐时间请求帮助学起，因为这个时候他常常因为打不开他的饭盒而感到非常挫败。教学团队发现，他在这个情境中很快就学会了如何使用请求帮助的标志，但是在其他一些场合，他打不开或者装不上什么东西，或者修不好什么东西的时候，就会尖叫。在所有这些场合，教学团队也要教他如何向成人请求帮助，但是，练习好几个月了，他还是没能把这项技能泛化使用到同龄人身上。教学团队使用沟通技能泛化情况监测表（图9.14），监测约翰的技能发展情况，最后决定通过示范帮助他在生活中向成人和同龄人请求帮助，这样就帮助他提升了在家、在学校泛化使用这项技能的能力，同时也降低了他的挫败感，他的尖叫行为也比以前少了。

语言样本，是以文字形式列出个案在观察期间说出的语言信息，常常用来评估个案在表达式语言方面的语法复杂度，同样的过程也可以用来监测个案在沟通方面的进步。在沟通样本表中（附录表7B）留有空白，可以在此列出个案所表达的信息样本（即口语、手势或者通过扩大及替代沟通系统表达的信息），用代码标记这些信息是针对成人发出的还是针对同龄人发出的。使用沟通样本表能够特别迅速地了解个案的沟通技能水平概况，同时更加深入地了解他所使用的沟通信息类型及其功能。下面举例说明如何使用沟通样本表来收集信息。

奥古斯汀使用口语、手语以及带照片的电子设备（比如iPad应用）等多种沟通方式表达自己的需求和感受。每过一段时间，教学团队就收集一个沟通样本，从中能够看出他的词汇量变化和他使用沟通信息的目的。考虑到他使用不同的沟通系统，样本中还要明确他所使用的沟通方式及其目的。这些信息能够使与他打交道的人更好地理解他在面对成人和面对同龄人时的沟通能力表现差异。奥古斯汀的沟通样本详见图9.15。

对话记录表（附录表8B）是用来记录个案与沟通对象之间某段对话的一种简单方法，除了记录个案掌握和泛化使用对话技能实现功能的情况之外，每隔一段时间都可以为个案录制音频或者拍摄视频，以丰富存档资料内容。图9.16中是一位名叫布兰达的学生的对话记录表样例，上面记录了布兰达、老师以及同伴三者之间的对话交流，布兰达正在学习如何在非结构化对话中持续进行两轮对话不跑题，这张记录表就是用来监测她在这方面是否取得了进步。

社交和沟通技能评估量表

评估量表是一种非常有效的方式，用来监测个案的技能泛化使用情况，了解他在不熟悉的场景中是否能够独立使用某些社交技能。附录中提供了三种评估量表，都可以用来监测个案在不同的场景中使用技能的情况（详见附录表9B、10B、11B）。社交技能评估量表（量表见附录表9B，量表样例详见图9.17）可以用来评估个案在家里和公共场合是否能够泛化使用某项社交技能实现社会性功能。下面举例说明如何使用社交技能评估量表收集数据。

在学校，教学团队对于教室游戏时间进行了结构化设计，在这种情况下，萨曼莎可以与人分享玩具和活动材料，但是，据她父母说，在家里和公共场合参加游戏休闲活动的时候，她就会不断地干扰活动，常常拒绝与同伴和兄弟姐妹进行分享。家长同意对她进行为期一个月的录像，拍摄她与兄弟姐妹和同伴进行分享以及拒绝分享的情况，了解她是否能够独立自发地进行分享、是否需要提示、是否拒绝分享，在此基础上，评估她在不同活动中进行分享的能力。在不同的活动中录制了一个星期之后，她的父母发现，她在有些活动中表现很好（比如桌面游戏和手工活动），但在有些活动中就做不到（比如类似乐高或者积木这种玩具散落一地的非结构化游戏）。根据这个新信息，教学团队能够更好地帮助萨曼莎把她所学的技能泛化使用到对她来说比较困难的场景中去。

多项社交和沟通技能评估表（表格见附录表10B，量表样例详见图9.18），与社交技能评估量表的结构类似，用来评估个案能否同时泛化使用多项社交和沟通技能。有些家庭希望了解个案能否把在学校学到的技能泛化使用到家里，针对这样的情况，这种数据收集的方法尤其有用。对于家庭成员而言，这是一种相对来说比较简单的方法，能够监测个案在家里和在社区场景中是否能够使用某些社交技能，技能水平是否稳定。下面举例说明如何使用多项社交和沟通技能评估表收集数据。

西奥已经基本掌握了个别化教育计划中的所有目标技能，但是他的妈妈却觉得在家里没发现他在社交方面有什么进步。教学团队请家长填写了多项社交和沟通技能评估表，以便更好地了解为什么他在家里的时候在社交技能方面的表现和在学校里有所不同。数据显示，其实他在家里和公共场合已经用到了大部分新近学到的技能，但主要是与爸爸在一起的时候用得比较好，和妈妈在一起的时候就比较依赖于提示。根据这些数据，教学团队与家长进行了直接讨论，帮助他们理解应该如何对他进行辅助，使他能够泛化使用这些技能。

除此之外，家庭成员或者教学团队还可以使用沟通技能评估量表（量表详见附录表11B，量表样例详见图9.19），评估个案是否能够泛化使用某项沟通技能。该量表用于监测个案在不熟悉的场景中能否独立使用某项沟通技能。下面举例说明如何使用沟通技能评估量表收集数据。

塞缪尔喜欢谈论自己特别感兴趣的事情，但是经常说个没完，说得很细，跟话题完全无关，同伴也不感兴趣。如果是跟人谈论正在进行的活动或者是别人感兴趣的话题，他常常很快就谈不下去，或者结束谈话。如果成人把对话进行结构化设计，他还可以不跑题，但是，为他制订的具体干预目标是在跟一小群同龄人进行对话的时候也能不跑题。老师和语言治疗师使用三级分制量表评估他独立使用对话技能的情况，观察选在间餐时间和课间休息的时候，因为这些时段最容易发生自然对话。需要注意的是，他在上述两种活动期间还是需要提示才能不跑题，还没能泛化使用该项技能。图9.19显示了塞缪尔的沟通技能评估量表数据，使用附录的表11B，可以评估个案在多达10项不熟悉的活动中泛化使用某项沟通技能的情况。

生态评量：社区活动干预计划指南

使用社区活动干预计划指南（附录表12B），有助于我们根据个案的具体情况、根据场景的具体情况设计个性化的干预方案，提升他在公共场合使用社交技能的能力，并就如何实施干预计划提供指导。该指南分为三个部分：

- 第一部分：完成社区活动技能水平调查。这项调查需要个案的养育者填写完成，用于确定在目标社区活动场景中，个案在社交和行为方面都有哪些需求。首先，需要确定个案在哪些社区活动场合会出现困难，之后，需要回答一系列调查问题，以便制订干预计划。

- 第二部分：确立远期干预目标和具体干预目标。根据第一部分调查所获得的信息，确定在目标场景中需要进行干预的技能项目，确定哪些项目需要优先干预，在此基础上写出远期干预目标和具体干预目标。

- 第三部分：制订干预计划。根据远期干预目标和具体干预目标，制订干预计划。根据第一部分调查所获得的信息，采取一些策略为个案进入目标场景做好准备，这些准备包括：帮助个案应对环境中的过度刺激，帮助他理解社交和沟通方面的要求。干预计划还应该包括如何帮助个案应对公共场合中的突发状况和意外变化。

图 9.20 是针对两名谱系学生奎恩和克莱尔的情况填写完成的社区活动干预计划指南。

根据数据进行干预决策

干预人员定期收集数据并进行仔细分析，能够帮助个案取得很大进步（Reeve & Kabot, 2015）。进行干预决策的时候，必须参考这些数据。最后一节将提供一些总的指导原则，以便确定每隔多长时间需要收集一次社交和沟通能力发展的相关数据，以及如何分析这些数据，以便做出更加明智的干预决策。

如何收集数据

- 收集多少数据才够？
- 远期干预目标和具体干预目标不同，需要收集的数据多少会有差别吗？
- 个案的整体状况不同，需要收集的数据多少会有差别吗？
- 进行教学的时候应该如何收集数据？应该如何处理这些数据？

上述问题是有关数据收集最常见的问题，这些问题超出了本书的讨论范围，但是，有很多资料都对这些问题进行了深入细致的探讨（Reeve & Kabot, 2015）。

收集社交和沟通技能状况相关数据的时候，首要目的就是找到一个最简单、最可靠的方法，监测个案的社交和沟通技能发展状况，这种监测如果能够在自然情境中进行，那是最为理想的情况。这就需要通过有意义的方法收集数据，只有这样，所获得的数据才最能反映个案的进步情况；经过客观分析之后，才能帮助我们根据需要对干预计划做出调整和改变。总的原则是根据需要尽可能经常地收集数据，以便评估个案的进步情况，随时调整干预计划。针对有些谱系儿童的情况，可能每天都需要收集数据，以便发现其在技能学习阶段一些微小但却重要的变化。还有一些谱系儿童能力发展较快，这种情况下，泛化使用技能的数据信息就最为重要。只有经常对这些数据进行分析研究，并据此对教学大纲进行有针对性的改进，数据才有意义。下列指导原则有助于制订收集数据的计划。

列出干预计划中的所有技能项目，按循环顺序收集相关数据，如此一来，每项技能每周都能得到至少一个样本。例如，如果干预计划中包括 12 项具体干预目标，那么就可以每天收集三个技能项目的相关数据，每 4 天循环一次。

每个记录周期都限定一个最低数据总量，这样可以保证有充足的教学时机引导个案学习并且练习目标技能。例如，不管是在单次活动中还是在一天当中，要保证个案有 5 到 10 次机会练习新技能。

需要收集多少数据，很大程度上取决于个案进步的快慢，也就是说，如果个案没有取得进步，那就需要收集更多的数据。多一些数据，有助于确定哪些干预措施起了作用，在教学上还需要做出哪些改变。更多的数据，指的是：

- 更频繁地收集数据；
- 更详细地收集数据，比如需要给出的提示类型。

选择可以长期使用的数据收集体系。需要认识到的是，收集数据的过程刚开始可能会让人觉得麻烦，但是慢慢地最终会变成教学方式、方法中不可或缺的一部分。发展监测过程不能妨碍与个案进行互动。

均衡合理地使用定量评估和定性评估，哪些评估最能反映泛化使用技能这一终极目标，就选择哪些。大部分干预人员发现，刚开始的时候使用技能泛化情况表，再由家庭成员和教学团队一起填写评估量表，这种数据收集体系最适用于大部分谱系学生，也最为有效。如果个案在某项技能方面没有取得进步，就需要更系统、更频繁地收集定量数据。

应该记住，收集有关社交和沟通技能方面的信息，最关键的是泛化使用技能的情况。个案能够泛化使用技能实现社会性功能，这方面的定量和定性数据，能够表明我们的教学投入是有益的，可以证明个案确实有所进步。

如何分析数据

收集数据，最主要的原因就是要了解个案是否取得了进步，进而评估干预措施是否有效。教学团队需要对记录的数据进行总结，以可视化图表的形式呈现出来，讨论评估反映出来的变化，在这种情况下，对数据进行分析这个过程就可以发挥作用了。

这些数据可以转化成数字单位，通常是正确反应所占百分比，可以录入电子制表（比如 Microsoft Excel 文档），还可以做成图表形式。图 9.21 就是一张图表样例，横坐标代表收集数据的日期，纵坐标代表技能评估结果。以图表的形式呈现数据，可以更加直观地看到干预效果。

图表可以显示变化趋势，显示个案是否正在学会某项技能，是否取得一些进步。把数据以图表形式呈现出来，其模式规律能够为教学团队提供一些信息，让他们了解哪些干预措施是有效的。如果整体趋势是朝上的，那就说明某个行为或者某项技能正在增加；如果是朝下的，那就说明某个行为或者某项技能正在减少。应该定期对这些数据进行分析，如果每天都收集数据，那就每周进行分析、做成图表，如果每周都收集数据，那就每月进行分析、做成图表，技能掌握情况和泛化情况的数据需要分开处理。下面举例说明如何分析所收集的数据，并根据这些分析，对教学做出调整。

发展监测期间，为梅雷迪思制订了两个沟通目标：（1）做家庭作业遇到困难的时候能够要求休息一下；（2）在结构化的阅读活动中，能够问"什么、什么时候、什么地方、谁、为什么"这一类的问题。每周两次使用多项技能掌握情况数据表，记录他在有教学支持的情况下有多少次表现出了这两项技能，算出所占百分比。这些数据每个月都做成图表，交给教学团队进行分析。如图 9.21 所示，梅雷迪思在要求休息这项技能方面取得了进步，但是在问问题方面没有什么进步。根据这些数据，老师和语言治疗师一起合作，针对问问题的教学步骤进行了调整。

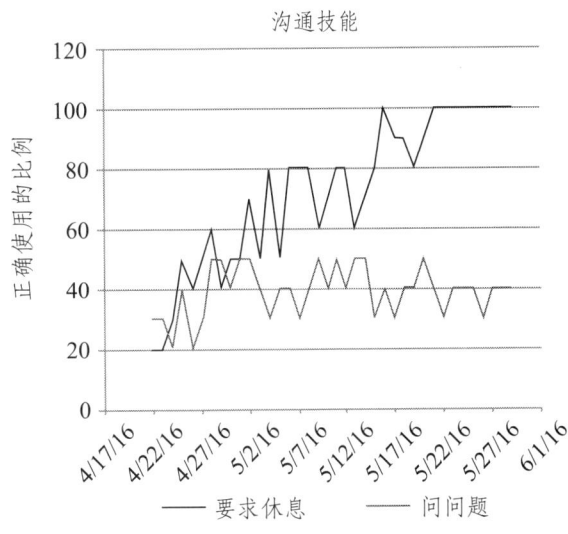

图 9.21　梅雷迪思的沟通技能图

小结

数据，是所有干预决策的基础，有了数据，才能制订干预计划，帮助个案提升社交和沟通能力。最好的数据分析，应该不断努力寻找个案在技能学习方面的模式规律。通过分析数据，可以发现个案在什么条件下学习效果最好，在什么情况下能够泛化使用所学的技能，还有助于我们了解什么教学策略和支持手段在社交与沟通技能干预中最为有效，多长时间有效，对哪些干预目标有效。成功的干预经验对将来的干预决策也有很重要的参考作用。通过评估（比如新量表）实时进行发展监测，加上系统地收集相关数据，只有这样，我们在干预方面投入的努力才更有可能产生长远的、真实的效果。

发展监测表

表 1A：技能学习情况数据表

（用来监测个案在教学指导期间是否学会某项技能）

姓名：查理　　　　　　　　开始日期：4月22日　　结束日期：4月26日

具体干预目标：需要听从常规集体指令的情况下，80%的时候能够做到。

数据收集指南：

1. 填写日期和观察／记录人员的名字缩写。
2. 观察个案，在活动中提供不同的机会引导他使用该项技能。
3. 记录个案是否使用了该项技能，同时使用下列代码记录使用该项技能时所需要的提示类型。

使用下列代号记录技能表现：	
反应正确；独立使用（无需提示）	+
如需提示才能给出正确反应，则需记录提示类型	M：示范提示
	V：视觉提示
	S：口头／语言提示
	G：手势提示
反应不正确或者经提示后没有反应	—

4. 计算出正确使用该项技能次数所占百分比（比如10次中有4次正确使用该项技能，则记为40%），无需提示即可独立使用（+）以及经提示后给出正确反应（P）两项都要计算。
5. 有关个案使用技能的表现，如有看法、评论或者补充说明，需要记录在此。

日期	有可能表现出该项技能的时机										正确反应总数		观察／记录人员名字缩写
	1	2	3	4	5	6	7	8	9	10	独立使用	经提示后给出正确反应	
4/22	S	+	S	+	G	—	S	+	G	+	40%	50%	LB
4/23	S	G	G	+	+	+	+	—	G	+	50%	40%	KB
4/24	G	+	—	G	+						40%	40%	LB
4/25	+	—	G	+	+	—	G	+	+	+	60%	20%	LB
4/26	—	G	+	+	+						60%	20%	KQ

看法、评论或者补充说明：

4月22日 结束喜欢的活动，开始不喜欢的活动，活动转换的时候需要提示。

4月23日 结束其他活动，开始独立进行活动，这是最困难的。

4月24日 观察到吃完午饭之后，进行其他活动。

4月25日 结束不喜欢的活动，开始喜欢的活动，活动转换的时候不需要提示。

图 9.1　查理的技能学习情况数据表

发展监测表

表 2A：技能掌握情况数据表

（用来监测个案在不同的教学场景中是否已经掌握某项技能）

姓名：_本_　　　　　　　　　开始日期：_4月22日_　　　　　　结束日期：_5月9日_

具体干预目标：_在小组中需要与他人分享物品或者活动材料的情况下，80% 的时候能够做到。_

数据收集指南：

1. 填写日期和观察／记录人员的名字缩写。
2. 选择三个不同的活动或者自然场景，针对该项技能进行教学指导。
3. 写出三个活动或者场景的名字，观察个案，在所有这些活动中都要提供不同的机会引导他使用该项技能。
4. 记录个案是否使用了该项技能，同时使用下列代码记录使用该项技能时所需要的提示类型。

使用下列代号记录技能表现：	
反应正确；独立使用（无需提示）	＋
经提示后给出正确反应	P
反应不正确或者经提示后没有反应	－

5. 计算出正确使用该项技能次数所占百分比（比如 10 次中有 4 次正确使用该项技能，则记为 40%），无需提示即可独立使用（＋）以及经提示后给出正确反应（P）两项都要计算。
6. 有关个案使用技能的表现，如有看法、评论或者补充说明，需要记录在此。

活动	日期	有可能表现出该项技能的时机										正确反应总数		观察／记录人员名字缩写
		1	2	3	4	5	6	7	8	9	10	独立使用	经提示后给出正确反应	
1. 乐高	4/22	－	－	P	P	－	P	P	P	－	P	0%	60%	KM
	4/28	－	P	－	P	－	P	＋	P	＋	P	20%	50%	KM
	5/4	－	P	＋	P	P	＋	P	＋	＋	P	40%	50%	KM
2. 橡皮泥	4/23	－	P	P	＋	＋	P	P	P	P	P	40%	40%	LB
	5/1	P	－	P	＋	P	P	P	＋	P	P	40%	50%	LB
	5/9	P	P	＋	P	＋	P	＋	＋			50%	50%	LB
3. 积木	5/4	－	－	－	P	P	P	＋	＋	＋	＋	40%	50%	KM
	4/30	P	＋	P	＋							50%	50%	KM
	5/6	P	＋	＋	＋	＋	P	＋	＋	＋	＋	80%	20%	KM

看法、评论或者补充说明：

　　4月28日玩乐高的时候，其他颜色都可以分享，只有蓝色不行，说因为这是自己最喜欢的颜色。

　　4月30日玩积木的时候，如果同伴搭了他想搭的东西，他更愿意分享积木。

　　5月1日同伴把不同颜色的橡皮泥混在一起的时候，他发火了。

图 9.2　本的技能掌握情况数据表

发展监测表

表3A：技能泛化情况数据表

（用来监测个案在不同的非教学场景中是否能够泛化使用某项技能）

姓名：<u>安德烈</u>　　开始日期：<u>4月22日</u>　　结束日期：<u>4月26日</u>

具体干预目标：<u>在自然场景中至少三个以上不熟悉的非教学活动中都能够独立自发地请求帮助。</u>

数据收集指南：

1. 填写日期和观察/记录人员的名字缩写。
2. 列出三项用于观察的非教学活动或者场景。
3. 记录个案是否使用了该项技能，同时使用下列代码记录使用该项技能时所需要的提示类型。

使用下列代号记录技能表现：	
正确独立使用技能	＋
经提示后正确使用技能	P
没有正确使用或者经提示后没有反应	－

4. 计算出正确使用该项技能的总次数，或者所占百分比（比如10次中有4次正确使用该项技能，则记为40%），无需提示即可独立使用（＋）以及经提示后给出正确反应（P）两项都要计算。
5. 有关个案使用技能的表现，如有看法、评论或者补充说明，需要记录在此。

活动/场景	日期	观察或者引导					正确反应总数：		观察/记录人员名字缩写
		1	2	3	4	5	独立使用	经提示后给出正确反应	
1. 请求帮助 科学课	4/22	P	＋	＋	＋		3/4	1/4	LB
	4/24	P	＋	＋	＋	＋	4/5	1/5	KQ
2. 请求帮助 艺术课	4/23	P	P	P	P	P	0/5	5/5	LB
	4/25	P	P	P	P	＋	1/5	4/5	LB
3. 请求帮助 自由活动时间	4/22	＋	＋	＋	＋	＋	5/5	0/5	KQ
	4/23	＋	＋	＋	＋	＋	5/5	0/5	KQ
	4/24	＋	＋	＋	＋	＋	5/5	0/5	KQ
	4/25	＋	＋	＋	＋	＋	5/5	0/5	KQ
	4/26	＋	＋	＋	＋	＋	5/5	0/5	KQ

看法、评论或者补充说明：

<u>4月22日科学课上，同伴向他请求帮助的时候，提醒了他应该怎么说。</u>

<u>4月23日自由活动时间，他在有需要的时候向他人请求帮助了，没有提示，自己独立完成的。</u>

<u>4月25日艺术作品做不成，很沮丧，没有请人帮忙，需要提示。</u>

图9.3　安德烈的技能泛化情况数据表

发展监测表

表 4A：多项技能掌握情况数据表

（用来监测个案在不同的教学场景中是否已经掌握两到四项目标技能）

姓名：马库斯　　　　　　　　　　　　　　　周次：9月22日

具体干预目标 1：分享玩具。

具体干预目标 2：做出评述。

具体干预目标 3：回答有关"什么"的问题。

具体干预目标 4：_____

数据收集指南：

1. 明确需要干预的目标（即某些技能）。
2. 填写日期和观察／记录人员的名字缩写。
3. 利用各种自然情景进行教学，引导个案使用目标技能，在观察期间或者应该使用这些技能的时候，注意个案是否真正使用了这些技能，并使用下列代码来进行记录。

使用下列代号记录技能表现：	
独立正确使用技能	+
经提示后正确使用技能	P
没有正确使用或者经提示后没有使用该项技能	-

4. 计算出无需提示即可独立正确使用该项技能次数所占百分比（比如 10 次中有 4 次无需提示即可独立正确使用该项技能，则记为 40%）。
5. 有关个案自发使用技能的表现，如有看法、评论或者补充说明，需要记录在此。

具体干预目标	日期	可以观察和／或引导个案使用技能的教学时机										独立使用技能总数	观察／记录人员名字缩写
		1	2	3	4	5	6	7	8	9	10		
1.分享玩具	9/22	-	-	P	P	P	-	P	P	P	-	0%	MQ
	9/23	P	P	P	+	P	+	P	P	P	P	20%	JS
2.做出评述	9/22	-	P	P	P	P	P	P	P	P	P	0%	MQ
	9/23	P	P	P	P	P	P	P	P	P	P	0%	JS
3.回答有关"什么"的问题	9/22	P	P	P	+	P	P	+	P	+	+	40%	MQ
	9/23	P	P	P	P	P	P	P	P	P	P	0%	JS

看法、评论或者补充说明： 总是需要语言提示（JS）。

图 9.4　马库斯的多项技能掌握情况数据表

发展监测表

表 5A：对比与成人和与同龄人的互动情况的多项技能掌握情况数据表

（用来监测个案在不同的教学场景中是否已经掌握两项目标技能，对比其与成人和与同龄人互动时使用这些技能的表现有何不同）

姓名：乔治　　　　开始日期：4月22日　　　　结束日期：4月26日

具体干预目标 1：感到困惑的情况下，80%的时候能够表达"我不知道"。
具体干预目标 2：需要对某项活动做出评述的情况下，80%的时候能够做到。

数据收集指南：
1. 明确需要干预的目标（即某些技能）。
2. 填写日期、需要进行教学指导的活动以及观察／记录人员的名字缩写。
3. 在每项教学活动中，观察个案是否能够自发地、独立地使用某项技能，并使用下列代码进行记录。

使用下列代号记录技能表现：	
正确独立使用技能	+
经提示后正确使用技能	P
没有正确使用或者经提示后没有反应	−

4. 计算出正确使用该项技能的总次数，或者所占百分比（比如 10 次中有 4 次正确使用该项技能，则记为 40%），无需提示即可独立使用（＋）以及经提示后给出正确反应（P）两项都要计算。分别计算出与成人互动时和与同龄人互动时的技能使用情况数据，并将两者进行对比。
5. 有关个案自发使用技能的表现，如有看法、评论或者补充说明，需要记录在此。

日期	观察／记录人员名字缩写	活动	具体干预目标 1：表达"我不知道"		具体干预目标 2：做出评述	
			与成人互动	与同龄人互动	与成人互动	与同龄人互动
4/22	KQ	阅读	PPPPP	− − P − P	PP＋＋＋	− − − − −
4/23	LB	数学	P＋＋＋＋	− − − PP	P＋＋＋＋	P − − PP
4/24	KQ	合唱	− PP＋＋	− − − − −	P＋＋PP	PPPPP
4/25	LB	缺勤				
4/26	LB	社交技能	P＋＋＋＋	− − − PP	P＋＋＋＋	− − PPP
计算出正确独立使用技能的总次数 实际独立使用技能的总次数／应该使用技能的总次数 = 百分比（%）			10/20 = 50%	0/20 = 0%	13/20 = 65%	0/20 = 0%
计算出经提示后正确使用技能的总次数 经提示后正确使用技能的总次数／应该使用技能的总次数 = 百分比（%）			9/20 = 45%	6/20 = 30%	7/20 = 35%	11/20 = 55%

看法、评论或者补充说明：

　　4月22日 在阅读活动中，只有在进行语言和视觉提示的情况下才能说出"我不知道"，基本上只与成人进行互动、做出评述。

　　4月23日 经常向老师说他不知道应该什么时候完成数学作业，只有在得到提示的时候才能与同伴一起就数学题做出评述、不会跑题。

　　4月24日 经过提示后，告诉合唱老师说"我不知道"，每首歌唱完之后有机会进行同伴互动，但是他需要语言和肢体提示才能与同伴进行评论。

　　4月26日 在社交技能学习小组活动的时候，需要有人把视觉提示指给他看，提醒他说"我不知道"才能做到，需要语言提示才能与同伴进行评论。

图 9.5　使用对比与成人和与同龄人的互动情况的多项技能掌握情况数据表对乔治进行评估的结果

发展监测表

表 6A：多项技能泛化情况数据表

（用来监测个案在非教学场景中是否能够泛化使用两到四项目标技能）

姓名：<u>安德莉亚</u>　　　开始日期：<u>2月14日</u>　　　结束日期：<u>3月2日</u>

具体干预目标1：<u>对话技能——对问题做出回应。</u>
具体干预目标2：<u>对话技能——就同一话题进行两轮对话。</u>
具体干预目标3：<u>对话技能——根据脚本结束对话。</u>
具体干预目标4：_____

数据收集指南：

1. 明确需要干预的目标（即某些技能）。
2. 填写观察／记录人员的名字缩写。
3. 使用下列代码记录个案是否使用了这些技能。

使用下列代号记录技能表现：	
独立正确使用技能	+
经提示后正确使用技能	P
没有正确使用或者经提示后没有使用该项技能	−

4. 计算出无需提示即可独立表现出该项技能的总次数，或者所占百分比（比如10次中有4次无需提示即可独立表现出该项技能，则记为40%）。
5. 有关个案自发使用技能的表现，如有看法、评论或者补充说明，需要记录在此。

具体干预目标	日期	可以观察和／或引导个案使用技能的时机										独立使用技能总数	观察／记录人员名字缩写
		1	2	3	4	5	6	7	8	9	10		
1.对问题做出回应	2/14	P	P	+	+	+	P	+	P	P	+	50%	AZ
	2/21	+	+	P	+	+	+	+	P	+	+	80%	AZ
2.就同一话题进行两轮对话	2/14	P	P	P	P	P	P	P	P	P	+	10%	AZ
	2/21	P	P	P	P	P	+	+	P	+	P	40%	AZ
3.根据脚本结束对话	2/14	P	P	P	P	P	P	+	P	+	P	20%	AZ
	2/21	P	+	P	+	P	P	+	P	+	+	50%	AZ
4.													

看法、评论或者补充说明：<u>需要大量练习；在自然场景中需要经过提示才能使用技能。</u>

图 9.6　安德莉亚的多项技能泛化情况数据表

发展监测表

表 7A：对比与成人和与同龄人的互动情况的多项技能泛化情况数据表

（用来监测个案在非教学场景中是否能够泛化使用两项目标技能，对比其与成人和与同龄人互动时使用这些技能的表现有何不同）

姓名：安德莉亚　　　　开始日期：10月2日　　　　结束日期：11月2日

具体干预目标1：在非结构化对话中能够提出问题。

具体干预目标2：在非结构化对话中能够持续进行两轮对话。

数据收集指南：

1. 明确一项或者两项需要干预的目标（即某些技能）。
2. 填写日期、活动以及观察/记录人员的名字缩写。
3. 在每项活动中，观察个案是否能够自发地、独立地使用某项技能，并使用下列代码进行记录。

使用下列代号记录技能表现：	
独立正确使用技能	+
经提示后正确使用技能	P
没有正确使用或者经提示后没有使用该项技能	−

4. 计算出正确使用该项技能的总次数，或者所占百分比（比如10次中有4次正确使用该项技能，则记为40%），无需提示即可独立使用（+）以及经提示后给出正确反应（P）两项都要计算。计算出正确使用该项技能的次数，除以观察期间应该正确使用该项技能的总次数，算出百分比。分别计算出与成人互动时和与同龄人互动时的技能使用情况数据，并将两者进行对比。
5. 有关个案使用技能的表现，如有看法、评论或者补充说明，需要记录在此。

日期	观察/记录人员的名字缩写	活动	具体干预目标1：		具体干预目标2：	
			与成人互动	与同龄人互动	与成人互动	与同龄人互动
10/2	AZ	午餐	+++++	−PPP+	+++++	−−PPP
10/5	AZ	课间休息室内活动	+++++	P+PPP	+++++	PPPPP
11/2	AZ	课间休息室外活动	+++++	−+P−P	+++++	−−−−−
计算出正确独立使用技能的总次数 实际独立使用技能的总次数/应该使用技能的总次数 = 百分比（%）			100%	3/15 20%	100%	0%
计算出经提示后正确使用技能的总次数 经提示后正确使用技能的总次数/应该使用技能的总次数 = 百分比（%）			X	9/15 60%	X	8/15 53%

看法、评论或者补充说明：

与成人对话和与同龄人对话时的表现明显不同，室外活动期间注意力涣散。

图 9.7　使用对比与成人和与同龄人的互动情况的多项技能泛化情况数据表对安德莉亚进行评估的结果

发展监测表

表 8A："做看听说"社交任务分析表

（用来对某项活动进行任务分析，确定个案目前在技能表现方面存在哪些困难）

姓名：<u>卡姆登</u>　　　　开始日期：<u>4月22日</u>　　　　结束日期：<u>7月22日</u>

具体干预目标：<u>学会独立参与课间自由活动所需的技能。</u>

数据收集指南：

1. 填写日期和观察／记录人员的名字缩写。
2. 按顺序、分步骤写出参与该项活动所需要的所有技能。
3. 在"做看听说"技能要素那一栏下面，逐项核对该项活动中每一步是否需要认知（做的技能）、社交（看的技能）、语言（听的技能）、沟通（说的技能）。
4. 观察个案的实际表现，记录个案在每一步是否使用了目标技能，同时使用下列代码记录每一步所需要的提示类型。

使用下列代号记录技能表现：	
反应正确；独立使用（无需提示）	＋
如需提示才能给出正确反应，则需记录提示类型	M：示范提示 G：手势提示 PP：肢体提示 S：口头／语言提示 V：视觉提示
反应不正确或者经提示后没有反应	－

5. 计算出正确使用该项技能的总次数，或者所占百分比（比如10次中有4次正确使用该项技能，则记为40%），无需提示即可独立使用（＋）以及经提示后给出正确反应（P）两项都要计算。
6. 有关个案使用技能的表现，如有看法、评论或者补充说明，需要记录在此。

活动：课间自由活动 按顺序列出活动步骤	"做看听说"技能要素				个案技能表现			
	做	看	听	说	日期 4/22	日期 5/22	日期 6/22	日期 7/22
1. 听到指令			√		S			
2. 在教室里排队	√	√			V			
3. 在大厅里跟集体一起走	√	√			＋			
4. 找到游戏伙伴	√	√			S			
5. 选择一种游戏	√	√	√	√	S			
6. 玩游戏	√				＋			
7. 轮流	√	√			G			
8. 玩够了以后告诉同伴				√	S			
9. 打铃的时候停止游戏	√		√		S			
10. 排好队回到教室	√	√			G			
计算出正确独立使用技能的总次数 独立完成的步骤总数（独立完成的步骤总数／完成该项活动的所有步骤数量＝正确完成步骤总数所占百分比）					2/10 = 20%			
计算出经提示后正确使用技能的总次数 经提示后完成的步骤总数（经提示后完成的步骤总数／完成该项活动的所有步骤数量＝经提示后正确完成步骤总数所占百分比）					8/10 = 80%			
观察／记录人员名字缩写					LB			

看法、评论或者补充说明：<u>4月22日和同伴一起玩投篮游戏的时候需要提示。</u>

图 9.8　卡姆登的"做看听说"社交任务分析表

发展监测表

表1B：动作模仿技能发展监测表

（用于收集个案技能使用样本，同时监测其面对不同的互动对象时自发进行模仿的能力）

姓名：<u>肯特</u>　　　　开始日期：<u>4月22日</u>　　　　结束日期：<u>4月26日</u>

具体干预目标：<u>在自然情境中，面对成人和同龄人都能自发地模仿运动动作。</u>

数据收集指南：

1. 填写日期和观察／记录人员的名字缩写。
2. 写上自发模仿的运动动作（使用或者不使用物品）以及出现该模仿行为的自然情境或者活动。
3. 模仿的是成人还是同龄人，在相应位置打"√"。
4. 有关个案使用技能的表现，如有看法、评论或者补充说明，需要记录在此。

日期	运动动作	活动或者场景	互动对象 成人	互动对象 同龄人	观察／记录人员名字缩写
4/22	拍手	集体音乐活动	√		KQ
4/23	摇铃铛	集体音乐活动	√	√	LB
4/24	来回扔球	体操		√	LB
4/25	跳上跳下	体操		√	KQ
4/26	转圈	体操		√	LB

看法、评论或者补充说明：

<u>4月22日 音乐老师示范跟着音乐做动作，他模仿了老师。</u>

<u>4月23日 乐器课上，他模仿老师和同学演奏。</u>

<u>4月24日 所有人在同一时间做同样的事情的时候，他模仿了同伴。</u>

图9.9　肯特的动作模仿技能发展监测表

发展监测表

表 2B：语言模仿技能发展监测表

（用于收集个案技能使用样本，同时监测其面对不同的互动对象时自发进行模仿的能力）

姓名：肯特　　　　　　　　　　　　　　　　　　日期：11月22日

具体干预目标：在自然场景中无需提示即可模仿单词。

数据收集指南：

1. 填写日期和观察／记录人员的名字缩写。
2. 写上他所模仿的准确语言信息（一个单词或者几个单词）。
3. 列出他表现出该模仿行为时所处的自然情境或者正在进行的活动。
4. 模仿的是成人还是同龄人，在相应位置打"√"。
5. 有关个案使用技能的表现，如有看法、评论或者补充说明，需要记录在此。

日期	模仿的语言信息	活动或者场景	互动对象 成人	互动对象 同龄人	观察／记录人员名字缩写
11/22	去	课间休息	√		CR
11/22	上去	体操课	√		CR
11/22	公交车	走向公交车的时候	√		CR

看法、评论或者补充说明： 在外面玩的时候居然模仿了三次说"去"！

图 9.10　肯特的语言模仿技能发展监测表

发展监测表

表 3B：独自游戏休闲技能发展监测表

（用于连续记录个案进行独自游戏休闲活动的情况）

姓名：<u>威廉姆</u>　　　　开始日期：<u>2016 年 10 月 26 日</u>　　结束日期：<u>待定</u>

具体干预目标：<u>能够在五项不同的封闭式结尾游戏或者活动中选择一项独立进行活动。</u>

数据收集指南：

1. 填写日期和观察／记录人员的名字缩写。
2. 列出个案能够进行的独自游戏休闲活动。
3. 标注个案是否能够独立进行该项活动（在是或者否处画圈），是否需要提示。如果使用了提示，根据下列代码把相应的提示方式圈起来。

肢体辅助	P
视觉线索	A
手势提示	G
口头／语言提示	S

4. 有关个案使用技能的表现，如有看法、评论或者补充说明，需要记录在此。

日期	观察／记录人员名字缩写	独自游戏活动	独立进行	经提示后才能进行
10/26	TW	50 片拼图	(是)　否	P　V　G　S
11/13	RM	齿轮游戏	(是)　否	P　V　G　S
12/4	RM	根据数字涂颜色	(是)　否	P　V　G　S
1/17	TW	跟着有声书一起读	(是)　否	P　V　G　S
			是　否	P　V　G　S
			是　否	P　V　G　S
			是　否	P　V　G　S
			是　否	P　V　G　S
			是　否	P　V　G　S
			是　否	P　V　G　S

看法、评论或者补充说明：

<u>让他选择想要进行的活动时，他能独立选择，玩好之后，甚至能把东西物归原位！</u>

图 9.11　威廉姆的独自游戏休闲技能发展监测表

发展监测表

表 4B：社交游戏休闲技能发展监测表

（用于连续记录个案进行社交游戏休闲活动的情况）

姓名：玛利亚　　　　　　　　开始日期：4月22日　　　　　结束日期：4月26日

具体干预目标1：在游戏休闲活动中能够观察别人在做什么。
具体干预目标2：在游戏休闲活动中能够与他人共享空间和活动材料。
具体干预目标3：在游戏休闲活动中能够与他人轮流。
具体干预目标4：在合作性游戏休闲活动中，应该对同伴做出回应的情况下，80%的时候能够做到。

数据收集指南：

1. 填写日期和观察/记录人员的名字缩写。
2. 列出个案能够参加的社交游戏休闲活动。
3. 使用下面的计分等级，评估个案在面对成人或者面对同龄人时使用目标技能的能力表现情况。

使用下列代号记录技能表现：	
经提示后也没有表现出该项技能或者出现了不正确行为	0
大部分时间经提示后能够表现出该项技能	1
大部分时间能够独立表现出该项技能	2

4. 计算出独立使用该项技能的总次数（评分为2的项目），或者用这个次数除以观察期间应该独立使用该项技能的总次数，算出百分比（比如5次中有4次独立使用该项技能，则记为80%）。
5. 有关个案使用技能的表现，如有看法、评论或者补充说明，需要记录在此。

日期	活动或者场景	成人 技能1 观察	成人 技能2 分享	成人 技能3 轮流	成人 技能4 回应	同龄人 技能1 观察	同龄人 技能2 分享	同龄人 技能3 轮流	同龄人 技能4 回应	观察/记录人员名字缩写
4/22	1.艺术活动区	2	0	0	2	2	1	2	0	LB
4/23	2.阅读活动区	2	0	2	2	0	0	0	0	KQ
4/24	3.积木活动区	0	0	0	0	1	0	0	0	LB
4/25	4.假想类游戏区	0	0	0	0	0	0	0	0	KQ
4/26	5.操作类游戏区	2	0	2	2	2	1	1	2	LB
	独立使用技能的次数或者所占百分比	3/5 60%	0/5 0%	2/5 40%	3/5 60%	2/5 40%	0/5 0%	1/5 20%	1/5 20%	

看法、评论或者补充说明：

　　4月22日 艺术课老师给出指令的时候，她注意观察了，对成人提出的问题做出了回应，打量同伴的画作，但是没有就作品做出评述，提示之后也没有做到，经提示后与他人分享了颜料。

　　4月23日 和助教一起看书的时候，轮流翻书，在阅读区，跟坐在旁边的同伴没有互动。

　　4月25日 在玩具厨房那里自己进行游戏活动，没有和同伴进行互动，提示之后也没有做到。

　　4月26日 玩操作类游戏的时候，和助教轮流。观察同伴活动。同伴打招呼，她做出了回应。

图 9.12　玛利亚的社交游戏休闲技能发展监测表

发展监测表

表 5B：集体活动技能发展监测表

（用于连续记录个案的集体活动技能表现情况）

姓名：_玛利亚_ 开始日期：_12月4日_ 结束日期：_12月4日_

具体干预目标 1：_保持专注_
具体干预目标 2：_等待_
具体干预目标 3：_轮流_
具体干预目标 4：_跟从指令_

数据收集指南：

1. 填写日期和观察／记录人员的名字缩写。
2. 列出个案能够参加的集体活动。
3. 使用下面的计分等级，评估个案在集体活动中，在没有提示的情况下在保持专注、等待、轮流以及跟从指令方面的表现。

技能表现计分方法：	
经提示后也没有表现出该项技能或者出现了不正确行为	0
大部分时间经提示后能够表现出该项技能	1
大部分时间能够独立表现出该项技能	2

4. 计算出独立使用该项技能的总次数，或者用这个次数除以观察期间应该独立使用该项技能的总次数，算出百分比（比如 5 次中有 4 次独立使用该项技能，则记为 40%）。
5. 有关个案使用技能的表现，如有看法、评论或者补充说明，需要记录在此。

日期	集体活动	保持专注	等待	轮流	跟从指令	观察／记录人员名字缩写
12/4	阅读课	2	2	2	1	GS
12/4	数学课	2	2	2	2	GS
12/4	科学课	1	2	2	1	GS
12/4	社交学习	1	2	1	1	GS
12/4	音乐课	2	2	2	2	GS
独立使用技能的次数或者所占百分比		60%	100%	80%	40%	GS

看法、评论或者补充说明： _需要讨论如何帮助她跟从集体指令。_

9.13 玛利亚的集体活动技能发展监测表

发展监测表

表 6B：沟通技能泛化情况监测表

（用于连续记录个案自发使用某项沟通技能实现社会性功能的情况）

姓名：<u>约翰</u>　　　　　开始日期：<u>3月1日</u>　　　　　结束日期：<u>4月18日</u>

具体干预目标：<u>能够使用改编的手势信号表示请求帮助。</u>

数据收集指南：

1. 填写日期和观察／记录人员的名字缩写。
2. 列出个案自发表达出来的不同信息。
3. 根据下列代码把相应的沟通方式圈起来。

使用下列代号记录沟通方式：	
口语	O
手语	S
电子设备	T

4. 根据下列代码把相应的沟通对象（沟通信息是向谁发出的）圈起来。

使用下列代号记录沟通对象：	
成人	A
同龄人	P

5. 分别计算出各种沟通方式、不同沟通对象（成人还是同龄人）的总数或者所占百分比。

日期	自发表达的信息／情境	沟通方式			成人或者同龄人		观察／记录人员的名字缩写
3/1	1. 帮帮忙（衣服）	O	(S)	T	(A)	P	DR
3/7	2. 帮帮忙（鞋子）	O	(S)	T	(A)	P	RS
4/2	3. 帮帮忙（牛奶瓶）	O	(S)	T	(A)	P	JD
4/18	4. 帮帮忙（开门）	O	(S)	T	(A)	P	AG
	5.	O	S	T	A	P	
	6.	O	S	T	A	P	
	7.	O	S	T	A	P	
	8.	O	S	T	A	P	
	9.	O	S	T	A	P	
	10.	O	S	T	A	P	
分别计算出总数或者百分比（各种沟通方式、不同沟通对象）		O 0%	S 100%	T 0%	A 100%	P 0%	

看法、评论或者补充说明：

<u>约翰现在没那么容易挫败了，有时候他想用iPad请求帮助，需要跟他的扩大及替代沟通系统治疗师讨论一下这个问题。</u>

图9.14　约翰的沟通技能泛化情况监测表

发展监测表

表 7B：沟通样本表

（用于连续记录个案自发进行沟通的情况）

姓名：<u>奥古斯汀</u>　　开始日期：<u>4月22日</u>　　结束日期：<u>4月26日</u>

具体干预目标：<u>需要自发表达自己的需求的时候，五次中有四次能够做到。</u>

数据收集指南：

1. 填写日期和观察／记录人员的名字缩写。
2. 观察个案自发使用沟通系统（比如口语、手语、手势、扩大及替代沟通系统）与一名互动对象进行沟通的情况。
3. 列出个案表达出来的信息以及出现此次沟通行为当时的情境。
4. 根据下列代码把相应的沟通方式、沟通对象、信息的沟通功能圈起来。

沟通方式		互动对象		沟通功能	
口语	O	成人	A	提出要求	R
手语	S	同龄人	P	基本回应	B
手势	G			做出评述	C
扩大及替代沟通系统设备－低科技设备	A			提出问题	Q
电子设备－高科技	T			表达情绪	F
				亲社会行为	P

5. 分别计算出在所列沟通样本中，各种沟通方式、不同沟通对象、不同沟通功能所占百分比（例如，如果表中记录了10条沟通信息，其中有8条是针对成人发出的，那么针对成人发出的信息占比就是80%）。
6. 有关个案使用技能的表现，如有看法、评论或者补充说明，需要记录在此。

日期	信息和情境	沟通方式					成人或者同龄人		沟通功能						观察／记录人员的名字缩写
4/22	"果汁"／间餐时间	O	Ⓢ	G	A	T	Ⓐ	P	Ⓡ	B	C	Q	F	P	LB
4/23	"做完了"／在艺术课上涂色	O	Ⓢ	G	A	T	A	Ⓟ	Ⓡ	B	C	Q	F	P	KQ
4/23	"再来点"／游戏时间（再要点乐高）	O	Ⓢ	G	A	T	Ⓐ	P	Ⓡ	B	C	Q	F	P	LB
4/24	"电脑"／电脑室	O	S	G	A	Ⓣ	Ⓐ	P	Ⓡ	B	C	Q	F	P	KQ
4/23	"不"／间餐时间（不要饼干）	Ⓞ	S	G	A	T	A	Ⓟ	R	Ⓑ	C	Q	F	P	LB
总计（用各种沟通方式的使用次数除以整个沟通样本中的沟通次数，得出不同沟通方式所占百分比；用面向不同沟通对象发出沟通信息的次数除以整个沟通样本中的沟通次数，得出不同沟通对象所占百分比；用各种沟通功能的表达次数除以整个沟通样本中的沟通次数，得出不同沟通功能所占百分比）		O 20%	S 60%	G 0%	A 0%	T 20%	A 60%	P 40%	R 80%	B 20%	C 0%	Q 0%	F 0%	P 0%	

看法、评论或者补充说明：

<u>奥古斯汀大部分时候都使用手语提出要求，在间餐时间，问他要不要饼干的时候，他说出了"不"。</u>

图 9.15 奥古斯汀的沟通样本表

发展监测表

表 8B：对话记录表

（用于记录个案掌握和泛化使用对话技能实现社会性功能的情况）

姓名：<u>布兰达</u>　　　开始日期：<u>9月22日</u>　　　记录人员：<u>ST</u>

具体干预目标：<u>在非结构化对话中能够持续进行两轮对话。</u>

数据收集指南：

1. 填写日期和观察／记录人员的名字缩写。
2. 录制（比如音频）对话，之后整理录音笔记。
3. 需要注明沟通对象是成人还是同龄人。
4. 有关场景、话题以及对话，如有看法、评论或者补充说明，需要记录在此。

对话轮次	个案发出的信息	成人发出的信息	互动对象	
开始对话		你在苹果园干什么了？	(成人)	同龄人
1	摘苹果。坐拖拉机。	我也去苹果园了。我们看见南瓜了。	成人	(同龄人)
2	拖拉机声音特别大。	我也坐拖拉机了。	成人	(同龄人)
3	坐在拖拉机上吃苹果，唱歌。	你和布在苹果园都坐拖拉机了。	(成人)	同龄人
X	今天午饭有巧克力奶？	你喝的什么？	(成人)	同龄人
			成人	同龄人
			成人	同龄人
			成人	同龄人

看法、评论或者补充说明：

<u>布兰达很喜欢谈论苹果园这个话题。</u>

图 9.16　布兰达的对话记录表

发展监测表

表9B：社交技能评估量表

（用于监测个案是否能够泛化使用某项社交技能）

姓名：萨曼莎　　　　　　　　　　　　　　　　　　　日期：11月20日

具体干预目标：能够和同伴或者兄弟姐妹分享玩具和活动材料。

数据收集指南：

1. 填写日期和观察/记录人员的名字缩写。
2. 列出选择进行观察的活动或者场景。
3. 整个活动期间都要对个案进行观察。
4. 每项活动结束后，都要选用下列计分方法评估个案是否使用了目标技能。（计分方法D：自己定义评估分级代码。）

计分方法样例：

计分方法	2	1	0	所选计分方法
计分方法A	自发使用技能	经提示后使用技能	没有表现出该项技能	
计分方法B	主要是和同龄人在一起的时候表现出该项技能	主要是和成人在一起的时候表现出该项技能	没有表现出该项技能	
计分方法C	大部分时候表现出该项技能	有些时候表现出该项技能	几乎很少或者没有表现出该项技能	
计分方法D（需要详细写明）				

5. 分别计算出计分为0、1、2的项目总数或者所占百分比（比如50项中有10项，则记为20%）。
6. 有关个案使用技能的表现，如有看法、评论或者补充说明，需要记录在此。

活动或者场景	日期：11/1 观察/记录人员的名字缩写：妈妈	日期：11/10 观察/记录人员的名字缩写：妈妈	日期：11/15 观察/记录人员的名字缩写：妈妈	日期：11/20 观察/记录人员的名字缩写：妈妈	日期：11/22 观察/记录人员的名字缩写：妈妈
1. 电子游戏	0　①　2	0　①　2	0　①　2	0　①　2	0　①　2
2. 乐高	⓪　1　2	⓪　1　2	⓪　1　2	⓪　1　2	0　①　2
3. 积木	⓪　1　2	⓪　1　2	⓪　1　2	⓪　1　2	⓪　1　2
4. 橡皮泥	0　①　2	0　①　2	0　①　2	0　①　2	0　1　②
5. 秋千组合	0　1　②	0　1　②	0　1　②	0　①　2	0　1　②
6. 足球游戏	⓪　1　2	⓪　1　2	0　①　2	0　①　2	0　①　2
7. 操场	0　①　2	0　①　2	0　①　2	0　①　2	0　①　2
8. 优诺牌	0　1　②	0　1　②	0　1　②	0　1　②	0　1　②
9. 篮球	0　①　2	0　1　②	0　1　②	0　1　②	0　1　②
10. 手工	0　1　②	0　1　②	0　1　②	0　1　②	0　1　②
总计：分别计算出计分为0、1、2的项目所占百分比			0: 11/50 = 22%	1: 21/50 = 42%	2: 18/50 = 36%

看法、评论或者补充说明：

地板上到处都是玩具的时候，萨曼莎很难做到与别人分享；进行桌面游戏的时候或者需要分享的东西不多的时候，她表现比较好。

图9.17　萨曼莎的社交技能评估量表

发展监测表

表 10B：多项社交和沟通技能评估表

（用来监测个案在非教学场景中是否能够泛化使用多项技能）

姓名：西奥　　　　　　　　开始日期：4月22日　　　　结束日期：4月26日

社交目标1（S1）：只说一遍让他等待，就能够做到。
沟通目标1（C1）：离开活动区之前，能够表示"做完了"。
社交目标2（S2）：让他分享玩具或者物品的时候，能够做到。
沟通目标2（C2）：在需要的时候能够请求帮助。

数据收集指南：
1. 填写日期和观察/记录人员的名字缩写。
2. 写出需要观察的自然情境或者活动。
3. 使用下面的计分等级，评估个案在相关活动或者场景中使用这些技能的能力表现情况。

使用下列代号记录技能表现：	
经提示后也没有表现出该项技能或者出现了不正确行为	0
大部分时间经提示后能够表现出该项技能	1
大部分时间能够独立表现出该项技能	2

4. 分别计算出得分为0、1、2的项目总数，或者计算出这些项目总数在应该正确使用技能的总次数中所占百分比（比如5次中有3次，则记为60%）。
5. 有关个案使用技能的表现，如有看法、评论或者补充说明，需要记录在此。

日期	活动或者场景	S1 等待	S2 分享	C1 表示"做完了"	C2 请求帮助	观察/记录人员名字缩写
4/22	百货店购物	⓪ 1 2	0 ① 2	0 ① 2	0 ① 2	妈妈
4/23	快餐店	0 1 ②	0 ① 2	0 1 ②	0 1 ②	爸爸
4/24	游乐场	0 1 ②	0 ① 2	0 ① 2	0 1 ②	妈妈
4/25	游乐场	0 1 ②	0 1 ②	0 1 ②	0 1 ②	爸爸
		0 1 2	0 1 2	0 1 2	0 1 2	
		0 1 2	0 1 2	0 1 2	0 1 2	
		0 1 2	0 1 2	0 1 2	0 1 2	
		0 1 2	0 1 2	0 1 2	0 1 2	
能够独立使用的（得分为2）技能项目总数或者所占百分比		75%	25%	50%	75%	
经提示后能够使用的（得分为1）技能项目总数或者所占百分比		0%	75%	50%	25%	
不能使用的（得分为0）技能项目总数或者所占百分比		25%	0%	0%	0%	

看法、评论或者补充说明：

4月22日与妈妈一起在百货店购物的时候需要不断提醒和提示，不愿意等待。

4月23日与爸爸一起吃了麦当劳，很顺利，刚开始不愿意给爸爸玩儿童餐里带的玩具，不过最后经过提示后还是给爸爸玩了玩具。

4月24日和妈妈在游乐场玩，需要不断提示才能分享。

4月25日和爸爸还有一小群孩子一起在游乐场玩，表现出所学的社交和沟通技能。

图9.18　西奥的多项社交和沟通技能评估表

发展监测表

表 11B：沟通技能评估量表

（用来监测个案在非教学场景中是否能够泛化使用某项技能）

姓名：塞缪尔　　　　开始日期：4月22日　　　　结束日期：4月26日

具体干预目标：五次对话观察中，有四次能够做到就正在发生的事件或者与沟通对象共同感兴趣的话题进行对话，不跑题。

数据收集指南：

1. 填写日期、活动或者场景，以及观察/记录人员的名字缩写。
2. 使用下面的计分等级，评估个案在不同的活动中使用该项技能的能力表现情况，把相应得分圈起来。

使用下列代号记录技能表现：	
大部分时间不能沟通或者使用不正确的沟通行为	0
大部分时间需要提示才能表达沟通信息	1
大部分时间能够独立表达沟通信息	2

3. 分别计算出计分为0、1、2的项目总数或者所占百分比（比如10项中有4项，则记为40%）。
4. 有关个案使用技能的表现，如有看法、评论或者补充说明，需要记录在此。

活动或者场景	日期：4/22 观察/记录人员的名字缩写：SK			日期：4/23 观察/记录人员的名字缩写：SK			日期：4/24 观察/记录人员的名字缩写：SK			日期：4/25 观察/记录人员的名字缩写：SK			日期：4/26 观察/记录人员的名字缩写：SK		
1. 间餐时间	0	①	2	0	①	2	0	①	2	⓪	1	2	⓪	1	2
2. 课间休息	⓪	1	2	⓪	1	2	0	①	2	0	①	2	0	①	2
3.	0	1	2	0	1	2	0	1	2	0	1	2	0	1	2
4.	0	1	2	0	1	2	0	1	2	0	1	2	0	1	2
5.	0	1	2	0	1	2	0	1	2	0	1	2	0	1	2
6.	0	1	2	0	1	2	0	1	2	0	1	2	0	1	2
7.	0	1	2	0	1	2	0	1	2	0	1	2	0	1	2
8.	0	1	2	0	1	2	0	1	2	0	1	2	0	1	2
9.	0	1	2	0	1	2	0	1	2	0	1	2	0	1	2
10.	0	1	2	0	1	2	0	1	2	0	1	2	0	1	2
分别计算出计分为0、1、2的项目所占百分比							0：4/10 = 40%			1：6/10 = 60%			2：0%		

看法、评论或者补充说明：

4月22日 在间餐时间，经过口头提示，他向同伴做出了评述；课间休息时间，自己独处。

4月23日 在间餐时间，使用视觉支持进行提醒，他没有跑题；在操场上和同伴聊天的时候跑题了。

4月24日 在间餐时间，需要口头提示，才能做到不跑题；课间休息的时候，经过口头提示，能够与人沟通。

4月25日 在间餐时间，大家在谈假期，他却谈起了火车；课间休息的时候，经过提示，他做出评述的时候没有跑题。

4月26日 在间餐时间，尽管对他进行了提示，他也没有说话；课间休息的时候，经过口头提示，做出评述的时候没有跑题。

图 9.19　塞缪尔的沟通技能评估量表

发展监测表

表 12B：社区活动干预计划指南

（用于针对社区场景制订干预计划）

姓名：<u>奎恩</u>　　　　　　　　　　　　　　　日期：<u>4月22日</u>

数据收集指南：
- 第一部分：完成社区活动技能水平调查。
- 第二部分：确立远期干预目标和具体干预目标。
- 第三部分：制订干预计划，明确教学策略和支持手段。

第一部分：社区活动技能水平调查

A. 场景描述：<u>百货店。</u>

B. 简单描述个案在该场景中的典型表现：

<u>我们刚一来到百货店，奎恩就说他要买书。他从车里跳下来，直冲到店里。我抓住他，引导他先推一辆购物车，我让他选择是要坐到购物车里面，还是自己走。他说要坐到购物车里面，但是我刚一把他放进去，他就大喊起来，说要自己走，我一把他放下来，他就冲向图书区。我在图书区附近追上他，抓住他的时候他还冲我笑，我把他带回去，让他坐回购物车里。我反复对他说："先买东西，再买书。"我抓住他的手，试图推车前进，他就开始爆发了。他不停地哭，一直哭到熟食柜台，在那儿，他和往常一样吃了一块奶酪。我告诉他："你真棒，我们就快买好了，然后就去买书。"他又冲到图书区了，我就让他去了，趁这个时候我买好了最后几样东西。排队付账的时候，我告诉他我们都买完了，该回家了。他马上又尖叫起来，要买书。我告诉他书也都买好了，他就躺在地上，我告诉他可以躺在那儿，躺到我付完钱再起来。我回去拉他的时候，他又大发脾气。我说："该回家了，如果你表现好，我们就去麦当劳。"有时这能奏效，但有时我不得不去把书买回来，或者给他其他东西。</u>

C. 回答下列问题，以便发现上述情况的可能原因，确定个案应该学习哪些技能。

   1. 在活动之前，给个案做过什么准备工作？

      a. 到达活动地点之前，个案是否理解他要去哪儿？

         <u>是的，每个周四放学之后都会去百货店。</u>

      b. 您是否为个案做好准备工作，以便他能达到在该场景中的行为要求？

         <u>是的，我告诉他先买东西再买书。</u>

      c. 个案是否明白活动什么时候结束？

         <u>是的，每次都会让他在图书区那儿待一会儿，之后再离开。</u>

   2. 个案是否对环境中某种因素敏感，导致他在该场景中表现不好？

      a. 您觉得在该场景中是否有让个案感到害怕或者不适的因素（比如噪音太大、人太多、灯太亮）？

         <u>没有，没什么东西干扰他。</u>

      b. 该场景中是否有让个案分心的因素？

         <u>图书区。</u>

图 9.20　奎恩和克莱尔的社区活动干预计划指南

发展监测表

表 12B：社区活动干预计划指南

3. 个案是否明白该场景对他的行为要求是什么？

   a. 个案是否理解在该场景中，他应该待在哪儿？

   是的，他应该跟着购物车跟在我后面。

   b. 个案是否理解在该场景中应该做什么？

   先买东西再买书。

   c. 个案是否理解在该场景中，如果需要的话，应该对别人说什么？

   是的，他向卖熟食的要了一块奶酪，还告诉我他要书。

   d. 个案是否理解在该场景中，如果需要的话，应该如何等待？

   不理解。

4. 个案是否具备必要的沟通能力？

   a. 个案在有需要的时候，是否能够获取他人的注意？

   是的，他会喊我的名字。

   b. 个案是否具备提出要求的能力？

   是的，他会提出要求，他会很清楚地说他要书。

   c. 个案在有需要的时候，是否能够求助？

   是的，但是在那种场合他不需要帮助。

   d. 个案是否能够跟从与该场景相关的指令？

   是的，他很清楚我在说什么，他只是由着自己的性子，非得要书不可。

5. 对于环境中的突发状况、意外变化（比如火警演习、商店关门、想买的东西没有、不熟悉的人、计划有变），有没有什么应对计划？

   这我从来没想过，我们每次做的事情都是一样的。如果那里没有图书区就不会有问题。

6. 在该场景中，有没有什么办法能让个案安静下来或者让他有事可干？（比如给他准备一个装有他喜欢的玩具的背包，做深呼吸的放松练习，能让他缓解情绪的故事脚本，能让他摆弄来摆弄去的、给他感官满足的玩具）？

   书和奶酪能让他安静。

D：在目标活动中，个案是否能够：

	是	否	干预顺序
1. 等待		x	2
2. 在活动中保持专注直到结束		x	4
3. 在引导下，能够转向下一个活动		x	6
4. 能够接受中断或者意料之外的变化		x	5
5. 跟从指令		x	1
6. 在需要的时候做出选择	x		
7. 让自己安静下来，能够缓解情绪	x		
8. 用符合社交规范的方式让他人明白自己的需要		x	3

图 9.20　奎恩和克莱尔的社区活动干预计划指南（续）

发展监测表

表 12B：社区活动干预计划指南

第二部分：远期干预目标和具体干预目标

A. 根据第一部分调查所获得的信息，确定在目标场景中需要进行干预的技能项目：

1. 列出个案在目标场景中需要学会的技能。

   跟从指令。

   等待。

   用合适的方式让他人明白自己的需要。

2. 确定哪些环境因素会导致过度刺激。

   环境中没有过度刺激因素，但书是让个案分神的一个因素。

第三部分：干预计划

A. 为了在公共场合对个案进行辅助，在以下几个方面设计了一些教学策略：

1. 在进行目标活动之前，为个案做好准备工作。

   a. 到达该场景之前，帮助个案理解他要去哪里。

   一上车，就给奎恩看百货店的照片。

   b. 让个案对自己在该场景中应该如何表现有所准备。

   下车之前，为奎恩念关于去百货店买东西的社交脚本。用图片做一个活动日程表，"一开始妈妈买东西，然后你吃奶酪，之后买书，接着妈妈付账，然后完成购物活动。"在车上的时候，就给奎恩一张图片做的购物单。在路上的时候使用口头强化："奎恩，在店里的时候，我们要抓着购物车一起走哦。"

   c. 活动将要结束的时候，让个案明白要结束了。

   使用社交脚本里的语言对购物顺序进行口头强化："一开始妈妈买东西，然后你吃奶酪，之后买书，接着妈妈付账，然后完成购物活动。"

2. 应对环境中的过度刺激因素。

   a. 针对让个案感到害怕和不适的刺激，帮助他进行脱敏。

   不适用。

   b. 在目标活动中帮助个案集中注意力。

   参照前面提到的活动顺序视觉提示板，用简单的语言提示个案购物活动还剩下几个环节。例如，在熟食柜台的时候，可以说："现在不是买书的时候，先吃奶酪再买书。"让奎恩的注意力集中在购物单上。

3. 帮助个案明白自己在目标活动中应该如何表现。

   a. 帮助个案明白在该场景中他应该待在哪里。

   用简单的语言进行口头提醒："奎恩，在店里的时候，我们要抓着购物车一起走哦。"如果他不这样做，就手把手地让他抓住购物车走，反复口头提示他要抓住购物车。

   b. 帮助个案明白在该场景中应该做什么。

   到百货店之前，根据您所要经过的柜台顺序安排购物清单上的商品顺序。在柜台买您要买的东西时，让奎恩也在这个柜台找要买的东西。等他找到这个东西，让他把东西放进购物车，然后从购物车上把这样东西划掉，抓住购物车，等妈妈。这个顺序可以在社交脚本里进行详细描述。

图 9.20　奎恩和克莱尔的社区活动干预计划指南（续）

发展监测表

表 12B：社区活动干预计划指南

  c. 帮助个案明白在该场景中需要对别人说什么。

    在百货店里，找几个奎恩可能需要和别人进行语言互动的场合，针对每个场合都写一个社交脚本，教他应该怎么说。例如：在奶酪柜台，教他说"请给我奶酪"或者以其他形式提出要求。

  d. 在该场景中，在需要等待的情况下，帮助个案学会如何打发等待的时间。

    在百货店里，找几个奎恩可能需要等待的场合，设计一些在等待的时候可以进行的自然互动。例如：在收银台扫码付款的时候，玩个游戏，让他说出每种商品的名称，如果他能用合适的方式等待，就对这个行为进行持续强化。

4. 帮助个案学习进行目标活动必须具备的沟通技能。

  a. 教会个案在需要的时候如何获取他人注意。

    如果他大喊大叫，不要做出回应，除非他使用合适的方式获取您的注意，例如，用适合室内环境的音量说"妈妈，帮我一下"。在他使用合适的方式获取你的注意之前，不要与他进行目光接触。

  b. 教会个案使用合适的方式提出要求。

    如果个案大喊大叫，不要做出回应，而是不断用手势提示他说"我要"。条件允许的情况下，尊重他的合理要求。对于不合理的请求，也要用简单的语言告知："现在不是（做某事）的时候。"

  c. 教会个案在需要的时候应该如何求助。

    如果个案大喊大叫，不要做出回应，而是不断用手势提示他说"帮我"。

  d. 帮助个案跟从与该场景相关的简单指令。

    参照社交脚本，使用视觉提示（用手指、图片或者手语）辅助口头指令，在手腕上挂一张规则卡。

B. 设计干预策略，应对意外事件和突发状况。

1. 在目标活动中发生意外状况的时候，帮助个案保持平静。

    运用放松技巧，比如数到10或者深呼吸。

3. 在目标活动中让个案有事可做。

    带一件个案喜欢的、能让他平静的、可以摆弄的玩具，戴上耳机，让他听喜欢的故事或者音乐。

图 9.20 奎恩和克莱尔的社区活动干预计划指南（续）

发展监测表

表 12B：社区活动干预计划指南

（为社区活动场景确立干预目标、制订干预计划）

姓名：克莱尔　　　　　　　　　　　　　　　日期：4月22日

数据收集指南：
- 第一部分：社区活动技能水平调查。
- 第二部分：确立远期干预目标和具体干预目标。
- 第三部分：制订干预计划，明确教学策略和支持手段。

第一部分：社区活动技能水平调查

A. 场景描述：看电影。

B. 简单描述个案在该场景中的典型表现：

最近我们试着带克莱尔去看电影《巨猩乔扬》，这是她第一次去看电影。有几个原因，让我们觉得这可能是一个不错的选择：第一，她在家里最喜欢看的电影是《欢乐满人间》，一直以来，比起动画，她好像更喜欢实景真人；第二，她喜欢猩猩和猴子，她最喜欢的书就是关于这两种动物的，而且每次到动物园，她都会看上好几个小时。我们早早就到了电影院，买票和爆米花的时候，她表现不错。我们赶在电影院还不太挤的时候就坐好了，以免她觉得周围都是人，受不了。她坐得好好的，我们讨论着马上就要开演的电影，用沟通板告诉她将会看到猩猩，就像在动物园一样。可是，预告片刚一开始，她就开始发脾气，还捂住了耳朵。我们试图安抚她，一边告诉她我们看到的东西，一边提醒她马上就要看到猩猩了。这个时候她情绪稍微缓和了一点，但还是时不时地捂住耳朵。第二个预告片放到一半的时候，她就用沟通板提出要看猩猩。我们告诉她得等一会儿，但是她烦躁起来，开始哭闹和尖叫。我们告诉她必须保持安静，但是她反而更加烦躁。这个时候，我们试图用爆米花转移她的注意力。灯灭了，开始放电影了，她就开始尖叫，还打了我。我告诉她不能打人，必须保持安静，否则我们就不看电影了，但是她安静不下来，最后我们只能离开了电影院。

C. 回答下列问题，以便发现上述情况的可能原因，确定个案应该学习哪些技能。

　1. 在活动之前，为个案做过什么准备工作？

　　a. 到达活动地点之前，个案是否理解他要去哪儿？

　　　我们之前用沟通板告诉过她要去看电影，去看猩猩。

　　　我们认为她是理解的，因为在家的时候她从电视里知道了电影是什么。

　　b. 您是否为个案做好准备工作，以便他能达到在该场景中的行为要求？

　　　我们通过沟通板告诉她，应该安静地坐着，看电影。

　　c. 个案是否明白活动什么时候结束？

　　　我们告诉她电影放完之后就回家。在家里的时候，她知道电影什么时候结束，不到结束时间她不会干别的。

　2. 个案是否对环境中某种因素敏感，导致他在该场景中表现不好？

　　a. 您觉得到该场景中是否有让个案感到害怕或者不适的因素（比如噪音太大、人太多、灯太亮）？

　　　我们觉得人太多，可能让她感到有很大压力，还有一些突如其来的噪音也让她害怕。我们没有意识到电影的音量这么大，灯光也让我们比较意外，她从来都不怕黑的。

图 9.20　奎恩和克莱尔的社区活动干预计划指南（续）

发展监测表

表12B：社区活动干预计划指南

　　b. 该场景中是否有让个案分心的因素？

　　　　没有，电影对她来说是相当于强化物的活动。

3. 个案是否明白该场景对他的行为要求是什么？

　　a. 个案是否理解在该场景中，他应该待在哪儿？

　　　　是的，她知道应该坐在我身边。

　　b. 个案是否理解在该场景中应该做什么？

　　　　是的，她知道应该安静地看电影。

　　c. 个案是否理解在该场景中，如果需要的话，应该对别人说什么？

　　　　她可以通过沟通板提出基本的要求，而且在看电影过程中，我们也没想让她和别人进行沟通。

　　d. 个案是否理解在该场景中，如果需要的话，应该如何等待？

　　　　是的，通常来说，她在有人指导的情况下能够做到耐心等待，而且我们在等待电影开演的时候，一直是让她有事可做的。

4. 个案是否具备必要的沟通能力？

　　a. 个案在有需要的时候，是否能够获取他人注意？

　　　　通常会，但有时她会忘记，我们得去看她的沟通板才明白她要说什么。

　　b. 个案是否具备提出要求的能力？

　　　　是的，跟上面回答一样。

　　c. 个案在有需要的时候，是否能够求助？

　　　　是的，跟上面回答一样。

　　d. 个案是否能够跟从和该场景相关的指令？

　　　　是的，她会坐着等待。

5. 对于环境中的突发状况、意外变化（比如火警演习、商店关门、想买的东西没有、不熟悉的人、计划有变），有没有什么应对计划？

　　没有，我们自己从没有想到过要做这些。

6. 在该场景中，有没有什么办法能让个案安静下来或者让他有事可干？（比如给他准备一个装有他喜欢的玩具的背包，做深呼吸的放松练习，能让他缓解情绪的故事脚本，能让他摆弄来摆弄去的、给他感官满足的玩具）？

　　没有，在家里，看电影就是能够让她安静的活动。

D：在目标活动中，个案是否能够：

	是	否	干预顺序
1. 等待	×		
2. 在活动中保持专注直到结束	在家里可以		
3. 在引导下，能够转向下一个活动	×		
4. 能够接受中断或者意料之外的变化		×	2
5. 跟从指令	×		
6. 在需要的时候做出选择	×		
7. 让自己安静下来，能够缓解情绪		×	1
8. 用符合社交规范的方式让他人明白自己的需要		×	3

图9.20　奎恩和克莱尔的社区活动干预计划指南（续）

发展监测表

表 12B：社区活动干预计划指南

第二部分：远期干预目标和具体干预目标

A. 根据第一部分调查所获得的信息，确定在目标场景中需要进行干预的技能项目：

  1. 列出个案在目标场景中需要学会的技能。

    接受活动的中断。

    用合适的方式让他人明白自己的需要。

  2. 确定哪些环境因素会导致过度刺激。

    噪音太大，灯光突然变化。

第三部分：干预计划

A. 为了在公共场合对个案进行辅助，在以下几个方面设计了一些教学策略：

  1. 在进行目标活动之前，为个案做好准备工作。

    a. 到达该场景之前，帮助个案理解他要去哪里。

      社交故事。

      用图片演示事件先后顺序。

      模拟去电影院看电影。

    b. 让个案对自己在该场景中应该如何表现有所准备。

      社交故事。

      线索卡。

    c. 活动将要结束的时候，让个案明白要结束了。

      社交故事。

      "首先／然后"提示卡（先是灯亮了，然后电影放完了）。

  2. 应对环境中的过度刺激因素。

    a. 针对让个案感到害怕和不适的刺激，帮助他进行脱敏。

    提前一会儿到，避开人群。戴上耳罩、耳机或者帽子屏蔽部分声音。让个案对放电影时关灯这个事情做好心理准备。

    b. 在目标活动中帮助个案集中注意力。

      不适用。

  3. 帮助个案明白自己在目标活动中应该如何表现。

    a. 帮助个案明白在该场景中他应该待在哪里。

      不适用。

    b. 帮助个案明白在该场景中应该做什么。

      社交故事和线索卡。

    c. 帮助个案明白在该场景中需要对别人说什么。

      不适用。

    d. 在该场景中，在需要等待的情况下，帮助个案学会如何打发等待的时间。

      必要时可使用线索卡。

      用手势表示"等待"，提醒她。

图 9.20 奎恩和克莱尔的社区活动干预计划指南（续）

发展监测表

表 12B：社区活动干预计划指南

    4. 帮助个案学习进行目标活动必须具备的沟通技能。

        a. 教会个案在需要的时候如何获取他人注意。

           在使用沟通板之前拍拍成人。

        b. 教会个案使用合适的方式提出要求。

           她具备提出要求的能力，但是当时环境中感官刺激过多，她没有做到，这种情况下，要认可她的沟通意图，而不是她的沟通行为，把这个行为塑造成她熟悉的、合适的沟通方式。

        c. 教会个案在需要的时候应该如何求助。

           跟上面回答一样。

        d. 帮助个案跟从与该场景相关的简单指令。

           线索卡。

B. 设计干预策略，应对意外事件和突发状况。

    1. 在目标活动中发生意外状况的时候，帮助个案保持平静。

        教会她一句常用语，用来表示将要发生意想不到的变化（比如"噢哈"、"哦"）。使用社交脚本。

    2. 在目标活动中让个案有事可做。

        带一个能够缓解情绪的玩具，或者是在活动转换的时候可以拿着的物品。戴上耳机避免噪声影响。使用一些缓解感官不适的办法（比如拥抱、挤压、手里摆弄点东西）。教她熟悉一个缓解情绪的脚本或者一首歌曲。教她学会通过深呼吸来放松。

图 9.20　奎恩和克莱尔的社区活动干预计划指南（续）

附录　发展监测表

A. 定量数据收集表

表1A：技能学习情况数据表

表2A：技能掌握情况数据表

表3A：技能泛化情况数据表

表4A：多项技能掌握情况数据表

表5A：对比与成人和与同龄人的互动情况的多项技能掌握情况数据表

表6A：多项技能泛化情况数据表

表7A：对比与成人和与同龄人的互动情况的多项技能泛化情况数据表

表8A："做看听说"社交任务分析表

B. 定性数据收集表

表1B：动作模仿技能发展监测表

表2B：语言模仿技能发展监测表

表3B：独自游戏休闲技能发展监测表

表4B：社交游戏休闲技能发展监测表

表5B：集体活动技能发展监测表

表6B：沟通技能泛化情况监测表

表7B：沟通样本表

表8B：对话记录表

表9B：社交技能评估量表

表10B：多项社交和沟通技能评估表

表11B：沟通技能评估量表

表12B：社区活动干预计划指南

发展监测表

表 1A：技能学习情况数据表

（用来监测个案在教学指导期间是否学会某项技能）

姓名：_____ 开始日期：_____ 结束日期：_____

具体干预目标：_____

数据收集指南：

1. 填写日期和观察／记录人员的名字缩写。
2. 观察个案，在活动中引导他使用该项技能。
3. 记录个案是否使用了该项技能，同时使用下列代码记录使用该项技能时所需要的提示类型。

使用下列代号记录技能表现：	
反应正确；独立使用（无需提示）	+
如需提示才能给出正确反应，则需记录提示类型	M：示范提示
	V：视觉提示
	S：口头／语言提示
	G：手势提示
反应不正确或者经提示后没有反应	−

4. 计算出正确使用该项技能次数所占百分比（比如 10 次中有 4 次正确使用该项技能，则记为 40%），无需提示即可独立使用（+）以及经提示后给出正确反应（P）两项都要计算。
5. 有关个案使用技能的表现，如有看法、评论或者补充说明，需要记录在此。

日期	1	2	3	4	5	6	7	8	9	10	正确反应总数		观察／记录人员名字缩写
											独立使用	提示	

看法、评论或者补充说明：

_____

_____

_____

_____

_____

发展监测表

表 2A：技能掌握情况数据表

（用来监测个案在不同的教学场景中是否已经掌握某项技能）

姓名：_____ 开始日期：_____ 结束日期：_____

具体干预目标：_____

数据收集指南：

1. 填写日期和观察／记录人员的名字缩写。
2. 选择三个不同的活动或者自然场景，针对该项技能进行教学指导。
3. 写出三个活动或者场景的名字，观察个案，在活动中提供不同的机会引导他使用该项技能。
4. 记录个案是否使用了该项技能，同时使用下列代码记录使用该项技能时所需要的提示类型。

使用下列代号记录技能表现：	
反应正确；独立使用（无需提示）	+
经提示后给出正确反应	P
没有正确使用或者经提示后没有反应	−

5. 计算出正确使用该项技能次数所占百分比（比如 10 次中有 4 次正确使用该项技能，则记为 40%），无需提示即可独立使用（+）以及经提示后给出正确反应（P）两项都要计算。
6. 有关个案使用技能的表现，如有看法、评论或者补充说明，需要记录在此。

活动	日期	有可能表现出该项技能的时机										正确反应总数		观察／记录人员名字缩写
		1	2	3	4	5	6	7	8	9	10	独立使用	经提示后给出正确反应	
1.														
2.														
3.														

看法、评论或者补充说明：

_____

_____

DO-WATCH-LISTEN-SAY: Social and Communication Intervention for Autism Spectrum Disorder, Second Edition,
by Kathleen Ann Quill and L. Lynn Stansberry Brusnahan. Copyright © 2017 by Paul H. Brookes Publishing Co. All rights reserved.

发展监测表

表 3A：技能泛化情况数据表

（用来监测个案在不同的非教学场景中是否能够泛化使用某项技能）

姓名：_____　开始日期：_____　结束日期：_____

具体干预目标：_____

数据收集指南：

1. 填写日期和观察/记录人员的名字缩写。
2. 列出三项用于观察的非教学活动或者场景。
3. 记录个案是否使用了该项技能，同时使用下列代码记录使用该项技能时所需要的提示类型。

使用下列代号记录技能表现：	
正确独立使用技能	+
经提示后正确使用技能	P
没有正确使用或者经提示后没有反应	−

4. 计算出正确使用该项技能的总次数，或者所占百分比（比如 10 次中有 4 次正确使用该项技能，则记为 40%），无需提示即可独立使用（+）以及经提示后给出正确反应（P）两项都要计算。
5. 有关个案使用技能的表现，如有看法、评论或者补充说明，需要记录在此。

活动/场景	日期	观察或者引导					正确反应总数：		观察/记录人员名字缩写
		1	2	3	4	5	独立使用	经提示后给出正确反应	
1.									
2.									
3.									

看法、评论或者补充说明：

_____

_____

_____

发展监测表

表 4A：多项技能掌握情况数据表

（用来监测个案在不同的教学场景中是否已经掌握两到四项目标技能）

姓名：_____ 周次：_____
具体干预目标 1：_____
具体干预目标 2：_____
具体干预目标 3：_____
具体干预目标 4：_____

数据收集指南：

1. 明确需要干预的目标（即某些技能）。
2. 填写日期和观察／记录人员的名字缩写。
3. 利用各种自然情景进行教学，引导个案使用目标技能，在观察期间或者应该使用这些技能的时候，注意个案是否真正使用了这些技能，并使用下列代码进行记录。

使用下列代号记录技能表现：	
独立正确使用技能	+
经提示后正确使用技能	p
没有正确使用或者经提示后没有使用该项技能	−

4. 计算出无需提示即可独立正确使用该项技能次数所占百分比（比如 10 次中有 4 次无需提示即可独立正确使用该项技能，则记为 40%）。
5. 有关个案自发使用技能的表现，如有看法、评论或者补充说明，需要记录在此。

具体干预目标	日期	可以观察和／或引导个案使用技能的教学时机										独立使用技能总数	观察／记录人员名字缩写
		1	2	3	4	5	6	7	8	9	10		
1.													
2.													
3.													

看法、评论或者补充说明：

发展监测表

表 5A：对比与成人和与同龄人的互动情况的多项技能掌握情况数据表

（用来监测个案在不同的教学场景中是否已经掌握两项目标技能，对比其与成人和与同龄人互动时使用这些技能的表现有何不同）

姓名：_____

开始日期：_____ 结束日期：_____

具体干预目标 1：_____

具体干预目标 2：_____

数据收集指南：

1. 明确需要干预的目标（即某些技能）。
2. 填写日期、需要进行教学指导的活动以及观察／记录人员的名字缩写。
3. 在每项教学活动中，观察个案是否能够自发地、独立地使用某项技能，并使用下列代码进行记录。

使用下列代号记录技能表现：	
正确独立使用技能	＋
经提示后正确使用技能	P
没有正确使用或者经提示后没有反应	－

4. 计算出正确使用该项技能的总次数，或者所占百分比（比如 10 次中有 4 次正确使用该项技能，则记为 40%），无需提示即可独立使用（＋）以及经提示后给出正确反应（P）两项都要计算。分别计算出与成人互动时和与同龄人互动时的技能使用情况数据，并将两者进行对比。
5. 有关个案自发使用技能的表现，如有看法、评论或者补充说明，需要记录在此。

日期	观察／记录人员名字缩写	活动	具体干预目标 1		具体干预目标 2	
			成人	同龄人	成人	同龄人
计算出正确独立使用技能的总次数 实际独立使用技能的总次数／应该使用技能的总次数＝百分比（%）						
计算出经提示后正确使用技能的总次数 经提示后正确使用技能的总次数／应该使用技能的总次数＝百分比（%）						

看法、评论或者补充说明：

_____

_____

_____

_____

_____

发展监测表

表 6A：多项技能泛化情况数据表

（用来监测个案在非教学场景中是否能够泛化使用两到四项目标技能）

姓名：_____ 开始日期：_____ 结束日期：_____

具体干预目标 1：_____

具体干预目标 2：_____

具体干预目标 3：_____

具体干预目标 4：_____

数据收集指南：

1. 明确需要干预的目标（即某些技能）。
2. 填写观察／记录人员的名字缩写。
3. 使用下列代码记录个案是否使用了这些技能。

使用下列代号记录技能表现：	
独立正确使用技能	+
经提示后正确使用技能	P
没有正确使用或者经提示后没有使用该项技能	−

4. 计算出无需提示即可独立表现出该项技能的总次数，或者所占百分比（比如 10 次中有 4 次无需提示即可独立表现出该项技能，则记为 40%）。
5. 有关个案自发使用技能的表现，如有看法、评论或者补充说明，需要记录在此。

具体干预目标	日期	可以观察和／或引导个案使用技能的时机										独立使用技能总数	观察／记录人员名字缩写
		1	2	3	4	5	6	7	8	9	10		
1.													
2.													
3.													
4.													

看法、评论或者补充说明：

_____

_____

发展监测表

表 7A：对比与成人和与同龄人的互动情况的多项技能泛化情况数据表

（用来监测个案在非教学场景中是否能够泛化使用两项目标技能，对比其与成人和与同龄人互动时使用这些技能的表现有何不同）

姓名：_____ 开始日期：_____ 结束日期：_____

具体干预目标 1：_____

具体干预目标 2：_____

数据收集指南：

1. 明确一项或者两项需要干预的目标（即某些技能）。
2. 填写日期、活动以及观察／记录人员的名字缩写。
3. 在每项活动中，观察个案是否能够自发地、独立地使用某项技能，并使用下列代码来进行记录。

使用下列代号记录技能表现：	
独立正确使用技能	＋
经提示后正确使用技能	P
没有正确使用或者经提示后没有使用该项技能	－

4. 计算出正确使用该项技能的总次数，或者所占百分比（比如 10 次中有 4 次正确使用该项技能，则记为40％），无需提示即可独立使用（＋）以及经提示后给出正确反应（P）两项都要计算。计算出正确使用该项技能的次数，除以观察期间应该正确使用该项技能的总次数，算出百分比。分别计算出与成人互动时和与同龄人互动时的技能使用情况数据，并将两者进行对比。
5. 有关个案使用技能的表现，如有看法、评论或者补充说明，需要记录在此。

日期	观察／记录人员的名字缩写	活动	具体干预目标 1		具体干预目标 2	
			成人	同龄人	成人	同龄人
计算出正确独立使用技能的总次数 实际独立使用技能的总次数／应该使用技能的总次数＝百分比（％）						
计算出经提示后正确使用技能的总次数 经提示后正确使用技能的总次数／应该使用技能的总次数＝百分比（％）						

看法、评论或者补充说明：

_____

_____

_____

发展监测表

表 8A："做看听说"社交任务分析表

（用来对某项活动进行任务分析，确定个案目前在技能表现方面存在哪些困难）

姓名：_____ 开始日期：_____ 结束日期：_____

具体干预目标：_____

数据收集指南：

1. 填写日期和观察／记录人员的名字缩写。
2. 按顺序、分步骤写出参与该项活动所需要的所有技能。
3. 在"做看听说"技能要素那一栏下面，逐项核对该项活动中每一步是否需要认知（做的技能）、社交（看的技能）、语言（听的技能）、沟通（说的技能）。
4. 观察个案的实际表现，记录个案在每一步是否使用了目标技能，同时使用下列代码记录每一步所需要的提示类型。

使用下列代号记录技能表现：	
反应正确；独立使用（无需提示）	＋
如需提示才能给出正确反应，则需记录提示类型	M：示范提示
	G：手势提示
	PP：肢体提示
	S：口头／语言提示
	V：视觉提示
反应不正确或者经提示后没有反应	－

5. 计算出正确使用该项技能的总次数，或者所占百分比（比如 10 次中有 4 次正确使用该项技能，则记为 40%），无需提示即可独立使用（＋）以及经提示后给出正确反应（P）两项都要计算。
6. 有关个案使用技能的表现，如有看法、评论或者补充说明，需要记录在此。

活动：	"做看听说"技能要素				个案技能表现			
按顺序列出活动步骤	做	看	听	说	日期	日期	日期	日期
1.								
2.								
3.								
4.								
5.								
6.								
7.								
8.								
9.								
10.								
计算出正确独立使用技能的总次数 独立完成的步骤总数（独立完成的步骤总数／完成该项活动的所有步骤数量＝正确完成步骤总数所占百分比）								
计算出经提示后正确使用技能的总次数 经提示后完成的步骤总数（经提示后完成的步骤总数／完成该项活动的所有步骤数量＝经提示后正确完成步骤总数所占百分比）								
观察／记录人员名字缩写								

看法、评论或者补充说明：

DO-WATCH-LISTEN-SAY: Social and Communication Intervention for Autism Spectrum Disorder, Second Edition,
by Kathleen Ann Quill and L. Lynn Stansberry Brusnahan. Copyright © 2017 by Paul H. Brookes Publishing Co. All rights reserved.

发展监测表

表 1B：动作模仿技能发展监测表

（用于收集个案技能使用样本，同时监测其面对不同的互动对象时自发进行模仿的能力）

姓名：_____ 开始日期：_____ 结束日期：_____

具体干预目标：_____

数据收集指南：

1. 填写日期和观察／记录人员的名字缩写。
2. 写上自发模仿的运动动作（使用或者不使用物品）以及出现该模仿行为的自然情境或者活动。
3. 模仿的是成人还是同龄人，在相应位置打"√"。
4. 有关个案使用技能的表现，如有看法、评论或者补充说明，需要记录在此。

日期	运动动作	活动或者场景	互动对象		观察／记录人员名字缩写
			成人	同龄人	

看法、评论或者补充说明：

_____

_____

_____

_____

_____

DO-WATCH-LISTEN-SAY: Social and Communication Intervention for Autism Spectrum Disorder, Second Edition,
by Kathleen Ann Quill and L. Lynn Stansberry Brusnahan. Copyright © 2017 by Paul H. Brookes Publishing Co. All rights reserved.

发展监测表

表 2B：语言模仿技能发展监测表

（用于收集个案技能使用样本，同时监测其面对不同的互动对象时自发进行模仿的能力）

姓名：_____ 日期：_____

具体干预目标：_____

数据收集指南：

1. 填写日期和观察／记录人员的名字缩写。
2. 写上他所模仿的准确语言信息（一个单词或者几个单词）。
3. 列出他表现出该模仿行为时所处的自然情境或者正在进行的活动。
4. 模仿的是成人还是同龄人，在相应位置打"√"。
5. 有关个案使用技能的表现，如有看法、评论或者补充说明，需要记录在此。

日期	模仿的语言信息	活动或者场景	互动对象		观察／记录人员名字缩写
			成人	同龄人	

看法、评论或者补充说明：

_____

_____

_____

_____

发展监测表

表 3B：独自游戏休闲技能发展监测表

（用于连续记录个案进行独自游戏休闲活动的情况）

姓名：_____ 开始日期：_____ 结束日期：_____

具体干预目标：_____

数据收集指南：

1. 填写日期和观察／记录人员的名字缩写。
2. 列出个案能够进行的独自游戏休闲活动。
3. 标注个案是否能够独立进行该项活动（在是或者否处画圈），是否需要提示。如果使用了提示，那就根据下列代码把相应的提示方式圈起来。

肢体辅助	P
视觉线索	A
手势提示	G
口头／语言提示	S

4. 有关个案使用技能的表现，如有看法、评论或者补充说明，需要记录在此。

日期	观察／记录人员名字缩写	独自游戏活动	独立进行	经提示后才能进行
			是　否	P V G S
			是　否	P V G S
			是　否	P V G S
			是　否	P V G S
			是　否	P V G S
			是　否	P V G S
			是　否	P V G S
			是　否	P V G S
			是　否	P V G S

看法、评论或者补充说明：

_____

_____

_____

_____

发展监测表

表 4B：社交游戏休闲技能发展监测表

（用于连续记录个案进行社交游戏休闲活动的情况）

姓名：_____ 开始日期：_____ 结束日期：_____

具体干预目标 1：_____

具体干预目标 2：_____

具体干预目标 3：_____

具体干预目标 4：_____

数据收集指南：

1. 填写日期和观察／记录人员的名字缩写。
2. 列出个案能够参加的社交游戏休闲活动。
3. 使用下面的计分等级，评估个案在面对成人或者面对同龄人时使用目标技能的能力表现情况。

使用下列代号记录技能表现：	
经提示后也没有表现出该项技能或者出现了不正确行为	0
大部分时间经提示后能够表现出该项技能	1
大部分时间能够独立表现出该项技能	2

4. 计算出独立使用该项技能的总次数（评分为 2 的项目），或者用这个次数除以观察期间应该独立使用该项技能的总次数，算出百分比（比如 5 次中有 4 次独立使用该项技能，则记为 40%）。
5. 有关个案使用技能的表现，如有看法、评论或者补充说明，需要记录在此。

日期	活动或者场景	成人				同龄人				观察／记录人员名字缩写
		技能 1	技能 2	技能 3	技能 4	技能 1	技能 2	技能 3	技能 4	
	1.									
	2.									
	3.									
	4.									
	5.									
	独立使用技能的次数或者所占百分比									

看法、评论或者补充说明：

_____

_____

_____

DO-WATCH-LISTEN-SAY: Social and Communication Intervention for Autism Spectrum Disorder, Second Edition,
by Kathleen Ann Quill and L. Lynn Stansberry Brusnahan. Copyright © 2017 by Paul H. Brookes Publishing Co. All rights reserved.

发展监测表

表 5B：集体活动技能发展监测表

（用于连续记录个案的集体活动技能表现情况）

姓名：_____ 开始日期：_____ 结束日期：_____

具体干预目标 1：保持专注_____
具体干预目标 2：等待_____
具体干预目标 3：轮流_____
具体干预目标 4：跟从指令_____

数据收集指南：

1. 填写日期和观察／记录人员的名字缩写。
2. 列出个案能够参加的集体活动。
3. 使用下面的计分等级，评估个案在集体活动中，在没有提示的情况下在保持专注、等待、轮流以及跟从指令方面的表现。

技能表现计分方法：	
经提示后也没有表现出该项技能或者出现了不正确行为	0
大部分时间经提示后能够表现出该项技能	1
大部分时间能够独立表现出该项技能	2

4. 计算出独立使用该项技能的总次数，或者用这个次数除以观察期间应该独立使用该项技能的总次数，算出百分比（比如 5 次中有 4 次独立使用该项技能，则记为 40%）。
5. 有关个案使用技能的表现，如有看法、评论或者补充说明，需要记录在此。

日期	集体活动	保持专注	等待	轮流	跟从指令	观察／记录人员名字缩写
独立使用技能的次数或者所占百分比						

看法、评论或者补充说明：

_____
_____
_____
_____

发展监测表

表 6B：沟通技能泛化情况监测表

（用于连续记录个案自发使用某项沟通技能实现社会性功能的情况）

姓名：_____ 开始日期：_____ 结束日期：_____

具体干预目标：_____

数据收集指南：

1. 填写日期和观察／记录人员的名字缩写。
2. 列出个案自发表达出来的不同信息。
3. 根据下列代码把相应的沟通方式圈起来。

使用下列代号记录沟通方式：	
口语	O
手语	S
电子设备	T

4. 根据下列代码把相应的沟通对象（沟通信息是向谁发出的）圈起来。

使用下列代号记录沟通对象：	
成人	A
同龄人	P

5. 分别计算出各种沟通方式、不同沟通对象（成人还是同龄人）的总数或者所占百分比。

日期	自发表达的信息／情境	沟通方式			成人或者同龄人		观察／记录人员名字缩写
	1.	O	S	T	A	P	
	2.	O	S	T	A	P	
	3.	O	S	T	A	P	
	4.	O	S	T	A	P	
	5.	O	S	T	A	P	
	6.	O	S	T	A	P	
	7.	O	S	T	A	P	
	8.	O	S	T	A	P	
	9.	O	S	T	A	P	
	10.	O	S	T	A	P	
分别计算出总数或者百分比（各种沟通方式、不同沟通对象）		O	S	T	A	P	

看法、评论或者补充说明：

_____

_____

_____

发展监测表

表 7B：沟通样本表

（用于连续记录个案自发进行沟通的情况）

姓名：＿＿＿＿＿＿＿＿＿＿　　开始日期：＿＿＿＿＿＿＿＿＿＿　　结束日期：＿＿＿＿＿＿＿＿＿＿

具体干预目标：＿＿＿＿＿＿＿＿＿＿

数据收集指南：

1. 填写日期和观察／记录人员的名字缩写。
2. 观察个案自发使用沟通系统（比如口语、手语、手势、扩大及替代沟通系统）与一名互动对象进行沟通的情况。
3. 列出个案表达出来的信息以及出现此次沟通行为当时的情境。
4. 根据下列代码把相应的沟通方式、沟通对象、信息的沟通功能圈起来。

沟通方式		互动对象		沟通功能	
口语	O	成人	A	提出要求	R
手语	S	同龄人	P	基本回应	B
手势	G			做出评述	C
扩大及替代沟通系统设备 － 低科技设备	A			提出问题	Q
电子设备 － 高科技	T			表达情绪	F
				亲社会行为	P

5. 分别计算出在所列沟通样本中，各种沟通方式、不同沟通对象、不同沟通功能所占百分比（例如，如果表中记录了 10 条沟通信息，其中有 8 条是针对成人发出的，那么针对成人发出的信息占比就是 80%）。
6. 有关个案使用技能的表现，如有看法、评论或者补充说明，需要记录在此。

日期	信息和情境	沟通方式						成人或者同龄人		沟通功能						观察／记录人员名字缩写
		O	S	G	A	T		A	P	R	B	C	Q	F	P	
		O	S	G	A	T		A	P	R	B	C	Q	F	P	
		O	S	G	A	T		A	P	R	B	C	Q	F	P	
		O	S	G	A	T		A	P	R	B	C	Q	F	P	
		O	S	G	A	T		A	P	R	B	C	Q	F	P	
	总计（用各种沟通方式的使用次数除以整个沟通样本中的沟通次数，得出不同沟通方式所占百分比；用面向不同沟通对象发出沟通信息的次数除以整个沟通样本中的沟通次数，得出不同沟通对象所占百分比；用各种沟通功能的表达次数除以整个沟通样本中的沟通次数，得出不同沟通功能所占百分比）	O	S	G	A	T		A	P	R	B	C	Q	F	P	

看法、评论或者补充说明：

＿＿＿＿＿＿＿＿＿＿＿＿＿＿＿＿＿＿＿＿＿＿＿＿＿＿＿＿＿＿＿＿＿＿＿＿＿＿

＿＿＿＿＿＿＿＿＿＿＿＿＿＿＿＿＿＿＿＿＿＿＿＿＿＿＿＿＿＿＿＿＿＿＿＿＿＿

发展监测表

表 8B：对话记录表

（用于记录个案掌握和泛化使用对话技能实现社会性功能的情况）

姓名：_____ 开始日期：_____ 记录人员：_____

具体干预目标：_____

数据收集指南：

1. 填写日期和观察/记录人员的名字缩写。
2. 录制（比如音频）对话，之后整理录音笔记。
3. 需要注明沟通对象是成人还是同龄人。
4. 有关场景、话题以及对话，如有看法、评论或者补充说明，需要记录在此。

对话轮次	个案发出的信息	成人发出的信息	互动对象	
			成人	同龄人
			成人	同龄人
			成人	同龄人
			成人	同龄人
			成人	同龄人
			成人	同龄人
			成人	同龄人
			成人	同龄人

看法、评论或者补充说明：

_____

_____

_____

_____

_____

DO-WATCH-LISTEN-SAY: Social and Communication Intervention for Autism Spectrum Disorder, Second Edition,
by Kathleen Ann Quill and L. Lynn Stansberry Brusnahan. Copyright © 2017 by Paul H. Brookes Publishing Co. All rights reserved.

发展监测表

表 9B：社交技能评估量表

（用于监测个案是否能够泛化使用某项社交技能）

姓名：_____ 日期：_____

具体干预目标：_____

数据收集指南：

1. 填写日期和观察／记录人员的名字缩写。
2. 列出选择进行观察的活动或者场景。
3. 整个活动期间都要对个案进行观察。
4. 每项活动结束后，都要选用下列计分方法评估个案是否使用了目标技能。
   （计分方法 D：自己定义评估分级代码。）

计分方法样例：

计分方法	2	1	0	所选计分方法
计分方法 A	自发使用技能	经提示后使用技能	没有表现出该项技能	
计分方法 B	主要是和同龄人在一起的时候表现出该项技能	主要是和成人在一起的时候表现出该项技能	没有表现出该项技能	
计分方法 C	大部分时候表现出该项技能	有些时候表现出该项技能	几乎很少或者没有表现出该项技能	
计分方法 D（需要详细写明）				

5. 分别计算出计分为 0、1、2 的项目总数或者所占百分比（比如 50 项中有 10 项，则记为 20%）。
6. 有关个案使用技能的表现，如有看法、评论或者补充说明，需要记录在此。

活动或者场景	日期： 观察／记录人员名字缩写：	日期： 观察／记录人员名字缩写：	日期： 观察／记录人员名字缩写：	日期： 观察／记录人员名字缩写：	日期： 观察／记录人员名字缩写：
1.	0　1　2	0　1　2	0　1　2	0　1　2	0　1　2
2.	0　1　2	0　1　2	0　1　2	0　1　2	0　1　2
3.	0　1　2	0　1　2	0　1　2	0　1　2	0　1　2
4.	0　1　2	0　1　2	0　1　2	0　1　2	0　1　2
5.	0　1　2	0　1　2	0　1　2	0　1　2	0　1　2
6.	0　1　2	0　1　2	0　1　2	0　1　2	0　1　2
7.	0　1　2	0　1　2	0　1　2	0　1　2	0　1　2
8.	0　1　2	0　1　2	0　1　2	0　1　2	0　1　2
9.	0　1　2	0　1　2	0　1　2	0　1　2	0　1　2
10.	0　1　2	0　1　2	0　1　2	0　1　2	0　1　2
分别计算计分为 0、1、2 的项目所占百分比		0：	1：	2：	

看法、评论或者补充说明：

_____

发展监测表

表 10B：多项社交和沟通技能评估表

（用来监测个案在非教学场景中是否能够泛化使用多项技能）

姓名：_____ 开始日期：_____ 结束日期：_____

社交目标 1（S1）：_____

沟通目标 1（C1）：_____

社交目标 2（S2）：_____

沟通目标 2（C2）：_____

数据收集指南：

1. 填写日期和观察／记录人员的名字缩写。
2. 写出需要观察的自然情境或者活动。
3. 使用下面的计分等级，评估个案在相关活动或者场景中使用这些技能的能力表现情况。

使用下列代号记录技能表现：	
经提示后也没有表现出该项技能或者出现了不正确行为	0
大部分时间经提示后能够表现出该项技能	1
大部分时间能够独立表现出该项技能	2

4. 分别计算出得分为 0、1、2 的项目总数，或者计算出这些项目总数在应该正确使用技能的总次数中所占百分比（比如 5 次中有 3 次，则记为 60%）。
5. 有关个案使用技能的表现，如有看法、评论或者补充说明，需要记录在此。

日期	活动或者场景	S1	S2	C1	C2	观察／记录人员名字缩写
		0 1 2	0 1 2	0 1 2	0 1 2	
		0 1 2	0 1 2	0 1 2	0 1 2	
		0 1 2	0 1 2	0 1 2	0 1 2	
		0 1 2	0 1 2	0 1 2	0 1 2	
		0 1 2	0 1 2	0 1 2	0 1 2	
		0 1 2	0 1 2	0 1 2	0 1 2	
		0 1 2	0 1 2	0 1 2	0 1 2	
		0 1 2	0 1 2	0 1 2	0 1 2	
独立使用技能的（得分为 2）次数或者所占百分比						
经提示后能够使用技能的（得分为 1）次数或者所占百分比						
不能使用技能的（得分为 0）次数或者所占百分比						

看法、评论或者补充说明：

发展监测表

表 11B：沟通技能评估量表

（用来监测个案在非教学场景中是否能够泛化使用某项技能）

姓名：＿＿＿＿＿＿＿＿＿＿＿＿＿＿＿ 开始日期：＿＿＿＿＿＿＿＿＿＿ 结束日期：＿＿＿＿＿＿＿＿＿＿

具体干预目标：＿＿

数据收集指南：

1. 填写日期、活动或者场景，以及观察／记录人员的名字缩写。
2. 使用下面的计分等级，评估个案在不同的活动中使用该项技能的能力表现情况，把相应得分圈起来。

使用下列代号记录技能表现：	
大部分时间不能沟通或者使用不正确的沟通行为	0
大部分时间需要提示才能表达沟通信息	1
大部分时间能够独立表达沟通信息	2

3. 分别计算出计分为 0、1、2 的项目总数或者所占百分比（比如 10 项中有 4 项，则记为 40%）。
4. 有关个案使用技能的表现，如有看法、评论或者补充说明，需要记录在此。

活动或者场景	日期： 观察／记录人员 名字缩写：	日期： 观察／记录人员 名字缩写：	日期： 观察／记录人员 名字缩写：	日期： 观察／记录人员 名字缩写：	日期： 观察／记录人员 名字缩写：
1.	0　1　2	0　1　2	0　1　2	0　1　2	0　1　2
2.	0　1　2	0　1　2	0　1　2	0　1　2	0　1　2
3.	0　1　2	0　1　2	0　1　2	0　1　2	0　1　2
4.	0　1　2	0　1　2	0　1　2	0　1　2	0　1　2
5.	0　1　2	0　1　2	0　1　2	0　1　2	0　1　2
6.	0　1　2	0　1　2	0　1　2	0　1　2	0　1　2
7.	0　1　2	0　1　2	0　1　2	0　1　2	0　1　2
8.	0　1　2	0　1　2	0　1　2	0　1　2	0　1　2
9.	0　1　2	0　1　2	0　1　2	0　1　2	0　1　2
10.	0　1　2	0　1　2	0　1　2	0　1　2	0　1　2
分别计算出计分为 0、1、2 的项目所占百分比		0：	1：	2：	

看法、评论或者补充说明：

＿＿＿

＿＿＿

＿＿＿

＿＿＿

发展监测表

表 12B：社区活动干预计划指南

（用于针对社区场景制订干预计划）

姓名：_____ 日期：_____

数据收集指南：

第一部分：完成社区活动技能水平调查。
第二部分：确立远期干预目标和具体干预目标。
第三部分：制订干预计划，明确教学策略和支持手段。

第一部分：社区活动技能水平调查

A. 场景描述：
B. 简单描述个案在该场景中的典型表现：

_____
_____
_____
_____
_____

C. 回答下列问题，以便发现上述情况的可能原因，确定个案应该学习哪些技能。

1. 在活动之前，给个案做过什么准备工作？
   a. 到达活动地点之前，个案是否理解他要去哪儿？
   _____
   b. 您是否为个案做好准备工作，以便他能达到该场景的行为要求？
   _____
   c. 个案是否明白活动什么时候结束？
   _____

2. 个案是否对环境中某种因素敏感，导致他在该场景中表现不好？
   a. 您觉得到该场景中是否有让个案感到害怕或者不适的因素（比如噪音太大、人太多、灯太亮）？
   _____
   b. 该场景中是否有让个案分心的因素？
   _____

3. 个案是否明白该场景对他的行为要求是什么？
   a. 个案是否理解在该场景中，他应该待在哪儿？
   _____
   b. 个案是否理解在该场景中应该做什么？
   _____

（共 4 页，第 1 页）

发展监测表

表12B：社区活动干预计划指南

  c. 个案是否理解在该场景中，如果需要的话，应该对别人说什么？

  d. 个案是否理解在该场景中，如果需要的话，应该如何等待？

4. 个案是否具备必要的沟通能力？

  a. 个案在有需要的时候，是否能够获取他人的注意？

  b. 个案是否具备提出要求的能力？

  c. 个案在有需要的时候，是否能够求助？

  d. 个案是否能够跟从和该场景相关的指令？

5. 对于环境中的突发状况、意外变化（比如火警演习、商店关门、想买的东西没有、不熟悉的人、计划有变），有没有什么应对计划？

6. 在该场景中，有没有什么办法能让个案安静下来或者让他有事可干？（比如给他准备一个装有他喜欢的玩具的背包，做深呼吸的放松练习，能让他缓解情绪的故事脚本，能让他摆弄来摆弄去的、给他感官满足的玩具）？

D：在目标活动中，个案是否能够：

	是	否	干预顺序
1. 等待			
2. 在活动中保持专注直到结束			
3. 在引导下，能够转向下一个活动			
4. 能够接受中断或者意料之外的变化			
5. 跟从指令			
6. 在需要的时候做出选择			
7. 让自己安静下来，能够缓解情绪			
8. 用符合社交规范的方式让他人明白自己的需要			

第二部分：远期干预目标和具体干预目标

A. 根据第一部分调查所获得的信息，确定在目标场景中需要进行干预的技能项目：

  1. 列出个案在目标场景中需要学会的技能。

  2. 确定哪些环境因素会导致过度刺激。

发展监测表

表 12B：社区活动干预计划指南

第三部分：干预计划

A. 为了在公共场合对个案进行辅助，在以下几个方面设计了一些教学策略：

  1. 在进行目标活动之前，为个案做好准备工作。

    a. 到达该场景之前，帮助个案理解他要去哪里。

    _____

    _____

    b. 让个案对自己在该场景中应该如何表现有所准备。

    _____

    _____

    c. 活动将要结束的时候，让个案明白要结束了。

    _____

    _____

  2. 应对环境中的过度刺激因素。

    a. 针对让个案感到害怕和不适的刺激，帮助他进行脱敏。

    _____

    _____

    b. 在目标活动中帮助个案集中注意力。

    _____

    _____

  3. 帮助个案明白自己在目标活动中应该如何表现。

    a. 帮助个案明白在该场景中他应该待在哪里。

    _____

    _____

    b. 帮助个案明白在该场景中应该做什么。

    _____

    _____

    c. 帮助个案明白在该场景中需要对别人说什么。

    _____

    _____

    d. 在该场景中，在需要等待的情况下，帮助个案学会如何打发等待的时间。

    _____

    _____

  4. 帮助个案学习进行目标活动必须具备的沟通技能。

    a. 教会个案在需要的时候如何获取他人注意。

    _____

    _____

发展监测表

表 12B：社区活动干预计划指南

      b. 教会个案使用合适的方式提出要求。
_____
_____

      c. 教会个案在需要的时候应该如何求助。
_____
_____

      d. 帮助个案跟从与该场景相关的简单指令。
_____
_____

B. 设计干预策略，应对意外事件和突发状况。

   1. 在目标活动中发生意外状况的时候，帮助个案保持平静。
_____
_____

   2. 在目标活动中让个案有事可做。
_____
_____

译后记

在这本书之前，我做过孤独症干预领域的很多翻译工作，但从来没有哪一本书、资料或者讲座，给我带来如此深刻的影响，让我对"intervention"这个词产生了全新的认识。也正是这个原因，让我在翻译的过程中，越来越强烈地想要放弃沿用"intervention"已有的译法——"干预"，因为这个词，在中文的语境中，真地很容易让人产生改造他们的欲望。

而在这本书里，从头到尾，看不到一丝一毫这种欲望或者企图，所有的"intervention"方案、计划、手段、措施，传递的都是同一种理念，那就是认同差异、尊重差异，在顺应的基础上提供各种支持。

我不知道在国内的孤独症专业领域，最早使用"干预"这个词的时候，有没有"改造"的含义，但是，就我个人的感受和我对有些家长甚至专业老师的观察，很多人就是抱着改造孩子的想法，而中文语境中的"干预"，刚刚好给了我们一个借口、一种权力。这个词，太强势、太武断、太居高临下，对个体缺乏尊重、理解、换位思考。

而这本书最开始就提到：人类个体的基本情感需求，包括建立情感连接以及体验感受到喜爱、尊重、共情、舒适、宽容、安全、成功和快乐等。对个案情绪状态的关注，应该贯穿整个干预过程。想要满足孤独症谱系障碍儿童和青少年的情感需求，就必须了解他们的沟通交流方式以及建立关系的方式，尽管这些方式有时候看起来有点特别。

我常常在想，谱系人士，因为在感知觉、信息处理以及认知模式等方面的特别，这个世界给他们的体验本来就已经很不友好、很没有安全感了，如果我们帮助他们的方式不够合适，对他们来说，就更是雪上加霜。我们不会指责盲人看不见、聋人听不见，我们近视了会赶快去配一副眼镜，可是，面对他们的时候，我们常常会指责"眼神不好"，我们希望训练他们到能"看清"的地步，而不是为他们配一副眼镜。我们不会提醒盲人"你跟我们不一样"，不会提醒聋人"你跟我们不一样"，不会提醒近视的人"你跟我们不一样"，但我们却常常提醒他们"你跟我们不一样，你需要被干预，直到变得跟我们一样"。

而所有这些，是他们真正需要的吗？

"intervention"的本意其实是"介入"，我所理解的"介入"，是一种帮助。这种帮助的前提，是看见和理解他们的困难，帮助他们应对这些困难，帮助他们找到更合适的方式表达自己的感受和需求；我所理解的"介入"，是帮助他们与世界沟通，在他们与世界之间调停，为他们写一本通向世界的说明书。

而《做看听说》这本书，就是帮助我们通向他们的说明书。

在这本书的翻译过程中，我的研究生做了很多工作，张明娟整理了记忆库，朱葛整理了术语库，张泽宇做了文档前期处理，付寒松做了第三章的表格，感谢她们的努力。

还要感谢我的先生，这些年来，因为他的支持和包容，我才可以做自己想做的事。他知道我是什么样的人，知道我有很多不适应这个世界的地方，但他从来没有想过改变我，而是在我泄气的时候，给我倾听和鼓励；在我需要的时候，给我意见和建议。这些年来，他一直在做的，就是帮我与世界沟通、在我与世界之间调停。

特别感谢我的女儿桃桃，感谢她内心一直都有向上、向善的力量，感谢她给我翻译这本书的勇气和动力，在我感到"译"路艰辛想要放弃的时候，她会拍拍我的手，严肃地说：妈妈你不要违约哦。

感谢我所认识的所有谱系孩子，感谢他们让我学着接纳不同、尊重不同，让我学着"看见"和理解这个世界上和我不一样的人，希望将来能有更多的人"看见"他们、理解他们。

如果"介入"是在他们和世界之间搭一座桥，那么我愿意竭尽全力、俯下身去，变成那座桥。

陈烨

2019年5月20日于大连

作者简介

凯思琳·安·奎尔（Kathleen Ann Quill）

马萨诸塞州埃塞克斯孤独症研究所教育学博士、认证行为分析师–博士级、语言心理学家，从事孤独症谱系障碍研究及教育支持工作40年，出席国际会议200余次，发表主旨演讲10余次，曾在全球20多个国家巡回指导专业培训。凯思琳·安·奎尔博士主要研究如何将行为（应用行为分析）干预和发展干预两种干预模式整合起来，以便帮助孤独症谱系障碍人士提高语言、沟通能力以及社交学习的质量。她提出了创新性的解决方案，将理论研究和应用实践更好地结合起来，为孤独症谱系障碍学生提供更高质量的教育支持。

在创建埃塞克斯孤独症研究所之前，凯思琳·安·奎尔博士作为麻省大学和波士顿莱斯利大学的教授，主要从事孤独症发展差异的应用研究，曾发表很多文章和网络资源，其中两篇文章极有见地。除此之外，她还担任《孤独症及发展障碍》和《聚焦孤独症及其他发展障碍》的编辑工作。她通过地区和国家合作，推动了专业学习共同体的发展，同时与其他公司协作，为教育工作者设计技术方案、解决实际问题。

林恩·斯坦斯伯里·布鲁斯纳安（L. Lynn Stansberry Brusnahan）

明尼苏达州明尼阿波利斯圣托马斯大学教育系副教授、威斯康星–密尔沃基大学特殊教育博士、孤独症谱系障碍人士的母亲。她推动了孤独症谱系障碍相关专业证书、执业资格和硕士课程的体系整合，曾获2012年度美国孤独症协会专业奖。她在美国孤独症协会国家委员会、特殊儿童（孤独症及发育发展障碍儿童）委员会、明尼苏达生命学院专业顾问委员会等众多专业学会或者机构任职，曾与明尼苏达州教育部合作，设计了孤独症谱系障碍特殊教育执业资格证书考试，多次应邀在国际、国内各地进行孤独症宣传讲座。

译者简介

陈烽，大连海洋大学外国语与国际教育学院副教授，硕士研究生导师。大连市中山区残联天使之家负责人。2011年起作为志愿者从事孤独症领域公益工作，多次组织孤独症康复教育讲座，成功发起"孤独症科普进校园"活动，参与筹办大连市首届心智障碍者就业支持论坛，持续推动相关部门出台和落实孤独症有关政策，累计翻译百余万字孤独症相关资讯与文献。译著《日常生活问题行为解决手册》2018年由华夏出版社出版。

图书在版编目（CIP）数据

做·看·听·说：孤独症谱系障碍人士社交和沟通能力干预指南/（美）凯思琳·安·奎尔，（美）林恩·斯坦斯伯里·布鲁斯纳安著；陈烽译. --2版. --北京：华夏出版社有限公司，2021.10（2023.10重印）

书名原文：DO-WATCH-LISTEN-SAY: Social and Communication Intervention for Autism Spectrum Disorder, Second Edition

ISBN 978-7-5080-9991-0

Ⅰ.①做… Ⅱ.①凯… ②林… ③陈…Ⅲ.①小儿疾病－孤独症－治疗 Ⅳ.①R749.940.5

中国版本图书馆CIP数据核字(2020)第153477号

在线资源说明：购买本书可以下载、打印或复印附录中的评估工具，但仅限于教育用途和非商业用途。关注"华夏特教"微信公众号，可以获取相关电子资源。

Originally published in the United States of America by Paul H. Brookes Publishing Co., Inc.
Copyright © 2017 by Paul H. Brookes Publishing Co., Inc.

©华夏出版社有限公司　未经许可，不得以任何方式使用本书全部及任何部分内容，违者必究。

北京市版权局著作权合同登记号：图字01-2013-0265号

做·看·听·说（第2版）：孤独症谱系障碍人士社交和沟通能力干预指南

作　　者	[美]凯思琳·安·奎尔　　[美]林恩·斯坦斯伯里·布鲁斯纳安	
译　　者	陈　烽	
责任编辑	刘　娲	
责任印制	顾瑞清	

出版发行	华夏出版社有限公司
经　　销	新华书店
印　　刷	三河市少明印务有限公司
装　　订	三河市少明印务有限公司
版　　次	2021年10月北京第2版　　2023年10月北京第2次印刷
开　　本	880×1230　　1/16开
印　　张	22
字　　数	648千字
定　　价	98.00元

华夏出版社有限公司　地址：北京市东直门外香河园北里4号　邮编：100028
网址：www.hxph.com.cn　电话：（010）64663331（转）
若发现本版图书有印装质量问题，请与我社营销中心联系调换。